Handboek dementie

Handboek dementie

Laatste inzichten in diagnostiek en behandeling

Onder redactie van:
Prof. dr. C. Jonker
Prof. dr. J.P.J. Slaets
Prof. dr. F.R.J. Verhey

Bohn Stafleu van Loghum
Houten 2009

© 2009 Bohn Stafleu van Loghum, onderdeel van Springer Uitgeverij

Alle rechten voorbehouden. Niets uit deze uitgave mag worden verveelvoudigd, opgeslagen in een geautomatiseerd gegevensbestand, of openbaar gemaakt, in enige vorm of op enige wijze, hetzij elektronisch, mechanisch, door fotokopieën of opnamen, hetzij op enige andere manier, zonder voorafgaande schriftelijke toestemming van de uitgever.

Voor zover het maken van kopieën uit deze uitgave is toegestaan op grond van artikel 16b Auteurswet 1912 j° het Besluit van 20 juni 1974, Stb. 351, zoals gewijzigd bij het Besluit van 23 augustus 1985, Stb. 471 en artikel 17 Auteurswet 1912, dient men de daarvoor wettelijk verschuldigde vergoedingen te voldoen aan de Stichting Reprorecht (Postbus 3051, 2130 KB Hoofddorp). Voor het overnemen van (een) gedeelte(n) uit deze uitgave in bloemlezingen, readers en andere compilatiewerken (artikel 16 Auteurswet 1912) dient men zich tot de uitgever te wenden.

Samensteller(s) en uitgever zijn zich volledig bewust van hun taak een betrouwbare uitgave te verzorgen. Niettemin kunnen zij geen aansprakelijkheid aanvaarden voor drukfouten en andere onjuistheden die eventueel in deze uitgave voorkomen.

ISBN 978 90 313 6228 8
NUR 876

Ontwerp omslag: A-Graphics design, Apeldoorn
Ontwerp binnenwerk: TEFF (www.teff.nl)
Automatische opmaak: Pre Press Media Groep, Zeist

Bohn Stafleu van Loghum
Het Spoor 2
Postbus 246
3990 GA Houten

www.bsl.nl

Inhoud

Auteurs		1
Voorwoord		3

DEEL 1
ALGEMENE ASPECTEN 5

1 Ziekteconcept en classificatie 7
F.R.J. Verhey, C. Jonker, J.P.J. Slaets
1.1 Geschiedenis 7
1.2 Huidige gezichtspunten 8
1.3 Syndromale versus nosologische benadering 9
1.4 Toekomstige ontwikkelingen 10
Literatuur 11

2 Epidemiologie 13
M.M.B. Breteler, E.M.C. Schrijvers
2.1 Inleiding 13
2.2 Subtypen van dementie 13
2.3 Incidentie 14
2.4 Risicofactoren 15
2.5 Dementie in instellingen 20
2.6 Verwachte groei 20
2.7 Kosten 20
Literatuur 21

DEEL 2
DIAGNOSTIEK 23

3 Klinische diagnostiek 25
F.R.J. Verhey, Y.A.L Pijnenburg
3.1 Inleiding 25
3.2 Anamnese 26
3.3 Verschillende stadia van ernst 26
3.4 Differentiële diagnose van het dementiesyndroom 27
3.5 Klinisch onderzoek van het dementiesyndroom 29
Literatuur 32

4	**Neuropsychologisch onderzoek**	33
	I. de Koning, B. Schmand	
	4.1 Inleiding	33
	4.2 Principes van het NPO	33
	4.3 Overzicht van de cognitieve functies	35
	4.4 Betekenis van het NPO voor de differentiële diagnostiek van de verschillende vormen van dementie	37
	4.5 Indicaties voor het NPO	40
	Literatuur	41

5	**Beeldvormend onderzoek**	43
	M.P. Wattjes, F. Barkhof	
	5.1 Inleiding	43
	5.2 Modaliteiten voor structurele en functionele beeldvorming	43
	5.3 Beeldvormend onderzoek bij verschillende oorzaken van dementie	45
	5.4 Leidraad voor beeldvormend onderzoek in het kader van dementie diagnostiek	50
	Literatuur	50

6	**Elektro-encefalogram (EEG)**	53
	M. Liedorp, C.J. Stam	
	6.1 Inleiding	53
	6.2 Indicaties voor EEG-onderzoek	54
	6.3 Dementiële ziektebeelden	54
	6.4 Niet-dementiële oorzaken van geheugenproblemen	57
	6.5 Differentiële diagnostiek	57
	6.6 Andere neurofysiologische technieken	57
	Literatuur	58

7	**Diagnostische instrumenten**	59
	J.F.M. de Jonghe	
	7.1 Inleiding	59
	7.2 Gedragsneurologisch en neuropsychiatrisch onderzoek	60
	7.3 Cognitieve (screenings)tests	60
	7.4 Beoordelingsschalen	62
	7.5 Tot slot	66
	Literatuur	66
	Bijlagen	69

DEEL 3
BEHANDELING EN BELEID   103

8	**Ketenzorg**	105
	J. De Lepeleire, F.R.J. Verhey, J. Slaets, C. Jonker	
	8.1 Inleiding	105
	8.2 Belang van de eerste lijn	106
	8.3 Disease- en casemanagement	107
	8.4 Fragmentatie en integratie	108
	8.5 Wat kan de rol van de huisarts zijn?	109
	8.6 Slotbeschouwing	111
	Literatuur	111

9	**Geheugenpoliklinieken**	**113**
	F.R.J. Verhey, I. Ramakers	
9.1	Inleiding	113
9.2	Ontwikkeling van Nederlandse geheugenpoliklinieken sinds 1998	114
9.3	Procedure in een geheugenpolikliniek	114
9.4	Verwachtingen/toekomst	117
	Literatuur	117

10	**Verpleeghuiszorg**	**119**
	J.M.G.A. Schols	
10.1	Inleiding	119
10.2	Verpleeghuiszorg; ontwikkelingen vanuit de historie	119
10.3	De dementiepatiënt in het verpleeghuis	120
10.4	Relevante zorgproblemen van dementiepatiënten in het verpleeghuis	121
10.5	De verpleeghuiszorg transformeert	124
	Literatuur	126

11	**Behandeling en preventie van cognitieve stoornissen**	**129**
	J. Slaets, F.R.J. Verhey	
11.1	Inleiding	129
11.2	Experimentele behandelingen	129
11.3	In de praktijk beschikbare behandelingen	130
11.4	Aanbevelingen voor gebruik in de praktijk	131
11.5	Preventie	133
	Literatuur	136

12	**Psychosociale interventies**	**137**
	M.E. de Vugt, M. Vernooij-Dassen	
12.1	Inleiding	137
12.2	Dementie in context	138
12.3	Kiezen van een interventie	138
12.4	Psychosociale interventies voor de persoon met dementie	139
12.5	Psychosociale interventies voor de mantelzorger	140
12.6	Psychosociale interventies voor de dyade patiënt en mantelzorger	141
12.7	Conclusie	141
	Literatuur	142

13	**Farmacologische behandeling van gedragsproblemen**	**143**
	W. van Zelst, F. Verhey	
13.1	Inleiding	143
13.2	Voorkomen en beloop probleemgedrag	144
13.3	Behandeling meest voorkomende vormen van probleemgedrag	145
13.4	Slotbeschouwing	149
	Literatuur	149
	Bijlage	151

14	**Mantelzorger**	**155**
	A.M. Pot	
14.1	Inleiding	155
14.2	Noodzaak begeleiding mantelzorgers	155
14.3	Doel begeleiding mantelzorgers	156
14.4	Vroegtijdige ondersteuning mantelzorgers	156
14.5	Voorlichting en psycho-educatie	156
14.6	Psychotherapie of counseling	158
14.7	Respijtzorg	158
14.8	Gecombineerde interventies	159
14.9	Opname in een zorginstelling	159
	Literatuur	160

15	**Ethische vragen**	**161**
	C.M.P.M. Hertogh	
15.1	Inleiding	161
15.2	Respect voor autonomie	162
15.3	Wilsbekwaamheid	164
15.4	Schriftelijke wilsverklaringen en de rol van de vertegenwoordiger	167
15.5	Levensbeëindigend handelen bij dementie	169
15.6	Palliatieve zorg	170
15.7	Tot besluit	172
	Literatuur	172

16	**Juridische aspecten**	**175**
	K. Blankman	
16.1	Inleiding	175
16.2	Wilsonbekwaamheid: wie stelt die vast en wat zijn de gevolgen?	175
16.2	Vertegenwoordiging van wilsonbekwamen	176
16.3	Wet op de geneeskundige behandelingsovereenkomst (WGBO)	181
16.4	Wet bijzondere opnemingen in psychiatrische ziekenhuizen (Wet bopz)	182
	Literatuur	183

DEEL 4
ZIEKTEBEELDEN 185

17	**Mild cognitive impairment**	**187**
	P.J. Visser	
17.1	Inleiding	187
17.2	Definities, ziekteverloop en prevalentie van MCI	189
17.3	Kliniek	189
17.4	Aanvullend onderzoek	190
17.5	Oorzaken van MCI	191
17.6	Genetische aspecten	191
17.7	Markers voor de ziekte van Alzheimer bij MCI	192
17.8	Differentieeldiagnostische overwegingen	192
17.9	Preventie en levensstijl	193
17.10	Behandeling	193
17.11	Beschouwing en toekomstperspectieven	195
	Literatuur	195

18	**Ziekte van Alzheimer**	**197**
	Ph. Scheltens, W.M. van der Flier, A.M. Rozemuller, Y.A.L. Pijnenburg	
	18.1 Inleiding	197
	18.2 Kliniek	198
	18.3 De meest voorkomende symptomen bij de ziekte van Alzheimer	200
	18.4 Aanvullend onderzoek	201
	18.5 Neuropathologische veranderingen bij de ziekte van Alzheimer	203
	18.6 Klinisch-neuropathologische correlatie	206
	18.7 Pathogenese van de ziekte van Alzheimer	206
	18.8 Genetische aspecten	207
	18.9 Preventie en levensstijl	208
	18.10 Medicamenteuze behandeling	208
	Literatuur	209
19	**Frontotemporale dementie (FTD)**	**211**
	H. Seelaar, Y.A.L. Pijnenburg, J.C. van Swieten	
	19.1 Inleiding	211
	19.2 Kliniek	212
	19.3 De meest voorkomende symptomen bij FTD	212
	19.4 FTD-varianten	214
	19.5 Aanvullend onderzoek	214
	19.6 Neuropathologische veranderingen bij FTD	216
	19.7 Genetische aspecten	216
	19.8 Farmacotherapie	217
	19.9 Preventie en levensstijl	217
	Literatuur	217
20	**Vasculaire dementie**	**219**
	R. Vandenberghe	
	20.1 Epidemiologie	219
	20.2 Verschillende vormen van vasculaire dementie	221
	20.3 Klinisch diagnostische criteria en differentiële diagnose	221
	20.4 Aanvullend onderzoek	224
	20.5 Neuropathologische veranderingen bij vasculaire dementie	226
	20.6 Genetische aspecten	227
	20.7 Farmacotherapie	227
	20.8 Preventie en levensstijl	228
	Literatuur	229
21	**Parkinson en Lewy-body-dementie (DLB)**	**231**
	K.L. Leenders	
	21.1 Inleiding	231
	21.2 Kliniek PDD	232
	21.3 De meest voorkomende symptomen bij PDD	233
	21.4 Aanvullend onderzoek PDD	234
	21.5 Kliniek DLB	235
	21.6 De meest voorkomende symptomen van DLB	235
	21.7 Aanvullend onderzoek	238
	21.8 Neuropathologische veranderingen bij PDD en DLB	238
	21.9 Genetische aspecten	239
	21.10 Behandeling	240
	Literatuur	241

22	**Alcoholgerelateerde cognitieve stoornissen**		**243**
	P. Jue, T. Schilt		
	22.1	Inleiding	243
	22.2	Kliniek	244
	22.3	De effecten van chronisch alcoholgebruik	244
	22.4	Aanvullend onderzoek	247
	22.5	Differentiële diagnose	248
	22.6	Neuropathologie bij alcoholgerelateerde cognitieve stoornissen	249
	22.7	Genetische aspecten	249
	22.8	Behandeling	249
	22.9	Preventie en levensstijl	250
	Literatuur		250
23	**Ziekte van Huntington**		**253**
	H.P.H. Kremer		
	23.1	Inleiding	253
	23.2	Kliniek	254
	23.3	De meest voorkomende symptomen bij de ziekte van Huntington	254
	23.4	Moleculaire en klinische genetica	256
	23.5	Diagnostiek en de differentiële diagnose	256
	23.6	Neurobiologie en neuropathologie	257
	23.7	Farmacotherapie	258
	23.8	Preventie en lifestyle	258
	Literatuur		258
24	**Ziekte van Creutzfeldt-Jakob**		**261**
	W.A. van Gool		
	24.1	Inleiding	261
	24.2	Kliniek	262
	24.3	De meest voorkomende symptomen bij de ziekte van Creutzfeldt-Jakob	262
	24.4	Varianten van de ziekte van Creutzfeldt-Jakob	263
	24.5	Aanvullend onderzoek	265
	24.6	Neurobiologie/neuropathologie	266
	24.7	Genetische aspecten	267
	24.8	Farmacotherapie	267
	24.9	Preventie	267
	Literatuur		267
25	**Progressieve supranucleaire verlamming**		**269**
	W.Z. Chiu, A.J.W. Boon, J.C. van Swieten		
	25.1	Inleiding	269
	25.2	Kliniek	270
	25.3	Diagnostiek en differentiële diagnose	272
	25.4	Aanvullend onderzoek	272
	25.5	Neuropathologische veranderingen bij PSP	273
	25.6	Genetische aspecten	274
	25.7	Prognose en beleid	274
	Literatuur		275

26	**Corticobasale degeneratie**	**277**
	J.J. de Vries, K.L. Leenders	
26.1	Inleiding	277
26.2	Kliniek	278
26.3	Diagnostiek en differentiële diagnose	280
26.4	Aanvullend onderzoek	280
26.5	Neuropathologie bij CBD	282
26.6	Behandeling	282
26.7	Prognose	283
	Literatuur	283
	Register	**285**

Auteurs

Auteurs en redactie

Prof. dr. C. Jonker
Emeritus-hoogleraar Diagnostiek en Behandelbeleid bij dementie
Vrije Universiteit Medisch Centrum, Amsterdam

Prof. dr. J.P.J. Slaets
Hoogleraar Ouderengeneeskunde
Universitair Medisch Centrum Groningen, Groningen

Prof. dr. F.R.J. Verhey
Zenuwarts, hoogleraar Ouderenpsychiatrie en Neuropsychiatrie
Maastricht University Medical Center, Maastricht
Alzheimer Centrum Limburg

Auteurs

Prof. dr. F. Barkhof
Hoogleraar Neuroradiologie
Vrije Universiteit Medisch Centrum, Amsterdam

Mr. K. Blankman
Universitair docent Familie- en gezondheidsrecht
Vrije Universiteit Amsterdam, Amsterdam

Dr. A.J.W. Boon
Neuroloog
Erasmus Medisch Centrum, Rotterdam

Prof. dr. M.M.B. Breteler
Arts-epidemioloog
Erasmus Medisch Centrum, Rotterdam

Drs. W.Z. Chiu
Arts-onderzoeker
Erasmus Medisch Centrum, Rotterdam

Prof. dr. J. De Lepeleire
Hoogleraar Huisartsgeneeskunde
Academisch Centrum Huisartsgeneeskunde
Katholieke Universiteit Leuven, Leuven

Dr. W.M. van der Flier
Hoofd Klinisch Onderzoek Alzheimercentrum
Vrije Universiteit Medisch Centrum, Amsterdam

Prof. dr. W.A. van Gool
Hoogleraar Neurologie
Academisch Medisch Centrum Universiteit van Amsterdam, Amsterdam

Prof. dr. C.M.P.M. Hertogh
Hoogleraar Ethiek van de Zorg voor Kwetsbare Ouderen
Vrije Universiteit Medisch Centrum, Amsterdam

Dr. J.F.M. de Jonghe
Klinisch neuropsycholoog
Medisch Centrum Alkmaar, Alkmaar

Drs. P. Jue
Klinisch geriater
Slotervaartziekenhuis, Amsterdam

Dr. I. de Koning
Klinisch neuropsycholoog
Erasmus Medisch Centrum, Rotterdam

Prof. dr. H.P.H. Kremer
Hoogleraar neurologie
Universitair Medisch Centrum Groningen, Groningen

Prof. dr. K.L. Leenders
Klinisch neuroloog
Universitair Medisch Centrum Groningen, Groningen

M. Liedorp, arts
Vrije Universiteit Medisch Centrum, Amsterdam

Dr. Y.A.L. Pijnenburg
Neuroloog, medisch hoofd Alzheimercentrum
Vrije Universiteit Medisch Centrum, Amsterdam

Prof. dr. A.M. Pot
Gerontopsycholoog
Trimbos-instituut, Utrecht, Vrije Universiteit Amsterdam

Dr. I. Ramakers
Neuropsycholoog, onderzoeker
Maastricht University Medical Center (MUMC+), Alzheimer Centrum Limburg

Prof. dr. J.M. Rozemuller
Neuropatholoog
Vrije Universiteit Medisch Centrum, Amsterdam

Prof. dr. Ph. Scheltens
Neuroloog, directeur Alzheimercentrum
Vrije Universiteit Medisch Centrum, Amsterdam

Dr. Th. Schilt
Gezondheidspsycholoog, Slotervaartziekenhuis, Amsterdam

Prof. dr. B.A. Schmand
Klinisch neuropsycholoog, hoogleraar Klinische neuropsychologie
Academisch Medisch Centrum en Universiteit van Amsterdam, Amsterdam

Prof. dr. J.M.G.A. Schols
Hoogleraar Verpleeghuisgeneeskunde (Ouderengeneeskunde)
Universiteit Maastricht, Maastricht

Drs. E.M.C. Schrijvers
Arts-onderzoeker afdeling Epidemiologie
Erasmus Medisch Centrum, Rotterdam

Drs. H. Seelaar
Onderzoeker in opleiding
Erasmus Medisch Centrum, Rotterdam

Prof. dr. C.J. Stam
Neuroloog, klinisch neurofysioloog
Vrije Universiteit Medisch Centrum, Amsterdam

Dr. J.C. van Swieten
Neuroloog
Erasmus Medisch Centrum, Rotterdam

Prof. dr. R. Vandenberghe
Neuroloog
Universitair Ziekenhuis Gasthuisberg, Leuven, België

Porf. dr. M.J.F.J. Vernooij-Dassen
Hoogleraar Psychosociale aspecten van zorg voor kwetsbare ouderen
Universitair Medisch Centrum St Radboud, Nijmegen

Dr. P.J. Visser
Klinisch epidemioloog
Maastricht Universitair Medisch Centrum, Maastricht
Vrije Universiteit Medisch Centrum, Amsterdam

Drs. J.J. de Vries
Neuroloog
Universitair Medisch Centrum Groningen, Groningen

Dr. M.E. de Vugt
Gezondheidszorgpsycholoog, onderzoeker
Maatricht University Medical Center, Maastricht; Alzheimer Centrum Limburg

Dr. M.P. Wattjes
Vrije Universiteit Medisch Centrum, Amsterdam

Dr. W. van Zelst
Psychiater
Universitair Medisch Centrum Groningen, Groningen

Voorwoord

Sinds het verschijnen in 2001 van *Alzheimer en andere vormen van dementie* zijn er veel ontwikkelingen op dit gebied. Een belangrijke mijlpaal was het verschijnen van de richtlijn *Diagnostiek en medicamenteuze behandeling van dementie* (EBRO, 2005) op basis van de CBO consensusbijeenkomst Dementie. Uit de richtlijn blijkt dat het accent meer op de nosologische benadering is komen te liggen en minder op de syndroomdiagnose. Bovendien wordt voor het eerst een wetenschappelijk onderbouwd oordeel gegeven over de zogenaamde antialzheimermiddelen en worden niet-farmacologische interventies ontwikkeld en op hun werkzaamheid onderzocht. Daarnaast is er een toenemend besef dat een goede afstemming en organisatie van de medische mogelijkheden en zorg van groot belang is, onder meer blijkend uit het Landelijk Dementie Programma (LDP). Dit programma beoogt de zorg voor thuiswonende patiënten met dementie te verbeteren in de hoop dat daarmee ook de kwaliteit van leven van deze patiëntengroep verbetert.

Deze en andere ontwikkelingen zijn voor de redactie aanleiding geweest om de bestaande versie van *Alzheimer en andere vormen van dementie* geheel te herzien onder een nieuwe titel: *Handboek dementie*. In deze herziene uitgave is de oorspronkelijke opzet ongewijzigd gebleven. Ook in dit *Handboek dementie* staat het interdisciplinaire karakter van dementie centraal. Ondanks de ontwikkelingen op het terrein van de vroege diagnostiek, zoals beeldvormende technieken en andere biomarkers, blijft de klinische beoordeling het uitgangspunt voor de diagnostiek bij dementie. Uitvoeriger dan voorheen is aandacht besteed aan de beschrijving van de diverse ziektebeelden. Alle aspecten die de zorg voor patiënten met dementie betreffen, waaronder ook juridische en medisch-ethische, worden uitvoerig aan de orde gesteld. Bovendien is met deze herziene versie geprobeerd om de 'state of the art' op het terrein van dementie zodanig weer te geven, dat de gepresenteerde informatie ook praktisch bruikbaar is. De redactie meent dat ze in deze opzet is geslaagd, en hoopt dat de lezer deze opvatting zal delen.

Het boek kan worden aanbevolen voor alle disciplines die in hun dagelijks werk met dementie in aanraking komen. Dat zijn huisartsen, medisch specialisten, waaronder vooral klinisch geriaters, internisten-ouderengeneeskunde, ouderenpsychiaters en specialisten ouderengeneeskunde, klinisch (neuro)psychologen, (psycho)gerontologen en verpleegkundigen.

De handzame indeling in de verschillende hoofdstukken maakt het boek ook geschikt voor onderwijs voor studenten in het basiscurriculum geneeskunde en psychologie, en degenen die opgeleid worden in een van bovengenoemde specialismen.

Deel 1
Algemene aspecten

1 Ziekteconcept en classificatie

F.R.J. Verhey, C. Jonker, J.P.J. Slaets

Kernpunten

- De kernvraag bij dementie is niet waarom de één wel en de ander niet dement wordt, maar waarom de één het vroeg wordt, en de ander laat.
- In het preklinisch stadium kan, in het individuele geval, geen enkel pathologisch kenmerk van de ziekte van Alzheimer met zekerheid de ontwikkeling van dementie voorspellen.
- De traditionele grenzen tussen de verschillende vormen van dementie, zoals tussen de ziekte van Alzheimer en vasculaire dementie, en tussen Lewy-body-dementie (DLB) en parkinsondementie, vervagen steeds meer.
- Door gebruik te maken van een of meer biomarkers, zoals hippocampusatrofie op de MRI-scan, een typisch profiel van bèta-amyloïd en tauproteïne in de liquor of een positieve PIB-PET-scan, zal vermoedelijk in de nabije toekomst de ziekte van Alzheimer nog vóór het dementiestadium kunnen worden vastgesteld. Validiteit en bruikbaarheid van deze biomarkers moeten echter nog nader worden vastgesteld.
- Er is geen andere leeftijdsgeassocieerde ziekte die zo diffuus alle bronnen van welbevinden aantast, van lichamelijke tot psychologische en sociale. Daarom zijn zorgpaden voor dementie ook in de context van multimorbiditeit zinvolle ontwikkelingen.

1.1 Geschiedenis

De term dementie bestaat al lang. Celsus gebruikte al in de Romeinse tijd de term 'dementie' voor de na een koortsdelier resterende permanente krankzinnigheid, maar Pinel (1818) en Esquirol (1838) zijn de eersten geweest die dementie onderbrachten in een officiële classificatie van ziektebeelden. Pinel definieerde 'dementie' als 'een verlies van intellectuele en geheugenfuncties, gekenmerkt door wanordelijk gedrag, oppervlakkige emoties, doelloze activiteiten en vergeten van woorden'. Omdat Pinel nog geen onderscheid maakte tussen dementie op jonge en latere leeftijd, noch tussen aangeboren en verworven vormen, werden ook dementia praecox (de latere schizofrenie), seniele dementie en zwakzinnigheid allemaal gerangschikt onder de term 'dementie'. Esquirol beperkte de term 'dementie' tot de verworven vorm van psychologisch verval, uitgaande van de gedachte dat een chronische aandoening van de hersenen oorzaak was. Hij besteedde vooral aandacht aan de op jonge leeftijd optredende dementie, vooral aan de toen op grote schaal voorkomende dementia paralytica. Seniele dementie wordt door hem slechts in de marge besproken.

In de negentiende eeuw werd steeds meer een verband gelegd tussen klinische verschijnselen en de hersenpathologie. Zo werden verwekingshaarden in de hersenen, cerebrale arteriosclerose, in verband gebracht met psychiatrische verschijnselen als incoherentie in denken, depressiviteit, prikkelbaarheid, geheugenproblemen en melancholie. Tegen het eind van de negentiende eeuw onderkende men de arteriosclerotische en seniele dementie als afzonderlijke nosologische entiteiten, gerangschikt onder de psychiatrische aandoeningen op latere leeftijd en veroorzaakt door ziektes van de hersenen. Opmerkelijk is dat in de klinische beschrijving van dementie de psychiatrische symptomen centraal stonden, zodat ook wel gesproken werd van arteriosclerotische en seniele psychosen.

Aan het eind van de negentiende eeuw was er weinig belangstelling voor dementie. Wetenschappers leken erin te berusten dat aderverkalking de natuurlijke en onvermijdelijke oorzaak was van geestelijke aftakeling aan het einde van het leven, en als oorzaak van de seniele dementie gezien moest worden. In 1898 begon Alzheimer hieraan te twijfelen. Hij onderzocht toen een patiënt die op betrekkelijk jonge leeftijd dement werd, en in wiens hersenen hij een aanzienlijke mate van zenuwcelverlies aantrof, maar nauwelijks arteriosclerotische vaatveranderingen. In Alzheimers optiek was dit een aanwijzing dat er een ander proces verantwoordelijk moest zijn, mogelijk een erfelijke zwakte van het zenuwgestel. Hoewel deze melding nauwelijks werd opgemerkt, is het waarschijnlijk de eerste beschrijving van wat later de 'ziekte van Alzheimer' genoemd zou worden: toen nog een vergeten zinnetje in een onbelangrijk overzichtsartikel van een onbekende dokter uit een gemeentegesticht. Enige tijd later werd hem een tweede casus door zijn vriend Sioli vanuit Frankfurt gepresenteerd: Auguste Deter, een vijftigjarige vrouw die was opgenomen vanwege ontrouwwanen, angsten, geheugenverlies en toenemende apathie. Uit het later weer opgedoken dossier van deze patiënte bleek hoe uitvoerig de aantekeningen waren van de gesprekken die Alzheimer met haar heeft gehouden. Over deze casus berichtte hij in zijn lezing op 3 november 1906, die een jaar later in het *Allgemeine Zeitschrift für Psychiatrie und psychisch-gerichtliche Medizin* werd afgedrukt. Hij beëindigt zijn verhaal met de woorden: 'Dit alles wijst erop dat we met een opmerkelijk ziekteproces te maken hebben. Dezelfde processen zijn de laatste jaren ook in diverse andere onderzoeken aangetoond. Pogingen om de symptomen daarvan op een bekende ziektevorm terug te voeren, zijn tot nu toe vergeefs geweest en zullen dat waarschijnlijk ook in de toekomst zijn (...). Het zal een van de taken van het histopathologisch onderzoek zijn de kenmerken daarvan op te sporen. Misschien zullen wij er op die manier over enige tijd in slagen naast de in onze leerboeken beschreven ziektecategorieën enkele nieuwe ziektebeelden te onderscheiden en deze klinisch scherp te definiëren.'

Alzheimer had zelf niet de bedoeling een nieuwe ziekte-eenheid voor te stellen. De seniele plaques waren al eerder beschreven, maar niet eerder bij een zo jonge patiënt. Hij wilde met zijn publicatie vooral de aandacht vestigen op de mogelijkheid van het optreden hiervan op jonge leeftijd en ervoor waarschuwen dat geestelijke aftakeling niet altijd door vaatveranderingen veroorzaakt werden. De schepping van het eponiem 'de ziekte van Alzheimer' was het werk van zijn superieur Kraepelin. Deze veranderde 'aandoening' (*Erkrankung*) in 'ziekte' (*Krankheit*), wat in zijn oren sterker klonk en nam 'de ziekte van Alzheimer' in 1910, nog geen 4 jaar na Alzheimers voordracht, als nieuwe nosologische eenheid op in de achtste uitgave van zijn leerboek *Psychiatrie*.

Tot eind jaren zestig maakte men onderscheid tussen de ziekte van Alzheimer (Alzheimer Disease, AD), met een begin voor 65 jaar, en de seniele dementie die na die leeftijd optrad. Daarmee bleef de ziekte van Alzheimer een zeldzame aandoening. De studie van Tomlinson en collega's (1970) bracht hierin een radicale verandering. Dit onderzoek toonde aan dat het onderscheid tussen seniele dementie en de ziekte van Alzheimer wat betreft het neuropathologisch substraat overeenkwam en de indeling dus geen stand hield. Het onderscheid tussen de seniele dementie en de ziekte van Alzheimer werd in het midden van de jaren zeventig van de vorige eeuw daarom weer opgeheven. Vanaf toen werd dementie ook boven de 65 jaar beschouwd als een 'echte' hersenziekte. De ziekte van Alzheimer omvatte daarmee alle leeftijden, van relatief jong tot zeer oud. Dit had enorme gevolgen, niet alleen voor het wetenschappelijk onderzoek, maar ook op maatschappelijk gebied.

1.2 Huidige gezichtspunten

Nog steeds is er discussie over de vraag in hoeverre de ziekte van Alzheimer het onvermijdelijke gevolg is van cerebrale veroudering of een ziekte. Deze discussie lijkt niet alleen een zakelijk, maar ook een ideologisch karakter te hebben. Veroudering vraagt immers om een berustende en ondersteunende benadering, maar een ziekte kan principieel genezen worden. Tegenstanders van de verouderingshypothese wijzen erop dat veroudering vanwege het onvermijdelijke ervan leidt tot een zeker fatalisme. Door seniliteit tot ziekte te verklaren kan het probleem actief aangepakt worden. Voorstanders van het verouderingsperspectief menen juist dat het label 'alzheimer' ouderen ongewenst stigmatiseert, en dat de enorme hoeveelheid financiële middelen die voor onderzoek worden aangewend, beter aan adequate zorg besteed hadden kunnen worden. Polarisatie tussen veroudering en ziekte brengt het debat evenwel weinig verder, en bovendien sluiten beide opties elkaar niet uit. De volgende overwegingen kunnen in dit verband worden gemaakt.

Dementie krijgt bijna iedereen, als men maar oud genoeg wordt: iedere 5 jaar ouder gaat gepaard met een verdubbeling van de prevalentie (zie ook hoofdstuk 2). Op 95-jarige leeftijd is al de helft van alle mensen dement, en onder ouderen van boven de 100 jaar vormen niet-dementen een uitzondering. In de meeste hersenen worden dan de typische alzheimerkenmerken aangetroffen. Waarschijnlijk is er uiteindelijk een kleine minderheid die met het klimmen van de jaren géén alzheimer krijgt, mogelijk op grond van een gunstig genetisch profiel. In de literatuur zijn verschillende voorbeelden te vinden van zeer oude personen (meestal vrouwen) in wier hersenen na overlijden betrekkelijk weinig alzheimerafwijkingen werden gevonden. Bekende voorbeelden zijn Jeanne-Louise Calment, 122 jaar uit Arles, en, in eigen land de 115 jaar oud geworden Driekje van Andel-Schipper, maar dit blijven toch de uitzonderingen die de regel lijken te bevestigen. De vraag is niet zozeer waarom de een wel en de andere niet dement wordt, maar waarom de een het vroeg wordt, en de andere laat. Het feit dat er bij dementie een verstoring optreedt in het dagelijkse functioneren rechtvaardigt weliswaar het predicaat 'ziekte', maar een duidelijke grens met leeftijdsgerelateerde achteruitgang in cognitieve functies is niet te trekken.

Bij de ziekte van Alzheimer is er weliswaar een verband tussen de ernst van de dementie en de hoeveelheid pathologie in de hersenen, maar niet bij iedereen die dement wordt kunnen de kenmerkende plaques en tangles gevonden worden en, andersom, kunnen mensen met alzheimerafwijkingen in hun hersenen soms nog volledig normaal functioneren. Bovendien is de verhouding tussen de seniele plaques en de neurofibrillaire tangles verschillend tussen relatief jongere ouderen en oudere ouderen. In het individuele geval kan geen enkel pathologisch kenmerk de dementie voorspellen. Het ontbreken van duidelijke afwijkingen bij sommige personen met dementie doet verder vermoeden dat er andere factoren in het spel zijn die we nog niet kennen. Bij de overgrote meerderheid van de gevallen komt de ziekte niet familiair voor, en tast men over de oorzaak nog volledig in het duister.

Daarbij veronderstelt het bestaan van een ziekte dat afgrenzing mogelijk is van andere ziektes. Nog maar een paar jaar geleden werd er een strikt onderscheid gemaakt tussen de ziekte van Alzheimer en andere dementieën, zoals vasculaire dementie, DLB en parkinsondementie. De traditionele grenzen tussen de verschillende dementieën vervagen echter steeds meer. Vaatafwijkingen blijken de kans op de ziekte van Alzheimer te verhogen, en behandeling van hoge bloeddruk doet de kans op alzheimer verminderen. Medicatie ontwikkeld op basis van een voor alzheimer specifiek geachte hypothese – een tekort in de neurotransmitter acetylcholine – blijkt bij DLB meer effect te hebben. De vorming van een aantal pathologische processen in de hersenen zijn bij de verschillende vormen van dementie beschreven: het bèta-amyloïd, de hyperfosforylering van tauproteïne (bij de ziekte van Alzheimer) en alfasynucleïne (bij Parkinson en DLB), pathologische veranderingen van de vaatwand (bij vasculaire dementie). Deze processen komen geïsoleerd betrekkelijk weinig voor: zeker op latere leeftijd is als regel sprake van een combinatie van pathologische processen.

Ten slotte is gebleken dat de relatie tussen de ernst van de hersenafwijkingen bij alzheimer (en waarschijnlijk ook andere dementieën) en de ernst van de dementie ook wordt beïnvloed door eerdere levensstijl, opleidingsniveau, omvang van het sociale netwerk, lichaamsbeweging en hersengymnastiek (zie ook hoofdstuk 2). Ze beschermen tegen de ziekte van Alzheimer. Om dat te verklaren wordt verondersteld dat sommige mensen meer 'hersenreserve' hebben dan anderen. Mensen met een grotere reserve kunnen een bepaalde hoeveelheid 'alzheimerpathologie' beter compenseren dan mensen met geringere hersenreserves.

Syndromale versus nosologische benadering

In de *Diagnostic and statistical manual of mental disorders* (DSM)-III uit 1989 was er sprake van één uniform overkoepelend dementiebegrip, gedefinieerd als: cognitieve stoornissen, waaronder altijd van het geheugen, leidend tot een verstoring van de dagelijkse activiteiten. Hiermee werden de klinische verschijnselen van alle oorzakelijke aandoeningen beschreven. Een belangrijk punt van kritiek was dat de criteria vooral waren gebaseerd op de verschijnselen van de ziekte van Alzheimer.

Naarmate er meer behandelmogelijkheden kwamen werd de nosologische diagnostiek steeds belangrijker. Dit was dan ook de belangrijkste aanpassing in de definitie van de *Diagnostic and statistical manual of mental disorders 4th edition text revised* (DSM-IV-TR). Anders dan in de DSM-III-R wordt dementie in de DSM-IV-TR niet als overkoepelend syndroom gedefinieerd, maar worden criteria beschreven van zes verschillende (oorzakelijke) aandoeningen. Men onderscheidt: 'dementie van het alzheimertype', 'vasculaire dementie', 'dementie door andere somatische aandoeningen' (als voorbeeld worden genoemd: hiv-ziekte, schedeltrauma, de ziektes van Parkinson, Huntington, Pick respectievelijk Creutzfeldt-Jakob), 'persisterende dementie door middelen teweeg gebracht' (als voorbeeld wordt gegeven: alcohol, vluchtige stoffen en psychofarmaca), en 'dementie door verscheidene oorzaken'.

De verschillen tussen de diagnostische categorieën worden vooral bepaald door beloopkenmerken: zo is bijvoorbeeld bij de ziekte van Alzheimer sprake van een geleidelijk begin en langzaam progressief beloop, en bij de vasculaire dementie van een plotseling begin en stapsgewijze achteruitgang. Ook bij de DSM-IV-TR worden de klinische verschijnselen min of meer uniform beschreven (zie ook hoofdstuk 3):

1 Er is een geheugenstoornis.
2 Er is een stoornis in minstens één van de volgende cognitieve domeinen: taal (afasie), handelen (apraxie) of visuele herkenning (agnosie) en uitvoerende functies (stoornis in het planmatig denken, organiseren, volgorde aanbrengen, abstract denken).
3 Deze stoornissen veroorzaken een elk duidelijke beperking in het sociaal of beroepsmatig functioneren en betekenen een significante beperking ten opzichte van het vroegere niveau.
4 Deze verschijnselen komen niet uitsluitend voor tijdens het beloop van een delirium.

De aldus gedefinieerde diagnose dementie dient in de praktijk als startpunt voor de klinische diagnostiek van de ziekte van Alzheimer, maar schiet tekort bij specifieke vormen van dementie, zoals frontotemporale dementie, waarbij in het beginstadium de geheugenstoornissen vaak ontbreken. Daarom is er een toenemende tendens om niet uit te gaan van één overkoepelend dementiebegrip, maar per aandoening apart de klinische kenmerken van de afzonderlijke aandoeningen te beschrijven met verschillende criteria, bijvoorbeeld die van de NINCDS-AIREN voor vasculaire dementie, de criteria van de 'Lund and Manchester group' voor frontotemporale dementie, de criteria van de 'Lewy Body International Workshop' voor DLB en die voor dementie bij de ziekte van Parkinson. Deze nosologische benadering doet recht aan de verschillen in symptomatologie zoals die zich vooral voordoen in de beginstadia van de verschillende aandoeningen. In de Herziening Consensus Diagnostiek bij het dementiesyndroom van het Centraal Begeleidingsorgaan voor Intercollegiale Toetsing uit 2005 (de EBRO/CBO-richtlijnen) is daarom het standpunt ingenomen dat er niet kan worden volstaan met het diagnosticeren van een dementie (syndromale diagnostiek), maar dat onderliggende ziekten moeten worden onderzocht en benoemd (nosologische diagnostiek).

Dementie is volgens de meeste gangbare definities nog steeds een voorwaarde voor de diagnose 'ziekte van Alzheimer'. Dit vindt zijn oorsprong in de gedachte dat deze diagnose pas betrouwbaar kan worden gesteld bij een bepaalde, duidelijke mate van klinische verschijnselen. Onder deze grens is het onderscheid tussen pathologische aandoeningen en normale veroudering moeilijker te maken, of is een prognose van het verdere beloop in individuele gevallen lastig (zie hoofdstuk 17 over 'mild cognitive impairment', MCI).

1.4 Toekomstige ontwikkelingen

Het is mogelijk dat in de toekomst de ziekte eerder dan in het dementiestadium kan worden vastgesteld. In een recent voorstel voor nieuwe researchcriteria van de ziekte van Alzheimer is het aspect van de interferentie met het dagelijkse leven niet als criterium opgenomen, en evenmin is een stoornis op een ander gebied dan het geheugen obligaat. Het enige klinisch criterium in dit voorstel is een stoornis in het episodisch geheugen, aangevuld met een positieve uitslag bij een of meer biomarkers, zoals hippocampusatrofie op de MRI-scan, een typisch profiel van bèta-amyloïd en tau-proteïne in de liquor en/of een positieve PIB-PET-scan. De nieuwe criteria onderstrepen het wetenschappelijke belang van vroege diagnostiek van de ziekte van Alzheimer voor het ontwikkelen van interventies die in een heel vroeg stadium van de ziekte op hun werkzaamheid kunnen worden onderzocht, maar hun validiteit en bruikbaarheid zullen in de nabije toekomst nader moeten worden vastgesteld. In de toekomst zal de nadruk bij de nosologische diagnostiek mogelijk minder komen te liggen op de klinische verschijnselen en meer op biomarkers. In welke mate dat zal gebeuren is sterk afhankelijk van hun betrouwbaarheid en validiteit, op dit moment nog volop in ontwikkeling.

Vooralsnog is de nosologische diagnostiek op grond van biomarkers niet gekoppeld aan effectieve behandelingen en dit beperkt het gebruik van biomarkers in de standaarddiagnostiek bij dementie. Biomarkers zullen ook nooit de kliniek volledig kunnen vervangen, omdat het diagnostisch proces meer omvat dan alleen een enkelvoudige medische diagnose (wel of geen alzheimer), zoals het in kaart brengen van de zorgbehoefte, psychiatrische verschijnselen, functionele mogelijkheden, beleving en ziektebesef, en de mate van zorgen over de toekomst.

Ondanks de ontwikkeling van biomarkers kan het overkoepelend dementiebegrip daarom vooralsnog niet worden gemist. De nosologische aanpak kan verder problemen opleveren bij combinaties van aandoeningen, en dat is bij de heel oude geriatrische patiënt met complexe problematiek eerder regel dan uitzondering.

De DSM-criteria leggen er verder de nadruk op dat de cognitieve stoornissen ook duidelijke gevolgen moeten hebben voor de patiënt: per definitie is iemand met dementie in zijn normale leven gehinderd en kan hij/zij niet goed meer zonder begeleiding functioneren. Dit houdt in dat er sprake moet zijn van een zekere ernst met consequenties voor de zelfzorg. Conceptueel wordt deze redenering vaker gehanteerd, bijvoorbeeld bij stemmingsstoornissen. Ook hier bepalen intensiteit en duur of er sprake is van een stoornis, c.q. depressie in engere zin. Deze conceptualisatie is van groot belang in het dagelijkse taalgebruik en de organisatie van de zorg.

Dementie verwijst daarmee naar een grote groep patiënten met een vergrote zorgbehoefte. Zo spreken we bijvoorbeeld over 'dementiezorg', of wordt 'dementie' als criterium gebruikt voor de indicatie voor een bepaalde zorgvoorziening. Ook bij patiënten en hun familie is dit begrip als zodanig bekend. Bij patiënten met heel lichte cognitieve klachten kan daardoor grote verwarring optreden wanneer ze, bijvoorbeeld op grond van een voor alzheimer typisch liquorprofiel, te horen krijgen dat ze dement zijn.

De incidentie van het dementiesyndroom is sterk gekoppeld aan de leeftijd en dus aan een context van multimorbiditeit. In een dergelijke context zijn ziektespecifieke modellen voor het organiseren van de medische behandeling en de zorg minder zinvol. Immers de optelsom van de richtlijnen voor afzonderlijke ziektebeelden leidt aantoonbaar tot ondoelmatige en gefragmenteerde zorg. Ook een indeling van dementie naar onderliggende stoornissen staat hiermee op gespannen voet. In de ouderenzorg is welbevinden de belangrijkste uitkomstmaat, belangrijker dan ziektespecifieke uitkomstmaten of overleving. Er is geen andere leeftijdsgeassocieerde ziekte die zo diffuus alle bronnen van welbevinden kan aantasten, van lichamelijke tot psychologische en sociale. Daar waar andere ziektegerichte zorgpaden hun relevantie verliezen in het kader van multimorbiditeit, zoals bij diabetes, hartfalen en COPD, blijft dit voor het dementiesyndroom overeind. Zodra de diagnose dementiesyndroom op grond van de beperkingen in het dagelijks functioneren evident is, komt deze diagnose bovenaan de diagnoselijst te staan en bepaalt in belangrijke mate het beleid over de andere aandoeningen. Daarom zijn zorgpaden voor dementie ook in de context van multimorbiditeit zinvolle ontwikkelingen in de ouderengeneeskunde.

Literatuur

Alzheimer A. Ueber eine eigenartige Erkrankung der Hirnrinde. Algemeine Zeitschrift fur Psychiatrie und psychisch-gerichtliche Medizin. 1907;64:146-8.

Dubois B, Burn D, Goetz C, et al. Diagnostic procedures for Parkinson's disease dementia: recommendations from the movement disorder society task force. Mov Disord. 2007;22(16):2314-24.

Dubois B, Feldman HH, Jacova C, et al. Research criteria for the diagnosis of Alzheimer's disease: revising the NINCDS-ADRDA criteria. Lancet Neurol. 2007;6(8):734-46.

Haroutunian V, Schnaider-Beeri M, Schmeidler J, et al. Role of the neuropathology of Alzheimer disease in dementia in the oldest-old. Archives of Neuroogy. 2008;65:1211-7.

Lund and Manchester groups. clinical and neuropathological criteria for frontotemporal dementia. J Neurology, neurosurgery and psychiatry.. 1994; 57:416-8.

Maurer K, Volk S, Gerbaldo H. Auguste D and Alzheimer's disease. Lancet. 1997;349:1546-9.

McKeith I, Mintzer J, Aarsland D, et al. Dementia with Lewy bodies. Lancet Neurol. 2004;3(1):19-28.

McKhann G, Drachmann D, Folstein M, et al. Clinical diagnosis of alzheimer's disease: report of the NINCDS-ADRDA workgroup under the auspices of the department of Health and human services task force on Alzheimer's disease. Neurology. 1984;34: 939-44.

Neuropathology Group of the medical Research Council Cognitive Function and Ageing Study Group (MRC CFAS). Pathological correlates of late-onset dementia in a multicentre, community-based population in England and Wales. Neuropathology Group of the Medical Research Council Cognitive Function and Ageing Study (MRC CFAS). Lancet 2001;357(9251):169-75.

Roman GC, Tatemichi TK, Erkinjuntti T, et al. Vascular dementia: diagnostic criteria for research studies. Report of the NINDS-AIREN International workshop. Neurology. 1993;43(2):250-60.

Tomlinson BE, Blessed G, Roth M. Observation on the brains of demented old people. J Neurol Sci. 1970;11:205-42.

Verhey F. Pioneers in Neurology: Alois Alzheimer. J Neurol. 2009;256(3):502-3.

Whitehouse P, George D. The myth about Alzheimer's Disease. New York: St Martin's Press; 2008.

2 Epidemiologie

M.M.B. Breteler, E.M.C. Schrijvers

Kernpunten

- Dementie is een zeer frequente aandoening die sterk toeneemt met de leeftijd.
- Het merendeel van alle dementie is een gemengde vorm met zowel kenmerken van de ziekte van Alzheimer als vasculaire kenmerken.
- Dementie is doorgaans een multifactoriële en multicausale aandoening, waarbij verschillende combinaties van genetische en omgevingsfactoren kunnen leiden tot de aandoening.
- De meeste genen die van invloed zijn op het ontstaan van dementie zijn frequent voorkomende genetische varianten met een klein effect. Er zijn drie genen waarbij mutaties in het gen in vrijwel alle dragers leiden tot het optreden van de ziekte van Alzheimer. Echter, deze mutaties zijn zeer zeldzaam en hebben een lage impact in de totale bevolking.
- Door de groei van de bevolking, een betere en vroegere detectie van dementie en de vergrijzing, zal het aantal dementiepatiënten in Nederland sterk toenemen en rond 2050 meer dan verdubbeld zijn ten opzichte van dat rond de millenniumwisseling. Daarentegen kan een betere behandeling van de risicofactoren wel leiden tot een afname van de incidentie.

2.1 Inleiding

Dementie is een aandoening die vaker voorkomt naarmate mensen ouder worden. In het Erasmus Rotterdam Gezondheid en Ouderen (ERGO) onderzoek zijn gegevens verzameld over het voorkomen (de prevalentie) van dementie. In dit bevolkingsonderzoek in de wijk Ommoord in Rotterdam zijn 7983 mensen van 55 jaar en ouder sinds 1990 regelmatig onderzocht. De totale prevalentie van dementie in dit onderzoek was in 1990-1993 6,4% en nam toe van bijna 1% bij personen tussen de 65 en 70 jaar tot ruim 40% onder 90-plussers. Figuur 2.1 laat de gevonden prevalentiecijfers zien naar leeftijd en geslacht. Vergelijkbare prevalentiecijfers zijn ook gevonden in andere Europese en Amerikaanse studies. Naar schatting leven er momenteel ruim 200.000 mensen in Nederland met een vorm van dementie. Wereldwijd waren dit aan het begin van het millennium rond de 25 miljoen mensen.

2.2 Subtypen van dementie

Van oudsher werd een strikte onderverdeling gemaakt in subtypen van dementie, met als meest voorkomende vorm van dementie de ziekte van Alzheimer. Deze zou verantwoordelijk zijn voor ongeveer 70% van alle dementie. De tweede veelvoorkomende vorm van dementie, vasculaire dementie, werd doorgaans bij ongeveer 15% van alle

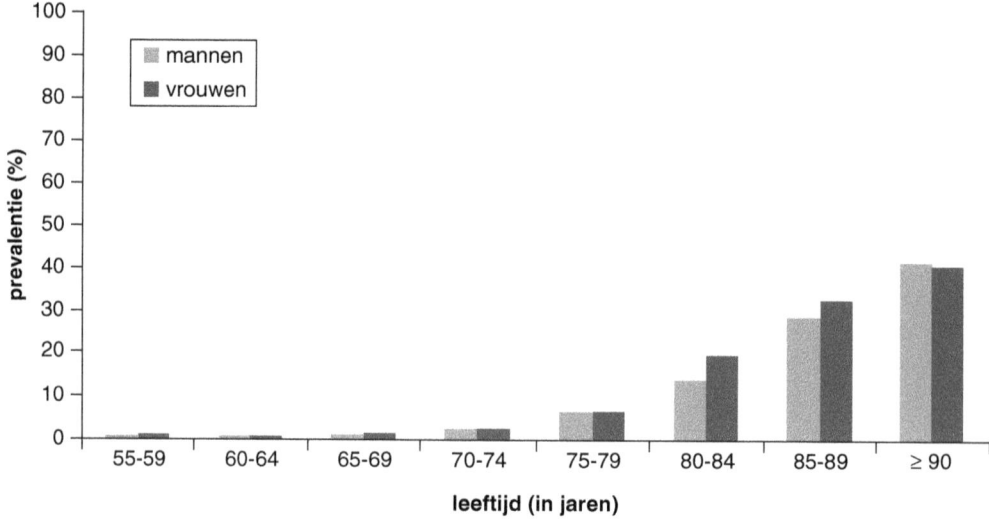

Figuur 2.1
Prevalentie van dementie in Nederland naar leeftijd en geslacht, gebaseerd op het ERGO-onderzoek.

dementiepatiënten vastgesteld. Grote epidemiologische studies hebben deze strikte scheiding in twijfel getrokken, omdat bleek dat de risicofactoren voor de ziekte van Alzheimer en vasculaire dementie vaak sterk overlapten. Tegenwoordig gaat men er dan ook steeds meer vanuit dat er meestal, en zeker op hogere leeftijd, sprake is van een mengbeeld waarbij zowel vasculaire factoren als de neuropathologische kenmerken van de ziekte van Alzheimer een belangrijke rol spelen. Verschillende post mortem studies hebben dit bevestigd en tonen aan dat de grootste groep dementie bestaat uit een gemengde dementie met vooral combinaties van Alzheimer- en vasculaire kenmerken, maar ook regelmatig kenmerken van Lewy-body-dementie (DLB). Slechts 30-40% van alle demente mensen blijkt bij overlijden een echt pure vorm van de ziekte van Alzheimer te hebben gehad. Bij mensen die zijn overleden zonder dement te worden, worden post mortem ook vaak tekenen van de ziekte van Alzheimer of vasculaire afwijkingen gevonden, maar meestal maar een van beide kenmerken. Ondanks de huidige inzichten wordt er klinisch nog wel een sterk onderscheid gemaakt tussen de verschillende subtypen.

Naast de ziekte van Alzheimer en vasculaire dementie, komen ook frontotemporale dementie, DLB en dementie ten gevolge van de ziekte van Parkinson regelmatig voor. Frontotemporale dementie begint vaak op jongere leeftijd dan de ziekte van Alzheimer en vasculaire dementie. In Nederland is de prevalentie van frontotemporale dementie 3,6 per 100.000 personen in de leeftijdsgroep van 50-59 jaar, 9,4 per 100.000 in de leeftijdsgroep van 60-69 jaar en 3,8 per 100.000 in de groep van 70-79 jaar. De mediane beginleeftijd is 58 jaar met een range van 33 tot 80 jaar. In het Rotterdamse ERGO-onderzoek was de totale prevalentie van dementie ten gevolge van de ziekte van Parkinson 0,4%. Dit betrof 6% van alle dementiepatiënten. Ongeveer een kwart van de parkinsonpatiënten ontwikkelt een dementieel beeld in de loop van de ziekte. Voor DLB lopen de schattingen van de prevalentie erg uiteen. Afhankelijk van diagnostische criteria variëren de prevalentiecijfers van 0-5% in de hele populatie en van 0-30% van alle dementiepatiënten. Overige, zeldzamere vormen van dementie omvatten een scala aan andere aandoeningen, zoals dementie ten gevolge van alcoholmisbruik, aids, de ziekte van Creutzfeldt-Jakob en hersentumoren.

2.3 Incidentie

De incidentie is het aantal mensen dat een ziekte ontwikkelt, doorgaans uitgedrukt per aantal personen per jaar. In Nederland is de incidentie van dementie voor 65-jarigen 0,5 per 1000, voor 75-jarigen 1 per 1000 en voor 90-jarigen 5 per 1000 personen per jaar. Tot 85-jarige leeftijd is de leeftijdsspecifieke incidentie van dementie voor mannen

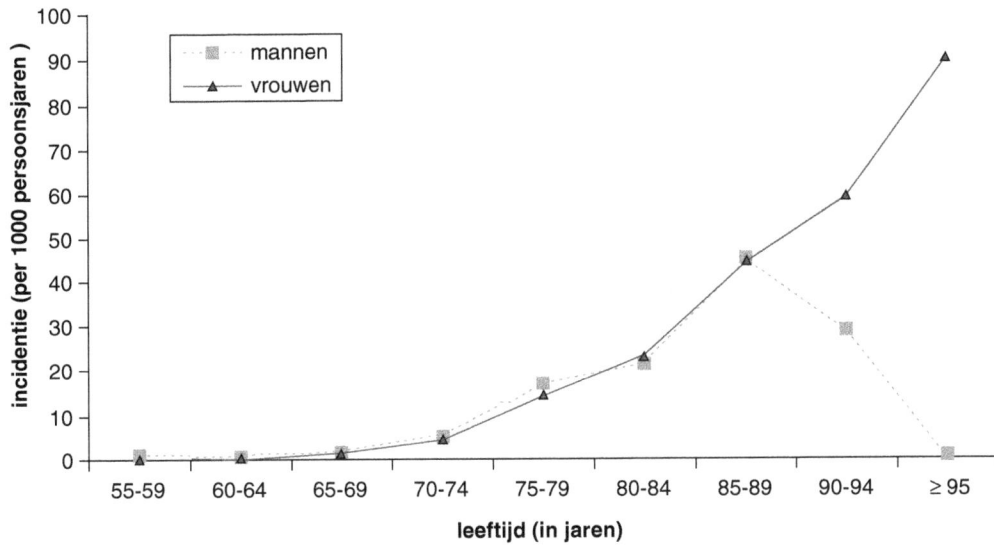

Figuur 2.2
Incidentie van dementie in Nederland naar leeftijd en geslacht, gebaseerd op cijfers van het ERGO-onderzoek.

en vrouwen vrijwel gelijk, op hogere leeftijd is de incidentie hoger bij vrouwen dan bij mannen. Waarschijnlijk kan dit verschil grotendeels verklaard worden door verschillen in mortaliteit en morbiditeit tussen mannen en vrouwen. Figuur 2.2 laat de incidentiecijfers in Nederland zien naar leeftijd en geslacht.
Wereldwijd komen er jaarlijks 4,6 miljoen nieuwe dementiepatiënten bij. In Nederland werden in 2003 bij de huisarts bijna 15.000 nieuwe patiënten met dementie gezien. Omdat dementie vaak pas in een laat stadium of niet onder ogen van de huisarts komt, zal het werkelijke aantal nieuwe patiënten nog hoger hebben gelegen. Het lifetimerisico op dementie voor vrouwen van 55 jaar is meer dan 1 op 3 en voor mannen 1 op 4. Bij mannen wordt relatief vaker de diagnose vasculaire dementie gesteld dan bij vrouwen (21 versus 12%), terwijl bij vrouwen vaker de ziekte van Alzheimer wordt gediagnosticeerd (79% versus 64%).

2.4 Risicofactoren

Er zijn verscheidene risicofactoren beschreven voor het krijgen van dementie, waarvan de belangrijkste in het hiernavolgende worden besproken. Zoals eerder genoemd is de meeste dementie een mengvorm van de klassieke kenmerken van de ziekte van Alzheimer en vasculaire dementie, waarbij er een samenspel is van vele verschillende risicofactoren. Er zijn geen risicofactoren bekend die alleen verantwoordelijk kunnen zijn voor het ontstaan van dementie, enkele monogenetische factoren uitgezonderd. Vrijwel altijd is er sprake van verschillende – grotendeels nog onbekende – combinaties van genetische en niet-genetische factoren die uiteindelijk leiden tot dementie.

> **Methodologische overwegingen**
> De meeste duidelijke verbanden tussen risicofactoren en dementie worden gelegd in de grote prospectieve cohortstudies, zoals het ERGO-onderzoek, waarbij deelnemers zonder dementie worden gevolgd in de tijd tot het optreden van dementie of overlijden. Hoewel uit deze studies vele relevante resultaten zijn gekomen, zijn er toch enkele methodologische overwegingen die van belang zijn bij de interpretatie van gerapporteerde resultaten. Zo is bij dementie het tijdstip van meting van een mogelijke risicofactor erg belangrijk. De pathologische processen die uiteindelijk leiden tot dementie kunnen lange tijd asymptomatisch blijven, en zijn dan vaak ook al jaren voorafgaand aan het moment dat de diagnose dementie gesteld kan worden aan de

gang. Bij een te korte periode tussen de meting van een mogelijke risicofactor en de diagnose dementie moet men dan ook terughoudend zijn met het veronderstellen van een oorzakelijk verband. Ook is er niet altijd sprake van een goede follow-up en kan er sprake zijn van een selectieve uitval van deelnemers, die juist niet meer meedoen aan de studie omdat er cognitieve problemen zijn. En zelfs bij de deelnemers die gevolgd zijn tot aan hun overlijden kan er sprake zijn van competitieve risico's, waarbij factoren die ook kunnen leiden tot dementie een vroegtijdig overlijden hebben veroorzaakt.

2.4.1 Demografische factoren

Leeftijd en geslacht

De belangrijkste risicofactor voor het ontstaan van dementie is de leeftijd. De invloed van het geslacht blijft controversieel. Zoals eerder genoemd lijkt dementie op hogere leeftijd vaker voor te komen bij vrouwen dan bij mannen. Echter, de langere overleving van vrouwen ten opzichte van mannen in het algemeen en nadat de diagnose dementie is gesteld, zou dit verschil grotendeels kunnen verklaren.

Opleidingsniveau

Veel studies hebben gesuggereerd dat dementie meer voorkomt bij mensen met een lager opleidingsniveau, maar niet alle onderzoeken tonen een verband aan. De belangrijkste hypothese voor een verband tussen opleidingsniveau en dementie is dat hoger opgeleiden meer cognitieve reserves hebben, waardoor de symptomen van dementie zich pas later zouden manifesteren. Hierbij passend is de observatie dat hoger opgeleiden wellicht een sneller beloop van de ziekte hebben nadat de diagnose is gesteld.

Ras

Er zijn verschillen in de prevalentie van dementie tussen verschillende rassen. In Amerikaanse studies lijkt de prevalentie hoger te zijn in de Afro-Amerikaanse bevolking dan in de Kaukasische bevolking. Deze verschillen zouden echter grotendeels verklaard kunnen worden vanuit andere oorzaken. Afro-Amerikanen scoren lager op de meeste cognitieve testen, waardoor er vaker een foutpositieve diagnose wordt gesteld. Dit komt ten dele door een verschil in opleiding, waarbij de Afro-Amerikanen zowel kwantitatief als kwalitatief minder onderwijs hebben genoten. Ook zijn er culturele verschillen, waarbij Afro-Amerikanen hun eigen functioneren als minder goed omschrijven dan Kaukasiërs. De bijdrage van vasculaire factoren lijkt groter te zijn in de Afro-Amerikaanse bevolking. Duidelijker zijn de verschillen in de invloed van het apolipoproteïne-E-gen (APOE-gen, zie paragraaf 2.4.2): terwijl het risico op dementie in de Kaukasische bevolking duidelijk verhoogd is bij dragerschap van het ε4-allel, heeft dit gen geen invloed op het risico op dementie bij Afro-Amerikanen of Hispanics.

Wereldwijd is de prevalentie van dementie lager in ontwikkelingslanden dan in Westerse landen, echter de mortaliteit is in die landen hoger. Als met verschillen in mortaliteit rekening wordt gehouden, zijn de voor leeftijd geadjusteerde prevalenties hoog in verschillende Aziatische en Latijns-Amerikaanse landen, maar duidelijk lager in India en Sub-Sahara Afrika. In hoeverre dit reële verschillen zijn, of verschillen die berusten op verschillen in bijvoorbeeld culturele waarden, is vooralsnog onduidelijk.

2.4.2 Genetische factoren

Monogenetische oorzaken

Ongeveer 1-6% van alle patiënten met de ziekte van Alzheimer heeft een vroege vorm met een begin voor het 60e tot 65e levensjaar. Van deze vroege vorm is 60% familiair bepaald. Er zijn momenteel 3 genen bekend waarin mutaties kunnen resulteren in autosomaal dominante vormen van de ziekte van Alzheimer; het amyloïd precursor proteïne (APP)-gen, en de presenilin-1 (PSEN-1) en presenilin-2 (PSEN-2)-genen. Samen zijn zij verantwoordelijk voor ongeveer 8% van de vroege vorm van de ziekte van Alzheimer. In de algemene bevolking hebben deze genen een kleine impact: van alle patiënten die lijden aan de ziekte van Alzheimer heeft slecht 0,075% een mutatie in een van de 3 genen. Voor de individuele drager is echter het risico erg hoog: vrijwel alle dragers van een mutatie krijgen de ziekte van Alzheimer. Alledrie de genen zijn gerelateerd aan het APP en het metabolisme van het amyloïd bèta-eiwit. Stapeling van dit eiwit in de hersenen leidt tot de specifieke plaques die aanwezig zijn in de hersenen van mensen met de ziekte van Alzheimer.

monogenetische oorzaken	risico op ontstaan dementie	percentage dragers onder de vroege vorm van de ziekte van Alzheimer	bijdrage aan de ziekte van Alzheimer in de algemene bevolking
APP	↑↑↑	0,5%	0,005%
PSEN-1	↑↑↑	6,5%	0,065%
PSEN-2	↑↑↑	<1%	<0,010%
susceptibiliteitsgenen		percentage dragers onder alle alzheimerpatiënten	
APOE	↑	58,4%	17%

APP: amyloïdprecursorproteïne; PSEN-1: presenilin-1; PSEN-2: presenilin-2; APOE: apolipoproteïne.

Susceptibiliteitgenen

Een belangrijk gen dat het risico op zowel de vroege als late vorm van de ziekte van Alzheimer beïnvloed, is het APOE-gen. Dit gen heeft drie allelen; het ε2-, ε3- en ε4-allel, waarbij het ε4-allel sterk geassocieerd is met het optreden van de ziekte van Alzheimer. Lang niet iedereen die beschikt over één of twee ε4-allelen zal de ziekte ontwikkelen, maar doordat het een veelvoorkomend allel is, draagt het in grote mate bij aan het ontstaan van de ziekte van Alzheimer op populatieniveau. Er wordt gesuggereerd dat het APOE-gen vooral de leeftijd waarop iemand dement wordt vervroegt.

Er wordt veel onderzoek gedaan naar andere kandidaat-genen die mogelijk een rol spelen bij het ontstaan van dementie. Tot nu toe zijn er echter nog geen andere genen gevonden waarvan de bevindingen consistent zijn. Momenteel worden er veel genoombrede associatiestudies (*genome wide association*, GWA) gedaan, waarbij in grote cohorten het complete DNA van patiënten en controles wordt onderzocht op kleine variaties in de genetische code. Bij deze studies wordt consequent het verhoogde risico op het APOE-gen bevestigd en zijn er verschillende mogelijk interessante genen geïdentificeerd, waaronder het veelbelovende GAB2-gen. Echter, ook voor deze genen geldt dat de bevindingen niet altijd consistent zijn en verder onderzocht dienen te worden. De effecten van deze genen op het ontstaan van de ziekte van Alzheimer lijken minder groot dan het effect van het APOE-gen, en gezien alle recente bevindingen lijkt het onwaarschijnlijk dat er andere veelvoorkomende genen bestaan met een even groot effect als het APOE-gen. De erfelijkheid van dementie kan echter zeker niet verklaard worden met de genen die tot nu toe geïdentificeerd zijn. Het is dan ook waarschijnlijk dat er meerdere genen bestaan die een klein effect hebben op het ontstaan van dementie. Ook kan het vinden van genetische factoren die bijdragen aan de kans op de ziekte, zelfs als het effect slechts gering is of deze slechts een rol spelen bij een beperkt aantal personen, belangrijke inzichten opleveren ten aanzien van de processen die een rol spelen bij het optreden van dementie.

2.4.3 Omgevingsfactoren

Risicofactoren voor hart- en vaatziekten

Hypertensie, vooral systolisch, op middelbare leeftijd heeft een slechtere cognitie en een hoger risico op dementie 20 tot 30 jaar later tot gevolg. Dit effect is het sterkste als hypertensie wordt gedefinieerd als een bloeddruk van ten minste 160/95 mm Hg, maar ook bij lagere afkapwaarden als 140/90 lijkt er nog steeds een verhoogd risico te bestaan. Het verband tussen hypertensie op latere leeftijd en cognitie en dementie is wat minder duidelijk, maar lijkt juist om te draaien: een lage bloeddruk is geassocieerd met een verhoogde kans op het ontstaan van dementie. Een mogelijke verklaring hiervoor is dat op latere leeftijd een adequate bloeddruk nodig is om voldoende cerebrale perfusie te behouden en dat een lage bloeddruk middels cerebrale hypoperfusie kan leiden tot cognitieve achteruitgang en dementie. Ook de relatie tussen gebruik van antihypertensiva en dementie is afhankelijk van de leeftijd. Tot 75 jaar lijkt het een beschermend effect te hebben op het ontstaan van dementie, boven de 75 jaar wordt er geen effect meer waargenomen.

Asymptomatische *cerebrale vaatschade* leidt tot een hogere kans op dementie, zo is duidelijk geworden uit MRI-studies. De aanwezigheid van stille infarcten geeft een meer dan twee keer verhoogde kans op dementie, en is geassocieerd met een slechter cognitief functioneren en een snellere cognitieve achteruitgang. Ook laesies van de witte stof, die kunnen worden beschouwd als een maat voor vasculaire schade, laten een verhoogde kans op dementie zien. Bij atherosclerose van de carotiden wordt eveneens een hogere kans op dementie gevonden.

De relatie tussen *diabetes mellitus* en dementie is controversieel. Veel epidemiologische studies tonen een verband aan tussen het hebben van type-II-diabetes en een verhoogde kans op dementie. Toch zijn er ook studies die dit verband niet laten zien. Er is vooral nog veel onduidelijkheid over de mogelijke onderliggende mechanismen die een verhoogd risico zouden kunnen verklaren. Atherosclerose, hyperglykemie en insulineresistentie zouden allemaal een rol kunnen spelen bij het ontstaan van structurele afwijkingen in de hersenen die uiteindelijk leiden tot dementie.

Net als bij hypertensie en diabetes is de exacte relatie tussen het *cholesterol*metabolisme en dementie niet geheel duidelijk. Ook hier lijkt de leeftijd een belangrijke rol te spelen. Zo wijzen studies waarbij een verhoogd cholesterol op middelbare leeftijd is gemeten op een hogere kans op dementie en cognitieve achteruitgang. Bij metingen op latere leeftijd wordt er echter vaak geen effect of juist een verhoogd risico bij lagere cholesterolwaarden gezien. Het is mogelijk dat deze lage waarden een gevolg zijn van onderliggende pathologie die al speelt in de jaren voordat de klinische symptomen van de dementie duidelijk zijn. Daarnaast zouden op latere leeftijd hogere cholesterolwaarden juist een maat kunnen zijn voor een goede voedingstoestand en algehele gezondheid.

Bij *obesitas* is leeftijd eveneens van belang. Obesitas op middelbare leeftijd is gerelateerd aan een hogere kans op dementie, terwijl op latere leeftijd ondergewicht gerelateerd is aan een hogere kans en overgewicht juist aan een lagere kans op dementie. Net als bij studies naar cardiovasculaire aandoeningen lijkt vooral vetafzetting rondom de buik, de centrale obesitas, op middelbare leeftijd geassocieerd te zijn met een verhoogd risico.

Een verhoogd *homocysteïne*gehalte is een belangrijke risicofactor voor cardiovasculaire aandoeningen, atherosclerose en beroertes. Eenzelfde verhoogd risico wordt gevonden in relatie tot dementie. Uit MRI-studies blijkt een relatie tussen hogere gehalten homocysteïne met atrofie van de cortex en de hippocampus, en stille herseninfarcten en wittestoflaesies. Het is nog niet duidelijk of homocysteïne een oorzakelijke factor is in het ontstaan van dementie of dat het meer een marker is voor oxidatieve stress en vitamine B12-deficiëntie. Deficiënties van foliumzuur en vitamine B12 zijn geassocieerd met hoge homocysteïnegehalten en een verhoogde kans op dementie. Enkele gerandomiseerde trials bieden nog geen duidelijk antwoord op de vraag of behandeling met foliumzuur, met of zonder vitamine B12, een gunstig effect heeft op de preventie en behandeling van dementie.

Hormonen

Verschillende observationele studies uit de jaren negentig van de vorige eeuw suggereerden een verband tussen oestrogeendeficiëntie bij postmenopauzale vrouwen en een hogere kans op dementie, terwijl het gebruik van postmenopauzale hormoontherapie geassocieerd zou zijn met een lagere kans op dementie. Ook vrouwen bij wie voor de menopauze een of beide ovaria verwijderd moesten worden, zouden een verhoogde kans op dementie en cognitieve problemen hebben. Echter, methodologisch waren deze studies niet sterk en selectiebias kon niet uitgesloten worden. Diverse studies binnen het ERGO-onderzoek konden de hypothese dat hormoonsuppletie het risico op dementie zou doen verminderen niet bevestigen. Ook een grote gerandomiseerde trial bij vrouwen ouder dan 65 jaar liet een verhoogde kans op dementie en meer hersenatrofie zien bij gebruik van hormonale substitutietherapie met oestrogenen, al dan niet in combinatie met progesteron. Deze trial toont echter alleen aan dat hormonale substitutietherapie bij vrouwen boven de 65 jaar niet beschermt tegen het ontstaan van dementie. De vraag of kortdurende hormoonsuppletie rond de menopauze zinvol is, wordt hiermee niet beantwoord.

Leefstijlfactoren

Roken verhoogt de kans op het krijgen van dementie. Dit effect is vooral aanwezig in mensen die geen drager zijn van het APOE-ε4-allel. Er zijn verschillende mechanismen waardoor roken een effect kan hebben op de cognitie en het ontstaan van dementie, onder andere door een effect op hart- en vaatziekten, verhoogde oxidatieve stress, inflammatie en een effect op het cholinerge systeem.

Van *alcohol* is bekend dat lichte tot matige consumptie de kans op hart- en vaatziekten verkleint. Het drinken van een tot drie glazen alcohol per dag beschermt ook tegen het ontstaan van dementie. Op MRI-scans van de hersenen is minder vasculaire schade en minder atrofie van de hippocampus en de amygdala te zien. Het drinken van grote hoeveelheden alcohol kan echter juist leiden tot cognitieve achteruitgang en het ontstaan van dementie. Het effect van alcohol op cognitie en dementie kan dan ook het beste als een J-vormige relatie omschreven worden. Er zijn verschillende verklaringen voor het beschermende effect van lichte tot matige alcoholconsumptie, onder andere zou alcohol:
- een effect hebben op cardiovasculaire factoren, zoals plaatjesaggregatie en cholesterolmetabolisme;
- een direct effect kunnen hebben op het vrijkomen van acetylcholine in de hippocampus met een gunstig effect op het leervermogen en het geheugen.

Deze gunstige effecten draaien juist om bij zwaarder alcoholgebruik, waarbij verhoogde triglyceriden, hypertensie en andere factoren kunnen bijdragen aan het ontstaan van cerebrovasculaire schade. Het type alcohol dat gedronken wordt lijkt minder van belang dan de hoeveelheid en het drinkpatroon. Het zogeheten bingedrinken, het episodisch drinken van grote hoeveelheden alcohol, geeft een verhoogde kans op het ontstaan van dementie. Een deel van de cognitieve achteruitgang die ontstaat ten gevolge van chronisch zwaar alcoholgebruik lijkt echter wel reversibel, al zijn vooral stoornissen in het leervermogen en het geheugen meer persisterend.

Het hebben van een *sociaal*, *mentaal* en *fysiek actieve levensstijl*, is geassocieerd met een betere cognitie en een lagere kans op dementie. Een deel van deze associatie zou verklaard kunnen worden doordat mensen die dement worden in de jaren die aan de dementie voorafgaan, minder actief zijn door al aanwezige cognitieve beperkingen. Een actieve levensstijl zou bovendien voor een deel samenhangen met een gezonde levensstijl in het algemeen, wat weer leidt tot een betere fysieke en mentale gezondheid. Toch lijkt er naast deze verklaringen wel degelijk een beschermend effect van een actieve levensstijl te zijn. Er zijn drie belangrijke hypotheses voor dit effect.

1 De cognitieve-reservehypothese: een actieve levensstijl leidt net als een hoger opleidingsniveau tot grotere cognitieve reserves, waardoor de symptomen van dementie pas later tot uiting komen.
2 De vasculaire hypothese: een actieve levensstijl heeft gunstige effecten op cardiovasculaire aandoeningen en beroertes.
3 De stresshypothese: een actieve levensstijl zorgt voor meer ontspanning en minder stress, wat mogelijk een rol speelt bij het ontstaan van dementie door middel van een effect op de hippocampus.

Het is onduidelijk of een actieve levensstijl de werkelijke kans op dementie vermindert of dat het vooral het begin van de dementie uitstelt.

De invloed van *antioxidanten* op verschillende aandoeningen heeft de laatste jaren veel aandacht gekregen, ook in de niet-medische pers. Er zijn aanwijzingen dat oxidatieve stress een rol speelt bij het ontstaan van dementie en dat antioxidanten de toxiciteit van het amyloïd bèta-eiwit kunnen reduceren. Een hogere intake van vitamine C en vitamine E via de normale voeding is geassocieerd met een lagere kans op dementie. Dit effect lijkt sterker bij mensen die roken, mogelijk doordat de antioxidanten het negatieve effect van roken deels blokkeren. Twee gerandomiseerde trials naar de effectiviteit van behandeling van dementie met vitamine E en de preventie van progressie van 'mild cognitive impairment' (MCI) naar dementie laten echter geen duidelijk effect zien van vitamine-E-suppletie.

Medicatie

Het gebruik van *statines*, maar niet van andere cholesterolverlagende medicatie, is geassocieerd met een lagere kans op dementie. Naast een effect op het cholesterolgehalte beïnvloeden statines ook andere processen, zoals de endotheelfunctie, atherosclerose en oxidatieve stressreacties, die kunnen bijdragen aan het ontstaan van dementie. Omdat het gebruik van andere cholesterolverlagende medicijnen geen effect heeft op het ontstaan van dementie, is het waarschijnlijk dat de beschermende werking van statines niet tot stand komt door middel van cholesterolverlaging, maar door middel van een van deze andere processen.

In verschillende observationele studies reduceert het gebruik van *non-steroidal anti-inflammatory drugs* (NSAID's) de kans op het krijgen van dementie. Ontstekingsprocessen spelen mogelijk een belangrijke rol bij het ontstaan van dementie en het anti-inflammatoire effect van NSAID's zou kunnen beschermen tegen dementie. Een tweede belangrijke hypothese is dat niet alle NSAID's beschermend zouden werken, maar alleen die NSAID's die het amyloïd bèta-42-eiwit, het belangrijkste bestanddeel van de seniele plaques, verlagen. Een recente gerandomiseerde preventietrial met celecoxib en naproxen, liet geen gunstig effect zien op het cognitief functioneren en zelfs mogelijk een licht negatief effect van naproxen. Beide NSAID's hebben geen effect op het amyloïd bèta-42-eiwit. Ook zou het kunnen zijn dat NSAID's alleen een beschermend effect hebben als ze lang voor het eventuele ontstaan van dementie gebruikt zijn, terwijl in de trial naar een korte follow-up werd gekeken.

2.4.4 Overige aandoeningen

Het syndroom van Down

Vrijwel alle mensen die lijden aan het syndroom van Down (trisomie 21) ontwikkelen de neuropathologische kenmerken van de ziekte van Alzheimer. De veronderstelde reden hiervoor is dat het eerdergenoemde APP-gen ligt op chromosoom 21 en er door de trisomie een levenslange overexpressie is van het gen, wat resulteert in een overproductie van het amyloïd bèta-eiwit in de hersenen.

Overige aandoeningen die kunnen leiden tot zeldzamere vormen van dementie, zoals aids, tumoren en verschillende systeemziekten vallen buiten het bestek van dit hoofdstuk.

2.4.5 Interacties

Dementie is een multicausale aandoening waarbij combinaties van verschillende factoren uiteindelijk leiden tot de dementie. Vaak is er sprake van interacties, waarbij een risicofactor een grotere invloed heeft bij mensen die ook een andere risicofactor hebben dan bij mensen die deze tweede factor niet hebben of andersom. De meeste bekende interacties zijn gen-omgevings- en gen-gen-interacties, waarbij het wel of niet drager zijn van het APOE-ε4-allel van invloed is op het effect van een ander gen of een omgevingsfactor. Het eerdergenoemde vergrote risico op dementie bij rokers die geen drager zijn van het APOE-ε4-allel is een voorbeeld van een gen-omgevingsinteractie. Het recent bij meerdere GWA-studies geïdentificeerde GAB2-gen lijkt juist een groter effect te hebben in dragers van het APOE-ε4-allel en is een voorbeeld van een gen-gen-interactie.

2.5 Dementie in instellingen

Ongeveer tweederde van de mensen met dementie woont nog thuis en is afhankelijk van mantelzorg en formele zorg, zoals thuiszorg en dagopvang; 17% verblijft in een verpleeghuis en 18% in een verzorgingshuis. In 2003 verbleven ruim 30.000 dementiepatiënten in een verpleeghuis. In het eerste jaar nadat de diagnose dementie is gesteld, wordt bijna 20% van de mensen opgenomen in een verzorgings- of verpleegtehuis. Dit percentage loopt op tot ongeveer 50% na 5 jaar en 90% na 8 jaar.

2.6 Verwachte groei

Door de vergrijzing van de bevolking zal het aantal mensen met dementie flink stijgen. Volgens schattingen, gebaseerd op de gegevens van het ERGO-onderzoek en de bevolkingsprognose van het CBS, zal het aantal mensen van 65 jaar en ouder met dementie tot 2020 gemiddeld stijgen met 3700 per jaar. Daarna zal er tot 2030 een nog sterkere toename zijn van gemiddeld 7000 mensen per jaar, zodat er in dat jaar ruim 355.000 mensen met dementie in Nederland zullen leven. Ook daarna zal het aantal verder stijgen tot naar verwachting 412.000 dementiepatiënten in 2050. Dat is een verdubbeling van het aantal mensen met dementie dat nu in Nederland leeft. Door de sterkere groei van het aantal mensen met dementie in ontwikkelingslanden zal wereldwijd het aantal zelfs elke 20 jaar bijna verdubbelen, zodat er in 2020 naar verwachting ruim 42 miljoen en in 2040 ruim 81 miljoen mensen met dementie zullen zijn (zie figuur 2.3).
In alle modellen die gebruikt zijn om toekomstige cijfers te voorspellen, is gebruik gemaakt van huidige incidentiecijfers en verwachte bevolkingsgroei, en is geen rekening gehouden met de impact van een betere behandeling van risicofactoren. Dit zou kunnen leiden tot lagere incidentiecijfers en minder snelle progressie van milde cognitieve problemen tot ernstige cognitieve stoornissen en dementie.

2.7 Kosten

In 2005 waren de totale kosten voor dementie in Nederland 3,2 miljard euro. Hiermee staat dementie op de derde plaats in de lijst van zorgkosten per diagnosegroep. Bij vrouwen waren de kosten met 2,4 miljard euro veel hoger dan bij mannen. Van

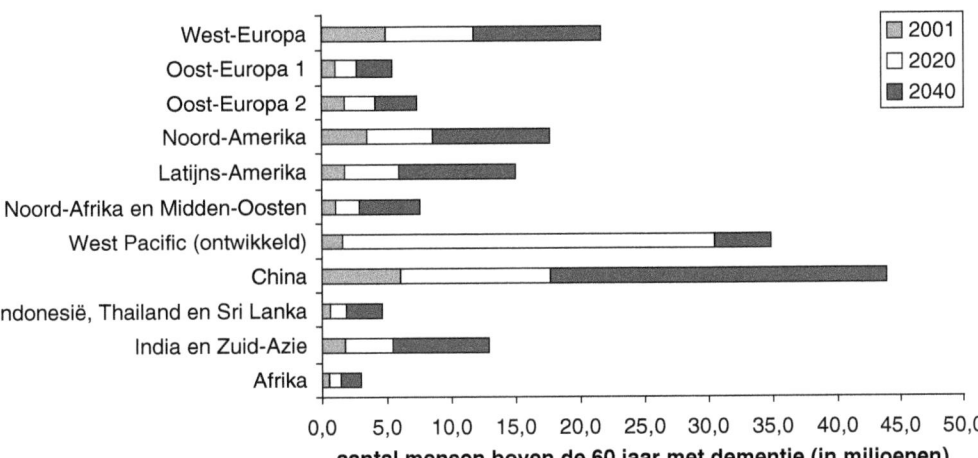

Figuur 2.3
Geschatte toename van het aantal mensen met dementie wereldwijd, gebaseerd op cijfers uit: Ferri en collega's. De indeling in regio's is gebaseerd op de classificatie van de World Health Organization.

alle zorgkosten in Nederland werd 4,7% besteed aan de kosten voor dementie. De toename in kosten voor dementie tussen 2003 en 2005 kan grotendeels verklaard worden door de groei van de bevolking en het aantal ouderen. De kosten voor dementie over de hele wereld in 2003 worden geschat op 156 biljoen Amerikaanse dollar.

Literatuur

Anstey KJ, Lipnicki DM, Low LF. Cholesterol as a risk factor for dementia and cognitive decline: a systematic review of prospective studies with meta-analysis. Am J Geriatr Psychiatry. 2008;16(5):343-54.

Biessels GJ, Staekenborg S, Brunner E, et al. Risk of dementia in diabetes mellitus: a systematic review. Lancet Neurol. 2006;5(1):64-74.

Breteler MM, Ott A, Hofman A. The new epidemic: frequency of dementia in the Rotterdam Study. Haemostasis. 1998;28(3-4):117-23.

Engelhart MJ, Geerlings MI, Ruitenberg A, et al. Dietary intake of antioxidants and risk of Alzheimer disease. JAMA. 2002;287(24):3223-9.

Ferri CP, Prince M, Brayne C, et al. Global prevalence of dementia: a Delphi consensus study. Lancet. 2005;366(9503):2112-7.

Fratiglioni L, Paillard-Borg S, Winblad B. An active and socially integrated lifestyle in late life might protect against dementia. Lancet Neurol. 2004;3(6):343-53.

Geerlings MI, Launer LJ, Jong FH de, et al. Endogenous estradiol and risk of dementia in women and men: the Rotterdam Study. Annals Neurol. 2003;53(5):607-15.

Gezondheidsraad. Dementie. Advies van een commissie van de Gezondheidsraad Den Haag: Ministerie van Volksgezondheid, Welzijn en Sport; 2002.

Haag MD, Hofman A, Koudstaal PJ, et al. Duration of antihypertensive drug use and risk of dementia. A prospective cohort study. Neurol. 2009;72(20):1727-34.

Haag MD, Hofman A, Koudstaal PJ, et al. Statins are associated with a reduced risk of Alzheimer disease regardless of lipophilicity. The Rotterdam Study. J Neurol Neurosurg Psychiatry. 2009;80(1):13-7.

Isaac MG, Quinn R, Tabet N. Vitamin E for Alzheimer's disease and mild cognitive impairment. Cochrane Database Syst Rev. (online) 2008(3): CD002854.

Lange J de, Poos MJJC, Schoemaker C. Hoe vaak komt dementie voor en hoeveel mensen sterven eraan? Bilthoven: RIVM; 2007.

Malouf R, Grimley Evans J. Folic acid with or without vitamin B12 for the prevention and treatment of healthy elderly and demented people. Cochrane Database Syst Rev. (online) 2008(4):CD004514.

Oijen M van, Jong FJ de, Witteman JC, et al. Atherosclerosis and risk for dementia. Annals Neurol. 2007;61(5):403-10.

Poos MJJC, Smit J, Groen J, et al. Kosten van ziekten in Nederland 2005. Bilthoven: RIVM; 2008.

Qiu C, Winblad B, Fratiglioni L. The age-dependent

relation of blood pressure to cognitive function and dementia. Lancet Neurol. 2005;4(8):487-99.

Reitz C, Heijer T den, Duijn C van, et al. Relation between smoking and risk of dementia and Alzheimer disease: the Rotterdam Study. Neurology. 2007; 69(10):998-1005.

Resnick SM, Espeland MA, Jaramillo SA, et al. Postmenopausal hormone therapy and regional brain volumes: the WHIMS-MRI Study. Neurol. 2009; 72(2):135-42.

Rosso SM, Donker Kaat L, Baks T, et al. Frontotemporal dementia in The Netherlands: patient characteristics and prevalence estimates from a population-based study. Brain. 2003;126(Pt 9):2016-22.

Ruitenberg A, Ott A, Swieten JC van, et al. Incidence of dementia: does gender make a difference? Neurobiol Aging. 2001;22(4):575-80.

Ruitenberg A, Swieten JC van, Witteman JC, et al. Alcohol consumption and risk of dementia: the Rotterdam Study. Lancet. 2002;359(9303):281-6.

Schneider JA, Arvanitakis Z, Bang W, et al. Mixed brain pathologies account for most dementia cases in community-dwelling older persons. Neurol. 2007;69(24):2197-204.

Sleegers K, Duijn CM van. Alzheimer's Disease: Genes, Pathogenesis and Risk Prediction. Community Genet. 2001;4(4):197-203.

Vermeer SE, Longstreth WT Jr, Koudstaal PJ. Silent brain infarcts: a systematic review. Lancet Neurol. 2007;6(7):611-9.

Wimo A, Jonsson L, Winblad B. An estimate of the worldwide prevalence and direct costs of dementia in 2003. Dement Geriatr Cogn Disord. 2006;21(3): 175-81.

Deel 2
Diagnostiek

3 Klinische diagnostiek

F.R.J. Verhey, Y.A.L. Pijnenburg

Kernpunten

- De klinische diagnostiek van het dementiesyndroom bestaat uit een beoordeling van het cognitief functioneren, het dagelijks functioneren en de mate van interferentie met dagelijkse activiteiten, het psychisch functioneren en een inschatting van de zorglast.
- De syndroomdiagnose dementie wordt daarmee uitsluitend gesteld op klinische gronden.
- Voor de oorzakelijke diagnostiek wordt gebruik gemaakt van de bevindingen van het lichamelijk/neurologisch onderzoek en het aanvullend onderzoek.
- De differentiële diagnose van het dementiesyndroom omvat: normale ouderdomsvergeetachtigheid, cognitieve stoornis zonder dementie, depressie, delier en focale neuropsychologische stoornissen.

3.1 Inleiding

In dit hoofdstuk wordt de klinische diagnostiek besproken van het dementiesyndroom. Zoals ook al in hoofdstuk 1 is gesteld, is het belangrijk zich te realiseren dat het woord dementie een verzameling van verschijnselen inhoudt (een klinisch syndroom) die door vele verschillende aandoeningen kan worden veroorzaakt. Als leidraad wordt in dit hoofdstuk de tekst van de *Herziening Consensus Diagnostiek bij het dementiesyndroom van het Centraal Begeleidingsorgaan voor Intercollegiale Toetsing* uit 2005 gehanteerd (de EBRO/CBO-richtlijnen). In deze richtlijnen is het standpunt ingenomen dat er niet kan worden volstaan met het diagnosticeren van dementie (syndromale diagnostiek), maar dat onderliggende ziekten moeten worden onderzocht en benoemd (nosologische diagnostiek). In dit hoofdstuk zal vooral ingegaan worden op het vaststellen van de klinische verschijnselen van het dementiesyndroom. De nosologische diagnostiek wordt besproken in de hoofdstukken over de verschillende oorzaken van dementie.

Voor de diagnose dementie worden tegenwoordig nagenoeg overal de criteria van de DSM-IV-TR gehanteerd (zie ook paragraaf 1.3). Kort samengevat houden de kernsymptomen in: stoornissen van het geheugen en minstens één andere cognitieve stoornis (afasie, apraxie, agnosie en stoornissen in de uitvoerende functies), die elk leiden tot een verstoring van de dagelijkse bezigheden.

In het verleden werd er veel belang gehecht aan het onderscheid tussen corticale, subcorticale en fronto(temporale) dementie. Deze indeling is nu grotendeels verlaten, omdat ze als klinische beschrijvende subtypering moeilijk te operationaliseren viel en bovendien verwarrend was, omdat de termen ten onrechte anatomische locaties in de hersenen suggereerden. De relatie tussen lokalisatie en cognitief profiel bleek veel minder nauw dan de naamgeving deed vermoeden. In de praktijk komen bovendien vooral mengvormen voor.

De diagnose dementie wordt dus uitsluitend gesteld op klinische gronden, op basis van informatie uit de anamnese, heteroanamnese en een onderzoek van de mentale toestand, vaak aangevuld met gestandaardiseerde beoordelingsinstrumenten voor cognitie, gedragsproblemen en dagelijks functioneren, en met neuropsychologisch onderzoek. Voor een nadere bespreking van de beoordelingsinstrumenten en het neuropsychologisch onderzoek wordt respectievelijk verwezen naar de hoofdstukken 4 en 7.

3.2 Anamnese

Hoewel de anamnese bij dementie door de cognitieve beperkingen minder betrouwbaar kan zijn, is het aan te raden het gesprek na de algemene introductie en verduidelijking van het doel ervan, te beginnen met de patiënt en niet met diens begeleid(st)er (ook al zal deze graag het woord willen doen). Mits op tactvolle wijze gebracht kan men dat als 'gespreksleider' meestal goed structuren ('Het gaat om u, meneer. Ik zou het graag eerst van uzelf willen horen, daarna kom ik bij u, mevrouw.'). Dat heeft het voordeel dat de patiënt, voor wie een eerste bezoek doorgaans met enige ambivalentie gepaard gaat, zich in zijn/haar waarde gelaten voelt.

Zeker in het begin van de dementie is het vaak goed mogelijk klachten en verschijnselen anamnestisch vast te stellen. Het is van belang te vragen naar concrete voorbeelden waarop de kernsymptomen van dementie het dagelijks leven verstoren, omdat het – met uitzondering van vergeetachtigheid – voor de meesten gaat om abstracte begrippen. Zo kan de onderzoeker vragen naar de precieze aard, ontstaan, beloop en frequentie van de klachten en de gevolgen ervan voor het dagelijkse functioneren. Ook is het belangrijk rechtstreeks te vragen naar de betekenis van de klachten van de patiënt. Is er bijvoorbeeld sprake van een zekere gêne, angst voor de diagnose alzheimer, onzekerheid, schuldgevoel jegens de partner?

Een heteroanamnese is daarnaast meestal onontbeerlijk om de betrouwbaarheid van de anamnestisch verkregen informatie na te gaan, en om objectieve informatie te verkrijgen over het psychisch functioneren. Geïnformeerd wordt naar praktische voorbeelden van vergeetachtigheid (afspraken en pincode vergeten), woordvindproblemen (omslachtige formuleringen) en apraxie (zoals moeite met het bedienen van huishoudelijke apparaten), maar ook naar stoornissen in de visuospatiële vaardigheden (zoals het niet meer kunnen inschatten van afstanden) en de uitvoerende functies (geen overzicht hebben in complexe situaties, zoals druk verkeer, geen planning kunnen maken voor het huishouden). Door eventuele discrepanties tussen anamnese en heteroanamnese krijgt men een indruk over de mate van ziekte-inzicht bij de patiënt. Overigens moet men zich bedenken dat de heteroanamnese niet altijd een objectieve 'gouden standaard' is en beïnvloed kan worden door factoren als overbelasting, persoonlijkheid of persoonlijke problematiek van de begeleid(st)er.

Een heteroanamnese verschaft ook noodzakelijke informatie over de aanwezigheid van persoonlijkheidsveranderingen, gedragsstoornissen en psychiatrische symptomen, zoals hallucinaties, paranoïdie en depressie.

3.3 Verschillende stadia van ernst

In de nu volgende beschrijving wordt uitgegaan van de ziekte van Alzheimer, als de meest voorkomende vorm van dementie.

3.3.1 Predementie: beginstadium

De allereerste verschijnselen van de ziekte van Alzheimer zijn vaak subtiel en betreffen zowel het psychisch als het lichamelijk functioneren: het stadium van de verhoogde kwetsbaarheid. Uit recent onderzoek is gebleken dat patiënten al in het vroegste stadium vaker een beroep doen op hun huisarts, en dit met zeer uiteenlopende klachten. Patiënten zijn sneller moe, hebben moeite met activiteiten die buiten de dagelijkse routine vallen en zijn vaak ook angstig. De verschijnselen zijn in het algemeen vluchtiger dan bij een depressie en meer afhankelijk van de omstandigheden. In betrekkelijk rustige omstandigheden heeft de patiënt geen klachten. Vaak valt het de omgeving op dat de patiënt minder spontaan is en de neiging heeft zich terug te trekken. Het is van belang de patiënt in dit stadium goed te volgen. Ernstige psychiatrische verschijnselen zijn in dit stadium een uitzondering, maar bij sommige types dementie, vooral de frontotemporale dementie of bij de dementie bij de ziekte van Huntington, kunnen vergaande persoonlijkheidsveranderingen of heftige depressieve of psychotische verschijnselen het beginstadium domineren.

3.3.2 Lichte dementie: stadium van begeleiding

Het volgende stadium (lichte dementie) wordt gekenmerkt door toenemende cognitieve stoornissen, zowel qua ernst als qua uitbreiding, zodanig dat zelfstandig wonen alleen met een zekere mate van begeleiding of toezicht mogelijk is. Meestal weet de patiënt zich nog redelijk aan te passen, zodat plaatsing in een verzorgingshuis nog tot de mogelijkheden behoort. Ook het vermogen om zelfstandig naar bekende plaatsen te reizen kan nog aanwezig zijn. Werk en sociale activiteiten zijn belemmerd. Persoonlijke hygiëne en de oordeelsvorming zijn meestal nog voldoende om zelfstandig te kunnen blijven wonen.

In tegenstelling tot wat vaak gedacht wordt, hebben patiënten in dit stadium vaak besef van hun achteruitgang, waardoor ze angstig en onzeker zijn. Uit zichzelf zullen de meeste patiënten dit besef niet spontaan meedelen, en ook de omgeving vindt het vaak moeilijk er met de patiënt over te spreken. Er doen zich frequent perioden van apathie voor, soms afgewisseld met perioden van geprikkeldheid. De behoefte aan zorg hangt in dit stadium sterk af van deze gedragsveranderingen en de mate waarin deze door de omgeving kunnen worden opgevangen. Dit kan per individu verschillen. Wanneer patiënt en omgeving erin slagen de veranderingen te accepteren en zich daaraan aan te passen, kan dit stadium ook relatief stabiel verlopen en dan vaak vele jaren duren.

3.3.3 Matig ernstige dementie: stadium van verzorging

Daarna treedt het stadium van de matig ernstige dementie in. In dit stadium is sprake van een verhoogde verzorgingsbehoefte. Thuis wonen behoort nog tot de mogelijkheden mits extra toezicht en zorg geboden kan worden. Vaak kan de patiënt niet meer voor een wat langere periode (uren) alleen gelaten worden en is volledig op hulp van de omgeving aangewezen. In dit stadium doet zich vaak toenemend en ernstig probleemgedrag voor, waardoor de verzorging steeds lastiger wordt. Zelfstandig wonen wordt steeds riskanter.

3.3.4 Ernstige dementie: stadium van verpleging

Naarmate het dementeringsproces voortschrijdt, worden ook de basisfuncties, zoals zichzelf aankleden, eten, naar het toilet gaan, steeds moeilijker: de patiënt wordt steeds meer verpleegbehoeftig. De patiënt kan dagelijkse bezigheden (zoals minimale persoonlijke hygiëne) niet meer uitvoeren, hij is volledig hulpbehoevend en herkent meestal zijn familie en omgeving niet meer. Vaak is dit het moment waarop een aanvraag voor plaatsing in een verpleeghuis opportuun is. Plaatsing is over het algemeen niet direct te realiseren, waardoor in de thuissituatie extra zorg georganiseerd moet worden, bijvoorbeeld via wijkverpleging of groene kruis. Begeleiding van de directe naasten en het organiseren van daadwerkelijke ondersteuning en opvang zijn van uitermate groot belang, omdat het risico op overbelasting, met als gevolg depressiviteit of plotselinge crises in de hulpverlening, reëel is.

3.4 Differentiële diagnose van het dementiesyndroom

De differentiële diagnose van het dementiesyndroom omvat vooral: normale ouderdomsvergeetachtigheid, cognitieve stoornis zonder dementie, depressie, delier, en focale neuropsychologische stoornissen.

3.4.1 Normale ouderdomsvergeetachtigheid

De meeste ouderen hebben, spontaan of desgevraagd, klachten over hun geheugen. Veel oudere mensen maken zich zorgen over zulke klachten, omdat zij denken dat hun vergeetachtigheid een voorloper is van dementie. Meestal is dat niet het geval. Hoewel de klachten subjectief wel veel hinder kunnen geven, treedt bij normale ouderdomsvergeetachtigheid geen verstoring in de gewone dagelijkse activiteiten op. Als iemand bijvoorbeeld namen van personen vergeet die aan hem worden voorgesteld, dan is dat weliswaar een hinderlijk maar op zichzelf geen alarmerend verschijnsel. Wanneer iemand goed voor zichzelf kan zorgen en zijn vertrouwde bezigheden goed kan uitvoeren, is per definitie van dementie geen sprake. Bij normale vergeetachtigheid worden ook vooral de details van een bepaalde gebeurtenis niet goed meer herinnerd, terwijl bij dementie de hele gebeurtenis wordt vergeten. Zo wijst het op zichzelf niet op een begin van dementie wanneer iemand zich de naam van dat ene dorpje in Spanje niet meer kan herinneren, maar wél wanneer de patiënt zich niet meer kan herinneren dát hij daar is geweest. De informatie wordt bij normale vergeetachtigheid goed in het geheugen opgeslagen, maar kan moeilijk worden opgediept: men herinnert zich een bepaald iets niet maar men herkent het achteraf wel. Dit leidt tot het bekende 'puntje-van-de tong'gevoel. Ook dit wijst erop dat de informatie wel ergens is opgeslagen en is als zodanig geen teken van dementie.

3.4.2 Cognitieve stoornis zonder dementie

De eerste symptomen van de ziekte van Alzheimer zijn vaak geheugenstoornissen. Volgens de DSM-IV-definitie is sprake van dementie wanneer meervoudige cognitieve stoornissen zo ernstig zijn geworden dat ze interfereren met de dagelijkse activiteiten. Voordat het zover is doet zich echter een toestand voor met minder ernstige cognitieve stoornissen. De toestand tussen normaal cognitief functioneren en dementie wordt in de literatuur op verschillende wijzen aangeduid. Tussen 1950 en 1970 was de meest gangbare term: goedaardige ouderdomsvergeetachtigheid (*benign senescent forgetfulness*). Deze term suggereerde dat op grond van de aard van de geheugenklachten een voorspelling kon worden gedaan over het te verwachten beloop. Omdat dit niet altijd mogelijk bleek, gaat tegenwoordig de voorkeur uit naar een neutralere benaming. Het meest gebruikt is: 'cognitieve stoornis zonder dementie' (*cognitive impairment no dementia*) of 'lichte cognitieve stoornis' (*mild cognitive impairment, MCI*), maar ook 'leeftijdgeassocieerde cognitieve achteruitgang' (*age-associated cognitive decline*) of 'leeftijdgeassocieerde geheugenstoornis' (*age-associated memory impairment*) worden gebruikt om het tussengebied tussen normaal en dement aan te duiden. Veel onderzoek richt zich op de vraag in hoeverre cognitieve stoornissen zonder dementie voorlopers (prodromen) zijn van dementie. Tot dusver is het niet mogelijk om bij patiënten met cognitieve stoornissen zonder dementie het beloop met zekerheid te voorspellen. Uit longitudinaal onderzoek blijkt dat ongeveer 12% van de patiënten met cognitieve stoornissen zonder dementie na één jaar aan de criteria van dementie voldoet. Vroege 'markers' van dementie zijn een gestoorde opslag in het geheugen (in tegenstelling tot een gestoord opdiepen) en het gebruik moeten maken van hulpmiddelen waarmee de tekorten kunnen worden gecompenseerd (briefjes, agenda enz.). Hierover meer in hoofdstuk 17.

3.4.3 Geheugenklachten bij depressie

Veel mensen die 'overspannen' zijn klagen over hun geheugen. Soms wordt de angst voor dementie hardnekkig onderhouden. Er is vaak sprake van een selectieve waarneming: de patiënt let nauwgezet op alle momenten dat hij iets vergeet en vindt zo dagelijks vele 'bewijzen' dat hij dement aan het worden is. Goede voorlichting is dan op zijn plaats.

Een dementiesyndroom kan gepaard gaan met verschijnselen van depressie, maar bij een depressie kunnen ook geheugenstoornissen optreden. Meestal gaat het bij een primaire depressie om betrekkelijk lichte stoornissen in het opdiepen uit het geheugen en mentale traagheid samenhangend met een verminderde belangstelling. De stoornissen interfereren hierbij meestal niet duidelijk met de dagelijkse activiteiten, waardoor er nog niet per (DSM-IV) definitie sprake is van dementie. Deze geheugenstoornissen kunnen evenwel zo ernstig zijn dat wél sprake is van een dementiesyndroom ('depressieve dementie'). De term 'pseudodementie' werd voor deze toestand vaak gebruikt, maar deze term is in de praktijk onduidelijk en moet daarom niet worden gebruikt. Bij depressieve dementie is vaker sprake van een depressie in de voorgeschiedenis. Ook ontstaat het beeld in kortere tijd en zoekt men eerder hulp. Vaak klaagt de patiënt zelf over zijn stemming of verminderde geheugenfunctie. Intrapsychische verschijnselen als schuldwanen, gevoelens van hulpeloosheid of waardeloosheid komen relatief vaak voor. Vergeleken met 'organische' dementie staat de ernst van de cognitieve klachten vaak niet in verhouding tot de beperkingen in het dagelijks functioneren. Zo kan de depressieve patiënt wel de weg vinden in zijn omgeving of houdt hij zich goed aan afspraken en dergelijke. Veel vaker echter dan depressieve dementie komt dementie met secundair een depressieve stemming voor. Naar schatting is bij ongeveer 10 à 20% van alle demente patiënten sprake van depressie in engere zin, en bij 40 à 50% van een depressieve stemming. De stemming is vaak minder diep gestoord dan bij een depressie in engere zin. De diagnose wordt doorgaans op grond van gedragsobservatie gesteld, en minder op grond van gerapporteerde klachten. De patiënt heeft bijvoorbeeld de neiging zich terug te trekken en neemt geen deel meer aan groepsactiviteiten.

3.4.4 Delier

Bij een delier ziet men vaak een plotseling begin en een wisselend beeld, variërend van uur tot uur. Daarnaast is het bewustzijn bij dementie helder, terwijl de delirante patiënt moeite heeft de aandacht gedurende bepaalde tijd gericht te houden. Dit kan blijken in een wat langer gesprek. Vaak treden bij een delier onrust, agitatie en angst op, maar er is ook een apathische variant: de patiënt is dan juist zeer stil en teruggetrokken. Soms kunnen pas na een gericht onderzoek de tekenen van het delier duidelijk worden. Men moet zich overigens bedenken dat delier en dementie heel goed tegelijkertijd kunnen voorkomen: bij dementie is de drempel om delirant te worden vaak verlaagd. Zolang er sprake is van een delier mag de diagnose dementie niet worden gesteld.

3.4.5 Focale neuropsychologische stoornissen

Een aantal aandoeningen gaat gepaard met stoornissen op slechts één cognitief domein, hoewel dit later in het beloop steeds zeldzamer voorkomt. Bij het korsakovsyndroom is sprake van relatief geïsoleerde geheugen- en inprentingsstoornissen. In het begin van frontotemporale dementie staan cognitieve stoornissen in het geheel niet op de voorgrond, maar zijn de eerste verschijnselen persoonlijkheids- en karakterverandering. Hierdoor worden patiënten vaak in eerste instantie naar de geestelijke gezondheidszorg verwezen.

Voorts is er een aantal aandoeningen waarbij de corticale symptomen afasie, apraxie en agnosie in het begin geïsoleerd optreden. Het bekendst is de progressieve afasie, die wordt ingedeeld onder de frontotemporale dementieën (zie hoofdstuk 19). Verder is er het syndroom van Balint, waarvan het symptomencomplex bestaat uit simultaanagnosie (het niet in staat zijn om tegelijkertijd verschillende objecten waar te nemen), oculaire apraxie (moeite om vrijwillig de blik te kunnen richten op een bepaald object) en optische ataxie (problemen met het onder visuele controle reiken naar een bepaald object). Patiënten met het zeldzame syndroom van Balint zijn 'ziende blind'.

Focale corticale symptomen zonder prominente vergeetachtigheid kunnen ook een eerste uitingsvorm zijn van de ziekte van Alzheimer op preseniele leeftijd (beginnend vóór het 65e jaar).

3.5 Klinisch onderzoek van het dementiesyndroom

Hoeksteen van de diagnostiek van het dementiesyndroom is een adequaat uitgevoerd klinisch onderzoek van het mentaal functioneren in combinatie met de (hetero)anamnestisch verzamelde gegevens. Hierbij dient aan drie facetten aandacht besteed te worden:
- cognitief functioneren;
- voorkomende psychiatrische verschijnselen;
- functioneren in de dagelijkse situatie.

Om het functioneren in de dagelijkse situatie na te gaan is een anamnese van iemand die de patiënt vroeger goed heeft gekend (heteroanamnese) onmisbaar. Hierin moet aandacht worden besteed aan het gedrag in de dagelijkse situatie. Wat kan de patiënt nog wel en wat niet meer? In welke omstandigheden functioneert hij (of zij) het beste, welke factoren beïnvloeden zijn (of haar) gedrag negatief? Komt hij moeilijk op woorden? Toont hij inzicht in zijn tekorten? Heeft hij moeite sociale situaties goed in te schatten? Toont hij zelf initiatief? Verandert de persoonlijkheid? Besteedt hij minder aandacht aan zijn uiterlijk? Het zijn vooral de veranderingen in deze vaardigheden die de arts op het spoor van dementie kunnen zetten. Het verdient aanbeveling gebruik te maken van schalen die de 'activiteiten van het dagelijks leven' meten (zie hoofdstuk 7).

Wanneer is vastgesteld dat er sprake is van een dementiesyndroom (dus: stoornissen in verschillende cognitieve domeinen die elk leiden tot interferentie met het dagelijkse functioneren), is de volgende stap om na te gaan welke vorm van dementie er in het spel is aan de hand van de respectievelijke klinisch diagnostische criteria. Hiertoe wordt verwezen naar de hoofdstukken in dit boek die over de verschillende ziektebeelden gaan (hoofdstukken 18-26).

Tot de diagnostiek van het dementiesyndroom behoort ten slotte ook het in kaart brengen van de zorgbehoefte van de patiënt. Deze is de resultante van de zorglast en de draagkracht van de verzorgende omgeving (zie hoofdstuk 14). De zorglast wordt vastgesteld bij de beoordeling van het dagelijks functioneren. Aandacht moet daarbij worden geschonken aan de mate van zelfverzorging, de mobiliteit en het uitvoeren van huishoudelijke activiteiten. Ook gedragsproblemen en psychiatrische verschijnselen, zoals onrust, afhankelijk gedrag of agressie, beïnvloeden de zorgbehoefte. De draagkracht van de verzorgende omgeving hangt af van de aard en het aantal personen dat de verzorging van de patiënt op zich neemt, en van factoren als de kwaliteit van de relatie met de patiënt voor diens ziekte, copingstrategieën, morele opvattingen en de mate waarin het ziekteproces is geaccepteerd (zie hoofdstuk 14 en 15).

3.5.1 Onderzoek van de mentale status

Bij het beoordelen van de cognitieve functies moet de clinicus zich een beeld vormen van zowel de ernst als het patroon van de cognitieve functiestoornissen. In de eerste plaats gaat het er immers om of er sprake is van dementie, waarbij vervolgens wordt beoordeeld van welk type dementie waarschijnlijk sprake is. Om een globale indruk te krijgen kan men gebruik maken van verschillende 'bedside'-tests, zoals de Mini Mental State Examination (MMSE) (zie ook hoofdstuk 7). Een dergelijke schaal is ook van nut om het beloop van de cognitieve stoornissen te volgen. De uiteindelijke totaalscore ten aanzien van de diagnose dementie dient evenwel met de nodige voorzichtigheid geïnterpreteerd te worden, omdat het aantal foutpositieve (vooral bij zwakbegaafden, in het geval van fatische stoornissen en bij patiënten met een lage opleiding) en foutnegatieve uitkomsten (vooral bij frontale stoornissen en bij patiënten met een hoog opleidingsniveau) groot is. De MMSE is vooral een handig hulpmiddel om het cognitief onderzoek bij vermoeden van dementie te standaardiseren. Ook kan men bij herhaalde metingen met deze schaal het beloop globaal nagaan. Neuropsychologisch onderzoek kan het mentale-statusonderzoek verdiepen (zie hoofdstuk 4), maar de uitkomsten zijn op zichzelf onvoldoende om de diagnose dementie te stellen, omdat gegevens over het dagelijks functioneren hierbij nog moeten worden betrokken. Men dient zich te realiseren dat de voorspellende waarde van cognitief onderzoek voor het functioneren gering is.

Bij het psychiatrisch onderzoek dient een indruk verkregen te worden van de stemming, het angstniveau, de mate van inzicht en het voorkomen van psychotische belevingen. Al deze verschijnselen komen in verhoogde mate voor bij dementie. Bij het psychiatrische onderzoek dient men rekening te houden met het effect dat dementie heeft op de uitingsvorm van comorbide psychiatrische stoornissen (het pathoplastische effect). Deze psychiatrische aandoeningen doen zich daarom zelden op klassieke wijze voor. Het is bijvoorbeeld mogelijk dat de patiënt door geheugen- of taalstoornissen niet in staat is zijn depressieve stemming onder woorden te brengen. Soms worden psychotische verschijnselen pas na gericht doorvragen of bij nadere observatie duidelijk. Zo worden de visuele hallucinaties bij DLB dikwijls niet spontaan genoemd, of blijken paranoïde wanen alleen uit het gedrag.

3.5.2 Observatie

Het onderzoek van de mentale status begint met een observatie van de patiënt, die wordt omschreven in de algemene indruk. Al op het moment dat de patiënt uit de wachtkamer wordt geroepen begint de onderzoeker zich een indruk te vormen. Loopt de patiënt zelfstandig de juiste kant op of moet hij/zij daarbij geholpen worden? Imponeert de patiënt onzeker, afwerend of te joviaal?

Aan het begin van de anamnese kan zich het fenomeen voordoen dat de patiënt, terwijl hem/haar een eenvoudige vraag gesteld wordt, direct naar zijn/haar partner kijkt in de verwachting dat die het goede antwoord zal geven. Dit zogenaamde *head turning sign* suggereert dat de patiënt afhankelijk is van zijn/haar partner en is vrij kenmerkend voor mensen met beginnende dementie. Tijdens de anamnese kan ook al geobserveerd worden of de patiënt goed verzorgd is, of hij/zij rustig of snel geprikkeld is, of hij/zij inzicht heeft in de eigen problematiek. Ook is het belangrijk of de patiënt een normaal tempo heeft bij het beantwoorden van vragen. De patiënt kan ook te snel reageren (impulsiviteit) of traag zijn (bradyfrenie). De interactie tussen de patiënt en diens partner kan eveneens een belangrijk observatiepunt zijn.

3.5.3 Onderzoek van de afzonderlijke cognitieve domeinen

Na de algemene indruk worden alle cognitieve domeinen systematisch in kaart gebracht. Voor een deel gebeurt dit eigenlijk al tijdens de anamnese, waarin bijvoorbeeld de aandacht, de taal en het geheugen kunnen worden onderzocht. Daarnaast kan gebruik gemaakt worden van een scala aan bedside cognitieve tests. Dit zijn niet-genormeerde en dus geen neuropsychologische tests, die wel behulpzaam zijn bij het onderzoeken van bepaalde cognitieve domeinen.

Het is belangrijk om aan het begin van het onderzoek uit te leggen wat de patiënt ongeveer kan verwachten en met welk doel het onderzoek plaatsvindt. Een voorwaarde voor een geslaagd cognitief onderzoek is dat de patiënt zich tijdens het onderzoek zo veel mogelijk op zijn gemak voelt.

Allereerst wordt de aandachtsfunctie onderzocht. Er wordt gekeken of de aandacht goed te trekken en goed te behouden is. Wanneer de aandacht niet goed getrokken kan worden, zijn de aandachtsstoornissen zo fors dat er geen betrouwbare uitspraken meer gedaan kunnen worden over de rest van het cognitief onderzoek. Dit kan bijvoorbeeld het geval zijn tijdens een delier.

Een verhoogde afleidbaarheid, het de draad kwijtraken en het verzanden in een gesprek, duiden op forse aandachtsstoornissen. Lichte aandachts- en concentratiestoornissen kan men op het spoor komen met tests die een beroep doen op het werkgeheugen, zoals de seriële zevens in de MMSE, het (omgekeerd) nazeggen van cijferreeksen en het in omgekeerde volgorde opnoemen van de maanden van het jaar.

Het episodisch geheugen wordt getest door te vragen naar gebeurtenissen en feiten. Wanneer deze vragen in de persoonlijke sfeer worden gehouden, worden ze door de patiënt meestal niet als bedreigend ervaren. Zo kan gevraagd worden naar iemands persoonlijke loopbaan. Vragen wat er in het nieuws is vormt een goede test om te beoordelen of de patiënt op de hoogte is van recente feiten. De inprenting kan getest worden door de patiënt een korte reeks woorden of plaatjes te laten onthouden en de onmiddellijke en uitgestelde (na enkele minuten) reproductie te testen. Wanneer de uitgestelde reproductie gestoord is en ook de herkenning van de woorden/plaatjes gestoord is, wijst dit erop dat de patiënt moeite heeft met het opslaan van nieuwe informatie. Een intacte herkenning bij een gestoorde reproductie, wijst daarentegen eerder op een probleem met het ophalen van informatie uit het geheugen. Wanneer het episodisch geheugen duidelijk gestoord is, gaat dit gepaard met desoriëntatie in tijd en plaats, waarbij de oriëntatie in tijd doorgaans het eerst is aangedaan.

Het semantisch geheugen behelst kennis van begrippen en concepten. Stoornissen in het semantisch geheugen leiden tot een verminderd woordbegrip en verarming van de taal. Het semantisch geheugen kan onderzocht worden met een woordvloeiendheidstest (bijvoorbeeld zo veel mogelijk dieren of beroepen noemen in een minuut) of door te vragen naar verschillen en overeenkomsten tussen begrippen.

Voor het onderzoek van de taal is het uitermate belangrijk de patiënt wat langere tijd achtereen te laten praten. Zo kan men zich een indruk vormen over de mate van vloeiendheid van de spraak en van het voorkomen van semantische parafasieën (versprekingen op betekenisniveau) en/of fonematische parafasieën (versprekingen op klankniveau). Wanneer er veel woordvindproblemen zijn in de spontane spraak, wordt deze steeds inhoudsarmer en komt de patiënt steeds minder 'to the point'. Dit wordt circumlocutie genoemd. Bij het onderzoek van de taal horen verder het taalbegrip, het nazeggen, het benoemen, het lezen en het schrijven. Het taalbegrip wordt eigenlijk al getest in de spontane conversatie waarbij de patiënt inhoudelijk reageert op vragen, maar kan ook getest worden door de patiënt eenvoudige opdrachten uit te laten voeren. Het benoemen kan onderzocht worden door plaatjes of objecten in de omgeving aan te wijzen en de patiënt deze te laten benoemen.

De visuospatiële functies vertegenwoordigen het vermogen om ruimtelijke visuele informatie te verwerken. Allereerst moet tijdens het neurologisch onderzoek beoordeeld worden of er sprake is van neglect of visuele extinctie. Men kan de patiënt plaatjes of objecten tonen en onderzoeken of hij/zij deze herkent. Wanneer de benoeming gestoord is maar de herkenning intact, zal de patiënt het voorwerp nog wel kunnen omschrijven. Kan de patiënt het voorwerp niet omschrijven, dan is de visuele herkenning gestoord. Dit wordt visuele agnosie genoemd. Wanneer de patiënt een samengestelde afbeelding (van bijvoorbeeld een strandtafereel) of een groep plaatjes niet overziet, maar slechts lokale details waarneemt, is er sprake van simultaanagnosie. Gecombineerd met een onvermogen om de blik te richten ('psychische blikparese') en een gestoorde oog-handcoördinatie ('optische ataxie') vormt dit symptoom het syndroom van Balint. Dit syndroom duidt op pariëto-occipitale betrokkenheid. Ook het laten natekenen van een figuur is een geschikte test. Wanneer de patiënt gevraagd wordt zelfstandig een voorwerp te tekenen, bijvoorbeeld een kubus of twee overlappende vijfhoeken, spelen ook de uitvoerende functies een rol. Het tekenen van de klok is een geschikt instrument om te beoordelen of de patiënt een goede ruimtelijke verdeling kan maken.

De praxis is het vermogen om aangeleerde handelingen te verrichten. Een stoornis in dit domein wordt apraxie genoemd. Een voorwaarde om te kunnen spreken van apraxie is dat de elementaire sensibele en motorische functies intact zijn. De aanwezigheid van apraxie kan onderzocht worden door observatie van het aan- en uitkleden en van het schrijven. Men kan de patiënt vragen handgebaren na te doen of te doen alsof er een bepaalde handeling (tanden poetsen, haren kammen) verricht wordt. Apraxie treedt meestal als algemeen verschijnsel op. In sommige gevallen kan er echter uitgesproken apraxie van een bepaald lichaamsdeel / bepaalde regio zijn. Bijvoorbeeld bij orofaciale apraxie, die soms optreedt bij frontale syndromen, is de patiënt niet in staat de blazen, te fluiten en te gapen.

Het rekenen is een aparte cognitieve functie, die onderzocht kan worden door de patiënt eenvoudige sommetjes te laten maken. Een combinatie van acalculie, agrafie, een gestoord vingerbenoemen en een gestoorde links-rechtsoriëntatie vormt het syndroom van Gerstmann, wat wijst op betrokkenheid van de linker-gyrus angularis.

De uitvoerende of executieve functies spelen een rol bij de handhaving van een individu in zijn/haar omgeving en omvatten de vermogens om strategisch te plannen, af te wisselen, inadequate impulsen te onderdrukken en abstract te redeneren. Tests die een beroep doen op de planning en het organiserend vermogen zijn onder andere tests waarbij een complexe figuur getekend moet worden (klok, kubus). De mentale flexibiliteit wordt onderzocht met de meander, waarbij afwisselend een vierkante vorm en een driehoek met elkaar verbonden moeten worden. Perseveratie treedt op wanneer de patiënt bij één patoon blijft hangen. Bij de handsequenties van Luria worden sequentieel de handpalm, pinkmuis en vuist op tafel gelegd, waarmee eveneens het vermogen tot afwisseling kan worden onderzocht. Bij het go-no-goparadigma vraagt men de patiënt tegengesteld aan de onderzoeker één of twee keer te tikken. Hiermee moet de neiging om met de onderzoeker mee te tikken worden onderdrukt. Het abstractievermogen kan worden onderzocht door te vragen naar de betekenis van spreekwoorden zoals 'Hoge bomen vangen veel wind'. Ook kan worden gevraagd naar verschillen en overeenkomsten, bijvoorbeeld 'Wat is de overeenkomst tussen olie en steenkool?'

Een cognitief screeningsinstrument voor uitvoerende functiestoornissen is de 'Frontal Assessment Battery' (FAB). Deze in enkele minuten af te nemen test bestaat uit zes items waarmee achtereenvolgens de conceptualisatie, mentale flexibiliteit, motorische programmering, interferentiegevoeligheid, impulscontrole en omgevingsafhankelijkheid onderzocht worden.

3.5.4 Lichamelijk onderzoek

Iedere patiënt bij wie een dementiesyndroom wordt vermoed dient een volledig algemeen lichamelijk neurologisch onderzoek te ondergaan. De voor de verschillende oorzaken van dementie kenmerkende verschijnselen worden in de desbetreffende hoofdstukken beschreven (zie hoofdstukken 18 tot 26).

Bij het lichamelijk onderzoek moet vooral gelet worden op tekenen van zintuiglijke beperkingen, intoxicatie, vaatstoornissen, dehydratie, anemie, decompensatio cordis en schildklierpathologie.

Veel geneesmiddelen kunnen op hogere leeftijd het cognitief functioneren negatief beïnvloeden. Niet alleen de aard van de middelen is van belang, maar ook de dosis en de eventuele interacties met andere middelen. Een nystagmus kan duiden op een intoxicatie met geneesmiddelen of alcohol. Andere aanwijzingen voor een intoxicatie kunnen zijn: dysartrie (slurred speech), verstoorde koorddansergang en/of coördinatieproblemen.

Bij het neurologisch onderzoek moet gericht gezocht worden naar focale stoornissen, zoals (latente) paresen, reflexverschillen die kunnen wijzen op een doorgemaakte beroerte of een ruimte-innemend proces. Extrapiramidale tekenen kunnen wijzen op de ziekte van Parkinson of een gevolg zijn van antipsychoticagebruik. Van belang is dat deze verschijnselen nog vier tot zes weken ná het staken van de antipsychotica aanwezig kunnen zijn. Een verhoogde mictiedrang, instabiel looppatroon en algehele mentale traagheid kunnen wijzen op het bestaan van een 'normal pressure hydrocephalus'. Zogenaamde 'primitieve' reflexen als de nasopalpebrale reflex, de snuitreflex of de grijpreflex, komen bij dementie in verhoogde frequentie voor maar hebben geen specifieke diagnostische waarde.

Literatuur

Bouwens SF, Heugten CM van, Verhey FR. Association between cognition and daily life functioning in dementia subtypes. Int J Geriatr Psychiatry. 2009; 24(7):764-9

Dubois B, Slachevsky A, Litvan I, Pillon B. The FAB: a Frontal Assessment Battery at bedside. Neurology. 2000 12;55(11):1621-6.

EBRO. Richtlijn diagnostiek en medicamenteuze behandeling van dementie. Utrecht: Evidence-Based Richtlijn Ontwikkeling (EBRO). Van Zuiden Communications; 2005.

4 Neuropsychologisch onderzoek

I. de Koning, B. Schmand

Kernpunten

- Met een neuropsychologisch onderzoek (NPO) kunnen cognitieve veranderingen die kenmerkend zijn voor dementie met een hoge mate van objectiviteit gedetecteerd en gekwantificeerd worden.
- Informatie over het profiel van het cognitief functioneren kan een belangrijke bijdrage leveren aan de differentiële diagnostiek van de verschillende vormen van dementie.

4.1 Inleiding

Dementie is een klinische diagnose die is gedefinieerd in termen van cognitieve en/of gedragsstoornissen. Door de toegenomen kennis over de verschillende dementiesyndromen, voorzichtige ontwikkelingen in behandelmogelijkheden en de behoefte van patiënten en/of hun omgeving om duidelijkheid te krijgen over hun klachten, zijn er tegenwoordig veel ziekenhuizen met poliklinieken waar men is gespecialiseerd in de diagnostiek van cognitieve functiestoornissen. Gezien de complexiteit van het beoordelen hiervan, zeker wanneer het lichte stoornissen of zeldzame ziektebeelden betreft, is het evident dat een neuropsychologisch onderzoek (NPO), en derhalve de neuropsycholoog, een steeds prominentere plaats inneemt in de diagnostiek van het dementiesyndroom. Met een NPO kan worden bepaald of er cognitieve stoornissen zijn, evenals de aard en ernst ervan.

In dit hoofdstuk richten we ons op de diagnostiek van cognitieve functiestoornissen. Eerst gaan we in op de algemene principes van het NPO, waaronder de procedure, psychometrische kernbegrippen en 'stoorfactoren'. Aansluitend en achtereenvolgens worden de cognitieve domeinen, de bijdrage van het NPO aan de differentiële diagnostiek en de indicaties voor NPO besproken.

4.2 Principes van het NPO

Het NPO bestaat grofweg uit twee delen. In het eerste gedeelte worden in een gesprek met de patiënt en zo nodig met een naaste de klachten geïnventariseerd: de anamnese en de heteroanamnese. Het tweede gedeelte is formeler van aard met daarin het testonderzoek. Na afloop bespreekt de psycholoog de resultaten van het onderzoek met de patiënt en zijn familie.

4.2.1 Informele aspecten: anamnese, heteroanamnese, gedragsobservatie

Voorafgaand aan het formele testonderzoek worden in een gesprek de klachten geïnventariseerd. Bij patiënten die vermoedelijk een dementie hebben kan het inzicht in het eigen functioneren verminderd zijn. Bij deze groep patiënten is daarom informatie van een naaste onontbeerlijk (heteroanamnese). Het is aan de neuropsycholoog om te bepalen of de anamnese en heteroanamnese gelijktijdig afgenomen kunnen worden of dat de gesprekken beter gescheiden kunnen verlopen. In dat laatste geval moet altijd toestemming gevraagd worden aan de patiënt, hoezeer deze ook cognitief aangedaan is.

Bij de anamnese wordt een indruk verkregen van het ontstaan, het beloop en de ernst van de klachten. Wanneer zijn voor het eerst veranderingen in het cognitief functioneren bemerkt en welke klacht stond daarbij op de voorgrond? Zijn de klachten acuut ontstaan of is er een sluipend begin? Is het beloop stabiel of worden de klachten erger? Deze vragen geven inzicht in hoe de patiënt zijn klachten kan verwoorden. In de anamnese komen ook zaken aan de orde die van belang zijn voor de interpretatie van het testgedrag of de testuitslagen. Het gaat hier om informatie over opleidingsniveau, beroep, sociale- en gezinssituatie, medische voorgeschiedenis, alcohol en drugsgebruik, visus en gehoor. Vragen over de dagindeling, werkzaamheden en hobby's geven aanknopingspunten voor meer gerichte vragen over de invloed van de cognitieve problemen op het dagelijks functioneren. De anamnese kan worden afgenomen aan de hand van een gestructureerde vragenlijst, maar het is wenselijker (en prettiger voor de patiënt) om de informatie in een gewoon gesprek te verkrijgen. Immers, tijdens het gehele NPO, dus vanaf binnenkomst tot vertrek, wordt het non-verbale en verbale gedrag geobserveerd. Van belang daarbij zijn bijvoorbeeld het leggen en opbouwen van contact. Hoe presenteert patiënt de klachten? Kan hij deze helder en coherent weergeven of heeft hij moeite om lijn in het betoog aan te brengen? Is er inzicht in het eigen functioneren, of bagatelliseert of aggraveert hij? Hoe is de stemming? Is deze gelijkmatig of wisselend, somber of opgewekt? Is er lijdensdruk? Ook wordt aandacht besteed aan taalkenmerken. Is de spontane taal vloeiend of juist haperend? Is de zinsbouw correct? Zijn er woordvindproblemen, en zo ja, hoe tracht patiënt deze op te vangen? Hoe is het begrip van gesproken taal? Bij het testonderzoek is van belang om na te gaan of de patiënt coöperatief en gemotiveerd is tot het behalen van optimale testresultaten. Hoe is de inzet en wat is het tempo van werken?

4.2.2 Formele aspecten: het psychometrisch testonderzoek, uitslagen en stoorfactoren

Het psychometrisch onderzoek vormt een belangrijk onderdeel van het NPO, omdat hiermee wordt geprobeerd de cognitieve functies te kwantificeren en cognitieve stoornissen op te sporen. De keuze van de tests wordt bepaald op geleide van de vraagstelling, het (hetero)anamnestisch gepresenteerde klachtenpatroon en de differentieeldiagnostische mogelijkheden (hypothesen) die de neuropsycholoog geformuleerd heeft. Om testresultaten goed en betrouwbaar te kunnen interpreteren moet een test aan verschillende psychometrische eisen voldoen. De betrouwbaarheid en validiteit van tests, en de normering nemen daarbij een centrale rol in. De betrouwbaarheid van een test heeft betrekking op de consistentie en herhaalbaarheid over verschillende metingen (*reproduceerbaarheid*). De validiteit, een tweede belangrijk aspect in de psychometrie, verwijst naar de mate waarin de test meet wat deze beoogt te meten (*begripsvaliditeit* of *constructvaliditeit*) of naar de precisie waarmee de test een stoornis of ziekte kan vaststellen (*criteriumvaliditeit*). De predictieve of criteriumvaliditeit van een meting of van een diagnostische beslissing hangt af van de sensitiviteit en de specificiteit van de gebruikte test. Sensitiviteit en specificiteit zijn complementair en een goede test heeft zowel een hoge sensitiviteit als een hoge specificiteit. De testuitslag krijgt pas betekenis wanneer deze geplaatst kan worden in een referentiekader, dat wil zeggen vergeleken kan worden met een norm. In de neuropsychologie is het referentiekader hetzij een representatieve steekproef uit de normale bevolking (bijvoorbeeld een intelligentietest), hetzij de relatieve positie in een vergelijkingsgroep (bijvoorbeeld een patiëntengroep met eenzelfde aandoening). Bij de interpretatie van de testresultaten worden in de regel de ruwe testscores omgezet in standaardscores (zoals z-scores), gecorrigeerd voor demografische kenmerken: leeftijd, opleiding of intelligentieniveau en (in een aantal gevallen) geslacht. Bij de interpretatie van de testresultaten moet ook rekening gehouden worden met zogenaamde 'stoorfactoren'. Stoorfactoren kunnen worden gedefinieerd als iedere invloed op de testresultaten die niet binnen de meetpretentie van de betreffende test valt. Algemene stoorfactoren zijn bijvoorbeeld een gebrek aan motivatie, vermoeidheid, faalangst of pijn. Meer specifieke stoorfactoren zijn lichamelijke uitvalsverschijnselen als verlammingen, motorische problemen of zintuiglijke handicaps. Ook kan er wederzijdse invloed van cognitieve stoornissen op elkaar zijn. Geheugenstoornissen of een wisselende aandacht en concentratie kunnen van invloed zijn bij het begrijpen en onthouden van de testinstructies.

4.3 Overzicht van de cognitieve functies

In de neuropsychologie worden verschillende cognitieve domeinen onderscheiden. We bespreken hier de belangrijkste: het geheugen, de taal, visueel-ruimtelijk en -constructief functioneren, de aandacht en concentratie, en de executieve functies. Een regulier testonderzoek bevat in ieder geval tests uit deze domeinen en zal daarna aangevuld worden op geleide van de onderzoeksvraag en het klachtenpatroon. In Nederland zijn vele tests beschikbaar en informatie over de specifieke tests en testeigenschappen is terug te vinden in gespecialiseerde handboeken.

4.3.1 Geheugen

Geheugenstoornissen zijn lang het vereiste kernsymptoom voor de diagnose van het dementiesyndroom geweest. Door de toegenomen kennis van het klinische beeld van verschillende soorten dementie is gebleken dat geheugenstoornissen niet bij iedere dementie op de voorgrond staan of zelfs geheel afwezig kunnen zijn. Toch vormt onderzoek van het geheugen vrijwel altijd een belangrijk onderdeel van een NPO.

Veel patiënten of naasten noemen als belangrijkste klacht geheugenproblemen. Het is van belang deze klacht goed uit te vragen, omdat het nogal eens voorkomt dat de veronderstelde geheugenproblemen blijken te berusten op woordvindstoornissen of een aandachtsprobleem.

Een neuropsycholoog heeft vele mogelijkheden om inzicht te krijgen in het geheugen. Enerzijds kan de observatie en informatie uit de anamnese al aanwijzingen geven voor eventuele geheugenstoornissen, maar een objectief oordeel over het geheugen komt uit het testmateriaal. Bij neuropsychologische tests wordt van oudsher onderscheid gemaakt tussen verbale en non-verbale taken. Een veelgebruikte en gangbare manier van het testen van het geheugen is een woordenleertaak, bijvoorbeeld de *Auditory-Verbal Learning Test van Rey*, die in Nederland de 15-woordentest wordt genoemd. Er zijn in Nederland diverse varianten in gebruik, maar het principe is grotendeels gelijk. Een lijst met woorden wordt meerdere malen aangeboden en na iedere aanbieding moet de patiënt de woorden reproduceren die hij/zij nog weet. Hiermee wordt inzicht verkregen in de inprenting en het leervermogen. Na enige tijd, vaak vijftien tot twintig minuten, waarin andere (bij voorkeur non-verbale) neuropsychologische taken worden afgenomen, vindt de uitgestelde reproductie plaats. Patiënten wordt gevraagd welke woorden zij nog weten van de eerder aangeboden lijst met woorden. Idealiter ligt de uitgestelde reproductie ongeveer op het niveau van de laatste leertrial en mag er weinig verval zijn ten opzichte hiervan. Bij veel dementiesyndromen is juist het verval na verloop van enige tijd een eerste signaal voor een globalere cognitieve achteruitgang. Een woordenleertaak wordt vaak besloten met een passieve herkenningsconditie. Er worden woorden aangeboden (hetzij visueel, hetzij auditief), waarbij patiënten moeten aangeven of het woord wel of niet in de test voorkwam. Andere geheugentaken die gebaseerd zijn op hetzelfde principe zijn bijvoorbeeld het navertellen van krantenberichten, of het uit het hoofd natekenen van eenvoudige geometrische figuren, beide direct na aanbieding en na een interval. Dergelijke taken maken bijvoorbeeld deel uit van de *Wechsler Memory Scale*.

Bij het bepalen van het non-verbale geheugen, meestal het visuele geheugen, kan de onderzoeker kiezen voor tests waarbij geometrische figuren eerst nagetekend moeten worden en na een interval nogmaals, maar dan uit het hoofd. Ook zijn er tests waarbij eerder getoonde voorwerpen of personen herkend moeten worden, of de locatie van een voorwerp of afbeelding. Een goed voorbeeld van een zuiver non-verbale geheugentaak is het onthouden van gezichten. Deze taak is opgenomen in de *WMS-III* en in de *Rivermead Behavioural Memory test*. Bijkomend voordeel is dat patiënten dit ook in het dagelijks leven moeten doen (de test heeft 'ecologische' validiteit); nadeel is dat er alleen een passieve herkenningsconditie mogelijk is.

4.3.2 Taal

Afhankelijk van de vraagstelling zal het NPO een aantal taken bevatten die betrekking hebben op aspecten van de taal (fonologie, syntaxis, semantiek).

Vaak wordt een benoemtaak afgenomen. Hierbij moeten afbeeldingen (vaak in oplopende moeilijkheid) benoemd worden. De bekendste benoemtaak is wellicht de *Boston Naming Test*. Hiermee kunnen woordvindproblemen gesignaleerd worden en kan nagegaan worden of er aanwijzingen voor visueel-perceptuele, dan wel semantische problemen zijn. Ook de verbale vloeiendheid (*fluency*) wordt vrijwel altijd bepaald. Er kan onderscheid gemaakt worden tussen de semantische fluency, waarbij zo veel mogelijk woorden uit een bepaalde categorie (bijvoorbeeld dieren of beroepen, opgenomen in de Groninger Intelligentie Test-2 (GIT-2) moeten worden genoemd, of de fonologische fluency waarbij zo veel mogelijk woorden beginnend met een bepaalde letter (bijvoorbeeld D) genoemd moeten worden. Bij (vermoeden van) een aantal dementiesyndromen, zoals de semantische dementie of primair progressieve afasie, is uitgebreider taalonderzoek geïndiceerd. De verbale en visuele semantiek wordt dan in de regel uitgebreider onderzocht met gespecialiseerde tests zoals de semantische-associatietest. Hierbij moet de patiënt bij een woord of plaatje het antwoord kiezen dat semantisch het meest verwant is. Bij een 'piramide' is 'palmboom' bijvoorbeeld het beste antwoord, en zijn 'spar', 'tulp' en 'reddingsboei' de antwoorden die semantisch een steeds mindere verwantschap hebben.

4.3.3 Visueel-ruimtelijk en visueel-constructief functioneren

In het NPO bij dementiesyndromen ligt de nadruk veelal op geheugen- en aandachtsfuncties, en is het aandeel van visueel-ruimtelijke en visueel-constructieve opdrachten in de regel beduidend kleiner. Meestal worden echter wel enkele tests afgenomen om inzicht te krijgen in deze cognitieve domeinen. Het gaat dan bijvoorbeeld om het naleggen van blokpatronen (onderdeel van de *Wechsler Adult Intelligence Scale* (WAIS-III), het oplossen van visueel-ruimtelijke puzzels (onderdeel van de GIT-2) of het schatten van de richting van lijnstukken. Een regulier NPO bevat over het algemeen ook visueel-constructieve taken als tekenen. Hierbij wordt dan nagegaan of patiënt in staat is eenvoudige geometrische figuren als een cirkel, ruit, kubus of een driedimensionaal huis na te tekenen. Een informatieve taak bij dementie is het tekenen van een klok en het aangeven van een tijd.

Bij gerichte vraagstellingen, zoals bij een posterieure corticale atrofie of bij vasculair bepaalde dementie, worden de visueel-ruimtelijke en visueel-constructieve vaardigheden uitgebreider onderzocht.

4.3.4 Aandacht, concentratie en executieve functies

In de neuropsychologie vormen aandacht en concentratie een groot, veelomvattend domein met een duidelijke overlap met de executieve functies.

Aspecten van de aandacht en concentratie die van belang kunnen zijn bij een NPO, zijn de capaciteit van het onmiddellijke geheugen (de hoeveelheid informatie die tegelijkertijd in gedachten gehouden kan worden), en het werkgeheugen (het vermogen om die informatie mentaal te manipuleren; onderdelen van de WAIS-III en WMS-III).

Bij het in omgekeerde volgorde weergeven van cijferreeksen bijvoorbeeld, moeten eerst de cijfers in het onmiddellijke geheugen geplaatst worden, om daarna gemanipuleerd te kunnen worden in het werkgeheugen. Onder volgehouden aandacht wordt verstaan de mate waarin men zelfstandig de aandacht gedurende langere tijd gericht kan houden. In het NPO wordt dat gemeten met eenvoudige, vaak op den duur wat eentonige taken, waarbij bijvoorbeeld figuurtjes of letters doorgestreept moeten worden, of waarbij alert gereageerd moet worden op stimuli die op een computerscherm verschijnen (bijvoorbeeld de zogenoemde *continuous performance tests*). Bij de selectieve aandacht gaat het om het vermogen de aandacht te beperken tot relevante stimuli en afleidende informatie te negeren, zoals bij de Stroop kleur-woordtest. De verdeelde aandacht heeft betrekking op het vermogen aandacht snel te verplaatsen, of flexibel te verdelen over meerdere zaken tegelijk. Dit kan bijvoorbeeld worden onderzocht met de *Trailmaking Test*. Bij de selectieve en verdeelde aandacht speelt ook het executief functioneren een rol. In Nederlandstalige literatuur wordt ook de term 'uitvoerende (controle)functies' regelmatig gebruikt. Executieve functiestoornissen komen bij vele vormen van dementie voor. De executieve functies kunnen worden gedefinieerd als de hiërarchisch hoogste functies die de lagere cognitieve processen sturen en controleren. Executieve functiestoornissen worden dan ook wel opgevat als een hogere orde aandachtsprobleem. In het algemeen kan gesteld worden dat de executieve functies van belang zijn bij het plannen, initiëren, structureren, reguleren en controleren van het eigen gedrag. De executieve functies zijn vooral nodig in situaties waarin niet routinematig gehandeld kan worden. In ongebruikelijke situaties wordt geen structuur geboden en wordt er dus initiatief en een actieve mentale inspanning gevraagd. Er moet een strategie worden bedacht en de onderdelen daarvan moeten worden uitgevoerd, geëvalueerd en aangepast (regulatie). Voorbeelden van testbatterijen die speciaal bedoeld zijn voor het onderzoeken van de uitvoerende functies en eventuele stoornissen daarin zijn de *Behavioural Assessment of the Dysexecutive Syndrome* (BADS) en de *Delis-Kaplan Executive Function System* (D-KEFS).

4.3.5 Betrouwbaar vaststellen van functiestoornissen vereist een compleet NPO

Het is vaak een probleem om de te meten functies te isoleren. Met andere woorden: het is moeilijk vast te stellen of een test werkelijk meet wat deze pretendeert te meten. Meet een visuele geheugentaak het visuele geheugen wanneer een patiënt de te onthouden informatie verbaliseert? Een ander probleem bij het onderscheiden van cognitieve functies is dat deze elkaar beïnvloeden en in zekere mate hiërarchisch georganiseerd zijn. Het bepalen van het niveau van verbale geheugenfuncties bijvoorbeeld wordt aanzienlijk bemoeilijkt bij patiënten die afatisch zijn, of bij patiënten die sterk verhoogd afleidbaar zijn. Het is dan moeilijk te zeggen of een geheugenstoornis dan wel de afasie of de aandachtsstoornis, of een combinatie van beide, ten grondslag ligt aan een onvoldoende resultaat. In de praktijk kan hiervoor soms gecorrigeerd worden door eerst de interfererende functie te onderzoeken, maar dit neemt niet altijd het meettechnische probleem weg. Door het profiel van testscores te bestuderen kan de neuropsycholoog desondanks vaak conclusies trekken over de vraag welke domeinen zijn aangedaan en welke niet of in mindere mate. Het zal duidelijk zijn dat dit alleen mogelijk is als het profiel van cognitieve functies en stoornissen daarin voldoende compleet in kaart is gebracht. Een NPO dat te beknopt is gehouden, bijvoorbeeld als gevolg van tijdsdruk, levert al gauw onvoldoende informatie en voegt dan niets meer toe aan wat andere disciplines al hebben gemeld over de patiënt. Screeninginstrumenten, zoals de CAMCOG, leveren een cognitief profiel op, omdat ze bestaan uit een reeks korte, gedragsneurologische opdrachten die zijn gegroepeerd in subschalen. Zo kent de CAMCOG subschalen voor geheugen, oriëntatie, aandacht, taal, en praxis. De psychometrische kwaliteit van de subschalen is echter beperkt, zodat dergelijke screeninginstrumenten nooit een volledig NPO kunnen vervangen.

4.4 Betekenis van het NPO voor de differentiële diagnostiek van de verschillende vormen van dementie

Net als in de medische setting werkt men in de neuropsychologische diagnostiek veelal op hypothese toetsende wijze. Voorafgaand aan het onderzoek formuleert de neuropsycholoog differentieeldiagnostische mogelijkheden (hypothesen) op grond van de beschikbare gegevens. Na afloop van het onderzoek kan hij de hypothesen reviseren in het licht van de bevindingen en conclusies trekken. De neuropsycholoog stelt geen neurologische diagnose, maar kan wel aangeven bij welke aandoeningen het profiel van cognitieve stoornissen kan passen. Ook levert het NPO nogal eens informatie op die absoluut niet past bij een bepaalde aandoening, die dan dus vervalt als differentieeldiagnostische mogelijkheid.

Het profiel van cognitieve stoornissen is meer dan een optelsom van afzonderlijke cognitieve stoornissen: het gaat om relatieve ernst en beloop van de stoornissen ten opzichte van elkaar. Andere factoren dan het dementiesyndroom die daarop van invloed kunnen zijn, zijn de premorbide eigenschappen van de patiënt die het dementiesyndroom 'kleuren'.

4.4.1 Typering van de cognitieve functiestoornissen

De eerste vraag die de neuropsycholoog zichzelf zal stellen is de vraag of er sprake is van een dementiesyndroom, en zo ja, wat de belangrijkste kenmerken zijn van het klinische beeld. Wordt dit gekenmerkt door stoornissen in de cognitieve functies zelf, bijvoorbeeld in de fasis, praxis, of gnosis, dan wijst dit op een aandoening met meer corticale betrokkenheid. Lijkt het beeld echter meer bepaald door een probleem in de snelheid of capaciteit van informatieverwerking, zoals een vertraging in het denken en een verminderd vermogen tot het gelijktijdig uitvoeren van twee of meer taken, dan lijken subcorticale structuren een grote rol te spelen. Ook zijn er beelden die kenmerken van beide hebben. De termen 'corticaal' en 'subcorticaal' gelden als achterhaald, omdat deze tweedeling een te simplistische weergave van de stoornissen is en een specifiek neuroanatomisch substraat voor het klinische beeld veronderstelt. De terminologie wordt echter in de kliniek nog altijd veel gebruikt en is nuttig voor een eerste typering van de cognitieve functiestoornissen.

De belangrijkste vertegenwoordiger van een meer 'corticaal' dementiesyndroom is de ziekte van Alzheimer. Andere 'corticale' dementiesyndromen zijn frontotemporale dementie, primair progressieve afasie, semantische dementie en posterieure corticale atrofie. Neurodegeneratieve aandoeningen die gepaard kunnen gaan met een dementie met 'subcorticale' kenmerken, zijn de ziekte van Parkinson en een aantal aandoeningen die geclassificeerd worden als Parkinson-plus syndromen (onder andere progressieve supranucleaire verlamming en multisysteematrofie). Een laatste variant van een Parkinson-plus syndroom is de corticobasale degeneratie, maar dit beeld vertoont zowel 'corticale' als 'subcorticale' kenmerken. Een mengbeeld, dat net als de ziekte van Parkinson gerekend wordt tot de Lewy-body-ziekten, is de

Lewy-body-dementie (DLB). Tot slot vormt de vasculaire dementie een belangrijke groep van de dementiesyndromen. Deze groep is zeer heterogeen en moet soms als 'corticaal', soms als 'subcorticaal' en soms als mengbeeld geclassificeerd worden.

4.4.2 Normale veroudering, 'mild cognitive impairment' en beginnende dementie

Bij ouderen met geheugenklachten wordt nogal eens een neuropsychologisch consult gevraagd met de vraag of er sprake is van normale veroudering, 'mild cognitive impairment' (MCI) of een dementiesyndroom. Wanneer de stoornissen relatief licht zijn en (nog) niet van dementie gesproken kan worden, kan er sprake zijn van MCI. In de gereviseerde MCI-criteria gaat het dan om een heterogeen beeld met subjectieve cognitieve klachten en een achteruitgang in een of meer cognitieve domeinen, vaak gedefinieerd als testprestaties die ten minste 1,5 standaarddeviatie beneden het gemiddelde liggen. MCI wordt veelal gezien als een overgangsfase naar dementie; een groot gedeelte van de MCI-patiënten blijft echter cognitief stabiel tot 4 jaar na de diagnose.

Ondanks min of meer formele criteria zijn de grenzen tussen normale veroudering, MCI en dementie arbitrair en voor een belangrijk deel afhankelijk van de interpretatie van de clinicus. Immers, bij cognitieve functies is er vrijwel altijd sprake van een continuüm, en het oordeel hierover kan vaak niet worden gedichotomiseerd (normaal of afwijkend). Factoren als leeftijd, geslacht en opleidingsniveau spelen hierbij een belangrijke rol, maar ook de eisen die gesteld worden in het dagelijks leven en de eigen verwachtingen over het niveau van cognitieve prestaties moeten gewogen worden in het oordeel. Bij twijfel over het cognitief functioneren moet een patiënt in de regel gevolgd worden om na te gaan of het verminderd cognitief functioneren progressief is.

4.4.3 De ziekte van Alzheimer

Bij een typisch beloop van de ziekte van Alzheimer bij oudere patiënten is de diagnose door de clinicus en de neuropsycholoog in de regel zonder al te veel problemen te stellen. Immers, de ziekte begint vaak met geheugen- en oriëntatiestoornissen met verminderde inprenting, en een gestoorde uitgestelde reproductie en verval na interferentie. Daarna volgen fatische en/of praktische stoornissen. Ook executieve stoornissen komen vaak voor bij de ziekte van Alzheimer.

Bij een atypisch verlopende ziekte van Alzheimer kan de diagnose meer problemen opleveren. Psychiatrische verschijnselen kunnen het klinische beeld van een dementie van het alzheimertype vertroebelen door inconsistenties en discrepanties tussen gedrag en testprestaties. Hierdoor kan onterecht de indruk van een psychogene oorzaak van de klachten gewekt worden. Bij hoogopgeleide patiënten komt het bovendien regelmatig voor dat niet de geheugen- en oriëntatiestoornissen het eerste symptoom van de ziekte zijn, maar dat aanvankelijk taalstoornissen op de voorgrond staan. Patiënten en/of hun omgeving klagen over woordvindproblemen en een verschraling van het woordgebruik. Hoger opgeleide personen hebben over het algemeen ook langer een relatief behouden inzicht in het eigen functioneren (met daarbij behorende lijdensdruk), waardoor ook de indruk kan ontstaan dat de klachten psychogeen bepaald zijn of dat het om een depressie gaat.

Bij mensen jonger dan 65 jaar, de arbitraire grens tussen preseniel en seniel, is een dementiesyndroom in het kader van de ziekte van Alzheimer over het algemeen eveneens een moeilijker te stellen diagnose, omdat de cognitieve stoornissen een meer heterogene presentatie en beloop hebben. Deze indruk kan mede ontstaan doordat aan jongere patiënten nog hogere eisen gesteld worden, omdat ze nog werkzaam zijn of actief in bestuurs- of vrijwilligerswerk. Vaak zijn het inzicht en probleemoplossend vermogen (executieve functies) dramatisch verslechterd bij een preseniel dementiesyndroom dat als relatief licht geclassificeerd wordt.

4.4.4 Spectrum van frontotemporale dementie en progressieve afasie (semantische dementie en primair progressieve afasie)

De diagnose frontotemporale dementie (FTD) wordt gecompliceerd door het feit dat de aandoening relatief weinig voorkomt. Daardoor wordt deze nogal eens gemist of, door de gedragsstoornissen, in een eerder stadium als een psychiatrische stoornis geduid. De verwijzing geschiedt dus ook wel via een afdeling psychiatrie, wanneer het beeld niet lijkt te passen bij op zichzelf staande psychiatrische problematiek. De gedragsstoornissen zijn bij FTD prominent aanwezig maar worden niet altijd goed geduid. Een neuropsycholoog moet altijd alert zijn op FTD wanneer iemand pas na zijn 40e levensjaar psychiatrische problemen krijgt. Een dementiesyndroom met bijkomende gedragsveranderingen is echter niet altijd een FTD. Gedragsveranderingen komen voor bij alle vormen van dementie. Het gaat bij FTD om een specifiek *profiel* van gedragsveranderingen. De gedragsveranderingen die bij het NPO een interfererende rol hebben zijn de onaangedaanheid en het gebrek aan motivatie. Patiënten met FTD hebben in de regel weinig doorzettingsvermogen, en aansporing helpt niet. Ook is er een sterk verhoogde afleidbaarheid, zowel door externe prikkels, als door eigen, vaak irrelevante, gedachteassociaties. Bij het testonderzoek doen zich vaak perseveraties, associaties, concreetheid in het gedrag en 'rule breaking' (niet aan de regels van de instructie houden) voor. De vergeetachtigheid waarover veel geklaagd wordt, vooral door de omgeving, lijkt eerder te verklaren door desinteresse en sterk verhoogde afleidbaarheid dan door een werkelijk geheugenprobleem. Egocentrische informatie en informatie over de eigen interessegebieden wordt namelijk zeer nauwkeurig onthouden.

Er zijn er ook aan FTD verwante klinische beelden, met schade in de temporale gebieden. Bij de primair progressieve afasie (PPA) staan expressieve taalstoornissen op de voorgrond. Patiënten hebben grote moeite met het vinden van woorden, er is agrammatisme en patiënten spreken in telegramstijl. Een belangrijk onderscheid met een FTD is de grote lijdensdruk bij patiënten met een PPA. Deze patiënten raken vaak gedeprimeerd door hun klachten en zijn bij testonderzoek snel geëmotioneerd na confrontatie met hun onvermogen. Ook functioneren vele patiënten met een PPA nog lang op een hoog niveau, bijvoorbeeld beroepsmatig. De taalstoornissen moeten voor de diagnose PPA enige tijd, ten minste twee jaar, geïsoleerd aanwezig zijn. Hierbij zijn vaak ook andere functies die gebruik maken van symbolen, zoals het rekenen, gestoord. Bij semantische dementie is voornamelijk het semantische systeem aangedaan. Een bijkomende moeilijkheid is dat dit zowel het verbale als nonverbale semantische systeem kan betreffen, en kan dus betrekking hebben op de woordbetekenis (verbale semantiek), maar ook op de betekenis van voorwerpen of afbeeldingen (visuele semantiek). Binnen het NPO zijn er verschillende manieren om inzicht te verkrijgen in de semantiek, bijvoorbeeld door kwalitatieve analyse van de resultaten bij verbale taken als het benoemen, de fluency, of verbale abstractietests. Ook zijn er specifieke taken, bijvoorbeeld de semantische-associatietest, waarmee de semantiek gekwantificeerd kan worden. Bij een semantische dementie staan gedragsveranderingen niet op de voorgrond, maar ze kunnen er wel bij voorkomen. Het betreft dan vooral obsessief-compulsief gedrag.

4.4.5 Posterieure corticale atrofie

Posterieure corticale atrofie (PCA) wordt ook wel gezien als een subtype van de ziekte van Alzheimer. De lage incidentie en de complexiteit van de cognitieve stoornissen maakt de diagnose moeilijk. Bij PCA staan aanvankelijk problemen met de complexe visuele perceptie op de voorgrond. Een moeilijkheid met visuele problemen, vooral met visuele agnosie, is dat patiënten dit zelf niet lijken te begrijpen en de klachten ook niet goed kunnen verwoorden. Patiënten zeggen bijvoorbeeld 'niets' te kunnen zien, terwijl al snel blijkt dat dit niet het geval is. Er zijn discrepanties tussen het verhaal van de patiënt en zijn gedrag. Het is de taak van de neuropsycholoog hier helderheid in te krijgen, bijvoorbeeld door gerichte vragen te stellen over de visuele perceptie. Vaak moeten meer gesloten vragen worden gesteld, om de patiënt tot meer inzicht te laten komen en om als clinicus het beeld te begrijpen. Bij de anamnese worden geheugenproblemen vaak verward met problemen die het gevolg zijn van een visuele agnosie. Dit vraagt extra aandacht bij de keuze van de tests en de gedragsobservatie tijdens het testonderzoek. Net zoals afasie van invloed kan zijn op de prestaties bij neuropsychologische tests die 'niet-talige' cognitieve domeinen meten, kunnen complexe visuele stoornissen de resultaten bij een groot aantal taken vertroebelen, ook bij talige taken. Patiënten met een visuele agnosie kunnen bijvoorbeeld een non-verbale geheugentaak slecht doen, zonder dat hier non-verbale geheugenstoornissen voor verantwoordelijk zijn.

4.4.6 Ziekte van Parkinson, DLB en Parkinson-plus syndromen

Bij patiënten die worden doorverwezen met cognitieve stoornissen in combinatie met parkinsonisme (rigiditeit, tremor, traagheid) is er een uitgebreide differentieeldiagnostische lijst van aandoeningen. Het kan gaan om een Lewy-body-ziekte, namelijk dementie in het kader van een welomschreven ziekte van Parkinson of DLB. Daarnaast kan gedacht worden aan Parkinson-plus syndromen, zoals progressieve supranucleaire paralyse (PSP), corticobasale degeneratie (CBD) of multisysteematrofie (MSA). Wanneer het gaat om objectiveren van cognitieve functiestoornissen en/of functiebeperkingen bij een gediagnosticeerde en langer bestaande ziekte van Parkinson, moet bepaald worden in hoeverre dit is te classificeren als een 'subcorticaal' beeld en wat de invloed is van stemmingsstoornissen. Medicatie-effecten kunnen belangrijke stoorfactoren zijn. Er kan sprake zijn van overdosering van de l-dopamedicatie, van fluctuaties in de l-dopa beschikbaarheid (on-off fenomeen) waardoor er duidelijke wisselingen in het motorisch functioneren optreden, en van slaapstoornissen die tot concentratieverlies leiden. Het gebruik van bijvoorbeeld anticholinergica kan leiden tot geheugenstoornissen of in ernstige gevallen zelfs tot verwardheid. Motorische stoornissen als dyskinesie, tremor en rigiditeit kunnen tot algemene traagheid en verminderde constructieve vaardigheden leiden. Bij de ziekte van Parkinson staan de motorische problemen in de regel vele jaren op de voorgrond en pas daarna ontstaan bij een aanzienlijk deel van de patiënten cognitieve stoornissen of een subcorticale dementie. Slechts een minderheid heeft al vroeg in het beloop lichte cognitieve stoornissen.

DLB wordt gekenmerkt door fluctuaties in het functioneren, mogelijk als gevolg van aandachtsschommelingen. Daarnaast zijn er prominente visuele hallucinaties en parkinsonachtige verschijnselen. Een ander kenmerk van DLB zijn de levendige dromen. In vroege publicaties werden ook meer psychiatrische kenmerken als achterdocht of paranoïdie als beginverschijnselen genoemd. Bij NPO kunnen er duidelijke mentale traagheid met sterke schommelingen in de aandacht en visuospatiële stoornissen gezien worden. Hoewel er bij DLB geheugenstoornissen voorkomen, zijn deze minder ernstig dan bij de ziekte van Alzheimer.

Voor de differentiële diagnostiek tussen dementie bij de ziekte van Parkinson en DLB is de aanvang van de cognitieve problemen ten opzichte van de motorische problemen van belang. Er wordt gesproken van DLB wanneer de parkinsonistische verschijnselen ten hoogste één jaar voor of tegelijkertijd met de cognitieve problemen zijn begonnen.

De Parkinson-plus syndromen hebben bij het NPO vaak overlappende kenmerken die onvoldoende specifiek zijn om de afzonderlijke beelden op basis hiervan alleen te onderscheiden. Het NPO wordt gekenmerkt door overwegend subcorticofrontale kenmerken met een mentale traagheid, aandachts- en concentratiestoornissen en executieve functiestoornissen. De klinische presentatie van een CBD kan erg lijken op die van een PSP, maar een CBD begint vaak asymmetrisch en wordt gekenmerkt door een op de voorgrond staande apraxie. Ook de fatische stoornissen kunnen prominent zijn. MSA lijkt klinisch sterk op het beeld bij de ziekte van Parkinson. In de literatuur wordt vaak beweerd dat er bij een MSA gewoonlijk geen dementie optreedt. In de klinische praktijk blijkt dit echter wel degelijk het geval.

4.4.7 Vasculair bepaalde dementie

Vasculaire dementie is de (populaire) verzamelnaam voor alle vormen van dementie waarbij vasculaire factoren verantwoordelijk gehouden worden voor het ontstaan van de dementie. Bij multiinfarct dementie zijn grote corticale infarcten verantwoordelijk voor de dementie. Afhankelijk van het stroomgebied ontstaan er multipele cognitieve stoornissen, voornamelijk corticaal van karakter. Er wordt van *post-stroke* dementie gesproken wanneer zich een dementiesyndroom ontwikkelt binnen een jaar na een beroerte. Bij deze vorm van dementie is er grote variatie in de onderliggende pathologie, van vasculaire tot degeneratieve veranderingen, en klinisch kan post-stroke dementie dan ook voor een zeer heterogeen beeld zorgen. Het beeld kan zowel 'corticaal' als 'subcorticaal' imponeren of kenmerken van beide hebben. Een bijzonder subtype van post-stroke dementie is een dementie na een strategisch infarct, bijvoorbeeld in de thalamus of de capsula interna. Vaak ontstaat hierbij een acute verwardheid, die klinisch overeenkomsten vertoont met een delier. Een welomschreven en goed onderzocht subtype van vasculair bepaalde dementie is de subcorticale ischemische vasculaire dementie. Dit betreft 'small vessel disease' met lacunaire infarcten en ischemische wittestofafwijkingen. 'Subcorticale' cognitieve stoornissen staan voorop met een profiel van mentale vertraging en executieve stoornissen. Geheugenstoornissen komen frequent voor, maar deze zijn in de regel minder ernstig dan de overige cognitieve stoornissen.

4.5 Indicaties voor het NPO

Een NPO kan een zinvolle en/of beslissende bijdrage leveren bij de volgende indicaties of doeleinden:

1 *Het stellen van de diagnose.* Een dementiesyndroom is per definitie een syndroom van cognitieve en/of gedragsstoornissen. NPO is het aanvullende onderzoek bij uitstek dat antwoord kan geven op de vraag of er cognitieve stoornissen zijn, en zo ja, welke.
2 *Differentiële diagnose tussen de verschillende dementiesyndromen.* Het NPO kan in veel gevallen een zinvolle en vaak zelfs een beslissende bijdrage leveren aan de vaststelling van de aard van het dementiesyndroom.

3 *Vroege herkenning.* Herkenning van dementie in een vroeg stadium is wenselijk, zeker gezien de ontwikkelingen ten aanzien van medicamenteuze behandeling. Bij farmacologische trials of andere interventiestudies is men vaak geïnteresseerd in patiënten met een beginnende dementie of dementie in het prodromale stadium. Neuropsychologische tests zijn betrouwbare (maar geen perfecte) voorspellers van een toekomstige dementiediagnose en derhalve geschikt voor het selecteren van patiënten.
4 *Comorbiditeit.* Bij oudere demente of van dementie verdachte patiënten is er vaker sprake van meerdere aandoeningen. Er kan pre-existente pathologie zijn, zoals een cerebrovasculair accident, maar ook (per)acute pathologie, zoals een delier. Een NPO kan aan de verschillende ziekteprocessen een bijdrage leveren.
5 *Beloop.* Door de kwantitatieve benadering van de afzonderlijke cognitieve functies is het NPO goed te gebruiken om veranderingen in het cognitief functioneren in kaart te brengen. Dit kan bij progressie van de verschillende vormen van dementie, maar ook wanneer klachten bij een eerste NPO niet goed te duiden waren. Een herhaling van het NPO kan dan vaak uitsluitsel geven over de aard van de klachten.
6 *Behandeling en begeleiding.* Het NPO geeft inzicht in de aard en ernst van de cognitieve beperkingen, maar kan ook informatie opleveren over relatief behouden aspecten van het cognitief functioneren. Dit is noodzakelijke informatie voor hulpverleners en verzorgers, in het licht van zelfstandig wonen en zelfredzaamheid.
7 *Uitkomstmaat bij interventiestudies.* Omdat dementiesyndromen per definitie gekenmerkt worden door gedragsmatige symptomen, en het NPO bij uitstek een gedragsmatig en kwantitatief onderzoek is, kan het NPO de meest relevante uitkomstmaten voor interventiestudies leveren. Deze uitkomstmaten zijn vooral relevant omdat patiënten (en hun omgeving) lijden aan de gedragsveranderingen die kenmerkend zijn voor dementie.

Literatuur

Balen HGG van, Groot Zwaaftink AJM. Rivermead Behavioural Memory Test, Handleiding. Reading: Thames Valley Test Company; 1987.
Bouma A, Mulder J, Lindeboom J. Neuropsychologische diagnostiek: handboek. Lisse: Swets & Zeitlinger; 1996.
Caine D. Posterior cortical atrophy: a review of the literature. Neurocase 2004;10(5):382-85.
Delis DC, Kaplan E, Kramer JH. Delis-Kaplan Executive Function System (D-KEFS). San Antonio, TX: The Psychological Corporation; 2001.
Dubois B, Slachevsky A, Litvan I, et al. The FAB. A frontal assessment battery at bedside. Neurology. 2000;55:1621-26.
Elst W van der, Boxtel MP van, Breukelen GJ van, et al. Rey's verbal learning test: normative data for 1855 healthy participants aged 24-81 years and the influence of age, sex, education, and mode of presentation. J Int Neuropsychol Soc. 2005 May;11(3): 290-302.
Folstein MF, Folstein SE, McHugh PR. 'Mini-mental state'. A practical method for grading the cognitive state of patients for the clinician. J Psychiatr Res. 1975;12:189-98.
Goodglass H, Kaplan E, Barresi B, et al. Boston Naming Test. 2nd ed. Lippincott: Williams and Wilkins; 2001.
Graham NL, Emery T, Hodges JR. Distinctive cognitive profiles in Alsheimer's disease and subcortical ischemic vascular dementia. J Neurol Neurosurg Psychiatry. 2004;75:61-71.
Hammes JGW. De Stroop kleur-woord test. Lisse: Swets en Zeitlinger; 1978.
Lezak MD, Howieson DB, Loring DW. Neuropsychological Assessment. 4th ed. New York: Oxford University Press; 2004.
Lippa CF, Duda JE, Grossman M, et al. Diagnosis, treatment, molecular pathology, and biomarkers. Neurology. 2007;68:812-9.
Luteijn F, Barelds DPF. Groninger Intelligentie Test – 2. Amsterdam: Harcourt Test Publishers; 2004.
Muslimovic D, Post B, Speelman JD, Schmand B. Cognitive profile of patients with newly diagnosed Parkinson disease. Neurology. 2005;65(8):1239-45.
O'Brien JT, Erkinjuntti T, Reisberg B, et al. Vascular cognitive impairment. Lancet Neurol. 2003;2:89-98.
Petersen RC. Mild cognitive impairment as a diagnostic entity. J Intern Med. 2004;256(3):183-94.
Reitan RM. Trail Making Test. Manual for Administration and Scoring. Tucson: Reitan Neuropsychology Laboratory; 1992.
Rey A. L'examin clinique en psychologie. Paris, France: Presses Universitaires de France; 1958.
Roth M, Tym E, Mountjoy CQ, et al. CAMDEX: A standardised instrument for the diagnosis of mental disorder in the elderly with special reference to the early detection of dementia. Br J Psychiatr. 1986;149: 698-709.
Roth M, Huppert FA, Mountjoy CQ, et al. The Revised Cambridge Examination for Mental Disorders

of the Elderly. 2nd ed. Cambridge: Cambridge University Press; 1999.

Schmand B, Groenink SC, van den Dungen M. Letterfluency: psychometrische eigenschappen en Nederlandse normen. Tijdschr Gerontol Geriatr. 2008;39(2):64-76.

Snowden JS, Neary D, Mann DMA. Fronto-temporal lobar degeneration:fronto-temporal dementia, progressive aphasia, semantic dementia. New York: Churchill Livingstone;1996.

Visch-Brink EG, Stronks DL, Denes G. Semantische Associatie Test. Lisse: Harcourt Test Publishers; 2005.

Wechsler D. Wechsler Memory Scale. 3rd ed (WMS-III). San Antonio: The Psychological Corporation; 1997.

Wechsler D. Wechsler Adult Intelligence Scale – III NL herziene technische handleiding. Amsterdam: Harcourt Test Publishers; 2005.

Wilson BA, Alderman N, Burgess PW, et al. Behavioural Assessment of the Dysexecutive Syndrome (BADS). Thames Valley Test Company; 1996.

Zakzanis KK. Quantitative evidence for neuroanatomic and neuropsychological markers in dementia of the Alzheimer's type. J Clin Exp Neuropsychol. 1998;20:259-269.

5 Beeldvormend onderzoek

M.P. Wattjes, F. Barkhof

Kernpunten

- Beeldvormend onderzoek is van belang om (neurochirurgisch) behandelbare oorzaken van dementie uit te sluiten dan wel aan te tonen.
- Beeldvormend onderzoek kan een bijdrage leveren aan het onderscheid tussen verschillende typen dementie, ook in een vroeg stadium van de aandoening.
- Beeldvormend onderzoek lijkt een geschikt hulpmiddel om het beloop van dementiële aandoeningen te voorspellen, om de progressie van de ziekte te monitoren en om het effect van medicamenten te bestuderen.

5.1 Inleiding

Structurele beeldvorming van de hersenen is een belangrijk onderzoek in het kader van de differentiële diagnostiek bij patiënten met dementie. Er zijn twee belangrijke indicaties voor beeldvormend onderzoek van het centraal zenuwstelsel:
- Ter uitsluiting van (neurochirurgisch) behandelbare oorzaken, zoals een subduraal hematoom, hersentumor of hydrocefalus.
- Ter detectie van neurodegeneratieve en vasculaire afwijkingen in cerebro, met name een mogelijke differentiatie van verschillende subtypen van dementie (bijvoorbeeld vasculaire dementie, ziekte van Alzheimer of degeneratie van de frontotemporale kwabben).

Voor de structurele beeldvorming zijn twee modaliteiten beschikbaar: computertomografie (CT), of magnetic resonance imaging (MRI). Diagnostiek van dementie vereist een multidisciplinaire werkwijze. Beeldvorming alleen is niet geschikt om de diagnose te stellen, het biedt ondersteuning bij de differentiële diagnostiek van dementie.

5.2 Modaliteiten voor structurele en functionele beeldvorming

5.2.1 Structurele beeldvorming

Computertomografie (CT)

Van oudsher is CT een veel gebruikte vorm van aanvullend beeldvormend onderzoek bij dementie. CT biedt een snelle mogelijkheid tot beeldvorming en is ten opzichte van MRI een goedkopere onderzoeksmodaliteit die sneller beschikbaar is. Vooral voor het uitsluiten van (chirurgisch) behandelbare oorzaken van dementie, zoals een ruimte-innemend proces of een subduraal hematoom, is het CT-onderzoek een geschikte techniek. Bij dergelijke patiënten is er vaak sprake van een snel progressieve neurologische achteruitgang of focale afwijkingen bij het neurologisch onderzoek. Een belangrijk nadeel van CT in het verleden was dat het brein alleen in één richting (axiaal) afgebeeld kon worden. Met nieuwe multidetector (*multislice*) CT-technieken worden opnames gemaakt met meerdere detectoren naast elkaar in axiale richting. Daardoor is het mogelijk sneller te scannen en het CT-beeld beter in meerdere richtingen te reconstrueren (onder andere coronaal).

De waarde van de CT voor het vaststellen van de diagnose ziekte van Alzheimer of andere vormen van dementie staat ter discussie. Resultaten van O'Brien et al. uit lineaire metingen van de mediotemporaalkwab (MTL) op CT tonen aan dat de MTL-meting bij een wijdte van 11,5 mm een sensitiviteit heeft van 54% en een specificiteit van 77% voor het onderscheid tussen dementie en depressie. Pasquier et al. daarentegen vinden in een groep van 124 patiënten met 'waarschijnlijk ziekte van Alzheimer', 50 patiënten met 'mogelijke ziekte van Alzheimer', 119 patiënten met andere oorzaken van dementie, 19 depressieve of angstige patiënten en 21 controles, voor de MTA-meting op CT een sensitiviteit van 81%, een specificiteit van 95%, een positieve voorspellende waarde van 99% en een negatieve voorspellende waarde van 83% voor 'waarschijnlijke alzheimer'. Zij concluderen dat MTA-meting op de CT een waardevol hulpmiddel kan zijn bij het stellen van de diagnose 'ziekte van Alzheimer'.

Deze bevindingen zijn alleen geldig voor CT-onderzoeken met oudere apparatuur. Of de recent geïmplementeerde *multislice* CT-technologie betere resultaten kan opleveren is onderwerp van studie.

Concluderend kan gesteld worden dat CT een adequate methode is om neurochirurgisch behandelbare oorzaken van dementie op te sporen. De waarde van CT voor het vaststellen van de diagnose ziekte van Alzheimer of andere vorm van dementie is minder duidelijk, en in de praktijk (nog) niet gevalideerd.

Magnetic resonance imaging (MRI)

Het MRI-onderzoek in het kader van dementie wordt verricht als een *multi-sequence* onderzoeksprotocol met T1- en T2-gewogen opnamen in axiale, coronale en sagittale richtingen. Voor specifieke vraagstellingen kunnen bovendien aanvullende sequenties verricht worden (bijvoorbeeld Gradient-echo, T2-gewogen opnamen) die gevoelig zijn voor bloedproducten en dus geschikt zijn voor de detectie van microbloedingen. Daarnaast bieden diffusiegewogen opnamen de mogelijkheid om onder andere een verminderde extracellulaire ruimte met een beperkte mogelijkheid voor diffusie aan te tonen, zoals dit gezien wordt bij ischemie dan wel bepaalde vormen van ontsteking. Een overzicht van een mogelijk MRI-protocol in het kader van dementie wordt gegeven in tabel 5.1.

MRI levert een goed contrast van de weken delen op, vooral van het hersenparenchym met een goede differentiatie van de grijze en witte stof. Met MRI is het mogelijk de atrofie van verschillende regio's in de hersenen betrouwbaar te beoordelen. Vooral wat betreft de detectie van globale corticale atrofie (GCA) en atrofie van de mediale temporale kwab (MTA) is MRI van grote waarde. De GCA wordt beoordeeld met behulp van een visuele schaal die gebaseerd is op de ruimte tussen de sulci en het volume van de gyri. De schaal loopt van 0 (geen atrofie) tot 3 (eindstadium atrofie). Ook voor de schatting van de MTA is een visuele schaal gebruikelijk die gebaseerd is op onder andere de hoogte van de hippocampus en de hoeveelheid liquor rond de hippocampus (of de wijdte van de temporaalhoorn/fissura choroidea). Deze schaal loopt van 0 (geen atrofie) tot 4 (eindstadium atrofie).

Naast het bepalen van atrofie speelt het MRI-onderzoek een belangrijke rol bij de detectie van vasculaire witte-stofafwijkingen in het kader van een (mogelijke bijkomende) vasculaire oorzaak van dementie. De detectie van vasculaire witte-stofafwijkingen met behulp van MRI heeft een hogere sensitiviteit dan bij gebruikmaking van CT. MRI is onder meer gevoelig voor de detectie van kleine gebieden van ischemie in de (mediale) thalamus. Voor het beoordelen van vasculaire witte-stofafwijkingen zijn enkele semiquantitatieve schalen beschikbaar. De meest gebruikte is de Fazekas-schaal, welke een scoringsrange heeft van 0 tot 3: (0) geen vasculaire witte-stofafwijkingen, (1) punctiforme, (2) beginnend confluerende en (3) confluerende vasculaire witte-stofafwijkingen. Voor een kwantificering van vasculaire witte-stofafwijkingen in verschillende anatomische regio's (frontaal, pariëtaal, occipitaal, basale kernen, infratentorieel) zijn de ARWMC en de Scheltensschaal geschikt. Bovendien is het belangrijk infarctgebieden te detecteren en *small vessel disease* van *large vessel disease* te onderscheiden.

5.2.2 Functionele beeldvorming

Omdat functionele veranderingen – vooral metabole stoornissen – voorafgaan aan structureel weefselverlies, wordt veel onderzoek gedaan naar de toegevoegde waarde van functionele beeldvorming in het kader van dementie. De belangrijkste modaliteiten zijn positron emission tomography (PET), single photon emission computerized tomography (SPECT) en functionele magnetic resonance imaging (fMRI). Met uitzondering van SPECT is functionele beeldvorming nog grotendeels experimenteel. De toegevoegde waarde van PET en fMRI voor de klinische diagnostiek is

sequenties	taak
sagittale 3D T1-gewogen met coronale reconstructies	MTA, structurele afwijkingen
transversale 2D FLAIR	GCA, vasculaire schade, andere structurele afwijkingen
transversale 2D T2-gewogen	structurele afwijkingen
transversale 2D T2-gewogen	bloedingen, vooral microbloedingen (hypertensie gerelateerd, amyloïdangiopathie)

MTA: mediotemporale atrofie; GCA: globale corticale atrofie; FLAIR: Fluid-Attenuated Inversion Recovery.

vooralsnog niet aangetoond. Bovendien zijn PET en fMRI beperkt beschikbaar.

Positron emission tomography (PET)

PET is een beeldvormende onderzoekstechniek die gebruikt kan worden om activiteit van cellen zichtbaar te maken. Afhankelijk van het radioactief gemarkeerd materiaal (*tracer*) dat geïnjecteerd wordt, kunnen verschillende metabole processen gedetecteerd en gekwantificeerd worden. De meest gebruikte tracer is ^{18}F-fluorodeoxyglucose (FDG), waarmee het glucosemetabolisme in de hersenen gevisualiseerd wordt. Afhankelijk van het verspreidingpatroon van FDG in de hersenen kan tussen verschillende vormen van dementie gedifferentieerd worden. In de klinische praktijk gaat het dan vooral om het onderscheid tussen FTD met de ziekte van Alzheimer. In ontwikkeling zijn specifieke tracers, zoals ^{11}C-PIB waarmee amyloïde onder andere bij patiënten met de ziekte van Alzheimer gedecteerd kan worden.

Single photon emission computerized tomography (SPECT)

Het principe van SPECT heeft veel overeenkomst met PET. Een radioactieve isotoop wordt in het lichaam geïnjecteerd en hoopt zich op in een of meerdere organen. Vervolgens worden met behulp van CT-apparatuur de fotonen ('lichtdeeltjes') gemeten. Vergeleken met een standaard CT-onderzoek heeft SPECT een matige resolutie. In het kader van dementie is HMPAO-SPECT onder andere een methode om het glucoseverbruik in de hersenen te kwantificeren. HMPAO-SPECT is een goedkoop alternatief voor FDG-PET.

Functionele MRI (fMRI)

Middels fMRI (functionele kernspintomografie) kan de activiteit van de hersenen dan wel in bepaalde gebieden van de hersenen zichtbaar gemaakt worden. Omdat het zuurstofgehalte en het bloedvolume sterk gekoppeld zijn aan de activiteit van hersencellen, worden MRI-sequenties toegepast die het verschil tussen desoxyhemoglobine en oxyhemoglobine in het kader van breinactiviteit en dus sterkere doorbloeding met fMRI kunnen detecteren. Dit effect wordt het BOLD-effect (*blood oxygenation level dependent*) genoemd. Bij patiënten met dementie kunnen verschillende functies onderzocht worden (zoals motoriek en cognitieve functies). Deze functies worden dan vergeleken met gezonde proefpersonen. Tot op heden wordt deze modaliteit alleen in het kader van wetenschappelijk onderzoek gebruikt. Daarnaast kan cerebrale perfusie geëvalueerd worden door middel van passage van een contrastmiddel, dan wel met behulp van magnetisch labelen. De visuele beelden waarin cerebrale perfusie is toegepast, vertonen grote overeenkomst met de visuele beelden van FDG-PET en HMPAO-SPECT.

5.3 Beeldvormend onderzoek bij verschillende oorzaken van dementie

5.3.1 De ziekte van Alzheimer

Belangrijke kenmerken bij patiënten met de ziekte van Alzheimer zijn pariëtale en temporale atrofie, het meest uitgesproken van de mediale temporale kwab (waarin de hippocampus ligt). Wat betreft het meten van de GCA en MTA is MRI-onderzoek de belangrijkste modaliteit (zie figuur 5.1). MTA, gemeten met MRI, heeft een sensitiviteit van 70-100% en een specificiteit van 67-96% op. Deze waarden zijn vergelijkbaar met een meting van het volume (volumetrie) van de MTA.

MTA en GCA komen niet alleen bij de ziekte van Alzheimer, maar ook bij andere vormen van dementie voor en in mindere mate bij normale veroudering. Bij gezonde ouderen treedt een volumeverlies van de hersenen van gemiddeld 0,2% per jaar op. Het volumeverlies van de hippocampus kan zelfs 1,5% per jaar bedragen. Afhankelijk van de leeftijd kan dus ook bij gezonde proefpersonen een score 2 op atrofiemetingen (GCA, MRA) voorkomen. Bij het onderscheid tussen atrofie in het kader van normale veroudering en de ziekte van Alzheimer moet dus rekening gehouden worden met de leeftijd van de patiënt. Wordt met behulp van MRI atrofie van de MTL vastgesteld bij een patiënt met klinische vermoedens van de ziekte van Alzheimer, dan bestaat een 24-maal hogere kans op de ziekte van Alzheimer ten opzichte van andere vormen van dementie. Het meten van MTA bij patiënten met 'mild cognitive impairment' (MCI) is diagnostisch van belang. Bij MCI wordt (nog) niet aan de criteria van dementie voldaan. Atrofie van hippocampus en parahippocampale gyrus bij MCI heeft voorspellende waarde voor de conversie van MCI naar de ziekte van Alzheimer en een toegevoegde waarde naast onderzoek van de liquor.

Andere voorspellers van de conversie van MCI naar de ziekte van Alzheimer met behulp van MRI zijn: atrofie van het totale hersenvolume, atrofie van de linker laterale temporale kwab en linker pariëtale cortex en het volume van het ventrikelsysteem.

In een gevorderd stadium kan MRI van betekenis zijn voor de differentiatie tussen de ziekte van Alzheimer en FTD. In een vroeg stadium van FTD kan FDG-PET toegevoegde waarde hebben voor de klinische diagnostiek van FTD. Bij patiënten met de ziekte van Alzheimer wordt met FDG-PET hypometabolisme waargenomen in vooral de temporo-pariëtale gebieden en in de posteriore cingulaire regio's, bij FTD in de frontale gebieden. Uit recent onderzoek blijkt dat met behulp van FGD-PET de diagnose ziekte van Alzheimer met grotere nauwkeurigheid kan worden voorspeld vergeleken met niet- functionele beeldvormende technieken, ook de conversie van MCI naar de ziekte van Alzheimer. Met behulp van een nieuwe groep tracers is het mogelijk in de hersenen rechtstreeks amyloïde te detecteren, zowel de kwantiteit als het verspreidingspatroon. Amyloïde wordt niet uitsluitend gevonden bij patiënten met de ziekte van Alzhei-

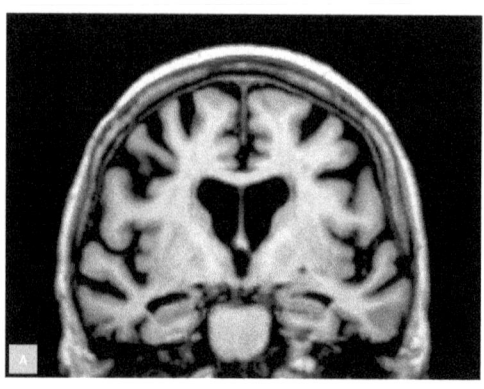
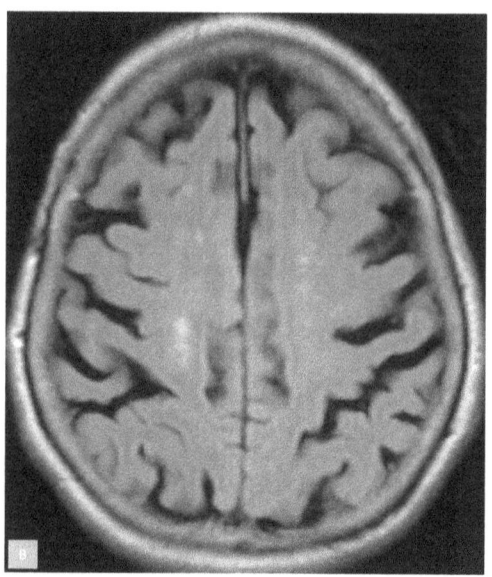

Figuur 5.1
Coronale T1-gewogen MRI-opname (links) en transversale FLAIR-opname (rechts) bij een patiënt met de klinische diagnose ziekte van Alzheimer. Evidente hippocampusatrofie beiderzijds (rechts meer dan links) en relevante globale corticale atrofie vooral van de temporaal en pariëtaal.

mer, ook bij DLB wordt amyloïde gedetecteerd. Op dit moment zijn er verschillende tracers beschikbaar (^{11}C-PIB, ^{18}F-FDDNP, ^{11}C-SB13). De meeste ervaring is opgedaan met ^{11}C-PIB. Met behulp van deze tracer kan beter onderscheid gemaakt worden tussen FTD en de ziekte van Alzheimer. ^{11}C-PIB kan ook geschikt zijn als marker voor de beoordeling van het effect van (experimentele) medicamenteuze behandelmethoden bij de ziekte van Alzheimer.

Met SPECT-onderzoek wordt bij patiënten met de ziekte van Alzheimer bilaterale pariëtotemporale hypoperfusie gezien. Meestal is dit pas in een gevorderd stadium van de ziekte, wanneer multiple cognitieve stoornissen het klinisch beeld kenmerken (zoals afasie, apraxie) en er in veel gevallen op klinische gronden een waarschijnlijkheidsdiagnose ziekte van Alzheimer is te stellen. Ontbreken dergelijke corticale haardverschijnselen, dan heeft SPECT geen toegevoegde waarde voor de diagnostiek van de ziekte van Alzheimer.

5.3.2 Vasculaire dementie

Vasculaire dementie is na de ziekte van Alzheimer vermoedelijk de meest voorkomende vorm van dementie. Voor het vaststellen van de diagnose vasculaire dementie is beeldvorming essentieel. In 1993 zijn de tot nu toe geldende criteria voor vasculaire dementie gesteld, de NINDS-AIREN criteria, die vasculaire afwijkingen op CT/MRI vereisen. Het vermoeden van vasculaire dementie is gebaseerd op de voorgeschiedenis (bijvoorbeeld CVA), het klinisch beeld, het neurologisch onderzoek, het beloop in de tijd en het risicoprofiel (bijvoorbeeld hypertensie). Om aan de diagnostische NINDS-AIREN-criteria voor vasculaire dementie te voldoen moet CT/MRI, naast de klinische criteria, de volgende kenmerken laten zien:
- *large vessel disease*, zoals bilaterale infarcten in het gebied van de arteria cerebri anterior, infarcten in het gebied van de arteria cerebri posterior, in de associatiegebieden of in de waterscheidingsgebieden;
- *small vessel disease*, zoals lacunes in de basale ganglia en witte stof, uitgebreide wittestofpathologie, (dat wil zeggen meer dan 25% van de totale witte stof aangedaan) of bilaterale thalamuslaesies (zie figuur 5.2).

De ernst van dementie bij vasculaire dementie correleert beter met de graad van de hippocampale en corticale atrofie dan met de omvang van de subcorticale vasculaire witte-stofschade. Subcorticale vasculaire witte-stofpathologie wordt bij hoogbejaarde patiënten met de ziekte van Alzheimer vaak waargenomen als comorbide pathologie naast de Alzheimerafwijkingen. De mate van atrofie van het corpus callosum blijkt een belangrijke predictieve waarde te hebben voor de cognitieve achteruitgang bij patiënten met lichte vomen van alzheimer.

Binnen de varianten van vasculaire dementie is de hereditaire vaatziekte CADASIL (*cerebral autosomal dominant arteriopathy with subcortical infarcts en leukencephalopathy*) van belang. CADASIL komt vooral voor bij jongere mensen zonder risicofactoren voor vaatziekten. Belangrijke klinische kenmerken zijn recidiverende CVA's, migraine en een positieve familieanamnese voor dementie op jonge leeftijd. Op de MRI zijn multipele witte-stofafwijkingen te zien met een symmetrisch verspreidingspatroon. Kenmerkend voor CADASIL is dat de anteriore temporale kwab aangedaan is. Het onderscheid tussen vasculaire dementie en de ziekte van Alzheimer met behulp van MRI is niet eenvoudig, omdat corticale en hippocampale atrofie bij beide ziekten kunnen voorkomen. Sommige patiënten tonen MRI-kenmerken van beide ziektebeelden; waardoor het waarschijnlijk is dat zowel vasculaire als degeneratieve pathologie invloed heeft op het cognitief functioneren ('mixed dementia'). Deze overlap in pathologie wordt regelmatig op latere leeftijd gezien. De toegevoegde waarde van functionele beeldvorming voor de diagnose vasculaire dementie is beperkt. PET- en SPECT-onderzoeken laten soms een lagere activiteit in het waterscheidingsgebied tussen de arteria cerebri media en posterior zien met een niet-uniform patroon.

5.3.3 Frontotemporale lobaire degeneratie (FTLD)

Degeneratie van de frontotemporale kwab wordt onderverdeeld in drie verschillende syndromen:
1 frontotemporale dementie (FTD);
2 semantische dementie;
3 niet-vloeiende progressieve afasie.

De diagnose wordt gesteld aan de hand van het klinisch beeld en op basis van de klinische criteria. Volgens de consensusrichtlijnen uit 1998 zijn de bevindingen van beeldvormend onderzoek uitsluitend ter ondersteuning van de klinische diagnose.

In tegenstelling tot patiënten met de ziekte van Alzheimer bestaat bij FTD vooral atrofie van de frontaalkwab en/of het anterolaterale gedeelte van de temporaal kwab (zie figuur 5.3). Soms is er naast

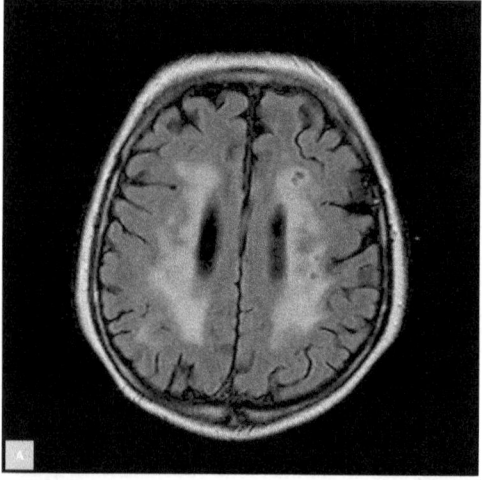
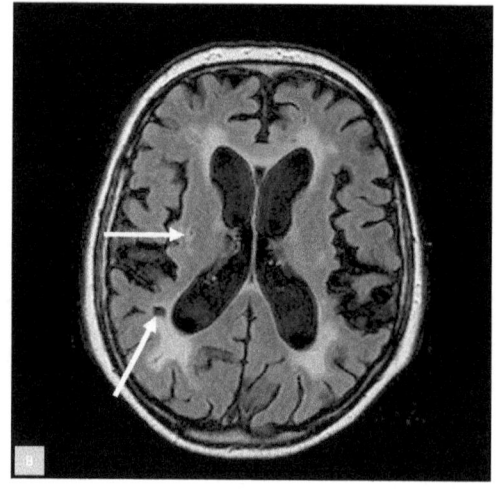
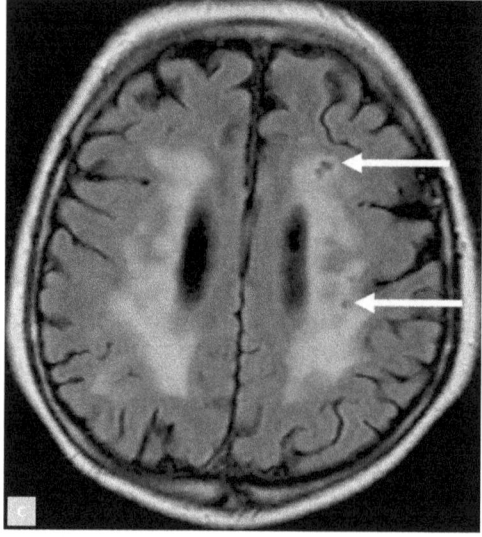

Figuur 5.2
Transversale FLAIR-opname bij een patiënt met vasculaire dementie. Er zijn uitgebreide confluerende vasculaire witte-stofafwijkingen infra- en supratentorieel te zien (Fazekas graad III) die meer dan 25% van de totale witte stof aandoen. Verder zijn er multiple lacunes in de diepe witte stof en ter plaatse van de basale kernen zichtbaar (pijlen).

de frontale en temporale atrofie ook sprake van een forse verwijding van de frontaal- en temporaalhoorn van de zijventrikels.

Bij patiënten met niet-vloeiende progressieve afasie is sprake van een asymmetrische temporale atrofie, vooral van de dominante hemisfeer, in combinatie met atrofie van de frontaalkwab. Soms wordt forse gliose rond de temporaalhoorn waargenomen en is er verlies van de hippocampale structuren zichtbaar. Bij semantische dementie is sprake van een symmetrische of asymmetrische anterieure temporale atrofie.

In het beginstadium van FTD is vaak geen relevante atrofie zichtbaar op MRI, waardoor differentiatie met andere vormen van dementie op basis van beeldvorming niet mogelijk is. Functionele beeldvorming kan dan nuttig zijn. Op SPECT of PET is dan soms al focale hypoperfusie van de frontale en/of temporale gebieden zichtbaar, ook in gebieden die een normaal volume hebben op structurele MRI en waar dus (nog) geen atrofie wordt gezien.

5.3.4 Dementie met Lewy-lichaampjes (DLB)

DLB is na de ziekte van Alzheimer de meest voorkomende oorzaak van degeneratieve dementie op latere leeftijd. In 1996 zijn de diagnostische criteria

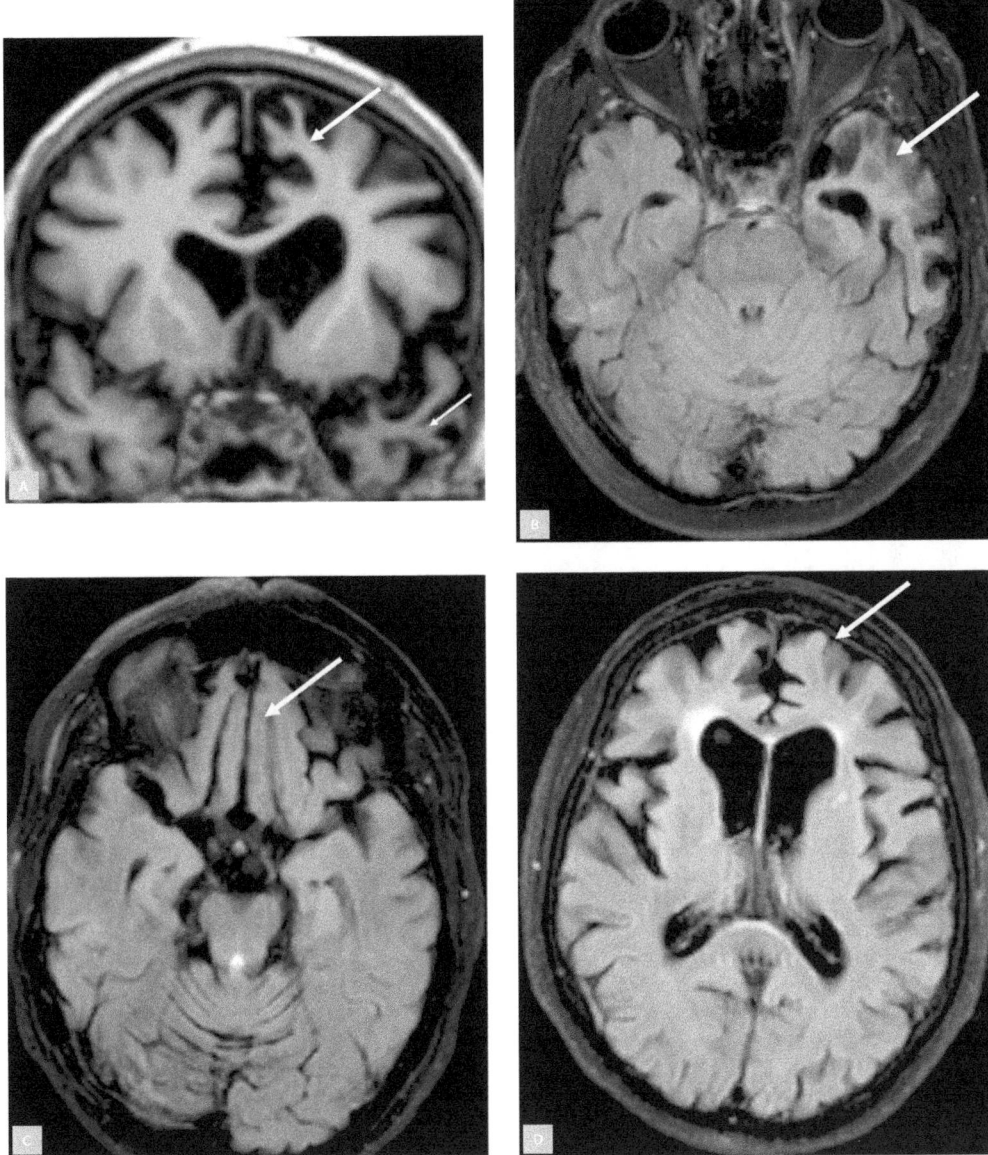

Figuur 5.3
Coronale T1-gewogen (A) en axiale FLAIR-MRI-opnamen (B) van een patiënt met de klinische diagnose frontotemporale lobaire degeneratie. Er is sprake van een asymmetrische linkszijdige degeneratie van de temporale en frontale kwab (pijlen). Axiale FLAIR-opnamen (C, D) van een patiënt met een frontale variant van frontotemporale lobaire degeneratie. Opvallend is de forse frontale atrofie (pijlen) en in mindere mate de temporale atrofie.

opgesteld, die in 2005 zijn herzien. Het neuroradiologisch beeld van DLB verschilt weinig van de ziekte van Alzheimer. Bij DLB wordt ook vaak diffuse cerebrale atrofie gevonden, maar de structuren in de temporale kwab zijn frequenter gespaard dan bij de ziekte van Alzheimer. Vasculaire witte-stofafwijkingen komen ook frequent bij DLB voor, maar zijn meestal aspecifiek verspreid, vooral in de pariëto-occipitale gebieden.

De toegevoegde waarde van functionele beeldvorming bij DLB beperkt zich tot het aantonen van een abnormaal dopaminemetabolisme met behulp van de zogenaamde DAT-scan. De bevinding van een stoornis in het dopaminerge systeem bij DLB onderstreept eens te meer dat DLB en parkinsondementie tot hetzelfde spectrum van aandoeningen behoren.

5.3.5 Dementie bij patiënten met parkinsonverschijnselen

Er zijn verschillende typen dementie beschreven bij patiënten met parkinsonverschijnselen, zoals de ziekte van Parkinson, corticobasale degeneratie, progessieve supranucleaire parese en multipele systeematrofie.

Van de patiënten met de ziekte van Parkinson vertoont 5-30% cognitieve stoornissen in het kader van een dementie, 35% heeft de ziekte van Alzheimer en hebben sommigen DLB. Structurele beeldvorming heeft een beperkte ondersteunende waarde voor de diagnostiek. Bij sommige patiënten worden veranderingen in de pars compacta van de substantia nigra waargenomen. MRI-onderzoek is vooral van belang ter uitsluiting van andere oorzaken van dementie, zoals de ziekte van Alzheimer en vasculaire dementie. Van de patiënten met corticobasale degeneratie (CBD) ontwikkelt 40% verschijnselen van dementie. De meest constante bevinding bij CBD is een prominente (asymmetrische) corticale atrofie van de paracentrale gebieden en van de superiore frontale gyrus, zonder afwijkingen van de basale kernen en substantia nigra. Verder is bij sommige patiënten een verhoogde signaalintensiteit ter plaatse van de atrofische gyri zichtbaar. Bij patiënten met progressieve supranucleaire parese (PSP) is vaak sprake van een disproportionele atrofie van het mesencephalon met verwijd aspect van de cisterna ambiens en de prepontine cisternen. Soms is er ook verhoogd signaal in het tectum en tegmentum. De corticale atrofie bij PSP varieert sterk. MRI bij de diagnostiek van multipele systeematrofie (MSA) is primair gericht op het uitsluiten van andere vormen van dementie, vooral *normal-pressure hydrocephalus* en multi-infarct dementie. Ondersteunend voor de diagnose MSA is de atrofie van de pons, met soms het zogenaamde *hot-cross bun sign*. In de literatuur wordt bij MSA een abnormaal hoge concentratie van ijzer in de basale kernen en een hoog signaal in het putamen beschreven. De specificiteit van deze bevindingen voor MSA is vooralsnog onduidelijk.

5.3.6 Andere vormen van dementie

Bij de ziekte van Creutzfeld-Jacob wordt op de MRI corticaal weefselverlies waargenomen met een verhoogd signaal op de T2-gewogen opnamen en verstoorde diffusie, ook in de basale kernen. Kenmerken van beeldvormend onderzoek (CT/MRI) bij normal-pressure hydrocephalus zijn een wijd ventrikelsysteem met relatief weinig corticale atrofie en witte-stofschade.

5.4 Leidraad voor beeldvormend onderzoek in het kader van dementie diagnostiek

(Multislice) CT:
- bij vermoeden van een neurochirurgisch behandelbare oorzaak van dementie;
- bij vermoeden op een normal-pressure hydrocephalus;
- ter beoordeling van de mate van cerebrale atrofie (GCA/MTA), indien er een contra-indicatie bestaat voor MRI (bijvoorbeeld claustrofobie, pacemaker).

MRI:
- bij vermoeden van een neurochirurgisch behandelbare oorzaak van dementie;
- bij vermoeden op een normal-pressure hydrocephalus;
- ter ondersteuning van de diagnose de ziekte van Alzheimer en vasculaire dementie;
- bij vermoeden van FTD.

PET en SPECT:
- voor de differentiële diagnose tussen verschillende typen dementie (vooral AD-FTD), indien structurele beeldvorming geen uitsluitsel geeft.

Literatuur

Barber R, Ballard C, McKeith IG, et al. MRI volumetric study in dementia with Lewy Bodies: a comparison with AD and vascular dementia. Neurology. 2000;54:1304-9.

Barber R, Gholkar A, Scheltens P, et al. Apolipoproteïn E4 allele, temporal lobe lobe atrophy, and white matter lesions in late life dementias. Arch Neurol. 1999;56:961-5.

Carlson NE, Moore MM, Dame A, et al. Trajectories of brain loss in aging and the development of cognitive imapirment. Neurology. 2008;70:828-33.

Cohen RM. The application of Positron-Emitting Molecular Imaging Tracers in Alzheimer's disease. Mol Imaging Biol. 2007;9:204-16.

Erkinjuntti T. Clincial criteria for vascular dementia: the NINDS-AIREN criteria. Dementia. 1994;5: 189-92.

Foster NL, Heidebrink JL, Clark CM, et al. FGD-PET improves accuracy in distinguishing frontotemporal dementia and Alzheimer's disease. Brain. 2007; 130:2616-35.

Guermazi A, Miaux Y, Rovira-Cañellas A et al. Neuroradiological findings in vascular dementia. Neuroradiology. 2007;49:1-22.

Herholz K. PET studies in dementia. Ann Nucl Med. 2003;17:79-89.

Jack CR Jr, Shiung MM, Weigand SD, et al. Brain atrophy rates predict subsequent clincial converison in normaly elderly and amnestic MCI. Neurology. 2005;65:1227-31.

Karas G, Sluimer JD, Goekoop R et al. Amnestic mild cognitive impairment: Structural MR imaging findings predictive of conversion to alzheimer disease. AJNR. 2008;29:944-9.

McKeith IG, Dickson DW, Lowe J, et al. Diagnosis and management of dementia with Lewy Bodies: third report of the DLB Consortium. Neurology. 2005;65: 1863-72.

Neary D, Swowden JS, Gustafson L, et al. Frontotemporal lobar degeneration: a consensus on clinical diagnostic criteria. Neurology. 1998;51:1546-54.

O'Brien JT, Metcalfe S, Swann A, Hobson J, Jobst K, Ballard C, McKeith I, Gholkar A. Medial temporal lobe width on CT scanning in Alzheimer's disease: comparison with vascular dementia, depression and dementia with Lewy bodies. Dement Geriatr Cogn Disord. 2000;11:114-8.

Pasquier F, Hamon M, Lebert F, Jacob B, Pruvo JP, Petit H. Medial temporal lobe atrophy in memory disorders. J Neurol. 1997;244:175-81.

Peterson RC. Mild cognitive impairment: Current research and clincial implications. Semin Neurol. 2007;27:22-31.

Roman GC, Tatemichi TK, Erkinjuntti T, et al. Vascular dementia: diagnostic criteria for research studies. Report of the NINDS-AIREN International Workshop. Neurology. 1993;43:250-60.

Scheltens P, Erkinjuntti T, Leys D, et al. White matter changes on CT and MRI: An overview of visual rating scales. Eur Neurol. 1998;39:80-9.

Scheltens P, Leys D, Barkhof F, et al. Atrophy of the medial temporal lobe on MRI in "probable" Alzheimer's disease and normal ageing: diagnostic value and neuropsychological correlates. J Neurol Neurosurg Psychiatry. 1992;55:967-72.

Tatsch K, Ell PJ. PET and SPECT in common neuropsychiatric disease. Clinical Medicine. 2006;6: 259-62.

Van de Pol LA, van der Flier WM, Korf ES et al. Baeline predictors of rates of hippocampal atrophy in mild cognitive impairment. Neurology. 2007;69: 1491-7.

Wattjes MP, Hennerman WJP, Flier WM van der, et al. Diagnostic imaging of patients in a memory clinic: comparison of MR imaging and 64-detector row CT. Radiology. 2009;235:174-83.

6 Elektro-encefalogram (EEG)

M. Liedorp, C.J. Stam

Kernpunten

- Een elektro encefalogram (EEG) met diffuse afwijkingen ondersteunt bij twijfel de diagnose ziekte van Alzheimer.
- Als zowel de ziekte van Alzheimer, Lewy-body-dementie (DLB) als vasculaire dementie worden overwogen, zijn focale afwijkingen bij een diffuus vertraagd EEG een argument voor zowel DLB als vasculaire dementie.
- Het voorkomen van periodieke ontladingen in het EEG is een van de diagnostische criteria voor de diagnose van de sporadische variant van de ziekte van Creutzfeldt-Jakob.
- Epileptiforme afwijkingen in het EEG bij een patiënt met geheugenklachten kunnen een aanwijzing zijn voor 'transient epileptic amnesia'. Een proefbehandeling met anti-epileptica dient te worden overwogen.
- Wordt op klinische gronden een delier (toxisch metabole encefalopathie) verondersteld, dan kan het EEG van ondersteunende waarde zijn voor de diagnose.

Inleiding

Het elektro-encefalogram (EEG) is een weerspiegeling van de functie van de cerebrale cortex. Door interactie van de cortex met de thalamus ontstaan ritmen, die worden onderscheiden door hun frequenties (bèta = >13 Hz, alfa = 8-13 Hz, thèta = 4-7 Hz, delta = <4 Hz). Het dominante achtergrondpatroon vormt het belangrijkste ritme. Het manifesteert zich boven de achterste gebieden (temporo-pariëto-occipitaal) en is normaal een alfaritme tussen de 8 en 13 Hz (zie figuur 6.1).
Wat precies de oorzaak is van de EEG-afwijkingen bij neurodegeneratieve aandoeningen, zoals de ziekte van Alzheimer, is slechts gedeeltelijk bekend. De oscillaties in de alfa- en thètaband houden verband met cognitieve prestaties. Er zijn aanwijzingen dat de vertraging van EEG-ritmen veroorzaakt wordt door het verlies van acetylcholine. Ook focale afwijkingen kunnen van betekenis zijn, gezien de aangetoonde relatie met een gestoorde verbale fluency. Een belangrijk concept in dit verband is dat 'dead neurons tell no tales'. Met andere woorden, het EEG geeft weer hoe de resterende neuronen functioneren en is geen maat voor verlies van neuronen of atrofie van de hersenen. Voordelen van het EEG zijn dat het onderzoek algemeen beschikbaar, niet invasief en relatief goedkoop is. Door het weergeven van focale, vaak paroxysmale afwijkingen naast de eerdergenoemde ritmen, is het EEG een zeer gevoelig instrument voor het aantonen van pathologie van de cortex. Een beperking is dat EEG-afwijkingen zelden specifiek zijn voor één aandoening. Immers, normale veroudering gaat ook gepaard met veranderingen in het EEG.

De uitvoering van het EEG bij vermoeden van dementie is niet anders dan het routine-EEG. Het

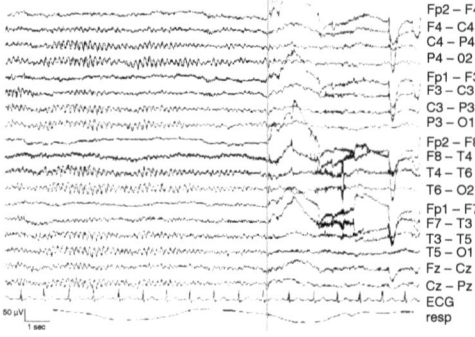

Figuur 6.1
Normaal EEG (bipolaire afleiding, 10 seconden), toont een achtergrondritme van 9,5 Hz (alfarange) beiderzijds pariëto-temporo-occipitaal. Ter hoogte van de blauwe lijn worden de ogen geopend (OO, ogen open), waarna het alfaritme geheel wordt onderdrukt. De reactiviteit is normaal.

valt te overwegen om provocatietesten (hyperventilatie en lichtflitsprikkeling) achterwege te laten. Een ECG en ademhalingskanaal wordt meestal standaard weergegeven. Dit kan ook informatie geven. Denk vooral aan het detecteren van (paroxysmale) hartritmestoornissen en apneu. Het laatste kan in combinatie met overmatig doezelen een aanwijzing zijn voor een obstructief slaapapnoesyndroom (OSAS), wat de oorzaak kan zijn van cognitieve stoornissen. Om het EEG bij vooral oudere patiënten met geheugenklachten op waarde te schatten, dient bij de beoordeling rekening te worden gehouden met de leeftijd van de patiënt, de vigilantie (alertheid) en het medicatiegebruik. Zo kunnen antipsychotica focale of diffuse langzame EEG-activiteit veroorzaken, clozapine piekgolfcomplexen en benzodiazepinen een overmaat aan diffuse bèta-activiteit op het EEG.

6.2 Indicaties voor EEG-onderzoek

Volgens de huidige Nederlandse richtlijn *Diagnostiek en medicamenteuze behandeling van dementie* is een EEG geïndiceerd bij:
- twijfel over de diagnose 'ziekte van Alzheimer';
- vermoeden van de ziekte van Creutzfeldt-Jakob;
- vermoeden van (temporale) epilepsie;
- vermoeden van toxisch-metabole encefalopathie.

Indien geplaatst in de klinische context van een individuele patiënt, kan het EEG ondersteunend zijn bij de diagnose frontotemporale dementie (FTD) en DLB.

Er zijn argumenten om het EEG routinematig te verrichten in een setting waar regelmatig dementiediagnostiek wordt verricht, zoals op geheugenpoliklinieken. In combinatie met een MRI en neuropsychologisch onderzoek kunnen EEG-patronen richting geven in de mate van vermoeden van een neurodegeneratieve aandoening (zie paragraaf 6.5). Daarnaast komt het betrekkelijk vaak voor dat het EEG onverwacht afwijkingen laat zien, zoals epileptiforme afwijkingen, apneu en afwijkingen ten gevolge van medicatiegebruik (lithium, benzodiazepinen), die gevolgen kunnen hebben voor het beleid. Ten slotte is herhaling van het EEG gevoelig voor het detecteren van een langzaam progressieve encefalopathie. Een vertraging van de alfapiekfrequentie van meer dan 1 Hz is hiervoor een aanwijzing. Verbetering van de afwijkingen op het EEG daarentegen pleit tegen een neurodegeneratieve aandoening.

6.3 Dementiële ziektebeelden

6.3.1 Ziekte van Alzheimer

Hans Berger (1873-1941), ontdekker van de medische toepassing van het EEG, beschreef voor het eerst veranderingen in het EEG bij een patiënt met Alzheimer. Sindsdien is er uitgebreide literatuur verschenen over visuele en spectraalanalyse van het EEG, waarbij gesteld is dat de EEG-afwijkingen bij Alzheimer weinig specifiek zijn en pas later tijdens de ziekte optreden. De EEG-afwijkingen zijn samen te vatten als een algehele vertraging van de diverse ritmes: vertraging van het dominante achtergrondpatroon, toename van diffuse langzame (thèta-, delta-)activiteit en afname van snelle (alfa, bèta) activiteit. In het begin wordt vaak een toename van thèta-activiteit en afname van bèta-activiteit gezien, terwijl latere stadia gekenmerkt worden door een toename van delta-activiteit en afname van alfa-activiteit. Verminderde reactiviteit van het achtergrondpatroon bij het openen van de ogen kan hiermee gepaard gaan. Afwezige reactiviteit is zeldzaam. Focale afwijkingen en asymmetrie van het achtergrondpatroon kunnen bij Alzheimer voorkomen, maar niet vaker dan bij andere categorieën van patiënten.

Er is veel onderzoek verricht naar de waarde van het routine EEG voor het diagnosticeren van Alzheimer ten opzichte van gezonde controles. In een

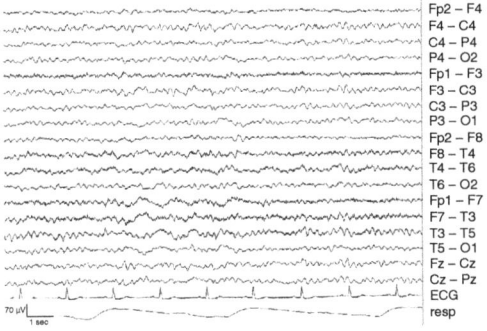

Figuur 6.2
EEG bij DLB.

Een 68-jarige man is volgens zijn echtgenote toenemend vergeetachtig. Hij raakt spullen kwijt. Tijdens een vakantie in het buitenland vond de echtgenote hem verward en verdwaalde hij snel. Zij vindt dat deze verschijnselen duidelijk verschillen per dag. Er is sprake van visuele hallucinaties, maar patiënt ontkent alles en is achterdochtig. Bij onderzoek wordt een MMSE van 19 gevonden met een opvallende visuoconstructieve stoornis. Neuropsychologisch onderzoek toont stoornissen op alle domeinen, vooral van de executieve functies. Er zijn geen aanwijzingen voor parkinsonisme bij neurologisch onderzoek. De diagnose DLB wordt gesteld. MRI-onderzoek toont diffuse corticale atrofie naast geringe wittestofpathologie. EEG (bipolaire afleiding) toont zowel focale als diffuse afwijkingen. Het achtergrondpatroon is wisselend vertraagd (ongeveer 7 Hz) met verminderde reactiviteit op het openen van de ogen. Temporaal komen er reeksen delta-activiteit voor, afwisselend links en rechts.

overzichtsartikel van Jonkman werd een positief voorspellende waarde tussen de 75% en 80% gevonden door middel van zowel visuele als spectrale EEG-analyse. Positief voorspellende waarden van kwantitatieve EEG-analyses variëren van 80-96% voor het onderscheid tussen Alzheimer en gezonde controles.

Door inclusie van patiënten in verschillende stadia van dementie en door gebruik van verschillende EEG-methoden zijn bovengenoemde waarden moeilijk vertaalbaar naar de praktijk. Het meest representatief zijn studies onder patiënten in het vroege stadium van dementie, waarbij onderscheid met normale veroudering van belang is. Claus en collega's vergeleken 58 patiënten ouder dan 65 jaar in een vroeg stadium van Alzheimer met gezonde mensen die deels ook geheugen-klachten hadden. Met behulp van een visuele EEG-analyse (Grand Total EEG (GTE)-score) werd gevonden dat bij twijfel over de diagnose ziekte van Alzheimer (a priori kans 30-40%) een afwijkend EEG (GTE score >3) de kans op de ziekte van Alzheimer aanzienlijk verhoogt, terwijl een normaal EEG weinig betekenis heeft. Belangrijke onderscheidende EEG-parameters waren reactiviteit van het achtergrondpatroon, diffuse langzame activiteit en frequentie van het achtergrondpatroon. Het is belangrijk zich te realiseren dat een normaal EEG bij Alzheimer niet ongewoon is in het vroege stadium. Er zijn aanwijzingen dat de preseniele vorm van Alzheimer vaker met EEG-afwijkingen gepaard gaat.

6.3.2 Vasculaire dementie

EEG-kenmerken die suggestief zijn voor vasculaire pathologie, zijn: asymmetrie in fysiologische alfa-en/of mufrequentie en/of reactiviteit, paroxysmale diffuse afwijkingen, scherpe golven en epileptiforme afwijkingen. Gezien de andere neuropathologie bij vasculaire dementie met schade van zowel de cortex als de witte stof, kan een EEG in theorie verschillen laten zien met Alzheimer. De literatuur over kwantitatieve EEG-analyse is hierover echter niet consistent. Een visueel beoordeeld EEG met zowel focale als diffuse afwijkingen pleit meer voor de diagnose vasculaire dementie dan voor Alzheimer. Een normaal EEG kan passen bij Alzheimer, maar is nauwelijks verenigbaar met de diagnose vasculaire dementie.

6.3.3 Frontotemporale dementie (FTD)

Volgens de diagnostische consensus worden alle klinische syndromen van frontotemporale lobaire degeneratie (FTD, semantische dementie en progressieve niet-vloeiende afasie) ondersteund door een normaal EEG. Hoewel recente studies vaker EEG-afwijkingen beschrijven bij FTD, komen deze minder frequent voor en zijn minder ernstig dan bij vergelijkbare alzheimerpatiënten. Vooral in het vroege stadium pleit een visueel beoordeeld normaal EEG voor de diagnose FTD.

6.3.4 parkinsondementie en DLB

Bij patiënten met parkinsondementie is de vertraging van het achtergrondpatroon veel meer uitgesproken dan bij niet-demente parkinsonpatiënten en kan met spectrale EEG-maten niet worden onderscheiden van Alzheimer. Bij vasculair parkinsonisme zijn de EEG-afwijkingen minder uitge-

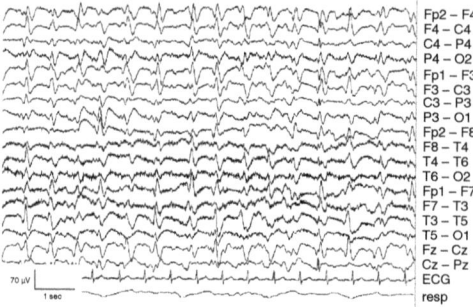

Figuur 6.3
EEG (bipolaire afleiding) met periodieke ontladingen bij de ziekte van Creutzfeldt-Jakob.

Een 59-jarige vrouw ontwikkelde een angststoornis met hallucinaties, was vergeetachtig en had moeite met lopen en spreken. De klachten waren snel progressief. Drie maanden na het debuut van deze symptomen was er sprake van akinetisch mutisme. Bij onderzoek werden stimulusafhankelijke myoclonieën gezien, vooral in het gelaat. In de liquor was het 14-3-3 eiwit aanwezig. MRI-onderzoek toonde multifocale afwijkingen van de grijze stof, alsmede een afwijkend signaal in de nucleus caudatus en putamen beiderzijds.

sproken dan bij patiënten met de ziekte van Parkinson. Als in een vroeg stadium van DLB diffuse vertraging, fluctuatie in frequenties en/of voorbijgaande temporale langzame activiteit wordt gezien op een standaard EEG, kan dit de diagnose DLB ondersteunen (zie figuur 6.2). De meeste studies suggereren dat het EEG bij DLB fors afwijkend is, meer dan bij alzheimerpatiënten. Met behulp van de GTE-score (cut-off score 9,5) kan DLB worden onderscheiden van Alzheimer met een sensitiviteit van 72% en een specificiteit van 85%.

6.3.5 Ziekte van Creutzfeldt-Jakob

Het EEG neemt een belangrijke plaats in bij de diagnose ziekte van Creutzfeldt-Jakob (zie figuur 6.3). Het voorkomen van periodieke ontladingen in het EEG is, naast het 14-3-3-eiwit in de liquor, een van de diagnostische criteria voor de meest voorkomende sporadische variant van de ziekte van Creutzfeldt-Jakob. De ontladingen zijn ook bij de iatrogene vorm en in mindere mate (10%) bij de genetische vorm beschreven, maar komen niet voor bij de nieuwe variant van de ziekte van Creutzfeldt-Jakob. De relatie tussen de ontladingen in het EEG en myoclonieën wordt wisselend beschreven.

Het achtergrondpatroon tussen de ontladingen is meestal laaggevolteerd en vertraagd. Een deel van de patiënten vertoont unilaterale periodieke ontladingen, verwant aan periodic lateralized epileptiform discharges (PLED's). Deze PLEDs zijn bij de sporadische variant van de ziekte van Creutzfeldt-Jakob niet geassocieerd met epilepsie. In een later stadium komen de complexen bilateraal voor en worden ze geclassificeerd als periodic short-interval diffuse discharges (PSIDDs). Periodieke ontladingen zijn niet specifiek voor de ziekte van Creutzfeldt-Jakob en in zeldzame gevallen ook beschreven bij snel progressieve Alzheimer, vasculaire dementie, DLB en toxisch-metabole encefalopathie. Omdat deze afwijkingen meestal ontbreken in het eerste stadium van de ziekte, hebben de periodieke ontladingen een relatief lage sensitiviteit van 64-66%. Het EEG wordt dan gekenmerkt door niet-specifieke vertraging van het achtergrondpatroon. Over het algemeen kan worden gezegd dat de afwezigheid van periodieke ontladingen na een ziekteduur van 3 tot 4 maanden de diagnose sporadische variant van de ziekte van Creutzfeldt-Jakob onwaarschijnlijk maakt, maar niet uitsluit. Er is een categorie patiënten met de ziekte van Creutzfeldt-Jakob die nooit periodieke ontladingen op het EEG laat zien. Opvallend is dat deze patiënten zonder periodieke ontladingen in het EEG meestal homozygoot zijn voor valine op codon 129 van het prion-gen op chromosoom 20. In het late stadium, als de ziekte gedomineerd wordt door dementie en myoclonieën, blijven de periodieke ontladingen meestal aanwezig. In het preterminale stadium is op het EEG vaak alleen nog een niet-reactief, zeer traag en laaggevolteerd achtergrondpatroon zichtbaar.

6.3.6 Overige neurodegeneratieve aandoeningen

Van corticobasale degeneratie en progressieve supranucleaire parese is bekend dat het achtergrondpatroon meestal normaal is, maar vergelijkende studies met de ziekte van Parkinson ontbreken. Bij corticobasale degeneratie wordt vaak focale langzame activiteit gezien, contralateraal aan de meest aangedane zijde van het lichaam. Een laaggevolteerd EEG (<10 microvolt; normaal >25 microvolt) is een karakteristiek EEG-patroon dat bij 30-69% van de patiënten met de ziekte van Huntington wordt gevonden.

6.4 Niet-dementiële oorzaken van geheugenproblemen

6.4.1 Epilepsie

Hoewel epilepsie op een geheugenpolikliniek een zeldzame diagnose is, is het gezien de grote kans op reversibiliteit na behandeling belangrijk deze diagnose te overwegen. In de literatuur zijn enkele patiënten met (temporale) epilepsie beschreven, bij wie vergeetachtigheid de voornaamste klacht was. Het EEG toont soms alleen na slaapdeprivatie epileptiforme afwijkingen. Het syndroom van geheugenklachten door epilepsie staat bekend als 'transient epileptic amnesia', en reageert goed op anti-epileptica. Bij een deel (28% in de studie van Butler en collega's) van de patiënten is amnesie het enige klinische symptoom. Er is dus reden om een proefbehandeling met anti-epileptica te overwegen bij patiënten met geheugenklachten en epileptiforme afwijkingen op het EEG. Of patiënten met Alzheimer en epileptiforme afwijkingen op het EEG reageren op anti-epileptica, is onbekend.

6.4.2 Delier

Een delier veroorzaakt door een toxisch-metabole encefalopathie gaat gepaard met geheugenproblemen en duidelijke EEG-afwijkingen. Het achtergrondpatroon is wisselend in frequentie en vaak ernstig vertraagd. *Frontal intermittent rhythmic delta activity* (FIRDA) komt veelvuldig voor. Hoewel de EEG-afwijkingen bij een toxisch-metabole encefalopathie meer uitgesproken zijn dan bij Alzheimer, is differentiatie niet altijd mogelijk. Het EEG is derhalve sensitief, maar weinig specifiek voor een encefalopathie. Dit betekent voor de praktijk dat een normaal EEG een encefalopathie vrijwel uitsluit. Het EEG kan worden gebruikt bij de differentiatie tussen delier en depressie, waarbij het EEG normaal is.

Het EEG is ook waardevol voor het aantonen van een toxische encefalopathie door medicatie, waardoor cognitieve stoornissen kunnen ontstaan of toenemen. Vooral antidepressiva en antipsychotica zijn in dit verband belangrijk. Ondanks het feit dat deze medicatie ook EEG-veranderingen geeft in therapeutische dosering (zie paragraaf 6.1), is het belangrijk om bij patiënten met geheugenklachten en EEG-afwijkingen de medicatie opnieuw te evalueren en zo nodig een bloedspiegel te bepalen.

6.5 Differentiële diagnostiek

Indien er twijfel is tussen subjectieve geheugenklachten, FTD of een begin van Alzheimer, pleiten diffuse EEG-afwijkingen voor Alzheimer. Focale EEG-afwijkingen zonder diffuse vertraging zijn geassocieerd met een geringe geheugenstoornis ('mild cognitive impairment', MCI). Als zowel Alzheimer, DLB als vasculaire dementie worden overwogen, zijn focale afwijkingen bij een diffuus vertraagd EEG een argument voor DLB en vasculaire dementie. Asymmetrie in frequenties of reactiviteit kunnen vervolgens een aanwijzing zijn voor vasculaire pathologie, terwijl fluctuaties van frequenties in de tijd meer passen bij DLB.

6.6 Andere neurofysiologische technieken

Evoked potentials (EPs) worden opgewekt door repetitieve stimulatie van het sensibele of motorische systeem of van de zintuigen. Het zijn stereotiepe potentialen met verschillende componenten die de verschillende locaties van de synapsen weergeven.

Cognitieve *event-related potentials* (ERPs) zijn verbonden met een cognitieve taak en hebben te maken met informatieverwerking in de hersenen. De literatuur meldt vaak abnormale corticale potentialen van visuele, auditieve en olfactoire EPs en abnormale of afwezige cognitieve ERPs bij de ziekte van Alzheimer. Mogelijk hebben ERPs prognostische waarde in het voorspellen van cognitieve achteruitgang. De vele methodologische bezwaren (signal-to-noise ratio, invloed van artefacten, averaging, definitie van potentiaalcomponenten en referentiewaarden) verhinderen vooralsnog toepassing op grote schaal in de praktijk.

Magneto-encefalografie (MEG) is een nieuwe, veelbelovende techniek. De MEG meet magnetische velden die worden gegenereerd door de elektrische activiteit van de hersenen. Voordelen boven het EEG zijn dat het signaal nauwelijks wordt beïnvloed door de conductie door de schedel en dat het relatief makkelijk is om vele (meer dan 150) kanalen tegelijk te registreren, waardoor het veel gevoeliger is voor het detecteren van het signaal uit de cortex. Inmiddels zijn er enkele functionele studies bij patiënten met de ziekte van Alzheimer gedaan, die verlies van coherentie en complexiteit naast vertraging van verschillende frequentie banden hebben gevonden. De differentieeldiagnostische waarde en prognostische waarde in het voorspellen van cognitieve achteruitgang van de MEG moet nog worden aangetoond.

Literatuur

Bonanni L, Thomas A, Tiraboschi P, et al. EEG comparisons in early Alzheimer's disease, dementia with Lewy bodies and Parkinson's disease with dementia patients with a 2-year follow-up. Brain. 2008;131(Pt 3):690-705.

Butler CR, Graham KS, Hodges JR, et al. The syndrome of transient epileptic amnesia. Ann Neurol. 2007;61(6):587-98.

Chan D, Walters RJ, Sampson EL, et al. EEG abnormalities in frontotemporal lobar degeneration. Neurology 2004;62(9):1628-30.

Claus JJ, Strijers RLM, Jonkman EJ, et al. The diagnostic value of electroencephalography in mild senile Alzheimer' s disease. Clin Neurophysiol. 1999;110(5):825-32.

Fernandez A, Hornero R, Mayo A, et al. MEG spectral profile in Alzheimer's disease and mild cognitive impairment. Clin Neurophysiol. 2006;117(2):306-14.

Hogh P, Smith SJ, Scahill RI, et al. Epilepsy presenting as AD: Neuroimaging, electroclinical features, and response to treatment. Neurology. 2002;58(2):298-301.

Jacobson S, Jerrier H. EEG in delirium. Semin Clin Neuropsychiatry. 2000;5(2):86-92.

Jeong JS. EEG dynamics in patients with Alzheimer's disease. Clinical Neurophysiology. 2004;115(7):1490-505.

Jonkman EJ. The role of the electroencephalogram in the diagnosis of dementia of the Alzheimer type: An attempt at technology assessment. Neurophysiologie Clinique-Clinical Neurophysiology. 1997;27(3):211-9.

Klimesch W. EEG alpha and theta oscillations reflect cognitive and memory performance: a review and analysis. Brain Res Brain Res Rev. 1999;29(2-3):169-95.

Kwaliteitsinstituut voor de Gezondheidszorg CBO. Diagnostiek en medicamenteuze behandeling van dementie. Alphen aan den Rijn: Van Zuiden Communications B.V.; 2006.

Liedorp M, Flier WM van der, Hoogervorst ELJ, et al. Associations between patterns of EEG abnormalities and diagnosis in a large memory clinic cohort. Dement Geriatr Cogn Disord. 2009.

McKeith IG, Dickson DW, Lowe J, et al. Diagnosis and management of dementia with Lewy bodies: third report of the DLB Consortium. Neurology. 2005;65(12):1863-72.

Neary D, Snowden JS, Gustafson L, et al. Frontotemporal lobar degeneration: a consensus on clinical diagnostic criteria. Neurology. 1998;51(6):1546-54.

Olichney JM, Taylor JR, Gatherwright J, et al. Patients with MCI and N400 or P600 abnormalities are at very high risk for conversion to dementia. Neurology. 2008;70(19 Pt 2):1763-70.

Prichep LS. Quantitative EEG and electromagnetic brain imaging in aging and in the evolution of dementia. Ann N Y Acad Sci. 2007;1097:156-67.

Riekkinen P, Buzsaki G, Riekkinen P, Jr., et al. The cholinergic system and EEG slow waves. Electroencephalogr Clin Neurophysiol. 1991;78(2):89-96.

Roks G, Korf ES, Flier WM van der, et al. The use of EEG in the diagnosis of dementia with Lewy bodies. J Neurol Neurosurg Psychiatry. 2008;79(4):377-80.

Steinhoff BJ, Zerr I, Glatting M, et al. Diagnostic value of periodic complexes in Creutzfeldt-Jakob disease. Ann Neurol. 2004;56(5):702-8.

Visser SL, Hooijer C, Jonker C, et al. Anterior temporal focal abnormalities in EEG in normal aged subjects; correlations with psychopathological and CT brain scan findings. Electroencephalogr Clin Neurophysiol. 1987;66(1):1-7.

Wada Y, Nanbu Y, Jiang ZY, et al. Electroencephalographic abnormalities in patients with presenile dementia of the Alzheimer type: quantitative analysis at rest and during photic stimulation. Biol Psychiatry. 1997;41(2):217-25.

Waldemar G, Dubois B, Emre M, et al. Recommendations for the diagnosis and management of Alzheimer's disease and other disorders associated with dementia: EFNS guideline. Eur J Neurol. 2007; e1-e26.

Wieser HG, Schindler K, Zumsteg D. EEG in Creutzfeldt-Jakob disease. Clin Neurophysiol. 2006;117(5):935-51.

7 Diagnostische instrumenten

J.F.M. de Jonghe

Kernpunten

- Meetinstrumenten betreffen screening en ernstbepaling, zelden het stellen van de diagnose.
- De gestandaardiseerde MMSE is, ondanks zijn beperkingen, bruikbaar als screeningsinstrument.
- Individuele behandelingen worden geëvalueerd met meetinstrumenten voor het globaal klinisch oordeel, de cognitie, (instrumentele) activiteiten van het dagelijks leven (I)ADL en gedragsveranderingen.
- Naast diagnostiek van symptomen, kan het nuttig zijn zorgzwaarte, ervaren (emotionele) belasting van de mantelzorg en kwaliteit van leven te beoordelen.
- De *Neuropsychiatric Inventory* biedt een uitgebreide kijk op gedragsveranderingen bij dementie.

7.1 Inleiding

In dit hoofdstuk komen onderdelen uit (gedrags)-neurologisch en (neuro)psychiatrisch onderzoek aan de orde en worden cognitieve screeningstests, observatieschalen en vragenlijsten besproken, relevant voor klinische beoordeling van en wetenschappelijk onderzoek naar dementie. Een uitputtende bespreking van gedragsneurologisch onderzoek valt buiten het bestek van dit boek. Het accent ligt op de klinische beoordeling van gedragsveranderingen bij dementie en gedragsneurologische proeven die worden gebruikt in onderzoek naar zogenaamde hogere cognitieve functiestoornissen. De geïnteresseerde lezer vindt omvattende overzichten in *Gedragsneurologie voor paramedici* van Bakker en in *Neurologie van cognitie en gedrag in hoofdlijnen* van Haaxma.

Naast het klinisch onderzoek zijn observatieschalen, vragenlijsten en psychologische tests ontwikkeld ter beoordeling van cognitieve stoornissen, de mate van zelfredzaamheid, veranderingen in gedrag, stemming en denken, en de mate van belasting van de mantelzorger gedurende het ziektebeloop al dan niet na interventies. Wetenschappelijk onderzoek naar dementie, maar ook evaluatie van interventies in de klinische praktijk, kan niet zonder cognitieve tests en een gestructureerde en gestandaardiseerde vorm van gedragsbeoordeling. Met een observatie- of beoordelingsschaal wordt op min of meer objectieve wijze het gedrag van de patiënt in kaart gebracht. Verder zijn uitspraken mogelijk over de mate waarin het gedrag afwijkend is en of zich veranderingen hebben voorgedaan. Het verdient de voorkeur individuele behandelingen te evalueren door middel van het registreren van de volgende vier aspecten: primair het globaal klinisch oordeel over de verandering, een test van het cognitieve functioneren en (instrumentele) activiteiten van het dagelijks leven (I)ADL, en secundair gedragsveranderingen.

In de afgelopen veertig jaar zijn zeer veel beoordelingsschalen ontwikkeld voor dementiepatiënten en hun verzorgers. Deze kunnen uiteraard niet allemaal worden besproken in dit hoofdstuk. In dit overzicht komen met name schalen aan de orde waarvan een (gevalideerde) Nederlandstalige versie beschikbaar is. Voor een uitgebreid overzicht wordt de lezer verwezen naar *Assessment Scales in Old Age Psychiatry* van Burns en collega's.

Consensus over het gebruik van cognitieve tests, vragenlijsten en beoordelingsschalen relevant voor onderzoek naar dementie wordt besproken in de *CBO Richtlijn diagnostiek en medicamenteuze behandeling van dementie* en in internationale publicaties op dit terrein. De websites van Nederlandse Alzheimercentra, Ouderenpsychiatrie en St. Psychologie en Ouderen vormen nog een andere bron van informatie over onderzoeksinstrumenten.

7.2 Gedragsneurologisch en neuropsychiatrisch onderzoek

Gedragsneurologische proeven vormen een onderdeel van gedragsneurologisch onderzoek. De patiënt wordt verzocht opdrachten uit te voeren die betrekking hebben op onderscheiden hoofdaspecten van het cognitieve functioneren: aandacht, geheugen, taal, praxis, gnosis en uitvoerende functies. Voorbeelden zijn het nazeggen van woorden, analyse van de spontane taal (vloeiend of niet vloeiend spreken), confrontatie benoemen en begrijpen van verbale of geschreven instructies, woorden of zinnen.

In tegenstelling tot formele cognitieve tests zijn gedragsneurologische proeven veelal niet gestandaardiseerd en genormeerd. In het klinisch onderzoek naar dementie zijn deze proeven waardevol als eerste impressie van aanwezige cognitieve stoornissen.

7.3 Cognitieve (screenings)tests

Neuropsychologische tests zijn behulpzaam bij onderzoek naar geheugenklachten. Screeningstests zijn beknopte neuropsychologische tests die vaak in vijf tot tien minuten zijn af te nemen. Ze bieden een eerste indruk van stoornissen in een of meerdere cognitieve functiedomeinen. Een positieve uitslag kan leiden tot verdiepend en aanvullend onderzoek. Welbekende tests zijn de Mini Mental State Examination (MMSE) en de Cognitieve Screeningstest (CST). Daarnaast geeft de CBO-consensus enkele voorbeelden van andere, soms omvangrijkere cognitieve tests genoemd, zoals de Seven Minute Screen (7MS), Alzheimer Disease Assessment Scale-cognitieve sectie (ADAS-cog) en de door Harcourt Test Publishers Amsterdam uitgegeven Nederlandse versie van de Revised Cambridge Examination for Mental Disorders, cognitieve sectie (CAMDEX-R/N, CAMCOG-R). Enkele nieuwe tests zijn de Montreal Cognitive Assessment (MoCA), Frontal assessment Battery (FAB) en de verkorte versie van de Severe Impairment Battery (SIB-S). Een overzicht van de toepassingsmogelijkheden en verkrijgbaarheid van genoemde tests is weergegeven in bijlage 7.1.

Mini Mental State Examination (MMSE)

Alom bekend is de MMSE, inmiddels geharmoniseerd voor gebruik in verschillende landen, waaronder Nederland. Een uitgebreide testinstructie is beschikbaar voor de gestandaardiseerde MMSE. De score op de MMSE loopt van 0-30. Hoe hoger de score hoe beter de cognitieve functie. De originele grenswaarde is een score lager dan 24. In het algoritme voor de recent ontwikkelde Preklinische Alzheimer Schaal (PAS) wordt een MMSE-score lager dan 26 als duidelijk afwijkend beschouwd. Correcties op de totaalscore zijn mogelijk indien de patiënt zeer oud is of hoog opgeleid. Over het algemeen wordt de MMSE als een waardevol screeningsinstrument beschouwd dat nagenoeg over de gehele wereld wordt gebruikt. Er kunnen echter de volgende kanttekeningen worden gemaakt. Bepaalde cognitieve functies (vooral executieve functies) worden niet expliciet gemeten, sommige functies worden slechts met één enkel item gemeten, en de MMSE-totaalscore vertoont een plafondeffect bij patiënten in een voorstadium van dementie en een bodemeffect bij (zeer) ernstige dementie.

Cognitieve screeningstest (CST)

De CST is een veel gebruikte en van origine Nederlandstalige test. De handleiding bevat referentiewaarden voor de 14- en 20-items versie. Onderzoek in een grote populatie ouderen laat zien dat de CST vergelijkbaar is met de MMSE wat betreft validiteit en betrouwbaarheid, maar tevens minder wordt beïnvloed door leeftijd- en opleidingseffecten. Tevens blijkt uit dat onderzoek dat de originele grenswaarden aangepast dienen te worden.

Seven Minute Screen (7MS)

De 7MS bestaat uit vier subtests: tijdsoriëntatie, leertest, kloktekentest en woordfluency. Oorspronkelijk ontwikkeld als efficiënte dementie-screeningstest in de eerstelijnszorg, blijkt de 7MS ook in Nederlands onderzoek in gespecialiseerde centra goed te onderscheiden tussen verschillende vormen van dementie en normaliteit.

Alzheimer Disease Assessment Scale-cognitieve sectie (ADAS-cog)

De ADAS-cog bevat vragen over oriëntatie, geheugen, taal en praxis. In onderzoek naar patiënten met licht cognitieve stoornissen ('mild cognitive impairment', MCI) worden veelal tests voor aandacht en executieve functiestoornissen toegevoegd. De ADAS-cog is de test van eerste keuze voor het meten van ernst van cognitieve stoornissen in diverse medicatieonderzoeken bij dementie. Vergelijkbaarheid van resultaten is gebaat bij gebruik van één meetinstrument. In Nederland heeft de ADAS-cog nauwelijks zijn weg gevonden naar de alledaagse diagnostische praktijk. Dit kan veranderen nu normgegevens beschikbaar zijn en de ADAS-cog geharmoniseerd is.

Revised Cambridge Examination for Mental Disorders (CAMCOG-R)

De CAMCOG-R is de cognitieve sectie uit een omvangrijk gestructureerd interview voor diagnostiek van dementie. De gereviseerde CAMCOG omvat items voor het meten van meerdere cognitieve domeinen, waaronder executieve functies. De CAMDEX/CAMCOG-R is geharmoniseerd voor gebruik in verschillende landen en Nederlandse normen zijn beschikbaar voor totaalscore en onderdelen.

Montreal Cognitive Assessment (MoCA)

Een nieuwe taak ontwikkeld voor onderzoek bij patiënten met MCI is de MoCA. De test lijkt op de MMSE, maar de items hebben overwegend een hogere moeilijkheidsgraad dan bijvoorbeeld die uit de MMSE. Een ingekorte variant van de Trailmaking test is toegevoegd aan de MoCA, als ook de Kloktekentest en Woordfluency. De eerste gegevens ondersteunen de validiteit van de MoCA. Een Nederlandse versie wordt ontwikkeld.

Frontal Assessment Battery (FAB)

De FAB is recent ontwikkeld screeningsinstrument voor executieve functiestoornissen. De test meet zes verschillende aspecten, waaronder inhiberen, conceptualisatie en mentale flexibiliteit. Validiteit ten opzichte van andere neuropsychologische taken is aangetoond.

Severe Impairment Battery (SIB)

Opgemerkt wordt dat de meeste besproken tests ontwikkeld zijn voor onderzoek naar vroege stadia van dementie. Voor onderzoek bij matige tot ernstige dementie kan gebruikt gemaakt worden van de SIB. De test is ontwikkeld voor onderzoek bij patiënten die opdrachten uit andere cognitieve tests niet langer meer begrijpen of kunnen uitvoeren. De SIB bestrijkt meerdere cognitieve domeinen en bevat enkele zeer eenvoudige opdrachten. Een voorbeeld is dat de onderzoeker de patiënt begroet door de hand uit te steken en observeert of de patiënt deze ook daadwerkelijk schudt. De scorerange bedraagt 0-100, met lagere scores wijzend op meer stoornissen. Recent is een verkorte versie van de SIB ontwikkeld en onderzoek ondersteunt de validiteit ervan.

Gebruik van tests in de praktijk

In geheugenpoliklinieken, maar ook in de verpleeghuissetting en ouderenafdelingen van het psychiatrisch ziekenhuis, wordt veelal gebruik gemaakt van testbatterijen voor onderzoek naar dementie. De samenstelling van deze testbatterijen loopt sterk uiteen. De sectie neuropsychologie van het Nederlands Instituut van Psychologen (NIP) beschrijft de belangrijkste cognitieve domeinen voor neuropsychologisch onderzoek bij dementie, waarmee richting wordt gegeven aan de samenstelling van een relevante testbatterij. Wetenschappelijk onderzoek laat zien dat cognitieve tests waarin een uitgestelde herinneringsconditie is opgenomen, grote voorspellende waarde hebben ten aanzien van dementie van het Alzheimertype.

Verschillende cognitieve screeningstests zijn beschikbaar. Deze beknopte tests geven een eerste indruk van aanwezige cognitieve stoornissen en zij maken, al of niet in combinatie met een uitgebreide neuropsychologische evaluatie, integraal onderdeel uit van dementiediagnostiek. Het verdient aanbeveling bij poliklinisch onderzoek de gestandaardiseerde MMSE te gebruiken als screeningstest. Een goed alternatief is de CST. In een setting waar men meer tijd heeft kan de CAMCOG of 7MS nuttig blijken.

7.4 Beoordelingsschalen

Een beoordelingsschaal bestaat meestal uit een scoreformulier met daarop een aantal items en een handleiding met achtergrondinformatie, afnameinstructie en het scoringsvoorschrift. De items uit beoordelingsschalen voor psychopathologie zijn veelal beschrijvingen van symptomen. Items uit een screeningsvragenlijst bevatten veelal 'ja/nee' antwoordcategorieën. Beoordeling van de ernst van klinische symptomen op een 5-puntsschaal van het zogenaamde 'Likert-type' (afwezig, licht, matig, ernstig, zeer ernstig) wordt het meest zinvol geacht. Daarnaast bestaan nog andere typen schalen, zoals de zogenaamde 'visueel analoge schaal' (VAS). Hierbij kruist de patiënt op een lijnstuk van 10 cm lengte aan hoe ernstig de pijn is (0 cm = 'helemaal niet' en 10 cm = 'aller hevigst'), hoe dicht hij bij zijn (therapeutisch) doel is, enzovoort. Een voordeel van VAS-schalen ten opzichte van vragenlijsten is dat de inhoud toegesneden kan worden op de problematiek van de individuele patiënt.

Beoordelingsschalen zijn beschikbaar voor de patiënt (zelfbeoordeling), familieleden, verpleegkundigen, verzorgenden en de behandelend arts of psycholoog. Beoordelingsschalen vervangen het klinisch oordeel niet. Een voor de hand liggende, efficiënte procedure is eerst screenen, dan diagnosestelling en vervolgens, al naar gelang het gebruiksdoel van het meetinstrument, de ernst bepalen, het beloop ervan in kaart brengen en therapie-evaluatie.

Voor de nu volgende selectie van beoordelingsschalen zijn overzichtswerken geraadpleegd. Niet alle meetinstrumenten die in de afgelopen veertig jaar zijn ontwikkeld worden even relevant geacht. Getracht is zo veel mogelijk de nieuwere en beschikbare meetinstrumenten te bespreken. Schalen voor het beschrijven van medicatiebijwerkingen, parkinsonisme, of specifieke meetinstrumenten voor bijvoorbeeld pijnperceptie bij dementie, vallen buiten het bestek van dit overzicht.

Een voorstel wordt gedaan voor het gebruik van bepaalde meetinstrumenten in de klinische praktijk. Voor de onderscheiden neuropsychiatrische stoornissen worden enkele schalen besproken en weergegeven. Enkele andere onderwerpen zoals 'kwaliteit van leven' bij dementie en vragenlijsten voor familieleden van dementiepatiënten komen apart aan de orde. Soms gaat het om Nederlandse vertalingen. Indien aanwezig, wordt verwezen naar validatie-onderzoek van deze versies. Opgemerkt wordt dat voor de meeste schalen slechts een summiere handleiding verkrijgbaar is bij de betreffende auteur.

7.4.1 Cognitieve functie en de ernst van de dementie

Beoordelingsschalen voor het meten van cognitieve stoornissen en de ernst van dementie

Naast neuropsychologische tests zijn beoordelingsschalen ontwikkeld voor het meten van cognitieve stoornissen en de ernst van dementie. Ernst van dementie is in essentie een samengesteld begrip. De mate van cognitieve achteruitgang bepaalt in sterke mate hoe de ernst van dementie wordt ingeschat, maar ook functionele achteruitgang speelt een rol. In de praktijk weerspiegelt het begrip veelal een globaal klinisch oordeel over de patiënt dat handig kan zijn bij het beschrijven van een patiëntenpopulatie of als maat voor verandering. De verschillende schalen op dit terrein zijn onder andere de:
– Clinical Dementia Rating Scale (CDR);
– Global Deterioration Scale (GDS);
– Functional Assessment Staging (FAST);
– Informant Questionnaire on Cognitive Decline in the Elderly (IQCODE).

In onderzoek wordt vaak gebruik gemaakt van schalen als de:
– Clinical Global Impression of Change (CGIC);
– Clinician Interview Based Impression of Change (CIBIC).

Ook subschalen uit de GIP zijn bruikbaar voor het beoordelen van geheugenstoornissen, gedesoriënteerd gedrag en bewustzijnsstoornissen. De GIP wordt veelal in de verpleeghuissetting ingevuld door verzorgenden.

Clinical Dementia Rating Scale

De CDR wordt in veel wetenschappelijk onderzoek gebruikt en is uitgegroeid tot de gouden standaard op het gebied van ernst van dementie. De geheugenfunctie wordt beoordeeld, als ook de oriëntatie, het oordeelsvermogen, het functioneren in werk en in sociaal opzicht, hobby's en de zelfverzorging. Een CDR-score 0 staat voor gezonde ouderen, 0,5 voor twijfelachtige dementie en 1, 2 en 3 voor respectievelijk lichte, matige en ernstige dementie. Bij afname van de CDR is meestal al veel bekend over de patiënt. Zonder deze voorkennis is een interview nodig van ongeveer veertig minuten.

Global Deterioration Scale en Functional Assessment Staging

De GDS is een schaal voor het beoordelen van achteruitgang bij dementie en bevat gedetailleerde klinische beschrijvingen van zeven verschillende stadia van dementie. Gelieerd aan de GDS is de FAST. Naast de zeven stadia uit de GDS worden substadia onderscheiden (in totaal 16). Met de beschrijving van elf verschillende substadia van ernstige dementie heeft de FAST toegevoegde waarde voor het beoordelen van gevorderde dementie.

Informant Questionnaire on Cognitive Decline in the Elderly

De IQCODE, een vragenlijst voor cognitieve achteruitgang bij ouderen, wordt ingevuld door familieleden van de patiënt en maakt een intrapersoonlijke vergelijking ('Hoe is de patiënt vergeleken met tien jaar geleden?', bijvoorbeeld ten aanzien van 'een gesprek onthouden', 'televisie of krant begrijpen', 'financiële zaken regelen'). De antwoordmogelijkheden van de 26- of 16-itemsversie zijn 1 = 'veel beter' 2 = 'iets beter' 3 = 'onveranderd', 4 = 'iets slechter' en 5 = 'veel slechter'. Na sommatie wordt een gemiddelde itemscore berekend. Grenswaarden variëren per onderzochte populatie. De meeste familieleden zijn in staat deze vragenlijst in korte tijd zelfstandig in te vullen. Nederlandse versies van de IQCODE (IQCODE-N) en verkorte vorm zijn beschikbaar.

Observatie van specifieke cognitieve stoornissen zoals aandacht- of bewustzijnsstoornissen bij dementie is mogelijk met bekende beoordelingsschalen voor delier. Voorbeelden zijn de:
– gereviseerde Delirium Rating Scale (DRS-R-98);
– Confusional Assessment Method (CAM).

De schalen zijn betrouwbaar, valide en bruibaar bij oudere patiënten. Van recente datum zijn:
– de in Nederland ontwikkelde Delier observatieschaal (DOS), een screeningsingslijst;
– de Delier-O-Meter, een verpleegkundige observatieschaal voor de beoordeling van ernst van delier.

Concluderend zijn – naast neuropsychologische tests – beoordelingsschalen bruikbaar bij onderzoek naar cognitieve functiestoornissen en ernst van dementie. In poliklinische setting wordt de CDR aanbevolen voor beoordeling van ernst en stadium van dementie. Bij (zeer) ernstige dementie, zoals in de verpleeghuissetting is de GDS/FAST een goed alternatief. De (verkorte) IQCODE wordt aanbevolen bij poliklinisch onderzoek naar dementie.

7.4.2 Neuropsychiatrische symptomen van dementie

Relevante beoordelingsschalen op het deelgebied van neuropsychiatrische symptomen van dementie zijn de GIP (voor verpleegkundigen) en de Neuropsychiatric Inventory (NPI) (voor de clinicus). De Revised Memory and Behavioural Problem Checklist (RMBPC) en de NPI-vragenlijstvorm (NPI-Q) zijn bruikbaar als zelfinvulvragenlijst voor familieleden van dementiepatiënten. Buitenlands onderzoek maakt ook wel gebruik van de Behavioral symptoms in Alzheimer's Disease scale (BEHAVE-AD).

Gedragsobservatieschaal voor de Intramurale Psychogeriatrie

Nadat lange tijd in vrijwel ieder verpleeghuis werd gewerkt met de Beoordelingsschaal voor Ouderen Patiënten (BOP), is de gedragsobservatieschaal voor de Intramurale Psychogeriatrie (GIP) in de jaren negentig van de vorige eeuw begonnen aan een opmars. De GIP is een van de meest omvattende verpleegkundige beoordelingsschalen. De schaal is genormeerd voor opgenomen psychiatrische en psychogeriatrische patiënten en bestaat uit 82 items, onderverdeeld in 14 homogene subschalen. Deze zijn eventueel los van elkaar te gebruiken. De item-antwoordcategorieën variëren enigszins en geven de frequentie van optreden weer ('nooit', 'soms', 'vaak', 'altijd'). Een beoordeling van ADL-beperkingen kan bij benadering eruit worden afgeleid. De afname duurt ongeveer een kwartier. Een goede handleiding is voorhanden. Nader onderzoek heeft de validiteit van de GIP verder onderbouwd. Hieruit bleek overigens ook dat de betrouwbaarheid soms tegenvalt, wat tevens het geval was bij soortgelijke schalen. Het is belangrijk dat twee beoordelaars het gedrag observeren en de schaal invullen. Een verkorte versie van de GIP (GIP-28) is beschikbaar.

Neuropsychiatric Inventory

De NPI-vragenlijst wordt afgenomen in een interview met een naast familielid van de (ambulante) patiënt. Er zijn twaalf subschalen waarmee uiteenlopende neuropsychiatrische stoornissen in kaart worden gebracht. Per onderdeel wordt een screeningsvraag gesteld en eventueel een zevental verdiepende vragen. Het geïnterviewde familielid bepaalt de frequentie (4-puntsschaal) en ernst (3-puntsschaal) van het symptoom. De subjectieve belasting voor de verzorgende wordt apart weergegeven op een 6-puntsschaal. Afname van de NPI duurt tien tot dertig minuten, afhankelijk van het aantal gesignaleerde probleemgebieden. De NPI-inventarisatie van neuropsychiatrische symptomen is specifieker dan die met de GIP. In veel klinische trials wordt de NPI toegepast als primaire of secundaire effectmaat. De Nederlandse versie voor de verpleeghuissetting (NPI-NH) is recent onderzocht, alsmede een vragenlijstversie (NPI-Q) waarvoor geen interview noodzakelijk is. Beschikbare normen zouden de klinische toepasbaarheid van de NPI vergroten.

Revised Memory and Behavioural Problems Checklist

In de RMBPC komen, naast geheugenstoornissen, de stemmingsproblematiek en gedragsveranderingen aan de orde. Het is een vragenlijst voor familieleden van dementiepatiënten zonder bijbehorend interview. De Nederlandse versie bestaat uit 25 items (5-puntsschaal). De afname neemt weinig tijd in beslag. Een verzorgende kan op een 4-puntsschaal aangeven hoe emotioneel belastend hij het specifieke gedrag ervaart. De betrouwbaarheid van de Nederlandse versie lijkt het hoogst voor familieleden die de patiënt goed kennen. Een overeenkomstige factorstructuur werd gevonden vergeleken met het oorspronkelijke onderzoek. De RMBPC is een bruikbare, efficiënte vragenlijst voor naaste familieleden van dementiepatiënten.

Concluderend is de NPI een veelgebruikte schaal, geschikt voor onderzoek naar neuropsychiatrische symptomen van dementie. De NPI is gezien de tijdsinvestering vooral in onderzoeksverband nuttig. De RMBPC en NPI-Q bieden een eerste indruk van neuropsychiatrische symptomen in de alledaagse (poli-)klinische praktijk. De GIP en de NPI-NH worden aanbevolen voor toepassing in een verpleeghuissetting.

7.4.3 Depressie

Op het gebied van depressie bij dementie bestaan verschillende specifieke (zelf)beoordelingsschalen. Het ligt voor de hand om bij screening op depressie te kiezen voor een relatief efficiënte zelfbeoordelingsvragenlijst zoals de Geriatric Depression Scale (GDS). De afname neemt weinig tijd in beslag. Meerdere, kortere versies van de GDS zijn beschikbaar. Afname van een zelfbeoordelingslijst wordt niet aanbevolen bij patiënten met een gevorderde dementie.

De Depressielijst is ontwikkeld voor een psychogeriatrische populatie. Aan de hand van vijftien kaartjes met daarop symptoomgerelateerde woorden en bijbehorend interview wordt een indruk verkregen van de ernst van depressie.

Een internationaal veelgebruikte schaal is de Cornell Scale for Depression in Dementia (CSDD). Deze schaal bestaat uit negentien items (3-puntschaal) en de clinicus verzamelt de informatie in een interview met de patiënt en de mantelzorg. De afname duurt ongeveer dertig minuten. Een Nederlandse versie is beschikbaar, zonder nadere psychometrische gegevens. Naast deze specifieke schalen bevatten verschillende andere meetinstrumenten subschalen voor het meten van depressieve symptomen.

Concluderend zijn de GDS en CSDD goede kandidaten voor respectievelijk screening op depressie bij (lichte) dementie en ernstmaat.

7.4.4 Apathie, rusteloosheid/agressie en psychose

Specifieke schalen voor het meten van apathie zijn de Apathie Evaluation Scale (AES) en de daarvan afgeleide Apathy Scale (AS). De AES is betrouwbaar en valide gebleken in verschillende patiëntenpopulaties. Ook de GIP en NPI bevatten subschalen voor het meten van apathie.

Een specifieke schaal op het gebied van agressie/agitatie is de Cohen-Mansfield Agitation Inventory (CMAI). De CMAI is ontwikkeld in een verpleeghuissetting. Deze verpleegkundige schaal bestaat uit 29 7-puntsitems en heeft betrekking op (verbaal) agressief gedrag en rusteloosheid. Antwoordcategorieën variëren van 'nooit' tot 'meerdere keren per uur'. De factorstructuur van de Nederlandstalige CMAI-versie komt overeen met die van de oorspronkelijke schaal. Naast deze specifieke schalen bevatten verschillende andere meetinstrumenten subschalen voor het meten van apathie, agressie en rusteloos gedrag.

De NPI bevat, als een van de weinige beoordelingsschalen, items voor het meten van hallucinaties en wanen. De GIP bevat een subschaal 'achterdocht'.

Samengevat zijn de AS, AES en onderdelen uit de NPI en GIP bruikbaar voor onderzoek naar apathie. De Nederlandse versie van de CMAI wordt aanbevolen voor het meten van agitatie/agressie bij dementie. De NPI is geschikt voor het meten van psychotische fenomenen bij dementie.

7.4.5 Activiteiten van het dagelijks leven - zorgniveau

Diagnostiek van dementie onderscheidt stoornissen of symptomen en functionele beperkingen. Deze beperkingen kunnen worden opgevat als basale handelingen samenhangend met zelfzorg – ook wel 'activiteiten van het dagelijks leven' (ADL) genoemd – en handelingen die een hoger niveau van onafhankelijk functioneren weergeven, zoals boodschappen doen, koken en telefoneren – ook wel 'instrumentele activiteiten van het dagelijks leven' (IADL) genaamd.

Het in kaart brengen van deze functionele beperkingen is belangrijk. Het geeft allereerst een beter beeld van de aard van de dagelijkse problemen, hetgeen bijdraagt aan het uitzetten van een zinvol beleid waarbij de patiënt een passende hoeveelheid hulp ontvangt. Omdat (I)ADL-functies van vitaal belang zijn en bijdragen aan de kwaliteit van leven van de patiënt, is het meten ervan ook relevant bij het beoordelen van effecten van behandeling. Ten slotte kan het ook bij de diagnostiek van dementie nuttig zijn te weten of cognitieve problemen van invloed zijn op het dagelijks functioneren.

Op dit terrein zijn algemene en ziektespecifieke schalen ontwikkeld. De eerste meetinstrumenten op dit terrein werden 30 tot 40 jaar geleden gepubliceerd. Het onderling vergelijken van (I)ADL-schalen wordt gecompliceerd door een gebrek aan gepubliceerde gegevens over de psychometrische kwaliteiten. Specifiek voor dementiepatiënten is:
- het Interview voor Deterioratie in het Dagelijks leven bij Dementie (IDDD);
- de Disability Assessment for Dementia schaal (DAD);
- de Alzheimer's Disease Cooperative Study (I)ADL-schaal;
- de Katz ADL-schaal;
- Lawton's IADL-schaal.

Voor (poli)klinisch onderzoek naar (I)ADL-beperkingen worden de IDDD, ADL-schaal van Katz en IADL-schaal van Lawton aanbevolen, al is meer onderzoek naar de psychometrie ervan gewenst. De DAD is bruikbaar in een onderzoekssetting.

7.4.6 Kwaliteit van leven

Uitbreiding van de behandelmogelijkheden bij dementie brengt met zich mee dat de vraag nadrukkelijker wordt gesteld naar de subjectieve waardering van de tijd die men langer met deze aandoening leeft. De Schedule for the Evaluation of Individual Quality of Life (SEIQoL) is vertaald in het Nederlands. Het SEIQoL is een semigestructureerd interview, gebaseerd op een theoretisch model waarin de patiënt zelf kiest wat voor hem de kwaliteit van leven bepaalt, aan de hand van vijf deelgebieden ('cues'). De methode voorziet in een vergelijking met hypothetische profielen, om zo het relatieve gewicht van de cues te kwantificeren en een controle op betrouwbaarheid van de antwoorden. Het is mogelijk de bijdrage van elke cue aan de totale kwaliteit van leven te berekenen met een speciaal regressieanalysesoftwarepakket. De vertaalde versie van de SEIQoL is betrouwbaar en leidt tot reproduceerbare resultaten bij ouderen zonder ernstige cognitieve stoornissen en bij patiënten met lichte dementie van het Alzheimertype. In 1999 publiceerden Brod en collega's het *Dementia Quality of Life instrument* (DQoL). Dit instrument meet het welbevinden bij demente patiënten op basis van het oordeel van de patiënt zelf. Het instrument bestaat uit drie 5-puntsschalen waarmee vijf domeinen van het welbevinden in kaart worden gebracht. De schaal is geschikt voor afname bij licht tot matig demente patiënten. De Nederlandse versie is een geautoriseerde vertaling.

7.4.7 Draaglast voor de verzorger

De subjectieve beleving van de zorg voor dementiepatiënten wordt onderscheiden van de objectieve zorglast. Om de subjectieve draaglast te meten zijn speciale schalen ontwikkeld. De Ervaren Druk door Informele Zorg (EDIZ) brengt in kaart hoe de verzorger de zorgsituatie taxeert.

In de RMBPC wordt eveneens gevraagd naar de subjectieve belasting voor de verzorger. Per geheugen- of gedragsprobleem geeft de verzorger op een 4-puntsschaal aan in welke mate hij erdoor geraakt of gehinderd werd (variërend van 'helemaal niet' tot 'heel erg'). Vergelijkbaar met de RMBPC is de subjectieve belastingschaal uit de NPI.

Naast deze vragenlijsten bestaan schalen voor het meten van het 'gevoel van competentie' van de verzorger.

Concluderend is de EDIZ geschikt voor het meten van de subjectieve belasting van de verzorger. Soortgelijke schalen zijn opgenomen in enkele symptoomgerichte vragenlijsten zoals de RMBPC en NPI. Daarnaast kan het gevoel van competentie in kaart worden gebracht.

7.5 Tot slot

Dementie gaat gepaard met veranderingen op velerlei gebied, hetgeen consequenties heeft voor de kwaliteit van leven van de patiënt en voor de subjectieve belasting van de verzorger. Het is nuttig cognitieve symptomen, neuropsychiatrische symptomen en veranderingen in (I)ADL te objectiveren en op gestandaardiseerde wijze te meten. De hier besproken meetinstrumenten vormen een actueel overzicht van hetgeen de huisarts, (medisch) specialist, psycholoog en verpleegkundige kan gebruiken bij de beoordeling van de symptomen en beperkingen bij dementie.

Literatuur

Alexopoulos GS, Abrams RC, Young RC, et al. Cornell Scale for Depression in Dementia. Biol Psychiatry. 1988;23:271-84.

Bakker JJ. Gedragsneurologie voor paramedici. Utrecht: De Tijdstroom; 2007.

Brod M, Stewart AL, Sands L, et al. Conceptualization and measurement of quality of life in dementia: the Dementia Quality of Life instrument (DQoL). Gerontologist. 1999;39:25-35.

Burns A, Lawlor B, Craig S. Assessment Scales in Old Age Psychiatry. 2nd ed. London: Martin Dunitz; 2003.

Cohen-Mansfield J, Marx MS, Rosenthal, AS. A description of agitation in a nursing home. J.Gerontol. 1989;44:M77-M84.

Cummings JL, Mega M, Gray K, et al. The Neuropsychiatric Inventory: comprehensive assessment of psychopathology in dementia. Neurology. 1994;44:2308-14.

Diesfeldt HF. A depression inventory for psychogeriatric patients. Tijdschr Gerontol Geriatr. 1997;28:113-18.

Dubois B, Slachevsky A, Litvan I, et al. The FAB: a Frontal Assessment Battery at bedside. Neurology. 2000;55:1621-26.

Gelinas I, Gauthier L, McIntyre M, et al. Development of a functional measure for persons with Alzheimer's disease: the disability assessment for dementia. Am J Occup Ther. 1999;53:471-81.

Graaf A de, Deelman BG, Fens J. Cognitieve screening Test. Lisse: Swets en Zeitlinger (Harcourt); 1991.

Graham DP, Cully JA, Snow AL, et al. The Alzheimer's Disease Assessment Scale-Cognitive subscale: normative data for older adult controls. Alzheimer Dis Assoc Disord. 2004;18:236-40.

Haaxma R. Neurologie van cognitie en gedrag in hoofdlijnen. Maarssen: Elsevier gezondheidszorg; 2006.

Hughes CP, Berg L, Danziger WL, et al. A new clinical scale for the staging of dementia. Br J Psychiatry. 1982;140:566-72.

Inouye SK, Dyck CH van, Alessi CA, et al. Clarifying confusion: the confusion assessment method. A new method for detection of delirium. Ann Intern Med. 1990;113:941-8.

Jonghe JF de, Kalisvaart KJ, Timmers JF, et al. Delirium-O-Meter: a nurses' rating scale for monitoring delirium severity in geriatric patients. Int J Geriatr Psychiatry. 2005;20:1158-66.

Jonghe JF de, Kat MG, Kalisvaart CJ, et al. Neuropsychiatric inventory questionnaire (NPI-Q): A validity study of the Dutch form. Tijdschr Gerontol Geriatr. 2003;34:74-7.

Jonghe JF de, Kat MG, Reus R de. Validity of the Behavior Observation Scale for Intramural Psychogeriatrics: a comparison with the BOP (Evaluation Scale Elderly Patients) and NOSIE-30 in a psychogeriatric assessment clinic for the elderly. Tijdschr Gerontol Geriatr. 1994;25:110-6.

Jonghe JF de, Kat MG, Rottier WP, et al. The Behavior Observation Scale for Intramural Psychogeriatrics and clinical diagnosis; a comparison with the BOP (Assessment Elderly Patients) and NOSIE-30. Tijdschr Gerontol Geriatr. 1995;26:24-9.

Jonghe JF de, Kat MG. Factor structure and validity of the Dutch version of the Cohen-Mansfield Agitation Inventory (CMAI-D). J Am Geriatr Soc. 1996;44:888-9.

Jonghe JF de, Ooms ME, Ribbe MW. Short version of the Dutch Behavioral Rating Scale for Psychogeriatric Inpatients (GIP-28). Tijdschr Gerontol Geriatr. 1997a;28:119-23.

Jonghe JF de, Schmand B, Ooms ME, et al. Abbreviated form of the Informant Questionnaire on cognitive decline in the elderly. Tijdschr Gerontol Geriatr. 1997b;28:224-9.

Jonghe JF de, Wetzels RB, Mulders A, et al. Validity of the Severe Impairment Battery Short Version. J Neurol Neurosurg Psychiatry. 2009.

Jonghe JF de. Differentiating between demented and psychiatric patients with the Dutch version of the IQCODE. Int J Geriatr Psychiatry. 1997;12:462-5.

Jorm AF, Jacomb PA. The Informant Questionnaire on Cognitive Decline in the Elderly (IQCODE): socio-demographic correlates, reliability, validity and some norms. Psychol Med. 1989;19:1015-22.

Jorm AF. The Informant Questionnaire on cognitive decline in the elderly (IQCODE): a review. Int Psychogeriatr. 2004;16:275-93.

Kat MG, Jonghe JF de, Aalten P, et al. Neuropsychiatric symptoms of dementia: psychometric aspects of the Neuropsychiatric Inventory (NPI) Dutch version. Tijdschr Gerontol Geriatr. 2002;33:150-5.

Katz S, Akpom CA. A measure of primary sociobiological functions. Int J Health Serv 1976;6:493-508.

Kaufer DI, Cummings JL, Ketchel P, et al. Validation of the NPI-Q, a brief clinical form of the neuropsychiatric inventory. In Process Citation. J Neuropsychiatry Clin Neurosci. 2000;12:233-9.

Kok RM, Verhey FR. Gestandaardiseerde Mini Mental State Examination; 2002.

Kok RM. Self-evaluation scales for depression in the elderly. Tijdschr Gerontol Geriatr 1994;25:150-6.

Lawton MP, Brody EM. Assessment of older people: self-maintaining and instrumental activities of daily living. Gerontologist. 1969;9:179-86.

Marin RS, Biedrzycki RC, Firinciogullari S. Reliability and validity of the Apathy Evaluation Scale. Psychiatry Res. 1991;38:143-62.

Meulen EF, Schmand B, Campen JP van, et al. The seven minute screen: a neurocognitive screening test highly sensitive to various types of dementia. J Neurol Neurosurg Psychiatry. 2004;75:700-5.

Moniz-Cook E, Vernooij-Dassen M, Woods R, et al. A European consensus on outcome measures for psychosocial intervention research in dementia care. Aging Ment Health. 2008;12:14-29.

Morris JC. The Clinical Dementia Rating (CDR): current version and scoring rules. Neurology. 1993;43:2412-4.

Nasreddine ZS, Phillips NA, Bedirian V, et al. The Montreal Cognitive Assessment, MoCA: a brief screening tool for mild cognitive impairment. J Am Geriatr Soc. 2005;53:695-9.

Nederlandse Vereniging voor Klinische Geriatrie. CBO Richtlijn Diagnostiek en medicamenteuze behandeling van dementie. Alphen aan de Rijn: Van Zuiden Communications; 2005.

Panisset M, Roudier M, Saxton J, et al. Severe impairment battery. A neuropsychological test for severely demented patients. Arch Neurol. 1994;51:41-5.

Pot A. Caregivers' perspectives. A longitudinal study on the psychological distress of informal caregivers of demented elderly. Academisch proefschrift VUA, Amsterdam; 1996.

Reisberg B, Borenstein J, Salob P, et al. Behavioral changes in patients with mild senile dementia of the Alzheimer's type. J Clin Psychiatry. 1987;48:9-15.

Reisberg B, Ferris SH, Leon MJ de, et al. The Global Deterioration Scale for assessment of primary degenerative dementia. Am J Psychiatry. 1982;139:1136-9.

Rooij SE de, Munster BC van, Korevaar JC, et al. Delirium subtype identification and the validation of the Delirium Rating Scale–Revised-98 (Dutch version) in hospitalized elderly patients. Int J Geriatr Psychiatry. 2006;21:876-82.

Saxton J, Kastango KB, Hugonot-Diener L, et al. Development of a short form of the Severe Impairment Battery. Am J Geriatr Psychiatry. 2005;13:999-1005.

Schmand B, Deelman BG, Hooijer C, et al. Item series of the cognitive screening test compared to those of the mini-mental status examination. Tijdschr Gerontol Geriatr. 1996;27:29-33.

Scholzel-Dorenbos CJ. Measurement of quality of life in patients with dementia of Alzheimer type and their caregivers: Schedule for the Evaluation of Individual Quality of Life (SEIQoL). Tijdschr Gerontol Geriatr. 2000;31:23-6.

Schuurmans MJ, Shortridge-Baggett LM, Duursma SA. The Delirium Observation Screening Scale: a screening instrument for delirium. Res Theory Nurs Pract. 2003;17:31-50.

Sclan SG, Reisberg B. Functional assessment staging (FAST) in Alzheimer's disease: reliability, validity, and ordinality. Int Psychogeriatr. 1992;4:55-69.

Sikkes SA, Lange-de Klerk ES de, Pijnenburg YA, et al. A systematic review of Instrumental Activities of Daily Living scales in dementia: room for improvement. J Neurol Neurosurg Psychiatry. 2009;80:7-12.

Teunisse S, Derix MM. The interview for deterioration in daily living activities in dementia: agreement between primary and secondary caregivers. Int Psychogeriatr. 1997;9:155-62.

Teunisse S, Haan R de, Walstra GM, et al. Behavioural problems in mild dementia: clinical relevance and methodological evaluation of the Revised Memory and Behavioral Problems Checklist. Teunisse S. Clinimetrics in dementia. Thesis. Universiteit van Amsterdam, 1997.

Timmers J, Kalisvaart K, Schuurmans M, et al. A review of delirium rating scales. Tijdschr Gerontol Geriatr. 2004;35:5-14.

Trzepacz PT, Mittal D, Torres R, et al. Validation of the Delirium Rating Scale-revised-98: comparison with the delirium rating scale and the cognitive test for delirium. J Neuropsychiatry Clin Neurosci. 2001;13:229-42.

Verhey FR, Houx P, Lang N van, et al. Cross-national comparison and validation of the Alzheimer's Disease Assessment Scale: results from the European Harmonization Project for Instruments in Dementia (EURO-HARPID). Int J Geriatr Psychiatry. 2004;19:41-50.

Verhey FR, Huppert FA, Korten EC, et al. Cross-national comparisons of the Cambridge Cognitive Examination-revised: the CAMCOG-R: results from the European Harmonization Project for Instruments in Dementia. Age Ageing. 2003;32:534-40.

Vernooij-Dassen MJ, Persoon JM, Felling AJ. Predictors of sense of competence in caregivers of demented persons. Soc Sci Med. 1996;43:41-9.

Verstraten PF, Eekelen CM van. Handleiding voor de GIP; Gedragsobservatieschaal voor de Intramurale Psychogeriatrie. Deventer: van Loghum Slaterus; 1987.

Visser PJ, Verhey FR, Scheltens P, et al. Diagnostic accuracy of the Preclinical AD Scale (PAS) in cognitively mildly impaired subjects. J Neurol. 2002;249:312-9.

Zuidema SU, Jonghe JF de, Verhey FR, et al. Agitation in Dutch institutionalized patients with dementia: factor analysis of the Dutch version of the Cohen-Mansfield Agitation Inventory. Dement Geriatr Cogn Disord. 2007a;23:35-41.

Zuidema SU, Jonghe JF de, Verhey FR, et al. Neuropsychiatric symptoms in nursing home patients: factor structure invariance of the Dutch nursing home version of the neuropsychiatric inventory in different stages of dementia. Dement Geriatr Cogn Disord. 2007b;24:169-76.

Bijlagen

Bijlage 7.1 Toepassingsmogelijkheden en verkrijgbaarheid tests

	klinische toepassing	toepassing bij dementie	betrouwbaarheid/ validiteit studies*	verkrijgbaarheid
MMSE	ja	ja	>3	A
CST	ja	ja	>3	U
7MS	ja	ja	>3	A
ADAS-Cog	ja/nee	ja	>3	A
CAMCOG(-R)	ja	ja	>3	U
MoCA	ja	MCI	3	A
FAB	ja	ja	>3	A
SIB(-S)	ja	ernstige dementie	>3	A

* Peer reviewed; van alle tests is de Nederlandse versie/vertaling beschikbaar bij de uitgever (U) of de auteur (A); MCI = mild cognitive impairment.

Bijlage 7.2 Toepassingsmogelijkheden en verkrijgbaarheid beoordelingsschalen

	klinische toepassing	toepassing bij dementie	betrouwbaarheid/ validiteit studies*	verkrijgbaarheid
CDR	ja	ernst/stadia dementie	>3	A
GDS/FAST	ja	ernst/stadia dementie	>3	A
IQCODE	ja	ernst cognitieve stoornis ouderen	>3	A
CGIC/CIBIC	nee	klinisch oordeel verandering	>3	A
GIP	ja	cognitie en gedragsverandering dementie	>3	U
GIP-28	ja	cognitie en gedrag dementie, beknopt	2	A
VSGO-GIP	ja	cognitie en gedrag dementie, beknopt	-	U
DRS(-R-98)	ja	delier ernst	>3	A
CAM	ja	delier diagnose algoritme	>3	A
DOS	ja	delier screening	>3	A
Delier-O-Meter	ja	delier ernst door verpleging	1	A
NPI	+/-	neuropsychiatrische symptomen polikliniek	>3	A
NPI-Q	ja	neuropsychiatrische symptomen, screening	3	A
NPI-NH	ja	neuropsychiatrische symptomen verpleeghuis	>3	A
RMBPC	ja	cognitie en gedragsverandering dementie	>3	A
Behave-AD	+/-	neuropsychiatrische symptomen polikliniek	>3	A
BOP	ja	cognitie en gedragsverandering dementie	>3	U

	klinische toepassing	toepassing bij dementie	betrouwbaarheid/ validiteit studies*	verkrijgbaarheid
GDS	ja	depressie gerontopsychiatrie en milde dementie	>3	A
CSDD	ja	depressie dementie	>3	A
AES	ja	apathie	>3	A
AS	ja	apathie	>3	A
CMAI	ja	agitatie, agressie dementie	>3	A
IDDD	ja	IADL-dementie	3	A
DAD	+/-	IADL-dementie	>3	A
ADCS-(I)ADL	+/-	IADL-dementie	-	A
ADL-Katz	ja	ADL	>3	A
IADL-Lawton	ja	IADL	>3	A
SEIQol	+/-	kwaliteit van leven	>3	U
DQol	+/-	kwaliteit van leven	1	dit boek
EDIZ	+/-	ervaren belasting partner	1	A

* Peer reviewed; van alle tests is de Nederlandse versie/vertaling beschikbaar bij de uitgever (U) of de auteur (A).

Bijlage 7.3 **Subschalen gedragsobservatie intramurale psychogeriatrie (GIP)**

Subschalen Gedragsobservatie Intramurale Psychogeriatrie (GIP)

Niet sociaal gedrag
Apathisch gedrag
Bewustzijnsstoornissen
Decorumverlies
Opstandig gedrag
Incoherent gedrag
Geheugenstoornissen

Gedesoriënteerd gedrag
Zinloos repetitief gedrag
Rusteloos gedrag
Achterdochtig gedrag
Zwaarmoedig/verdrietig gedrag
Afhankelijk gedrag
Angstig gedrag

Bijlage 7.4 Subschalen neuropsychiatrische vragenlijst (NPI)

Subschalen Neuropsychiatrische vragenlijst (NPI)
J.L. Cummings, Neuropsychiatric Inventory (NPI), 1994.
Nederlandse vertaling: J.F.M. de Jonghe, L.M. Borkent en M.G. Kat, 1997.

Met de Neuropsychiatrische Inventarisatie (NPI) wordt een beeld verkregen van eventueel aanwezige psychopathologische verschijnselen bij patiënten met hersenletsel. De NPI werd ontwikkeld voor toepassing bij patiënten met de ziekte van Alzheimer en andere dementie-syndromen, maar kan ook gebruikt worden voor onderzoek naar gedragsveranderingen bij andere ziektebeelden. De NPI omvat twaalf gedragsaspecten, te weten:

wanen
hallucinaties
agitatie/agressie
depressie/dysforie
angst
euforie/opgetogenheid

apathie/onverschilligheid
ontremd gedrag
prikkelbaarheid/labiliteit
doelloos repetitief gedrag
nachtelijke onrust/slaapstoornis
eetlust/eetgedrag verandering

Voorbeeld (één van de zeven verdiepings(sub)vragen en scoringsalternatieven):

F. EUFORIE/OPGETOGENHEID
Lijkt hij/zij te vrolijk, opgewekt of blij zonder duidelijke aanleiding? Ik bedoel niet de normale opgewektheid wanneer men vrienden ontmoet, een cadeau krijgt of tijd doorbrengt met familie. Ik vraag of hij/zij voortdurend een abnormaal goed humeur heeft of ergens om lacht waar een ander de humor niet van inziet.

NEE (Indien nee, stel dan de volgende screeningsvraag.) **JA** (Indien ja, stel dan de subvragen.)

Subvragen:
1. Lijkt hij/zij zich te goed of te opgewekt te voelen, vergeleken met hoe hij/zij normaal gesproken is?... _____
2. Vindt hij/zij iets grappig of lacht hij/zij ergens om waar een ander de humor niet van inziet? .... _____
3. Lijkt het net alsof hij/zij een kinderachtig gevoel voor humor heeft en giechelt of ongepast lacht? (Bijvoorbeeld als iemand iets vervelends overkomt) .... _____
4. Vertelt hij/zij moppen of plaatst hij/zij opmerkingen die hij/zij zelf wel grappig vindt, maar waar anderen niet om kunnen lachen? .... _____
5. Haalt hij/zij kinderachtige streken uit, zoals verstoppertje spelen of iemand knijpen, gewoon voor de grap? .... _____
6. Schept hij/zij op, bijvoorbeeld door te zeggen dat hij/zij rijk is of iets bijzonders kan, terwijl dat niet zo is?... _____
7. Is er nog iets anders waaruit blijkt dat hij/zij zich te goed of te opgewekt voelt?...... _____

Als de subvragen de screeningsvraag bevestigen, bepaal dan de frequentie en de ernst van de euforie.

Frequentie:
1. Soms – minder dan één keer per week.
2. Regelmatig – ongeveer één keer per week.
3. Vaak – verscheidene keren per week maar niet iedere dag.
4. Heel vaak – in essentie constant aanwezig.

Ernst:
- Licht – uitgelatenheid valt op bij vrienden en familie maar is niet storend.
- Matig – de uitgelatenheid is duidelijk abnormaal.
- Ernstig – de uitgelatenheid is zeer opvallend; patiënt is eufoor en hij/zij vindt alles amusant en grappig.

Emotionele belasting:
Hoe emotioneel belastend is dit gedrag voor u?

0   geen
1   minimaal
2   licht
3   matig
4   ernstig
5   zeer ernstig of extreem

Bijlage 7.5 **Subschalen behave-AD**

Subschalen BEHAVE-AD

1 Paranoïde en waanachtige ideatie
2 Hallucinaties
3 Onrust, zinloos repetitief gedrag
4 Agressiviteit
5 Dag-nachtritme
6 Affectieve stoornissen
7 Angsten en fobieën
8 Globale beoordeling van de ernst

Voorbeeld:
'Echtgeno(o)t(e) (of andere naast familielid) is een bedrieger.'

Waan
Niet aanwezig	0
De overtuiging dat echtgeno(o)t(e) (of ander naast familielid) een bedrieger is	1
Woede gericht op echtgeno(o)t(e) (of ander naast familielid) omdat deze een bedrieger zou zijn	2
Gewelddadig t.o.v. echtgeno(o)t(e) (of ander naast familielid) omdat deze een bedrieger zou zijn	3

Bijlage 7.6 Geriatric Sepression Scale (GDS)

Geriatric Depression Scale (GDS)
Vertaling: J.A.C. Bleeker, M.L. Frohn-de Winter en E. Cornelissen.

Naam: .... Geboortedatum: .... Datum onderzoek: ....

Instructie
Deze vragenlijst bestaat uit vragen waarop u met 'ja' of 'nee' kunt antwoorden. Het is de bedoeling dat u de vragen leest en bedenkt welk antwoord u erop geeft. U geeft het antwoord dat het beste weergeeft hoe u zich de afgelopen week, met vandaag erbij, gevoeld heeft.
Om het door u gekozen antwoord zet u dan een cirkel.

Voorbeeld: Vindt u het mooi weer vandaag? ....
In dit voorbeeld vindt degene die de vraag beantwoordt dat het mooi weer is.

Het is belangrijk dat u alle 30 vragen beantwoordt.

1. Bent u innerlijk tevreden met uw leven? ja nee
2. Bent u met veel activiteiten en interesses opgehouden? ja nee
3. Hebt u het gevoel dat uw leven leeg is? ja nee
4. Verveelt u zich vaak? ja nee
5. Hebt u hoop op de toekomst? ja nee
6. Piekert u over dingen die u niet uit uw hoofd kunt zetten? ja nee
7. Hebt u meestal een goed humeur? ja nee
8. Bent u bang dat u iets naars zal overkomen? ja nee
9. Voelt u zich meestal wel gelukkig? ja nee
10. Voelt u zich vaak hopeloos? ja nee
11. Bent u vaak rusteloos of zenuwachtig? ja nee
12. Blijft u liever thuis dan uit te gaan en nieuwe dingen te doen? ja nee
13. Piekert u vaak over de toekomst? ja nee
14. Hebt u het gevoel dat u meer moeite heeft met het geheugen dan anderen? ja nee
15. Vindt u het fijn om te leven? ja nee
16. Voelt u zich vaak down en in de put? ja nee
17. Voelt u zich nogal waardeloos op het ogenblik? ja nee
18. Piekert u veel over het verleden? ja nee
19. Vindt u het leven opwindend? ja nee
20. Is het voor u moeilijk om met nieuwe dingen te beginnen ja nee
21. Voelt u zich energiek? ja nee
22. Hebt u het gevoel dat uw situatie hopeloos is? ja nee
23. Denkt u dat de meeste mensen het beter hebben dan u? ja nee
24. Windt u zich vaak op over kleinigheden? ja nee
25. Hebt u vaak het gevoel dat u zou willen huilen? ja nee
26. Kost het u moeite om ergens uw aandacht bij te houden? ja nee
27. Staat u 's ochtends met plezier op? ja nee
28. Geeft u er de voorkeur aan gezelschap te vermijden? ja nee
29. Is het gemakkelijk voor u om beslissingen te nemen? ja nee
30. Voelt u zich even helder als gewoonlijk? ja nee

Bijlage 7.7 Cornell Scale for Depression in Dementia (CSDD)

Cornell Scale for Depression in Dementia (CSDD)
Vertaling: R.M. Dröes.

Scoringssysteem
a = niet te beoordelen   1 = licht of wisselend aanwezig
0 = afwezig   2 = ernstig

De beoordelingen zijn gebaseerd op symptomen en kenmerken zoals waargenomen in de voorafgaande week. Er dient geen score gegeven te worden wanneer symptomen het resultaat zijn van lichamelijke beperkingen of ziekte.

A Stemmingsgerelateerde kenmerken
1. Angst   a 0 1 2
   angstige gezichtsuitdrukking, peinzend, zorgelijk
2. Verdrietig   a 0 1 2
   verdrietige gelaatsuitdrukking, verdrietige stem, huilerig
3. Reageert niet op plezierige gebeurtenissen   a 0 1 2
4. Prikkelbaarheid   a 0 1 2
   gauw kwaad, slecht gehumeurd

B Gedragsstoornissen
5. Agitatie   a 0 1 2
   rusteloos, handenwringen, haarplukken
6. Vertraging   a 0 1 2
   trage bewegingen, langzame spraak, trage reacties
7. Meervoudige lichamelijke klachten   a 0 1 2
   (scoor 0 indien alleen maag-darmklachten)
8. Interesseverlies   a 0 1 2
   t.a.v. gebruikelijke activiteiten (scoor alleen indien er een plotselinge verandering is opgetreden, d.w.z. binnen een periode van 1 maand)

C Lichamelijke kenmerken
9. Vermindering van eetlust   a 0 1 2
   eet minder dan gewoonlijk
10. Gewichtsverlies (scoor 2 indien meer dan 2 kilo in 1 maand)   a 0 1 2
11. Gebrek aan energie   a 0 1 2
    gauw moe, niet in staat activiteiten vol te houden (scoor alleen indien er een plotselinge verandering is opgetreden d.w.z. binnen een periode van 1 maand)

D Cyclische functies
12. Dagelijkse stemmingsschommelingen   a 0 1 2
    's morgens meer symptomen
13. Moeite met inslapen   a 0 1 2
    later dan gewoonlijk voor deze persoon
14. Wordt 's nachts meerdere malen wakker   a 0 1 2
15. Wordt 's morgens vroeg wakker   a 0 1 2
    vroeger dan gewoonlijk voor deze persoon

E Stoornissen in de gedachte-inhoud

16 Suïcidale gedachten   a 0 1 2
 vindt het leven niet de moeite waard, heeft doodswensen of doet een poging tot zelfmoord
17 Lage zelfwaardering   a 0 1 2
 zelfverwijten, minacht zichzelf, gevoel van falen
18 Pessimisme   a 0 1 2
 verwacht het ergste
19 Wanen die overeenstemmen met de stemming   a 0 1 2

Bijlage 7.8 Verkorte informant vragenlijst over cognitieve achteruitgang bij ouderen

Verkorte Informant Vragenlijst over Cognitieve Achteruitgang bij Ouderen
A.F. Jorm & P.A. Jacomb (1989).
Nederlandse versie (IQCODE-N).
Vertaling en bewerking: J.F.M. de Jonghe en B. Schmand.

naam onderzochte: ....
geboortedatum: ....
man/vrouw

ingevuld door: ....
relatie tot onderzochte: ....
datum van invullen: ....

Dit is een lijst met bezigheden waarbij onthouden en nadenken belangrijk zijn. Wilt u bij elke bezigheid aangeven of mevrouw/meneer in de afgelopen 10 jaar (iets) verbeterd is, niet is veranderd, of (iets) verslechterd is? U kunt een kringetje zetten om het antwoord dat volgens u de juiste keuze is.
De vergelijking met 10 jaar geleden is belangrijk. Dus, als mevrouw/meneer vroeger ook altijd al vergat waar hij/zij spullen had neergelegd en dit nu nog steeds vergeet, dan is hij/zij op dat punt niet veranderd. Zet in dit geval een kringetje om 'niet veranderd'.

Hoe is mevrouw/meneer, vergeleken met 10 jaar geleden, bij:

		1	2	3	4	5
1.	Feiten herinneren over familieleden en vrienden, zoals beroepen, verjaardagen of adressen.	Veel beter	Iets beter	Niet veranderd	Iets slechter	Veel slechter
2.	Herinneren wat er pas geleden is gebeurd.	Veel beter	Iets beter	Niet veranderd	Iets slechter	Veel slechter
3.	Gesprekken herinneren van een paar dagen geleden.	Veel beter	Iets beter	Niet veranderd	Iets slechter	Veel slechter
4.	Onthouden van zijn/haar adres en telefoonnummer.	Veel beter	Iets beter	Niet veranderd	Iets slechter	Veel slechter
5.	Onthouden welke dag en maand het is.	Veel beter	Iets beter	Niet veranderd	Iets slechter	Veel slechter
6.	Onthouden waar iets normaal gesproken ligt.	Veel beter	Iets beter	Niet veranderd	Iets slechter	Veel slechter

	Hoe **vaak** kwam dit voor?	Hoe erg **raakte** of **hinderde** dit U?
	0 = nooit 1 = zelden 2 = soms 3 = vaak 4 = altijd 9 = weet niet	0 = helemaal niet 1 = een beetje 2 = nogal 3 = heel erg
4. raakte hij dingen kwijt of legde hij deze op de verkeerde plaats	0 1 2 3 4 9	0 1 2 3
5. vergat hij welke dag het was	0 1 2 3 4 9	0 1 2 3
6. maakte hij dingen, waaraan hij begonnen was, niet af (omcirkel 9 indien hij niets meer doet)	0 1 2 3 4 9	0 1 2 3
7. had hij moeite zich op een taak te concentreren (omcirkel 9 indien hij niets meer doet)	0 1 2 3 4 9	0 1 2 3
8. maakte hij eigendommen stuk	0 1 2 3 4 9	0 1 2 3
9. deed hij dingen die mij of anderen in verlegenheid brachten	0 1 2 3 4 9	0 1 2 3
10. wekte hij mij of andere familieleden 's nachts	0 1 2 3 4 9	0 1 2 3
11. sprak hij luid en snel	0 1 2 3 4 9	0 1 2 3
12. maakte hij een angstige of bezorgde indruk	0 1 2 3 4 9	0 1 2 3
13. deed hij dingen, die voor hemzelf of anderen gevaarlijk konden zijn	0 1 2 3 4 9	0 1 2 3
14. dreigde hij zichzelf te verwonden of bezeren	0 1 2 3 4 9	0 1 2 3
15. dreigde hij anderen te verwonden of bezeren	0 1 2 3 4 9	0 1 2 3
16. gebruikte hij agressieve taal tegen anderen (bijv. schelden)	0 1 2 3 4 9	0 1 2 3
17. leek hij bedroefd of neerslachtig	0 1 2 3 4 9	0 1 2 3
18. uitte hij zich bedroefd of wanhopig over de toekomst (bijv. 'er gebeurt niets meer dat nog de moeite waard is')	0 1 2 3 4 9	0 1 2 3
19. was hij huilerig	0 1 2 3 4 9	0 1 2 3
20. maakte hij opmerkingen over zijn eigen dood (bijv. 'ik zou liever dood zijn')	0 1 2 3 4 9	0 1 2 3
21. zei hij dat hij zich eenzaam voelde	0 1 2 3 4 9	0 1 2 3

	Hoe **vaak** kwam dit voor?	Hoe erg **raakte** of **hinderde** dit U?
	0 = nooit 1 = zelden 2 = soms 3 = vaak 4 = altijd 9 = weet niet	0 = helemaal niet 1 = een beetje 2 = nogal 3 = heel erg
22a. maakte hij opmerkingen dat hij zich waardeloos voelde	0 1 2 3 4 9	0 1 2 3
22b. maakte hij opmerking dat hij zich een belasting voor anderen voelde	0 1 2 3 4 9	0 1 2 3
23. maakte hij opmerkingen dat hij zichzelf een mislukking voelde, of dat hij niets waardevols had bereikt in zijn leven	0 1 2 3 4 9	0 1 2 3
24. sprak hij tegen, was hij geprikkeld	0 1 2 3 4 9	0 1 2 3

Bijlage 7.9 Cohen-Mansfield Agitation Inventory (CMAI)

Cohen-Mansfield Agitation Inventory (CMAI) - lange vorm (1986)
Factor structure and validity of the Dutch version of the Cohen-Mansfield Agitation Inventory (CMAI-D). J Am Geriatr Soc. 1996 Jul;44(7):888-9.
Vertaling: J.F.M. de Jonghe, versie 1997

Lees alle 29 geagiteerde gedragingen en omcirkel hoe vaak (van 1-7) dit voorkwam gedurende de laatste 2 weken.

	Nooit	Minder dan eens per week	1 à 2 keer per week	Meerdere keren per week	1 à 2 keer per dag	Meerdere keren per dag	Meerdere keren per uur
	1	2	3	4	5	6	7
1. IJsberen, doelloos rondlopen	1	2	3	4	5	6	7
2. Verkeerd kleden of uitkleden	1	2	3	4	5	6	7
3. Spugen (ook tijdens maaltijden)	1	2	3	4	5	6	7
4. Vloeken of verbale agressie	1	2	3	4	5	6	7
5. Voortdurend, buitensporig vragen om aandacht of hulp	1	2	3	4	5	6	7
6. Telkens herhalende zinnen of vragen	1	2	3	4	5	6	7
7. Slaan (ook zichzelf)	1	2	3	4	5	6	7
8. Schoppen	1	2	3	4	5	6	7
9. Anderen vastpakken	1	2	3	4	5	6	7
10. Duwen	1	2	3	4	5	6	7
11. Gooien met voorwerpen	1	2	3	4	5	6	7
12. Vreemde geluiden (ook ongepast lachen of huilen)	1	2	3	4	5	6	7
13. Gillen, krijsen	1	2	3	4	5	6	7

	Nooit	Minder dan eens per week	1 à 2 keer per week	Meerdere keren per week	1 à 2 keer per dag	Meerdere keren per dag	Meerdere keren per uur
	1	2	3	4	5	6	7
14. Bijten	1	2	3	4	5	6	7
15. Krabben	1	2	3	4	5	6	7
16. Weglopen (bijv. een andere kamer, gebouw)	1	2	3	4	5	6	7
17. Opzettelijk vallen	1	2	3	4	5	6	7
18. Klagen	1	2	3	4	5	6	7
19. Negativisme	1	2	3	4	5	6	7
20. Ongeschikte stoffen eten of drinken	1	2	3	4	5	6	7
21. Zichzelf of anderen bezeren (sigaret, heet water enz.)	1	2	3	4	5	6	7
22. Verkeerd gebruik van voorwerpen (verplaatsen meubels, spelen met eten)	1	2	3	4	5	6	7
23. Voorwerpen verstoppen	1	2	3	4	5	6	7
24. Voorwerpen verzamelen	1	2	3	4	5	6	7
25. Voorwerpen verscheuren of eigendommen kapotmaken	1	2	3	4	5	6	7
26. Telkens herhalende gedragingen (schuiven met voeten, plukken e.d.)	1	2	3	4	5	6	7
27. Verbale seksuele toespelingen	1	2	3	4	5	6	7
28. Lichamelijk seksuele toenadering zoeken	1	2	3	4	5	6	7
29. Algemene rusteloosheid	1	2	3	4	5	6	7

Bijlage 7.10 Subschalen Revised Memory and Behavioral Problem Checklist (RMBPC)

Revised Memory and Behavioral Problem Checklist (RMBPC)
Tery et al. 1992.
Nederlandse bewerking: S. Teunisse et al., 1997.
Onderzoeksversie: P.Z. Vogelenzang en J.F.M. de Jonghe, maart 1997.

Instructie
Met de volgende vragenlijst willen we meer te weten komen over veranderingen in het gedrag van meneer .... U treft een lijst aan met gedragsproblemen die zich bij sommige patiënten wel en bij anderen niet zullen voordoen. Wij willen graag weten of deze problemen zich **de afgelopen week** bij hem hebben **voorgedaan.** Dit gaat als volgt: bijvoorbeeld vraag 1 - 'Tijdens de afgelopen week stelde hij steeds opnieuw dezelfde vragen'. Was dit het geval? Zo ja, hoe vaak deed zich dit dan voor? Indien u vindt dat het vaak voorkwam dan omcirkelt u '3' in de **eerste rij** cijfers achter de vraag. Indien u vindt dat het zelden voorkwam dan omcirkelt u '1'. Probeer zo veel mogelijk alle vragen te beantwoorden. Als u het niet weet omcirkel dan '9'. Boven de vragen staat wat de cijfers 1 tot 9 betekenen.

Als het gedrag zich de afgelopen week voordeed, dan willen we ook graag weten hoe **hinderlijk** u dat vond of hoe erg dit gedrag u **raakte.** Het gaat er dus om of dat gedrag u op een of andere manier heeft beroerd. We realiseren ons dat sommige gedragsveranderingen een grotere belasting vormen voor familieleden of verzorgers dan andere gedragsveranderingen, en we willen daarvan op deze wijze een indruk krijgen. U omcirkelt hierbij een cijfer uit de **tweede rij.** Bijvoorbeeld: indien u vindt dat het 'steeds opnieuw dezelfde vragen stellen' u heel erg hinderde, dan omcirkelt u het cijfer '3' uit de tweede rij.
Als een gedragsprobleem zich de afgelopen week niet heeft voorgedaan, hoeft u ook niet aan te geven hoe hinderlijk u dat probleem vond of hoe erg u daardoor van streek raakte.

	Hoe **vaak** kwam dit voor?	Hoe erg **raakte** of **hinderde** dit U?
	0 = nooit 1 = zelden 2 = soms 3 = vaak 4 = altijd	0 = helemaal niet 1 = een beetje 2 = nogal 3 = heel erg
	9 = weet niet	

Tijdens de afgelopen week

1.	stelde hij steeds opnieuw dezelfde vragen	0 1 2 3 4 9	0 1 2 3
2.	had hij moeite zich recente gebeurtenissen te herinneren (bijv. wat er op de televisie was geweest of wie er op bezoek was geweest)	0 1 2 3 4 9	0 1 2 3
3.	had hij moeite zich belangrijke gebeurtenissen uit het verleden te herinneren	0 1 2 3 4 9	0 1 2 3

	Hoe **vaak** kwam dit voor?	Hoe erg **raakte** of **hinderde** dit U?
	0 = nooit 1 = zelden 2 = soms 3 = vaak 4 = altijd 9 = weet niet	0 = helemaal niet 1 = een beetje 2 = nogal 3 = heel erg
4. raakte hij dingen kwijt of legde hij deze op de verkeerde plaats	0 1 2 3 4 9	0 1 2 3
5. vergat hij welke dag het was	0 1 2 3 4 9	0 1 2 3
6. maakte hij dingen, waaraan hij begonnen was, niet af (omcirkel 9 indien hij niets meer doet)	0 1 2 3 4 9	0 1 2 3
7. had hij moeite zich op een taak te concentreren (omcirkel 9 indien hij niets meer doet)	0 1 2 3 4 9	0 1 2 3
8. maakte hij eigendommen stuk	0 1 2 3 4 9	0 1 2 3
9. deed hij dingen die mij of anderen in verlegenheid brachten	0 1 2 3 4 9	0 1 2 3
10. wekte hij mij of andere familieleden 's nachts	0 1 2 3 4 9	0 1 2 3
11. sprak hij luid en snel	0 1 2 3 4 9	0 1 2 3
12. maakte hij een angstige of bezorgde indruk	0 1 2 3 4 9	0 1 2 3
13. deed hij dingen, die voor hemzelf of anderen gevaarlijk konden zijn	0 1 2 3 4 9	0 1 2 3
14. dreigde hij zichzelf te verwonden of bezeren	0 1 2 3 4 9	0 1 2 3
15. dreigde hij anderen te verwonden of bezeren	0 1 2 3 4 9	0 1 2 3
16. gebruikte hij agressieve taal tegen anderen (bijv. schelden)	0 1 2 3 4 9	0 1 2 3
17. leek hij bedroefd of neerslachtig	0 1 2 3 4 9	0 1 2 3
18. uitte hij zich bedroefd of wanhopig over de toekomst (bijv. 'er gebeurt niets meer dat nog de moeite waard is')	0 1 2 3 4 9	0 1 2 3
19. was hij huilerig	0 1 2 3 4 9	0 1 2 3
20. maakte hij opmerkingen over zijn eigen dood (bijv. 'ik zou liever dood zijn')	0 1 2 3 4 9	0 1 2 3
21. zei hij dat hij zich eenzaam voelde	0 1 2 3 4 9	0 1 2 3

	Hoe **vaak** kwam dit voor?	Hoe erg **raakte** of **hinderde** dit U?
	0 = nooit 1 = zelden 2 = soms 3 = vaak 4 = altijd 9 = weet niet	0 = helemaal niet 1 = een beetje 2 = nogal 3 = heel erg
22a. maakte hij opmerkingen dat hij zich waardeloos voelde	0 1 2 3 4 9	0 1 2 3
22b. maakte hij opmerking dat hij zich een belasting voor anderen voelde	0 1 2 3 4 9	0 1 2 3
23. maakte hij opmerkingen dat hij zichzelf een mislukking voelde, of dat hij niets waardevols had bereikt in zijn leven	0 1 2 3 4 9	0 1 2 3
24. sprak hij tegen, was hij geprikkeld	0 1 2 3 4 9	0 1 2 3

Bijlage 7.11 Ervaren Druk door Informele Zorg (EDIZ)

Ervaren druk door informele zorg (EDIZ)
A.M. Pot

Mondelinge instructie
Er volgt nu een aantal uitspraken. De bedoeling is dat u bij elk van deze uitspraken aangeeft, in hoeverre die op u van toepassing is.
U heeft hierbij de volgende antwoordmogelijkheden (overhandig antwoordkaart):

    nee!   nee   min of meer   ja   ja!

Als een uitspraak helemaal op u van toepassing is, omcirkelt u 'ja!'. (Wijs aan.)
Wanneer een uitspraak helemaal niet op u van toepassing is, omcirkelt u 'nee!'. (Wijs aan.)
Of iets er tussenin. (Wijs aan.)

Begrijpt u de bedoeling?

Behandel item 1 als voorbeeld. Laat de verzorger de rest van de vragenlijst zelf invullen.

Items

1. Door de situatie van mijn ? kom ik te weinig aan mijn eigen leven toe.

    nee!   nee   min of meer   ja   ja!

2. Het combineren van de verantwoordelijkheid voor mijn ? en de verantwoordelijkheid voor mijn werk en/of gezin valt niet mee.

    nee!   nee   min of meer   ja   ja!

3. Door mijn betrokkenheid bij mijn ? doe ik anderen tekort.

    nee!   nee   min of meer   ja   ja!

4. Ik moet altijd maar klaarstaan voor mijn ?.

    nee!   nee   min of meer   ja   ja!

5. Mijn zelfstandigheid komt in de knel.

    nee!   nee   min of meer   ja   ja!

6. De situatie van mijn ? eist voortdurend mijn aandacht.

        nee!   nee   min of meer   ja   ja!

7. Door mijn betrokkenheid bij mijn ? krijg ik conflicten thuis en/of op mijn werk.

        nee!   nee   min of meer   ja   ja!

8. De situatie van mijn ? laat mij nooit los.

        nee!   nee   min of meer   ja   ja!

9. Ik voel me over het geheel genomen erg onder druk staan door de situatie van mijn ?.

        nee!   nee   min of meer   ja   ja!

Bijlage 7.12 Clinical Dementia Rating Scale (CDR)

Clinical Dementia Rating Scale (CDR), 1992 en 1993
Vertaling: J.F.M. de Jonghe.

	Geen CDR	Twijfelactige dementie CDR	Lichte dementie CDR 1	Matige dementie CDR 2	Ernstige dementie CDR 3
Geheugen	Geen geheugenproblemen of lichte, wisselende vergeetachtigheid	Consistent aanwezige, lichte vergeetachtigheid, gedeeltelijke herinnering van gebeurtenissen, 'benigne' vergeetachtigheid	Matige geheugenstoornis; uitgesproken voor recente gebeurtenissen; stoornis interfereert met dagelijks leven	Ernstige geheugenstoornis; slechts overleerde kennis blijft behouden; nieuwe informatie wordt snel vergeten	Ernstige geheugenstoornis; slecht fragmenten blijven behouden
Oriëntatie	Oriëntatie intact	Oriëntatie intact behoudens geringe problemen met ordening in de tijd	Moeite met tijdsordening; bij onderzoek intacte oriëntatie in plaats; elders kan desoriëntatie in plaats blijken	Ernstige problemen met ordening in de tijd; gewoonlijk desoriëntatie in tijd, vaak ook in plaats	Slechts georiënteerd in persoon
Oordeels- en probleemoplossend vermogen	Lost alledaagse problemen op; vergeleken met vroeger is het oordeelsvermogen behouden	Lichte beperking in het oplossen van problemen, benoemen van overeenkomsten en verschillen	Moeite met het oplossen van problemen, benoemen van overeenkomsten en verschillen; gewoonlijk behoud van sociaal oordeelsvermogen	Ernstig beperkt in het oplossen van problemen, benoemen van overeenkomsten en verschillen; gestoord sociaal oordeels vermogen	Niet in staat problemen op te lossen of een juiste beoordeling te maken

	Geen CDR	Twijfelactige dementie CDR	Lichte dementie CDR 1	Matige dementie CDR 2	Ernstige dementie CDR 3
Gemeenschapszaken	Functioneert zelfstandig op het oude niveau in werk, boodschappen doen, afhandeling van zakelijke, financiële zaken, deelname aan vrijwilligerswerken sociale activiteiten	Licht beperkt in deze activiteiten	Niet in staat zelfstandig te functioneren wat deze activiteiten betreft, hoewel deelname aan sommige nog mogelijk is; lijkt oppervlakkig gezien normaal	Geen suggestie van zelfstandig functioneren buitenshuis Lijkt in staat meegenomen te kunnen worden naar activiteiten buitenshuis	Geen suggestie van zelfstandig functioneren buitenshuis Lijkt te ziek voor deelname aan activiteiten buitenshuis
Hobby's en functioneren thuis	Behoud van hobby's, intellectuele interesses en functioneren thuis	Behoud of hoogstens lichte achteruitgang van het functioneren thuis, hobby's, en intellectuele interesses	Milde, maar evidente beperking in functioneren thuis; opgehouden met moeilijker huishoudelijke taken; opgehouden met ingewikkelder hobby's en interesses	Doet alleen nog eenvoudige huishoudelijke taken; zeer beperkte, weinig onderhouden interessest	Geen noemenswaardige activiteit in huis
Persoonlijke verzorging	Volledig in staat zichzelf te verzorgen		Behoeft aanwijzingen	Behoeft hulp bij aankleden, hygiëne, bewaren van persoonlijke eigendommen	Behoeft veel hulp bij zelfverzorging; frequent incontinent

Bijlage 7.13 Deterioration in Dagelijkse Levensverrichtingen bij Dementie (IDDD)

Deterioratie in Dagelijkse Levensverrichtingen bij Dementie (IDDD)

Beoordeel hoe vaak dhr./mevr. .... deze week hulp kreeg bij (zelfzorg) handelingen.
Als hij/zij de handeling vroeger ook niet verrichtte, kruis dan het eerste hokje aan ('nooit gedaan').

	voorheen	tijdens de afgelopen week					
Moest geholpen worden bij ...	nooit zelf gedaan	nooit	zelden	soms	vaak	altijd	weet niet
1. **het wassen** (bij vinden van zeep, washand, handdoek; bedienen kraan; wassen en afdrogen lichaam)	☐	☐	☐	☐	☐	☐	☐
2. **koffie- en theezetten** (bij vinden van koffie, thee, filters; uitvoeren benodigde handelingen)	☐	☐	☐	☐	☐	☐	☐
3. **het aankleden** (bij vinden van afzonderlijke kleding stukken in juiste volgorde)	☐	☐	☐	☐	☐	☐	☐
4. **haar kammen of tanden poetsen** (bij vinden van kam, tandenborstel en pasta; haar kammen, tanden poetsen zelf)	☐	☐	☐	☐	☐	☐	☐
5. **eten** (bij hanteren bestek; naar mond brengen van voedsel)	☐	☐	☐	☐	☐	☐	☐
6. **handelingen op het toilet** (bij uitkleden; behoefte doen op de juiste plaats; afvegen; aankleden; doortrekken)	☐	☐	☐	☐	☐	☐	☐
7. **boodschappen halen, zelfs wanneer ik een briefje gaf** (bij vinden van benodigdheden in juiste winkels; juiste hoeveelheden; afrekenen)	☐	☐	☐	☐	☐	☐	☐

	voorheen	tijdens de afgelopen week					
Moest geholpen worden bij ...	nooit zelf gedaan	nooit	zelden	soms	vaak	altijd	weet niet
8. telefoneren (bij vinden van telefoon en nummer; opnemen hoorn; draaien nummer; spreken)	☐	☐	☐	☐	☐	☐	☐
9. voorbereiden eenvoudige maaltijd (bij vinden van benodigdheden; bereiden ei, groente, vlees e.d.; bedienen van vuur)	☐	☐	☐	☐	☐	☐	☐
10. schoonmaken, klussen in en rond het huis, of tuinieren (bij vinden van benodigdheden; uitvoeren van afzonderlijke handelingen)	☐	☐	☐	☐	☐	☐	☐
11. het regelen van financiën (bij vinden van rekeningen, afschriften; bijhouden van betalingen; invullen van overschrijvingskaarten)	☐	☐	☐	☐	☐	☐	☐

Alleen indien hulp nodig was ja nee weet niet

Heeft uw .... lichamelijke problemen, ☐ ☐ ☐
die maken dat hij/zij hulp nodig heeft bij
sommige van deze handelingen?

Indien ja, noteer de itemnummers waarvoor
geldt dat hulp uitsluitend nodig is ten gevolge van
lichamelijke problematiek.

Bijlage 7.14 Dementia Quality of Life Instrument (DQoL)

Dementia Quality of Life instrument (DQoL)
Nederlandse vertaling 1999, Werkgroep 'Kwaliteit van leven bij dementie'.

Naam: .... Datum: ....

Oefenvragen
Opmerking: Gebruik schaal #1 bij het beantwoorden van de testvragen en vragen 1-5.

Aanwijzingen: (Voorlezen aan de patiënt)
Ik ga u een aantal vragen stellen over hoe het de laatste tijd met u gaat. Ik zou graag willen dat u bij het beantwoorden van de vragen deze schalen gebruikt. (Overhandig de patiënt een kopie van #1.) We beginnen met een aantal oefenvragen, zodat ik u kan uitleggen hoe de schalen gebruikt moeten worden. De eerste schaal gaat over het genieten van dingen. De schaal heeft 5 antwoord/keuzemogelijkheden: 'er helemaal niet van genieten', 'er weinig van genieten', 'er enigszins van genieten', 'er behoorlijk van genieten' tot 'er zeer van genieten'.

Opmerking: Wijs elke keuzemogelijkheid aan terwijl u deze duidelijk voorleest. Zo nodig kunt u na iedere vraag de antwoordmogelijkheden herhalen (bijvoorbeeld bij testvraag 1, zegt u: geniet de persoon helemaal niet van de maaltijd, geniet hij er een klein beetje van, geniet hij er nogal van, geniet hij er veel van of geniet hij er heel veel van).

Oefenvraag 1
Als ik (onderzoeker wijst naar zichzelf) niet van een maaltijd zou genieten, welke keuze zou ik dan maken om te omschrijven hoeveel ik er van genoot?

juist   onjuist

Oefenvraag 2
Als ik (onderzoeker wijst naar zichzelf) zeer van een maaltijd zou genieten, welke keuze zou ik dan maken om te beschrijven hoeveel ik er van genoot?

juist   onjuist

Oefenvraag 3
Als u (wijs naar patiënt) echt van een maaltijd zou genieten, welke keuze zou u dan maken om te beschrijven hoeveel u er van genoot? (**Opmerking**: zowel keuze 4 als 5 zijn acceptabel)

juist   onjuist

Opmerking:
Ga niet verder tenzij de patiënt minimaal 2 van de 3 oefenvragen correct heeft beantwoord.

AANWIJZING VOOR DE ONDERZOEKER: Bied de patiënt schaal #1 aan, voordat u de serie vragen bij de schaal stelt. Stel de eerste vraag uit de serie en lees vervolgens de keuzemogelijkheden voor, terwijl u deze aanwijst. Herhaal zo nodig de keuzemogelijkheden van de schaal bij iedere volgende vraag.

Schaal # 1

Opmerking: Ga verder met schaal #1 en lees het volgende: Heeft u vragen hoe deze schaal te gebruiken?... Nu ga ik u enkele vragen over u stellen:

Hoeveel genoot u de laatste tijd van:

_____ 1. Luisteren naar muziek.

_____ 2. Luisteren naar de geluiden uit de natuur.
(vogels, wind, regen)

_____ 3. Kijken naar dieren zoals vogels.

_____ 4. Kijken naar kleurrijke dingen.

_____ 5. Kijken naar de wolken, de lucht of een regenbui.

Schaal # 2

Opmerking: Lees het volgende voor: 'De volgende schaal gaat over hoe vaak u bepaalde gevoelens hebt. De schaal gaat van nooit naar zelden, naar soms, naar vaak tot heel vaak (wijs iedere keuzemogelijkheid op de schaal aan als u het voorleest)... Heeft u vragen over hoe deze schaal te gebruiken?'

Hoe vaak voelde u zich de laatste tijd:

_____ 6. Nuttig

_____ 7. In verlegenheid gebracht

_____ 8. Geliefd

_____ 9. Vol zelfvertrouwen

_____ 10. Tevreden met uzelf

Hoe vaak voelde u de laatste tijd:

_____ 11. Dat mensen u mochten

_____ 12. Dat u iets is gelukt

Hoe vaak heeft u de laatste tijd:

_____ 13. Iets meegemaakt waarom u moest lachen

Hoe vaak voelde u zich de laatste tijd:

_____ 14. Bang

_____ 15. Gelukkig

_____ 16. Eenzaam

_____ 17. Gefrustreerd (teleurgesteld)

_____ 18. Vrolijk

_____ 19. Boos

_____ 20. Bezorgd

_____ 21. Tevreden

_____ 22. Depressief

_____ 23. Hoopvol

_____ 24. Zenuwachtig

_____ 25. Bedroefd

_____ 26. Geërgerd

_____ 27. Angstig

_____ 28. Hoe vaak maakt u grapjes of lacht u met andere mensen?

_____ 29. Hoe vaak bent u in staat uw eigen beslissingen te nemen?

Algemene (overkoepelende) vraag:

Schaal # 3

Opmerking: *Deze schaal is bedoeld om te bepalen, hoe u vindt dat de kwaliteit van leven van uw leven is; de schaal kent 5 antwoordcategorieën: slecht, matig, goed, zeer goed en uitstekend.*

_____ 30. Over het algemeen genomen, hoe zou u de kwaliteit Uw leven beoordelen?

Dank u voor de tijd

Antwoordschalen

Antwoordschaal # 1:   Genieten

1.————— 2.————— 3.————— 4.————— 5.
helemaal   weinig   enigszins   behoorlijk   zeer
niet

Antwoordschaal # 2:   Hoe vaak

1.————— 2.————— 3.————— 4.————— 5.
nooit   zelden   soms   vaak   heel vaak

Antwoordschaal # 3:   Over het geheel genomen

1.————— 2.————— 3.————— 4.————— 5.
slecht   matig   goed   erg goed   uitstekend

Bijlage 7.15 Katz ADL-schaal

Katz ADL-schaal
Minimal dataset- februari 2004.

1. Score

Item	Score
1. Kunt u zichzelf aankleden?	/3
2. Heeft u hulp nodig om naar de badkamer te gaan?	/3
3. Verliest u urine?	/3
4. Kunt u eten zonder hulp?	/3
5. Kunt u zich verplaatsen zonder hulp?	/3
6. Heeft u hulp nodig bij baden of douchen?	/3
Totale score	

1 = Volledig zelfstandig
2 = Heeft een beetje hulp nodig
3 = Heeft veel hulp nodig of is geheel afhankelijk

Informant Katz

O	Informant aanwezig	O	Geen informant aanwezig	O	Onbekend of informant aanwezig was

Bijlage 7.16 Delier-O-Meter

Delier-O-Meter

Beknopte verpleegkundige beoordelingsschaal voor de ernst van delier versie 13-2-2004, Medisch Centrum Alkmaar

© J.F.M. de Jonghe en C.J. Kalisvaart, 2002

Instructie

De DELIER-O-METER is een verpleegkundige beoordelingsschaal voor de ernst van delier. De schaal levert niet de diagnose delier op, maar is wel bedoeld om dagelijks de ernst te bepalen. Zo kan het beloop of het effect van een interventie in kaart worden gebracht.

Noteer om welke observatieperiode het gaat (dag-, avond- of nacht-dienst). Als patiënt in de nachtdienst rustig slaapt dan volgt geen beoordeling (omcirkel 'niet van toepassing'), wel als hij wakker en onrustig/verward is.

Let op, het gaat om *waargenomen* symptomen en gedragingen: interpreteer zo min mogelijk. Het samen met een collega invullen verdient altijd de voorkeur.

Beoordeel de ernst van het symptoom: is het afwezig, licht, matig of ernstig? Omcirkel per symptoom welke omschrijving het gedrag van patiënt het best weergeeft.

Let op! Niet ieder gedrag dat beschreven is in de categorie dient bij de patiënt aanwezig te zijn om op dat niveau te scoren, echter, de beschrijving moet wel representatief zijn voor het waargenomen gedrag. Is het gedrag **wisselend** aanwezig, kies dan voor de ernstigste categorie die werd waargenomen.

Test de oriëntatie; vraag tijdens je dienst '…welke dag is het vandaag?, …wat is de datum?, …waar bent u nu?, …wie is dat? of …wat is zijn beroep…?' Het antwoord navragen is belangrijk, ook bij bedlegerige patiënten.

Let op! We gaan ervan uit dat het 'niet weten welke dag/datum het is' een lichter symptoom is dan 'niet weten waar je bent' en dat 'niet weten wie je bent of anderen niet herkennen' het ernstigst is. Desoriëntatie in plaats veronderstelt dat patiënt ook niet altijd goed georiënteerd in de tijd is en desoriëntatie in persoon veronderstelt dat patiënt ook niet goed weet waar hij is (noch de juiste dag weet, enz.).

Als de patiënt niet reageert op een vraag omdat hij te ziek of verward is, kies dan de ernstigste categorie. *Doe dit echter niet voor hallucinaties en wanen*; er moeten immers aanwijzingen zijn dat patiënt deze waarnemingen en gedachten heeft om ze te kunnen scoren.

Door het omcirkelen van de antwoorden ontstaat een symptoomprofiel. Tevens wordt de totaalscore berekend door de scores per symptoom op te tellen.
Voor een objectief oordeel is het gebruik van één scoringsformulier per dienst aanbevolen (eventueel kunnen de profielen later voor evaluatie op een formulier verzameld worden)

Succes bij het invullen!

Omcirkel per symptoom wat de afgelopen dienst het meest van toepassing is.

	0	1	2	3	Score
1. Volgehouden aandacht	Kan langere tijd geconcentreerd aan iets werken of iets bespreken	Is een enkele keer verstrooid, soms moet een vraag worden herhaald	Is snel afgeleid, vragen moeten worden herhaald	Geheel niet in staat aandacht vast te houden / reageert op alle prikkels	
2. Verplaatsen v.d. aandacht	Gaat moeiteloos en adequaat van het ene gespreksonderwerp/activiteit over naar het andere	Blijft een enkele keer 'hangen' in vorig gespreksonderwerp of activiteit	Heeft veel moeite met het overschakelen naar een ander gespreksonderwerp of activiteit	In het geheel niet in staat aandacht op te brengen voor of te verplaatsen naar een nieuw gespreksonderwerp / activiteit	
3. Oriëntatie (Test!)	Noemt de juiste datum, weet waar hij is, kent de weg, kent personen	Heeft alleen moeite met het noemen van de juiste datum en dag van de week	Desoriëntatie in tijd en plaats, vindt eigen kamer niet altijd, weet niet waar hij/zij is	Desoriëntatie in tijd, plaats en persoon, herkent personeel/familie onvoldoende	
4. Bewustzijn	Maakt overdag een heldere, wakkere indruk	Maakt een iets afwezige of 'niet goed uitgeslapen' indruk	Maakt een duidelijk 'suffe' indruk, ogen vallen regelmatig dicht, reageert wel	Niet of nauwelijks wekbaar, reageert sterk verminderd bij aanspreken	
5. Apathie	Begint een gesprek, toont belangstelling, lijkt gemotiveerd iets te ondernemen	Toont alleen interesse in iets als anderen hem ertoe uitnodigen, niet vlak in contact	Toont weinig eigen initiatief en weinig belangstelling naar anderen ('vlak')	Onderneemt niets, maakt een emotioneel 'lege' of zeer 'vlakke' indruk	
6. Bewegings-armoede	Spontaan normaal bewegingspatroon	Zit vaak inactief, maar lichte aanmoediging leidt tot activiteit	Weinig spontane bewegingen, armen langs lichaam, gekruist voor de borst	Geen beweging van armen of benen tenzij door sterke prikkel	
7. Incoherentie	Wat patiënt vertelt is goed te begrijpen, ook door iemand die hem niet goed kent	Wat patiënt vertelt is een enkele keer niet goed te volgen, springt soms van de 'hak op de tak'	Moeilijk te begrijpen, associeert, zinnen hebben weinig verband meer met elkaar, maakt soms zinnen niet af	Niet in staat een coherente gedachte te uiten, onafgemaakte zinnen, losse woorden, kreten, kreunen	

	Geen dagschommeling in functioneren, noch in het slaap-waakritme	Minimale schommeling in functioneren (overdag of in slaap-waakritme)	Merkbaar wisselend functioneren (overdag of in slaap-waakritme)	Uitgesproken dagschommelingen of ernstig verstoord slaap-waakritme	
8. Fluctuaties in het functioneren					
9. Onrustig gedrag	Kan langere tijd rustig stilzitten, aan iets werken of een gesprek voeren	Is wat bewegelijk en onrustig, zit te wippen op de stoel, wriemelen	Gejaagd, ijsbeert door de kamer, licht geïrriteerd, onrustige armbewegingen	Zeer onrustig, geïrriteerd, 'plukkerig', verzet, trekt aan infuus, extra zorg/fixatie	
10. Wanen (denken)	Gedachten zijn in overeenstemming met de werkelijkheid, geen achterdocht	Lichte achterdocht, denkt soms te worden benadeeld, vraagt vaker naar 'het waarom'	Duidelijke achterdocht of irreële gedachten, zegt bijvoorbeeld in het ziekenhuis te wonen	Is zeer achterdochtig of overtuigd van bizarre gedachten en dit bemoeilijkt de omgang	
11. Hallucinaties (waarnemen)	Waarneming (zien/horen/ruiken/voelen/proeven) klopt met de werkelijkheid	Ziet een enkele keer in objecten iets anders (gordijnmotief wordt voor beestje aangezien bijvoorbeeld)	Neemt voorwerpen, geuren, smaken, geluiden, dieren, of mensen waar die er niet zijn, maar dit valt soms te corrigeren	Neemt voortdurend iets waar dat er niet is, valt niet te corrigeren en dit bemoeilijkt de interactie	
12. Angst	Is ontspannen, niet angstig	Enigszins nerveus over wat er aan de hand is of voor wat komen gaat	Duidelijk schrikachtig, angstig, doet appèl om gerustgesteld te worden	Extreem angstig, schrikt hevig, vergt veel geruststelling	

Naam patiënt: ....

Beoordelaar: ....

Afdeling: ....

Geboortedatum pat.: .... m / v

Datum beoordeling: ....

Somscore (of n.v.t.) ....

Omcirkel één: dag-/avond-/nachtdienst

Bijlage 7.17   Lawton Instrumental Activities of Daily Living (IADL)

Lawton Instrumental Activities of Daily Living (IADL)
Minimal dataset- februari 2004.
M.P. Lawton en E.M. Brody. Gerontology. 1959,9:179-86.

Niet van toepassing = nooit gedaan, niet mogelijk, wordt minder gedaan dan 1 maal per maand

A. Vermogen de telefoon te gebruiken
  1. Bedient hij/zij de telefoon op eigen initiatief, opzoeken en draaien van nummer enz.?
  2. Draait hij/zij een aantal voor hem/haar bekende nummers?
  3. Beantwoordt hij/zij wel de telefoon maar draait geen nummers?
  4. Gebruikt hij/zij de telefoon helemaal niet?
  9. Niet van toepassing

B. Boodschappen doen
  1. Doet hij/zij alle boodschappen die nodig zijn zelfstandig?
  2. Doet hij/zij zelfstandig boodschappen voor kleine aankopen?
  3. Heeft hij/zij begeleiding nodig bij het boodschappen doen?
  4. Is hij/zij geheel niet in staat boodschappen te doen?
  9. Niet van toepassing

C. Eten maken
  1. Kan hij/zij zelfstandig adequate maaltijden plannen, koken en serveren?
  2. Kan hij/zij een adequate maaltijd koken indien hij/zij de ingrediënten heeft gekregen?
  3. Kan hij/zij bereide maaltijden verwarmen en opdienen, of kan hij/zij een maaltijd koken maar geen adequaat dieet handhaven?
  4. Is het nodig dat voor hem/haar een maaltijd gekookt en geserveerd wordt?
  9. Niet van toepassing

D. Huishouden doen
  1. Doet hij/zij het huishouden alleen of met incidenteel hulp (bijv. 'zwaar werk' hulp in de huishouding)?
  2. Doet hij/zij lichte taken in het huishouden, zoals afwassen en bed opmaken?
  3. Doet hij/zij lichte taken in het huishouden, maar kan geen acceptabel niveau van properheid handhaven?
  4. Heeft hij/zij hulp nodig bij alle huishoudelijke taken?
  5. Neemt hij/zij geen deel aan het huishouden?
  9. Niet van toepassing

zie volgende pagina

E. Was doen
1. Doet hij/zij de eigen was geheel?
2. Wast hij/zij zelf kleine dingen (spoelt sokken, kousen)?
3. Moet alle was door een ander gebeuren?
9. Niet van toepassing

F. Manier van transport
1. Reist hij/zij met het openbaar vervoer of rijdt hij/zij auto?
2. Regelt hij/zij een taxi, maar maakt op een andere manier geen gebruik van het openbaar vervoer?
3. Reist hij/zij met het openbaar vervoer als er iemand bij is?
4. Is reizen beperkt tot taxi of auto met behulp van een ander?
5. Reist hij/zij helemaal niet?
9. Niet van toepassing

G. Verantwoordelijkheid voor eigen medicatie
1. Neemt hij/zij de eigen medicatie op tijd in de juiste dosering in?
2. Neemt hij/zij medicatie in als deze van tevoren in de juiste doseringen is klaargemaakt?
3. Is hij/zij niet in staat om voor de eigen medicatie te zorgen?
9. Niet van toepassing

H. Vermogen om financiën te regelen
1. Kan hij/zij zelf financiële zaken afhandelen (houdt rekening met een budget, schrijft cheques, gaat naar de bank) en het inkomen in de gaten houden?
2. Doet hij/zij de dagelijkse boodschappen, maar heeft hulp nodig bij het afhandelen van bankzaken en bij grote aankopen?
3. Is hij/zij niet in staat geld te hanteren?
9. Niet van toepassing

Informant Lawton

| O | Informant aanwezig | O | Geen informant aanwezig | O | Onbekend of informant aanwezig was |

Deel 3
Behandeling en beleid

8 Ketenzorg

J. De Lepeleire, F.R.J. Verhey, J. Slaets, C. Jonker

Kernpunten

- De toenemende vergrijzing van de westerse samenleving dwingt ons de opvang van dementerende burgers te plannen. Tijdens het ziekteproces ondergaan personen met dementie en hun omgeving verschillende transities. Er zijn nog talrijke barrières in de diagnose en behandeling van dementie, in alle landen en alle gezondheidszorgsystemen.
- *Disease management programmes* (DMPs) werden ontwikkeld om door middel van richtlijnen, zorgprotocollen en formularia de coördinatie van zorg tussen verschillende zorgverstrekkers te stroomlijnen en te doen resulteren in geïntegreerde zorg.
- Casemanagement is een gespecialiseerde vorm van zorg- en dienstverlening gericht op mensen met een grote behoefte aan zorg en ondersteuning, of met een verhoogd risico van falen van de zorg, uitgevoerd door professionals met een beperkte *case load*. Hoewel mantelzorgers er baat bij hebben, is het effect ervan nog onvoldoende onderbouwd.
- De toenemende fragmentering van de zorg vergt nieuwe modellen van integratie van de hulpverleningsprocessen. Hiervoor moeten duidelijke keuzen gemaakt worden. Een uitgebreide lijst van organisatorische, structurele en inhoudelijke elementen moet worden ontwikkeld. Een goed georganiseerde eerstelijnszorg met een sterk geïntegreerde werking biedt belangrijke mogelijkheden om aan de nieuwe nood tegemoet te komen. Dit moet door degelijk onderzoek verder onderbouwd en ontwikkeld worden.
- De zorg voor dementerenden kan niet zonder een permanente en volgehouden aandacht voor en begeleiding van de mantelzorger.

8.1 Inleiding

De zorg voor dementerenden en hun omgeving wordt door de toenemende vergrijzing en de ermee gepaard gaande toename van dementie een grote uitdaging. In alle landen is men op zoek naar modellen en oplossingen om mensen met dementie op een zo kwaliteitsvolle manier op te vangen. Volgens recente epidemiologische gegevens, is de gemiddelde overlevingsduur na het stellen van de diagnose ruim 4 jaar, variërend van 10 jaar in de leeftijdsgroep 65-69 jaar tot 3,8 jaar bij de 90-plusser.

Een steeds groter appèl wordt er op de huisarts gedaan. Hiervoor zijn meerdere redenen. In het gezondheidszorgsysteem van de meeste westerse landen is de huisarts het eerste aanspreekpunt als er zich problemen voordoen die vaag en onduidelijk zijn en een medische oorzaak kunnen hebben. In een eerste fase is het ziektebeeld zo onduidelijk en aspecifiek, dat een observatie in het natuurlijke milieu noodzakelijk is om belangrijke oorzaken van cognitief verlies te kunnen uitsluiten. De huisarts verkeert in een unieke positie door de regelmatige, in de tijd gespreide contacten. Zo blijkt uit cijfers van een gezondheidsenquête in België dat huisartsen gemiddeld dertien contacten per jaar hebben met 65-plussers. Bovendien is de huisarts vaak ook betrokken bij de zorg voor de mantelzorger. Juist bij dementie ervaart deze mantelzorger een verhoogde fysieke en mentale druk, meer gezondheidsklachten en stress resulterend in een hogere zorgbehoefte. Tot slot is de huisarts de ingangspoort naar een goede diagnostiek, het onmisbare startpunt voor adequate hulpverlening. Niettegenstaande deze positie blijft de diagnose van dementie in de huisartspraktijk een moeilijk gegeven. Omdat screening wordt afgeraden, is een *case finding*-strategie aangewezen: het detecteren van dementie als de patiënt de huisarts bezoekt voor een andere aandoening of probleem dan dementie. Juist op dit punt zijn er grote moeilijkheden en beperkingen, op verschillende niveaus. Er is nog een belangrijk taboe, en een daaraan gekoppeld stigma, in verband met de diagnose van dementie. Dit leeft bij de hulpverleners zowel als in de samenleving bij de patiënt zelf en zijn omgeving. Tijdens het ziekteproces ondergaan personen met dementie en hun omgeving verschillende transities. Het ziekteproces zelf is een voortdurende aaneenschakeling van overgangen: de (h)erkenning van het probleem, de beslissing hulp te zoeken, de diagnose en het optreden van veranderingen in het cognitieve, fysieke en mentale functioneren. De relatie van de omgeving en de zorgverstrekkers wijzigt, vaak op subtiele wijze. Bovendien zijn er belangrijke beslismomenten bij de overgang van ambulante zorg, dagopvang en institutionalisering. Uit een Europees overzicht blijken er nog talrijke barrières te zijn in de diagnostiek en behandeling van dementie, in alle landen en alle gezondheidszorgsystemen.

8.2 Belang van de eerste lijn

Het is duidelijk dat de huisarts dit niet alleen kan. Dementiezorg is een multidisciplinaire aangelegenheid, maar hoe die vorm moet krijgen, is vooralsnog onduidelijk. In een review van Wolfs en collega's bleek onlangs hoe weinig evidentie er in feite nog bestaat voor het effect van een multidisciplinaire aanpak. De redenen hiervoor waren vooral van methodologische aard: alleen een focus op de diagnose en het hanteren van zeer verschillende referentiewaarden. Er ontstaat toenemende evidentie dat de aanpak van chronische aandoeningen, zoals dementie, een globale en geïntegreerde aanpak vergt. Coördinatie kan gebeuren volgens het hubmodel, het webmodel en het ketenmodel (zie figuur 8.1).

In het hubmodel staat een verantwoordelijke arts in het centrum, als in een hub of draaischijf, in verbinding met anderen. In een webmodel, waar geriatrie model voor staat, staan verschillende professionals als in een web met elkaar in verbinding. In het ketenmodel gaat het om sterk geprogrammeerde en gecontroleerde zorg. Cataractchirugie bijvoorbeeld staat daarvoor model. Er is consensus dat de 'hub'-organisatie rond de huisartspraktijk heel wat voordelen biedt. Hier moeten dus keuzen gemaakt worden in de organisatie van

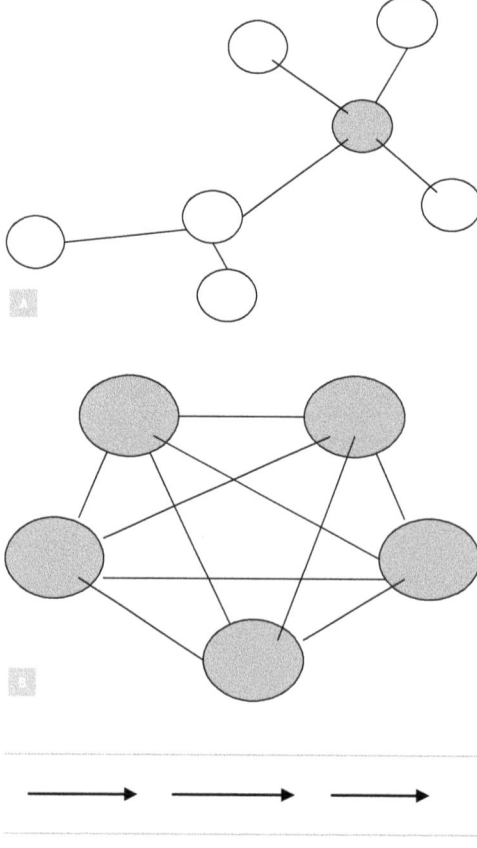

Figuur 8.1
De modellen van Glouberman: het hubmodel (a), het webmodel (b) en het ketenmodel (c).

de zorg. In Nederland is inmiddels uitvoerige ervaring opgedaan met het ketenmodel, vertaald als 'ketenzorg'. Kodler heeft dit gedefinieerd als:

Geïntegreerde zorg kan worden omschreven als: een aantal omschreven technieken en organisatiemodellen die ontworpen zijn om verbinding, afstemming, en samenwerking te bewerkstelligen tussen de 'care' en de 'cure' sector, met als doel de kwaliteit van zorg, kwaliteit van leven, de klanttevredenheid en doelmatigheid van de voorzieningen voor patiënten met complexe problemen te bevorderen.

8.3 Disease- en casemanagement

Voor goed geïntegreerde, kwalitatief hoogstaande zorg zijn niet alleen adequate structuren en goede geoliede samenwerkingsverbanden belangrijk, maar ook richtlijnen. In een Europees overzicht naar de moeilijkheden van de diagnose van dementie, werd duidelijk dat in landen waar goede richtlijnen zijn, de drempels voor de diagnose en behandeling lager worden. Richtlijnen in deze materie kunnen succesvol geïmplementeerd worden. In België is, naast een al wat verouderde versie, geen richtlijn dienaangaande beschikbaar, hoewel er volgens een Europese inventaris wel gepubliceerde richtlijnen bestaan. In Nederland is er de *NHG-Standaard Dementie*nd type="c">, die aan herziening toe is. Deze richtlijn focust vooral op het diagnostisch proces en in mindere mate op de behandeling. Er is onvoldoende aandacht voor het aspect multidisciplinaire beoordeling en het uittekenen van het zorgtraject. De CBO-richtlijn daarentegen is een uitgewerkt document waarin het aspect 'zorgdiagnose' wordt toegelicht en uitgewerkt. Dit is een niet te onderschatten element.

Naast de ziektediagnostiek is vaststelling van de zorgbehoefte van de patiënt, de zorgbelasting en draagkracht van het mantelzorgsysteem van groot belang. Het merendeel van de mensen met dementie verblijft thuis, en de benodigde zorg wordt geboden door familie, kennissen en buren. Meestal is er één persoon die de meeste zorg biedt en coördineert: de (centrale) mantelzorger. Een inventarisatie van de zorgbehoefte en onderzoek naar de benodigde interventies is niet alleen voor het welzijn van de patiënt en mantelzorger van belang.

Verder in het document wordt aangegeven welke evidentie er bestaat voor de verschillende onderdelen, welke instrumenten gehanteerd kunnen worden om zorgbehoefte van de dementerende en zorgbelasting van de mantelzorgers in te schatten. Ook de wetenschappelijke basis voor de waarde van bepaalde interventies wordt aangegeven en besproken.

8.3.1 Diseasemanagement

De informatie uit de CBO-richtlijn is noodzakelijk om zorgprogramma's op te zetten. Meerdere benaderingen werden ontwikkeld om wetenschappelijke informatie om te zetten in de klinische praktijk. *Disease management programmes* (DMPs) werden ontwikkeld om door middel van richtlijnen, zorgprotocollen en formularia de coördinatie van zorg tussen verschillende zorgverstrekkers te stroomlijnen en te doen resulteren in geïntegreerde zorg. Er zijn verschillende definities voor diseasemanagement, waarin steeds drie kernelementen zijn terug te vinden:
- gedocumenteerde basiskennis;
- coördinatie van de verschillende zorgcomponenten;
- aandacht voor continue verbeterprojecten.

Een gerandomiseerd gecontroleerde studie van Vickrey en collega's rond een diseasemanagementprogramma voor dementie toonde een positief effect. De resultaten kunnen echter niet zonder meer geëxtrapoleerd worden vanwege de kenmerken van de populatie waarin dit onderzoek plaatsvond en omdat er geen kostenevaluatie werd uitgevoerd.

8.3.2 Care-/casemanagement

Meer op het individu toegespitst, is het begrip 'care'- of 'case'-management. Het is een gespecialiseerde vorm van zorg en dienstverlening gericht op mensen met een grote behoefte aan zorg en ondersteuning, of met een verhoogd risico van falen van de zorg, uitgevoerd door professionals met een beperkte *case load*. Ook hier zijn kritische stemmen te horen. Casemanagementprogramma's zijn niet noodzakelijk kosteneffectief en verschillende studies die aandacht hadden voor belangrijke uitkomstmaten als kwaliteit van leven, konden geen significant verschil aantonen. Een goed gedocumenteerde gerandomiseerd gecontroleerde studie voor dementie van Callahan en collega's toonde wel een gunstig effect. Kleinschalige lopende ondersteuningsprojecten tonen wisselende resultaten, maar versterken de idee dat de mantelzorger hierbij gebaat is. De vraag is wat de inhoud van de interventie is, en of de gehanteerde onderzoeks- of analysemethoden mogelijk aangepast moeten worden om de effecten correct in te schatten.

8.3.3 En wat in de praktijk?

In Vlaanderen, onderdeel van de complexe structuur die België is, zijn allerlei initiatieven. Zo werden 'expertisecentra dementie' opgericht (www.dementie.be). In de thuiszorg poogt men de coördinatie en het teamoverleg te bevorderen. Beperkt effectonderzoek in een positief geselecteerde groep initiatieven, toonde geen belangrijke resultaten. In de meest recente overeenkomst tussen artsen en ziektekostenverzekeraars (januari 2008), werd besloten om met prioriteit geld en middelen vrij te maken om zorgprogramma's voor oudere personen en hun omgeving te ontwikkelen en te implementeren. In Nederland heeft men inmiddels uitvoerige ervaring met het Landelijk Dementieprogramma (LDP, www.dementieprogramma.nl). Dit programma heeft als doel de regionale samenhang in de zorg- en dienstverlening aan mensen met dementie en hun mantelzorgers te verbeteren. Daartoe ontwikkelen de deelnemers actieplannen op regionaal niveau. Alzheimer Nederland heeft als speciale taak er zorg voor te dragen dat er niet aan het gezichtspunt van patiënten en mantelzorgers voorbij wordt gegaan. Zorgorganisaties, managers en professionals, en vrijwilligers van de Alzheimer Nederland vormen samen een regio. Het programma wordt in vijf tranches uitgevoerd. De regio's in een tranche trekken met elkaar op, helpen elkaar en wisselen kennis en ervaringen uit. Zij werken steeds aan het ontwikkelen en uitvoeren van een regionaal actieprogramma. Daarvoor wordt telkens een gestructureerd traject vijf fasen doorlopen, namelijk:

1. Intake en projectvoorbereiding.
2. Opstellen van een regionaal actieplan.
3. Uitvoering van het actieplan.
4. Verankering en doorontwikkeling.
5. Evaluatie.

Als vervolg op het LDP verscheen in 2008 de *Leidraad Ketenzorg Dementie*, een uitgave van het Ministerie van Volksgezondheid, Welzijn en Sport, in samenwerking met Alzheimer Nederland en Zorgverzekeraars Nederland (www.agiszorgkantoren.nl). De Leidraad is een hulpmiddel voor zorgkantoren en zorgaanbieders ten behoeve van de organisatie en inkoop van ketenzorg dementie in de regio, om uiteindelijk te komen tot samenhangende zorg die aansluit bij de behoefte en wensen van mensen met dementie en hun naasten.

8.4 Fragmentatie en integratie

De vraag moet gesteld worden hoe het komt dat, ondanks de grote inspanningen voor en de vraag naar geïntegreerde zorg, er geen of onvoldoende aantoonbaar resultaat is van de bestudeerde initiatieven. Eén antwoord is dat onze gezondheidszorg wordt gekenmerkt door een toenemende fragmentering: het opsplitsen in deelbevoegdheden en processen, onder andere door een hoge graad van specialisering. Dit doet zich niet alleen in de medische sector voor, ook de welzijnssector wordt toenemend met dit probleem geconfronteerd. Er is een sterk uitgesproken professionalisering en diversifiëring op gang gekomen in al de geledingen van de zorg. Iedere discipline professionaliseert en diversifieert zich, en zorgt binnen de eigen organisatie voor een kwalitatief hoogstaand en permanent apparaat. Dit geldt voor:

- huisartsgeneeskunde;
- thuisverpleging;
- geestelijke gezondheidszorg;
- thuiszorg;
- palliatieve zorg;
- geneesmiddelenvergoedingssysteem;
- preventieve diensten;
- gespecialiseerde sector;
- ziekenhuis.

Iedereen denkt vanuit zijn organisatie, zijn doelstellingen, zijn innovaties en zijn concepten in het vakgebied en maakt er op die manier het beste van. Dit categorale, zeg maar ziektegericht denken, hoewel bron van sterke vooruitgang in kennis, diagnose en therapeutische mogelijkheden, betekent voor de patiënt een sterke verarming en reductie. De patiënt wordt gezien als een persoon met één ziekte. De realiteit is anders. Patiënten, en bij uitstek oudere patiënten, worden geconfronteerd met multimorbiditeit. Hoe goed bedoeld sommige zorgprogramma's ook zijn, zij kunnen zelden tegemoet komen aan de complexe situatie van de patiënt. Waar kan een dementerende patiënt met een hemiplegie na een vasculair accident, die gevallen is, terecht: in de valkliniek, het expertisecentrum dementie, de geheugenkliniek, een afdeling neurologie of toch maar een afdeling algemene geriatrie? Om voor dit probleem een oplossing te vinden, wordt veel geschreven over en gewerkt aan integratie van zorg. Deze term wordt zeer verschillend vertaald in verschillende gezondheidszorgmodellen. Hardy en collega's definiëren het als een coherent geheel van producten en diensten, geleverd door samenwerking tussen locale en regionale diensten. Kodner en collega ontwikkelden dit verder vanuit een patiëntperspectief. Volgens hen is:

integratie een coherente set van methoden en modellen voor het financieren, het administratief en organisatorisch plannen van de dienstverlening en de klinische zorgverstrekking met het oog op het bereiken van dwarsverbindingen en samenwerking tussen en binnen de 'cure'-en-'care'sectoren. Het doel van deze methoden en modellen is de kwaliteit van zorg en leven te verbeteren, tevredenheid van de gebruikers te verhogen en de doeltreffendheid van complexe zorgverstrekking te verbeteren. Het resultaat is geïntegreerde zorg.

Kodner en collega beschrijven 26 items die op de verschillende niveaus moeten worden uitgewerkt en georganiseerd. Meteen wordt duidelijk dat dit een hele klus is. Denk bijvoorbeeld aan een gemeenschappelijke opleiding en training van de verschillende beroepsgroepen of compatibiliteit van de software. De Wereldgezondheidsorganisatie (WHO) heeft in een recent rapport uitvoerig beschreven, gebaseerd op het *Chronic Care Model* van Wagner, hoe het macro-, meso- en microniveau betrokken moeten worden en onderling afgestemd om de zorg voor chronische patiënten op een kwaliteitsvolle manier te kunnen organiseren. Vermoedelijk is een van de kernproblemen dat men door de focus op ziekten de beleving van de patiënt en zijn omgeving te veel uit het oog verloren heeft. In de ervaring van patiënten met multimorbiditeit is juist de aandacht voor hun individuele noden, en daarop individueel afgestemde zorgplannen, essentieel. Personen met dementie en hun omgeving hebben hier juist baat bij. Recent is aangetoond dat een goede samenwerking tussen de medische benadering van ziekenhuis en de zorggerichte aanpak van een ggz-instelling niet alleen de kwaliteit van leven ten goede komt, maar ook kosteneffectief is. Het werkveld, in het bijzonder Alzheimer Nederland, besteedt eveneens veel aandacht aan het opstellen van richtlijnen voor het ontwikkelen van integrale dementiezorg. Zo zijn in de Leidraad Ketenzorg Dementie tien randvoorwaarden opgenomen voor goede ketenzorg.

1 *Publieksinformatie*: het beschikbaar zijn van toegankelijke informatie over vergeetachtigheid en dementie voor cliënt en mantelzorger via folders, wijkcentra, Alzheimercafés, op internet enzovoort. De aanwezigheid van een actuele en toegankelijke sociale kaart van regio en stad.
2 *Signalering*: deskundige zorgverleners die getraind zijn in het tijdig herkennen van signalen die wijzen in de richting van dementie.
3 *Diagnostiek*: het toepassen van een standaardprocedure voor de (ziekte)diagnostiek door huisartsen met ervaring op dit terrein. Het beschikbaar zijn en toepassen van verwijscriteria voor nosologische diagnostiek om te kunnen differentiëren tussen de verschillende vormen van dementie.
4 *Informatiesysteem*: goed geregelde communicatie tussen (a) cliënt en zorgprofessionals en (b) zorgprofessionals en (zorg)organisaties onderling, bij voorkeur met een cliëntvolgend informatiesysteem.
5 *Casemanagement*: de beschikbaarheid van casemanagement vanaf het moment dat er vermoeden is van de diagnose dementie.
6 *Zorgplan*: het opstellen en systematisch werken met een individueel zorgplan dat gebaseerd is op zorg- en leefbehoeften van cliënten en cliëntsysteem.
7 *Kwaliteitsborging*: het regelmatig toetsen van de kwaliteit van de zorg en de diensten aan de hand van landelijk geldende kwaliteitsindicatoren, en het regelmatig geven van voorlichting en bijscholing aan professionals en vrijwilligers om de kwaliteit van zorg op peil te houden of te verbeteren (Werkdocument Netwerkindicatoren Dementie, www.dementieprogramma.nl).
8 *Regie en strategie*: de samenwerkende zorgaanbieders hebben de doelen van de samenwerking, bevoegdheden en verantwoordelijkheden vastgelegd in een regionaal plan.
9 *Menskracht*: de zorgaanbieders verplichten zich voldoende juiste mensen beschikbaar te stellen om de gestelde doelen te bereiken.
10 *Afstemming*: integrale dementiezorg betekent ook dat zorgaanbieders de hulp en diensten van de ketenzorg afstemmen, alsook afspraken hierover maken met gemeenten en hulpverlenende instanties die buiten de financiering van de Algemene Wet Bijzondere Ziektekosten (AWBZ) vallen.

8.5 Wat kan de rol van de huisarts zijn?

Deze bijdrage begon met de vaststelling dat er een groot appèl berustte op de huisarts als het over dementie gaat. Er werd vastgesteld dat allerlei processen, structuren en methoden werden ontwikkeld. De effecten daarvan zijn onvoldoende duidelijk, noch overtuigend. En toch moet de huisarts verder met de patiënt waarvan hij zelf twijfelt of achteruitgang met normaal verouderen te maken heeft dan wel met een beginnende dementie.

Er wordt veel verwacht, maar adequate instrumenten blijven een moeilijke zaak, zo bleek recentelijk nog uit Nederlands onderzoek van Jansen en collega's.

Drie elementen zijn wezenlijk:
a De huisarts moet, omringd door en in samenhang met andere hulpverleners, in drie fasen werken: dementie detecteren, de ziektediagnostische fase verzorgen (die vooral moet plaatsvinden in de specialistische setting) en tot slot, in de eerste lijn, een zorgdiagnose uitwerken.
b Hiervoor lijkt, op basis van consensus en onderzoek, het hubmodel (zie figuur 8.1a) het meest geschikt. De huisarts in de eerstelijnspraktijk voert de regie, in nauwe samenhang en coördinatie met andere betrokkenen.
c Tijdens het hele proces kan niet voldoende aandacht besteed worden aan de mantelzorger. Hij of zij is de kernfiguur die de zorg thuis mogelijk houdt, ten koste van heel wat belasting, verlies aan eigen mogelijkheden en gezondheid.

In Nederland wordt sinds 2008 op meerdere plaatsen geëxperimenteerd met dementiezorg volgens het hubmodel. Een voorbeeld is de Zorgketen Dementie Amsterdam (ZDA), het zogenaamde StIDA-project (www.sigra.nl). Volgens dit model kan goede zorg bij dementie geboden worden als er beschikking is over respectievelijk a) casemanagement, b) een wijkmeldpunt en c) een expertteam.

Ad a

Huisarts en casemanager tezamen hebben de regie over de zorg voor de patiënt met dementie. De specifieke taak van de huisarts is het uitvoeren van de ziektediagnostiek volgens de NHG-standaard. De casemanager voert de zorgdiagnostiek uit volgens een standaardprocedure, en is – samen met de huisarts - verantwoordelijk voor het opstellen en uitvoeren van het zorgplan.

Ad b

Het wijkmeldpunt is de centrale registratie van alle signalen over vergeetachtigheid en dementie in de wijk. Ook cliënten en hun ondersteuners kunnen hun hulpvraag bij het wijkmeldpunt neerleggen.

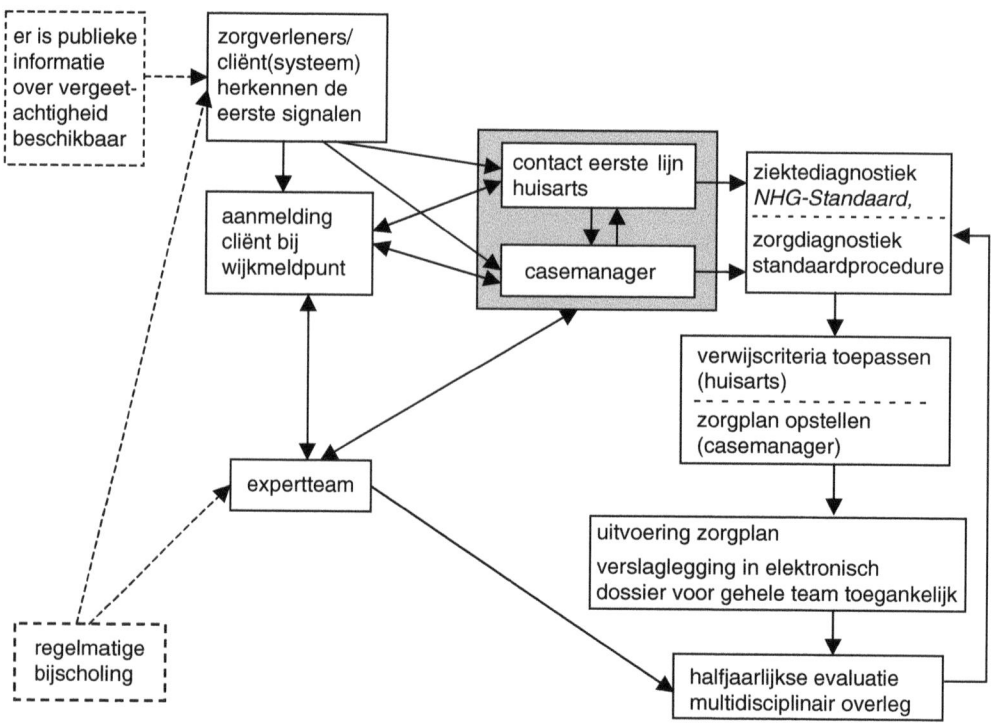

Figuur 8.2
Het hubmodel in schema voor geïntegreerde dementiezorg.

Dit is ondermeer van belang als een crisissituatie dreigt. Bovendien is het wijkmeldpunt een laagdrempelige voorziening waar kennis van dementie aanwezig is en de sociale kaart rond dementie bekend is. De coördinator van het wijkmeldpunt wijst de cliënt toe aan een passende casemanager en meldt dit aan de huisarts. Een wijkmeldpunt kan gekoppeld zijn aan een zorginstelling of een huisartsenpraktijk.

Ad c

De taak van het expertteam is om de huisarts te ondersteunen bij het voorkómen en behandelen van complexe en crisissituaties. Het expertteam bestaat onder andere uit de casemanager, de specialist ouderengeneeskunde, een ouderenadviseur (welzijn) en een sociaal psychiatrisch verpleegkundige. Op verzoek van de huisarts kan het expertteam tijdelijk de verantwoordelijkheid voor de zorg overnemen.

Een centrale positie in het schema (figuur 8.2) heeft de samenwerking tussen de eerste lijn (huisarts) en de casemanager bij dementie. Van essentieel belang is dat zorgverleners de eerste signalen van dementie kunnen herkennen. Anticiperen voorkomt crisissituaties, maar vroegtijdig signaleren kan ook tot geruststelling leiden. Om te voorkomen dat een cliënt met vermoedelijk dementie 'uit het zicht verdwijnt' bij weigering van contact met de huisarts of van (ziekte)diagnostiek, bestaat de mogelijkheid dat, in overleg met de huisarts, een casemanager wordt ingezet om de zorgbehoefte te inventariseren en eventueel zorg in te zetten. De inzet van een casemanager biedt tevens de mogelijkheid om een vertrouwensrelatie op te bouwen en cliënt te motiveren voor nader onderzoek.

Naast de centrale rol van huisarts en casemanager bij dementie, heeft het expertteam een spilfunctie in het onderhouden van het contact met het wijkmeldpunt, bij het ondersteunen van huisarts en casemanager als het gaat om complexe zorg- en/of ziektediagnostiek, en in het adviseren over het beleid bij de halfjaarlijkse evaluatie van het zorgplan.

8.6 Slotbeschouwing

De organisatie van de zorg voor de mens met dementie en zijn naasten is een bijzonder grote uitdaging. De fragmentering van de zorg vraagt om een toenemende integratie. De methoden die worden ontwikkeld om dit te bereiken zijn waardevol, maar toch nog toe onvoldoende wetenschappelijk onderbouwd. Er zijn sterke argumenten om te stellen dat een goed uitgebouwde eerstelijnszorg een belangrijke meerwaarde kan betekenen. Maar ook dit vergt nog veel denkwerk en moet nog steeds door degelijk onderzoek onderbouwd en bijgestuurd worden.

Literatuur

Alzheimer Europe. Who Cares. The state of dementia care in Europe. Luxembourg: Alzheimer Europe; 2006.

Bodenheimer T, Wagner EH, Grumbach K. Improving Primary Care for Patients With Chronic Illness. JAMA. 2002;288:1775-9.

Bodenheimer T, Wagner EH, Grumbach K. Improving Primary Care for Patients With Chronic Illness. The Chronic Care Model, Part 2. JAMA. 2002;288: 1909-14.

Boomsma L, De Bont M, Engelsman C, Gussekloo J, et al. Landelijke Eerstelijnssamenwerkingsafspraak Dementie. Huisarts en Wetenschap. 2005;48:124-6.

Boult C, Rassen J, Rassen A, et al. The effect of case management on the costs of health care for enrollees in Medicare Plus Choice plans: a randomized trial. J Am Geriatr Soc. 2000;48(8):996-1001.

Callahan CM, Boustani MA, Unverzagt FW, et al. Effectiveness of collaborative care for older adults with Alzheimer disease in primary care: a randomized controlled trial. JAMA. 2006;295(18):2148-57.

Coleman EA, Boult C. Improving the quality of transitional care for persons with complex care needs. J Am Geriatr Soc. 2003;51(4):556-7.

Coleman EA. Falling through the cracks: challenges and opportunities for improving transitional care for persons with continuous complex care needs. J Am Geriatr Soc. 2003;51(4):549-55.

De Lepeleire J, Heyrman J. Diagnose van dementie door huisartsen. Toelichting bij een consensus, deel II. Tijdschr Geneeskd. 1997;53(22):1524-30.

De Lepeleire J, Heyrman J. Diagnose van dementie door huisartsen. Toelichting bij een consensus: deel I. Tijdschr Geneeskd. 1997;53(21):1461-7.

De Lepeleire J, Vernooij-Dassen M. State of the art: de diagnose van dementie. Huisarts Nu. 2003;32:70-82.

De Lepeleire J, Wind AW, Iliffe S, et al. The primary care diagnosis of dementia in Europe: an analysis using multidisciplinary, multinational expert groups. Aging Ment Health. 2008;12:568-76.

De Lepeleire J, Van Houdt S, Aertgeerts B, et al. Het effect van een multidisciplinair zorgplan in de thuiszorg. Leuven: Academisch Centrum Huisartsgeneeskunde KULeuven; 2007.

Downs M. The role of general practice and the primary care team in dementia diagnosis and management. Int J Geriatr Psychiatry. 1996;11:937-42.

Eccles M, Clarke J, Livingstone M. North of England evidence based guidelines development project: guideline for the primary care management of dementia. BMJ. 1998;317:802-8.

Ferguson JA, Weinberger M. Case management programs in primary care. J Gen Intern Med. 1998;13(2):123-6.

Gagnon AJ, Schein C, McVey L, et al. Randomized controlled trial of nurse case management of frail older people. J Am Geriatr Soc. 1999;47(9):1118-24.

Gifford DR, Holloway RG, Frankel MR, et al. Improving adherence to dementia guidelines through education and opinion leaders. A randomized, controlled trial. Ann Intern Med. 1999;131(4):237-46.

Glouberman S, Mintzberg H. Managing the care of health and the cure of disease–Part II: Integration. Health Care Manage Rev. 2001;26(1):70-84.

Hardy B, Mur-Veemanu I, Steenbergen M, et al. Interagency services in England and The Netherlands. A comparative study of integrated care development and delivery. Health Policy. 1999;48(2):87-105.

Hasselbach HC, Ruefer F, Feltgen N, et al. Treatment of central retinal vein occlusion by radial optic neurotomy in 107 cases. Graefes Arch Clin Exp Ophthalmol. 2007 January 12.

Iliffe S, De Lepeleire J, Van Hout H, et al. Understanding obstacles to the recognition of and response to dementia in different European countries: a modified focus group approach using multinational, multi-disciplinary expert groups. Aging Ment Health. 2005;9(1):1-6.

Jansen A, Van Hout H, Nijpels G, et al. Betere detectie van dementie. Huisarts en Wetenschap. 2008;51:115-9.

Kesteloot K. Disease management. A new technology in need of critical assessment. Int J Technol Assess Health Care. 1999;15(3):506-19.

Kodner DL, Spreeuwenberg C. Integrated care: meaning, logic, applications, and implications - -a discussion paper. Int J Integr Care. 2002;2:e12.

Kodner DL. Whole-system approaches to health and social care partnerships for the frail elderly: an exploration of North American models and lessons. Health and Social Care in the Community. 2006;14(5):384-90.

Moniz-Cook E. Psychosocial interventions at transition: When care at home breaks down. Neurobiology of Aging. 2002 July;23(1):S3.

Nederlandse Vereniging voor Klinische Geriatrie. Diagnostiek en medicamenteuze behandeling van dementie. Richtlijn. Alphen aan de Rijn: Van Zuiden Communications BV; 2005.

Noel PH, Frueh BC, Larme AC, Pugh JA. Collaborative care needs and preferences of primary care patients with multimorbidity. Health Expect. 2005 March;8(1):54-63.

Stille CJ, Jerant A, Bell D, et al. Coordinating care across diseases, settings, and clinicians: a key role for the generalist in practice. Ann Intern Med. 2005;142(8):700-8.

Velasco-Garrido M, Busse R, Hisashige, A. Are disease management programmes (DMPs) effective in improving quality of care for people with chronic conditions? Copenhagen; 2003.

Vernooij-Dassen MJ, Moniz-Cook ED, Woods RT, et al. Factors affecting timely recognition and diagnosis of dementia across Europe: from awareness to stigma. Int J Geriatr Psychiatry. 2005;20(4):377-86.

Vickrey BG, Mittman BS, Connor KI, et al. The effect of a disease management intervention on quality and outcomes of dementia care: a randomized, controlled trial. Ann Intern Med. 2006;145(10):713-26.

Wagner E. Chronic disease management: what will it take to improve care for chronic illness? Eff Clin Pract. 1998;1:2-4.

Waldemar G, Phung KT, Burns A, et al. Access to diagnostic evaluation and treatment for dementia in Europe. Int J Geriatr Psychiatry. 2007;22(1):47-54.

Wetenschappelijk Instituut Volksgezondheid. Gezondheidsenquête door middel van interview België 2004. Synthese. Brussel: Wetenschappelijk Instituut Volksgezondheid; 2006. IPH/EPI REPORTS nr 2006-037.

Wind A, Gussekloo J, Vernooij-Dassen M, et al. NHG-Standaard Dementie (tweede herziening). Huisarts en Wetenschap. 2003;46:754-68.

Wolfs CA, Dirksen CD, Kessels A, et al. Economic evaluation of an integrated diagnostic approach for psychogeriatric patients: Results of a randomised controlled trial. Archives General Psychiatry. 2009;66:313-3.

Wolfs CA, Dirksen CD, Severens JL, et al. The added value of a multidisciplinary approach in diagnosing dementia: a review. Int J Geriatr Psychiatry. 2006;21(3):223-32.

Wolfs CA, Kessels A, Dirksen CD, et al. Integrated multidisciplinary diagnostic approach for dementia care: randomised controlled trial. Br J Psychiatry. 2008;192(4):300-5.

World Health Organisation. Innovative Care for Chronic Conditions: building blocks for action. Geneve: World Health Organisation . Health Care for Chronic Conditions Team; 2002. Report No.: WT 31.

Xie J, Brayne C, Matthews FE. Survival times in people with dementia: analysis from population based cohort study with 14 year follow-up. BMJ. 2008 January 10.

9 Geheugenpoliklinieken

F.R.J. Verhey, I. Ramakers

Kernpunten

- Geheugenpolikliniek zijn multidisciplinaire teams die zich bezighouden met de vroege diagnostiek, behandeling en begeleiding van patiënten met dementie.
- Tussen 1998 en 2004 steeg zowel het aantal geheugenpoliklinieken in Nederland (van 12 naar 40) als het aantal nieuwe patiënten per poli.
- Steeds meer geheugenpoliklinieken hebben een vorm van structurele samenwerking met zorginstellingen in de regio.
- Geheugenpoliklinieken maken inmiddels deel uit van standaardzorg voor mensen met cognitieve stoornissen en vroege stadia van dementie.

9.1 Inleiding

Door de vergrijzing van de bevolking zal de prevalentie en incidentie van dementie en vooral de ziekte van Alzheimer in de nabije toekomst sterk stijgen. In 2000 bedroeg het aantal mensen met dementie in Nederland ca. 200.000. Geschat wordt dat dit aantal zal toenemen tot 400.000 in 2050. Dit betekent dat de impact van dementie op het gezondheidssysteem sterk zal toenemen in de komende jaren. De differentiatie tussen normale en pathologische veroudering is belangrijk voor de prognose, behandeling en het te geven advies. Ook maken mensen zich vaak zorgen over hun geheugenklachten en willen uitsluitsel over hun klachten en een prognose. Een betrouwbare prognose geeft mensen ook de mogelijkheid te anticiperen op hun toekomst. In het Nederlandse zorgstelsel is de huisarts door zijn poortwachterfunctie meestal de eerste persoon die benaderd wordt door mensen met cognitieve klachten. Hierdoor speelt de huisarts een belangrijke rol bij het identificeren van mensen met een verhoogd risico van dementie of mensen die baat hebben bij verwijzing naar een gespecialiseerde instelling. Omdat cognitieve problemen veroorzaakt kunnen worden door verschillende factoren, verdient de evaluatie ervan een multidisciplinaire aanpak. Hiervoor zijn geheugenpoliklinieken opgericht, of kortweg: geheugenpoli's. Dit zijn ambulante voorzieningen met multidisciplinaire teams die zich richten op diagnostiek, behandeling en advisering van patiënten met cognitieve stoornissen, vooral de vroege stadia van dementie. Deze secundaire voorzieningen zijn een relatief nieuw fenomeen in de gezondheidszorg. De eerste geheugenpolikliniek is opgericht in de jaren zeventig van de vorige eeuw in Noord-Amerika en enige tijd later in het Verenigd Koninkrijk. In 1986 gingen in Nederland de eerste geheugenpolikliniek van start in Maastricht en Tilburg. Tegenwoordig zijn geheugenpoliklinieken belangrijke voorzieningen in de gezondheidszorg. De klinieken hebben zich op verschillende manieren ontwikkeld. Er bestaat daarom grote variatie in de organisatie en werkwijze tussen de verschillende settings. Gemeenschappelijk delen ze echter de doelstelling van een multidisciplinair team dat betrokken is bij de vroege diagnostiek en behandeling van dementie.

9.2 Ontwikkeling van Nederlandse geheugenpoliklinieken sinds 1998

In 1998 is een overzicht gepubliceerd over de organisatie en werkwijze van de toen operationele geheugenpoliklinieken in Nederland. De resultaten van deze studie lieten zien dat geheugenpoliklinieken hoofdzakelijk verbonden waren aan academische ziekenhuizen en vooral betrokken waren bij wetenschappelijk onderzoek, voor het merendeel klinische trials. Sinds 1998 is een aantal nieuwe geheugenpoliklinieken van start gegaan. Om meer inzicht te krijgen in het functioneren van de huidige geheugenpoliklinieken en in de ontwikkeling sinds 1998, is er in 2004 een nieuwe inventarisatie verricht onder alle toen bekende geheugenpoliklinieken in Nederland. De belangrijkste verschillen tussen de situatie in 1998 en die in 2004 staan samengevat in tabel 9.1.

Uit de resultaten bleek dat het aantal geheugenpoliklinieken sterk is toegenomen. Deze toename kan verklaard worden door de toenemende aandacht voor de vroege diagnostiek van dementie en door de registratie van de eerste farmacologische behandelingen voor de ziekte van Alzheimer in Nederland in 1998. In 2004 waren de geheugenpoliklinieken geografisch ook beter verdeeld over het hele land en was er een meer evenwichtige verdeling in academische versus niet-academische instellingen (zie figuur 9.1). Kerndisciplines waren de neurologie, klinische geriatrie, psychiatrie en neuropsychologie. In mindere mate waren paramedische disciplines werkzaam op de geheugenpoliklinieken; deze betroffen onder meer de verpleegkunde, logopedie, ergotherapie en maatschappelijk werk. Opvallend was de toename in het aantal voorzieningen waar een verpleegkundige participeerde.

Ook het aantal nieuwe patiënten dat per jaar per poli gemiddeld gezien werd, steeg tussen 1998 en 2004, en wel met 53%. Het totale aantal patiënten dat jaarlijks op geheugenpoliklinieken werd gezien, was bijna vervijfvoudigd: van zo'n 1700 patiënten in 1998, naar bijna 8000 in 2004.

9.3 Procedure in een geheugenpolikliniek

De gemiddelde totale duur van de intakefase (van eerste contact tot bespreking van de uitslagen) loopt tussen de geheugenpoliklinieken uiteen van 1 dag tot ruim 4 weken, met een gemiddelde duur van 2 tot 3 weken. De meeste geheugenpoli's maken gebruik van de gestandaardiseerde diagnostische criteria. In grote lijnen wordt ten aanzien

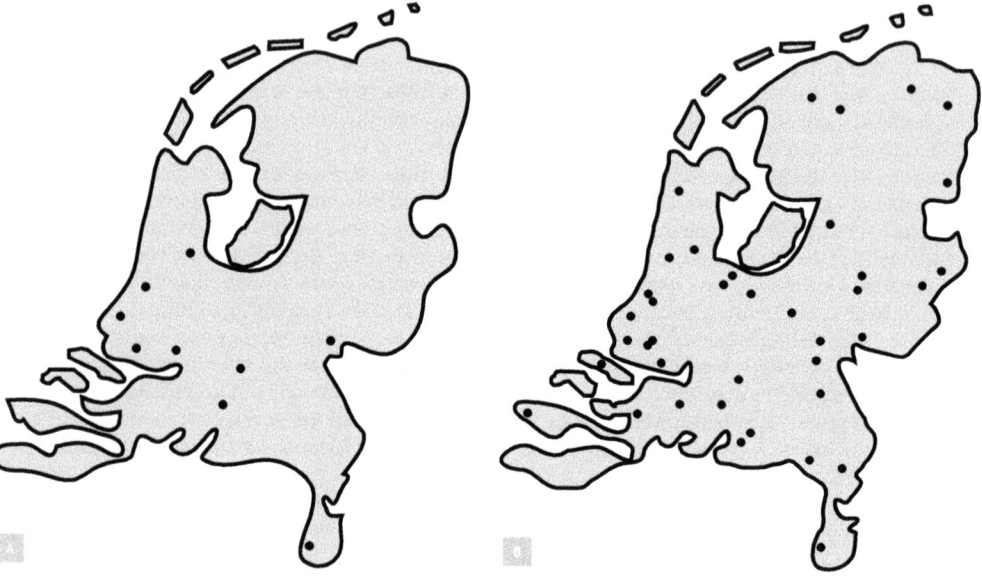

Figuur 9.1
Geografische verdeling van geheugenpoliklinieken in Nederland in 1998 (a) en 2004 (b).

Tabel 9.1 Ontwikkeling van geheugenpoliklinieken tussen 1998 en 2004.

	1998	2004
aantal poliklinieken	12	40
gemiddeld aantal patiënten/jaar/poli	130	215
aandeel patiënten dat op een poli wordt gezien ten opzichte van het totaal (%)	<5	22
verwezen door huisarts (%)	66	74
coördinatie door (%)		
- neurologie	50	37
- klinische geriatrie	33	54
- psychiatrie	17	5
gemiddeld aantal aan poli verbonden disciplines	5,5	5,5
poliklinieken met verpleegkundige in team (%)	33	76
diagnostiek		
- gestandaardiseerd protocol (%)	100	78
- specifieke CBO-richtlijn (%)	100	50
- neuropsychologische diagnostiek (%)	100	100
- laboratoriumonderzoek (%)	100	97
behandeling		
- medicatie	-	97
- psychosociale interventie (%)	38	65
- cognitieve training (%)	-	24
- activiteitenbegeleiding (%)	-	11
- poli's met regionale samenwerking (%)	15	63
databank (%)	50	42
gestandaardiseerde status (%)	58	68
poliklinieken participerend in wetenschappelijk onderzoek (%)	85	50

CBO: centraal begeleidingsorgaan.

van aanvullend onderzoek (zoals laboratorium en beeldvormende diagnostiek) het voorstel van de CBO-consensus over dementie gevolgd. Na afronding van de diagnostiek worden de resultaten met de patiënt en diens familie besproken in termen van de aard, oorzaak, behandelmogelijkheden en prognose, en advies gegeven aan de huisarts of andere verwijzer. Ongeveer de helft van de patiënten wordt daarna teruggewezen naar de oorspronkelijke verwijzer, terwijl een kleine groep voor behandeling naar elders (meestal de Riagg) wordt verwezen en ongeveer een derde van de verwezen patiënten onder behandeling van de geheugenpolikliniek blijft.

Gemiddeld 62% (bereik 40-95%) van de nieuwe patiënten in 2003 werd gediagnosticeerd met dementie. De betekent dat dementie de meest gestelde syndromale diagnose in Nederlandse geheugenpoliklinieken was. De ziekte van Alzheimer was de meest gestelde etiologische diagnose, maar ook vasculaire, frontalekwab-, Parkinson-, alcohol-, Lewy-body-dementie (DLB) en depressie-geïnduceerde dementie werden relatief vaak gediagnosticeerd. Tegenwoordig wordt 22% van alle nieuwe dementiepatiënten jaarlijks in een geheugenpolikliniek onderzocht, uitgaand van een incidentie van dementie in Nederland van 22.500 patiënten per jaar. Dit laat zien dat geheugenpoliklinieken hun exclusieve stadium zijn ontgroeid en tegenwoordig een plaats hebben gekregen in de reguliere zorg voor mensen met dementie. Deze ontwikkeling is vergelijkbaar met die in het buitenland. Naast dementie had een aanzienlijk deel van de mensen die een geheugenpolikliniek bezochten cognitieve problemen zonder dat er sprake was van dementie, zoals lichte cognitieve stoornissen ('mild cognitive impairment', MCI, gedefinieerd in de brede zin van het woord). Opvallend is de grote variatie tussen de settings in het aandeel van de diagnoses dementie, MCI en geen cognitieve stoornis. Dit betekent dat we twee typen geheugenpoliklinieken kunnen identificeren, geheugenpoliklinieken die hoofdzakelijk patiënten met dementie zien of hoofdzakelijk mensen met lichte cognitieve problematiek zonder dat er sprake is van dementie.

Het aantal geheugenpoliklinieken dat hoofdzakelijk (meer dan 70%) mensen met dementie zag daalde. In ongeveer een kwart van de instellingen kreeg meer dan de helft van de mensen niet de diagnose dementie. Dit betekent dat er tegenwoordig in toenemende mate aandacht is voor lichtere cognitieve problematiek, zoals MCI of geen cognitieve stoornissen, en de naam 'geheugenpoli' meer tot zijn recht komt.

Farmacologische behandeling werd in nagenoeg alle geheugenpoliklinieken (97%) aangeboden, zulks niet in het kader van een klinische trial. Al deze geheugenpoliklinieken schreven cholinesteraseremmers voor. De belangrijkste indicatie voor het voorschrijven van cholinesteraseremmers was de ziekte van Alzheimer. Het feit dat er naast mensen met dementie ook een groot aandeel mensen op een geheugenpolikliniek komt met mildere problematiek, betekent dat ook het behandelaanbod van de poli hierop moet worden aangepast. De meeste geheugenpoliklinieken verrichtten neuropsychologische follow-uponderzoeken bij mensen met MCI om het beloop te monitoren. Andere mogelijkheden voor non-farmacologische behandeling in mensen met MCI of mensen zonder cognitieve stoornis, kunnen psychosociale therapie, cognitieve training, of psycho-educatie voor de patiënt en zijn familie zijn. Van de instellingen had 65% de beschikking over psychosociale behandeling. Dit is een duidelijke toename sinds 1998. Deze ontwikkeling komt overeen met huidige standaarden, waarin de beschikbaarheid van niet-medicamenteuze behandeling, zoals psychosociale interventies, wordt aanbevolen. Steeds meer poli's hebben een gestructureerde samenwerking met regionale zorginstellingen, meestal een instelling voor geestelijke gezondheidszorg (ggz) en/of een verpleeghuisorganisatie.

De meeste instellingen verrichtten additionele diagnostiek, zoals uitgebreid neuropsychologisch onderzoek, beeldvormende technieken, laboratoriumonderzoek, en/of lumbaalpuncties, om de etiologie van de cognitieve stoornissen te onderzoeken.

Dit weerspiegelt de verandering van een syndromale naar een meer etiologische diagnose op een eerder tijdstip in het ziekteproces.

Het aantal poli's dat klinisch wetenschappelijk onderzoek verricht, nam in relatieve zin af. Dit betekent dat wetenschappelijk onderzoek zich tegenwoordig minder beperkt tot academische instellingen. Wetenschappelijk onderzoek betrof vooral klinisch geneesmiddelenonderzoek, onderzoek naar neuropsychologische aspecten en onderzoek naar diagnostiek of beloop van de klachten. Daarnaast werd ook onderzoek verricht naar de waarde van beeldvormend onderzoek, de effecten van psychosociale interventies en genetische aspecten van dementie. De rol van wetenschappelijk onderzoek binnen een geheugenpolikliniek is belangrijk, omdat daar adequate settings zijn voor een gestandaardiseerde inclusie van patiënten van het hele cognitieve spectrum, variërend van subjectieve cognitieve klachten tot dementie. Ook zijn geheugenpoliklinieken belangrijke settings voor de implementatie van nieuwe wetenschappelijke bevindingen en voor het onderzoeken van het effect van deze implementaties.

Het merendeel van de instellingen gebruikte neuropsychologische onderzoeken en een of meerdere screeningsschalen voor cognitie en dementie. Dit komt overeen met aanbevelingen van een evidence-based review over de vroege detectie van dementie. Er bestond echter veel variatie in welke specifieke schaal gebruikt werd. Harmonisatie over welke cognitieve domeinen getoetst moeten worden, welke neuropsychologische tests en welke normgegevens gebruikt moeten worden, zou kunnen leiden tot een betere vergelijkbaarheid van de resultaten tussen de instellingen.

9.4 Verwachtingen/toekomst

Door de ontwikkeling van geheugenpoliklinieken in de afgelopen jaren wordt hun plaats in het geheel van mogelijke voorzieningen voor mensen met cognitieve problemen steeds duidelijker. Deze poli's spelen een belangrijke rol bij het vaststellen of er al dan niet sprake is van dementie, het verrichten van etiologische diagnostiek en het bespreken van de eventuele diagnose dementie met patiënt en familie. Ook wordt er door geheugenpoliklinieken informatie vertrekt over de implicaties van de diagnose en over het beloop van het ziektebeeld.

Desalniettemin is de plaats van geheugenpoliklinieken in de totale zorgketen voor dementerenden niet altijd even duidelijk en moet deze nader worden gespecificeerd. De huisarts, die als poortwachter van het zorgsysteem in Nederland vaak als eerste met de patiënt of diens familie in aanraking komt, dient volgens de huidige richtlijnen attent te zijn op signalen die kunnen wijzen op dementie. De huisarts zal de diagnostiek van dementie vaak zelf kunnen uitvoeren, eventueel met hulp van een praktijkondersteuner of een ggz-instelling.

9.4.1 Wanneer verwijzen naar een geheugenpoli?

Een verwijzing naar een geheugenpoli is te overwegen bij:
- cognitieve stoornissen of gedragsproblemen waarbij getwijfeld wordt aan de diagnose dementie;
- het vermoeden van een behandelbare of intracraniële afwijking;
- snel progressieve dementie;
- dementie op een leeftijd jonger dan 65 jaar;
- ernstige gedragsstoornissen of ernstige onrust waarbij de patiënt niet reageert op behandeling;
- vragen over mogelijke behandeling van patiënten met dementie;
- complexe diagnostische vragen.

Na het protocol op een geheugenpolikliniek te hebben doorlopen, zal in overleg besloten moeten worden waar en door wie de langetermijnzorg geboden wordt, en welk deel daarvan door de geheugenpoli, de huisarts of door een andere zorginstelling zal geschieden. Het wordt dus steeds belangrijker dat geheugenpoliklinieken zijn opgenomen in de ketenzorg voor dementie. Onderlinge afstemming, bijvoorbeeld door casemanagement, is daarbij gewenst. Daarom dienen op regionaal niveau nadere afspraken over een structurele samenwerking tussen geheugenpoliklinieken, huisarts en zorgvoorzieningen gemaakt te worden.

Nu geheugenpoli's min of meer het volwassen stadium hebben bereikt, is de tijd aangebroken voor verdere professionalisering en kwaliteitsverbetering. Hiertoe werden recentelijk, met steun van het ministerie van VWS, kwaliteitscriteria ontwikkeld, die de komende tijd geïmplementeerd zullen worden. Naast uniformering is ook behoefte aan nadere differentiatie van deskundigheid. Zo is er vraag naar specifieke expertise op het gebied van dementie op jonge leeftijd, relatief zeldzame dementieën, zoals preseniele Alzheimer, frontotemporale dementie (FTD) en de ziekte van Creutzfeldt-Jakob. Dit betreft niet alleen kennis op het gebied van diagnostiek, maar zeker ook van zorg en begeleiding.

Literatuur

Artero S, Ritchie K. The detection of mild cognitive impairment in the general practice setting. Aging Ment Health. 2003;7(4):251-8.

Barrett JJ, Haley WE, Powers RE. Alzheimer's disease patients and their caregivers: medical care issues for the primary care physician. South Med J. 1996;89(1):1-9.

Draskovic I, Vernooij-Dassen M, Verhey F, et al. Development of quality indicators for memory clinics. Int J Geriatr Psychiatry. 2008;23(2):119-28.

EBRO. Richtlijn diagnostiek en medicamenteuze behandeling van dementie. Utrecht: Evidence-Based Richtlijn Ontwikkeling (EBRO). Van Zuiden Communications; 2005.

Gezondheidsraad. Psychogeriatrische ziektebeelden in het bijzonder dementie, depressie en delirium. Den Haag: Gezondheidsraad; 1988.

Lindesay J, Marudkar M, Diepen E van, et al. The second Leicester survey of memory clinics in the British Isles. Int J Geriatr Psychiatry. 2002;17(1):41-7.

Netherlands HCot. Dementia. The Hague: Health Counsil of the Netherlands; 2002.

Passmore AP, Craig DA. The future of memory clinics. Psychiatric Bulletin. 2004;28:375-7.

Petersen RC, Stevens JC, Ganguli M, et al. Practice parameter: early detection of dementia: mild cognitive impairment (an evidence-based review). Report of the Quality Standards Subcommittee of the American Academy of Neurology. Neurology. 2001;56(9):1133-42.

Ruitenberg A, Ott A, Swieten JC van, et al. Incidence of dementia: does gender make a difference? Neurobiology of Aging. 2001;22(4):575-80.

Verhey FRJ, Nods M, Ponds RWHM, et al. Geheugenpoliklinieken in Nederland. Nederlands Tijdschrift voor Neurologie. 1999;3:169-74.

Verhey FRJ, Ramakers IHGB, Jolles J, et al. Geheugenpoli's in Nederland: ontwikkelingen sinds 1998. Tijdschrift voor Geriatrie en Gerontologie. 2007;38: 237-45.

Verhey FRJ, Reyerser van Buuren E, Jolles J. De geheugenpolikliniek: multidisciplinaire benadering bij stoornissen van het geheugen en andere cognitieve stoornissen. Amsterdam: Gerontologisch Instituut; 1987.

Walstra GJM, Derix MMA, Hijdra A, et al. Een polikliniek voor geheugenstoornissen; eerste ervaringen. Ned Tijdschr Geneeskd. 1992;136:328-32.

Wilkinson D, Stave C, Keohane D, et al. The role of general practitioners in the diagnosis and treatment of Alzheimer's disease: a multinational survey. J Int Med Res. 2004;32(2):149-59.

Wind A, Gussekloo J, Vernooij-Dassen M, et al. NHG-Standaard Dementie (tweede herziening) Huisarts en Wetenschap. 2003;46(13):754-67.

10 Verpleeghuiszorg

J.M.G.A. Schols

Kernpunten

- Het verpleeghuis is voor een aanzienlijk aantal dementiepatiënten de laatste verblijfplaats.
- De Nederlandse verpleeghuiszorg heeft sinds 1968 een grote professionele ontwikkeling doorgemaakt.
- Het beloop van dementie bij in het verpleeghuis opgenomen dementiepatiënten is zeer wisselend.
- Dementiepatiënten in het verpleeghuis vertonen niet zelden zorgproblemen, zoals decubitus, ondervoeding, vallen, pijn, delier en probleemgedrag, die samenhangen met het dementiële beeld en nadrukkelijk om extra zorgaandacht vragen.
- De verpleeghuiszorg is sinds 1990 geleidelijk aan het veranderen.

10.1 Inleiding

Dementie is een aandoening met epidemische omvang onder ouderen aan het worden. De ziekte leidt niet alleen tot lijdensdruk bij de getroffen patiënten zelf, maar ook bij hun naaste omgeving. Op dit moment zijn er ongeveer 200.000 dementerenden, waarvan er ongeveer 30.000 in verzorgingshuizen en ook 30.000 in verpleeghuizen verblijven. Nederland heeft in vergelijking met andere westerse landen altijd een relatief hoge institutionalisatiegraad gekend. Toch bestaat er bij veel ouderen angst voor een verpleeghuisopname, die vaak onvermijdelijk is wanneer de zorg thuis of in het verzorgingshuis niet meer mogelijk is door bijvoorbeeld een te hoge zorglast, niet te hanteren probleemgedrag en/of het wegvallen van de primaire mantelzorger. Het verpleeghuis vormt in de totale dementiezorgketen in feite de laatste schakel. Dementiepatiënten die er opgenomen worden, verblijven er veelal tot aan hun dood.

Het publieke imago van het verpleeghuis is er eigenlijk altijd een van 'opberghuis en/of sterfhuis' geweest en de frequente negatieve berichtgeving over de kwaliteit van zorg hebben de verpleeghuissector de laatste jaren geen goed gedaan. Overigens geldt dit ook voor verpleeghuizen in andere westerse landen, zoals Engeland, Duitsland en de Verenigde Staten. Dit doet echter onrecht aan de goede ontwikkelingen die ook in de Nederlandse verpleeghuiszorg hebben plaatsgevonden en waarvan dementiepatiënten dagelijks kunnen profiteren.

10.2 Verpleeghuiszorg; ontwikkelingen vanuit de historie

Vroeger werden mensen oud in hun eigen leefomgeving, in het verband van de familie, het dorp en de kerkelijke gemeenschap. Ze werden oud in een leefwereld waarmee ze vertrouwd waren, waar hun wortels en relaties lagen en waarmee hun identiteit verbonden was. Voor hulpbehoevende ouderen, gehandicapten en chronisch zieken, die om wat voor reden dan ook niet in hun eigen leefomgeving verzorgd konden worden, ontstonden collectieve oorden, waaronder gestichten, gasthuizen en rusthuizen. Nog later kwamen er in ons land steeds meer en ook meer specifieke zorginstellingen. Zo ontstond in de ouderenzorg uiteindelijk een aaneenschakeling van zorgaanbieders, waarvan op zijn minst theoretisch aangenomen mocht worden dat ze elkaar completeerden: thuiszorg – aanleunzorg – verzorgingshuiszorg – verpleeghuiszorg – én ziekenhuiszorg.

Aanvankelijk bood het verpleeghuis in Nederland voornamelijk tijdelijke en/of blijvende (vooral verpleegkundige) nazorg na ziekenhuisopname. Met het van kracht worden van de AWBZ in 1968 begon een periode waarin de verpleeghuissector sterk ging groeien tot circa 63.000 bedden op dit moment. Ook vond sindsdien een sterke professionalisering van de verpleeghuiszorg plaats. Het verpleeghuis is een instelling van de gezondheidszorg waar verpleegkundige, medische, paramedische en psychosociale zorg en begeleiding worden geboden aan mensen die thuis of in het verzorgingshuis niet meer adequaat geholpen kunnen worden. In totaal zijn er in ons land ongeveer 27.000 somatische bedden en 36.000 psychogeriatrische bedden. Veruit het merendeel van deze verpleeghuisbedden komt ten goed aan ouderen, van wie de meerderheid ouder is dan 80 jaar. Veel patiënten verblijven op dit moment nog steeds op kamers met meerdere bedden. Hoofddiagnosen bij opgenomen somatische patiënten, die in de meerderheid van de gevallen vanuit het ziekenhuis worden opgenomen, zijn cerebrovasculaire aandoeningen, status na heupoperatie, andere orthopedische ingrepen of amputatie en ziekten van het centrale zenuwstelsel, waaronder de ziekte van Parkinson. De hoofddiagnosen bij psychogeriatrische patiënten bestaan uit de verschillende verschijningsvormen van het dementiesyndroom. Psychogeriatrische patiënten komen voornamelijk vanuit de thuissituatie.

Een aanzienlijk deel van de somatische patiënten gaat na een gemiddelde revalidatieduur van 6 maanden weer terug naar de eigen woonomgeving. Voor definitief opgenomen somatische patiënten en voor bijna alle psychogeriatrische patiënten is het verpleeghuis het laatste station (gemiddelde verblijfsduur tot aan overlijden tegenwoordig ongeveer 1 tot 1,5 jaar). Capaciteitstekorten en toenemende mogelijkheden voor meer intensieve thuiszorg, alsmede de verpleeghuisverplaatste zorg in verzorgingshuizen, leiden ertoe dat patiënten die definitief in verpleeghuizen opgenomen worden zich tegenwoordig vaak al in een ver voortgeschreden ziekteproces bevinden. De met hun problematiek samenhangende zorglast in het verpleeghuis is daarom groot.

In het verpleeghuis worden diverse zorgfuncties aangeboden, zoals revalidatie en herstelzorg, chronisch complexe somatische zorg, psychogeriatrische zorg, palliatieve zorg, respijtzorg en specifieke doelgroepzorg (voor bijvoorbeeld jong dementerenden). De onderscheiden verpleeghuisfuncties zijn elk uit de zorgelementen verpleging, verzorging, behandeling en begeleiding opgebouwd, waarbij de accenten per zorgfunctie uiteraard anders liggen. Verpleeghuiszorg wordt ook wel aangeduid met de term CLSM-zorg; het betreft een continue, langdurige, systematische en multidisciplinaire zorgverlening, die verleend wordt door teams van verzorgende, verpleegkundige, paramedische en psychosociale professionals, werkend onder inhoudelijke regie van verpleeghuisartsen. De verpleeghuisgeneeskunde is daarbij in ons land, als enige ter wereld, sinds 1990 een specifiek erkend medisch specialisme. Vanaf medio 2009 is de naam van het vakgebied verpleeghuisgeneeskunde overigens officieel veranderd in 'specialisme ouderengeneeskunde' en wordt de verpleeghuisarts voortaan 'specialist ouderengeneeskunde' genoemd.

Vanuit het verpleeghuis wordt aan somatische en psychogeriatrische patiënten ook de mogelijkheid tot dagbehandeling geboden; veelal ter voorkoming of uitstel van een verpleeghuisopname en ter ontlasting van de thuissituatie. Instroom op de dagbehandeling geschiedt voornamelijk vanuit de thuissituatie. De dagbehandeling functioneert deels als substituut en deels als 'wachtkamer' voor het verpleeghuis. Het laatste geldt vooral voor dementiepatiënten, waarbij de dagbehandeling tevens als vorm van respijtzorg voor hun primaire verzorgers thuis te zien is. Naast de gestage groei van het aantal bedden, zijn er de laatste 20 jaar steeds meer plaatsen voor dagbehandeling gekomen en heeft ook de 'verpleeghuiszorg buiten de muren' (extramurale verpleeghuiszorg) zich inmiddels ontwikkeld; aanvankelijk vooral in de verzorgingshuizen, maar tegenwoordig geleidelijk aan ook meer bij patiënten thuis.

10.3 De dementiepatiënt in het verpleeghuis

De opnameduur van verpleeghuispatiënten met dementie varieert, maar is gemiddeld circa 1,5 tot 2 jaar. De opnameduur houdt daarbij verband met de leeftijd, het geslacht, het type dementie, de aanwezige comorbiditeit, de mate van zorgbehoefte en de intercurrent optredende zorgproblematiek. Dementerende verpleeghuispatiënten met een hogere leeftijd, van het mannelijke geslacht, met vasculaire dementie en comorbiditeit (bijvoorbeeld pneumonie, maligniteit, hartfalen, diabetes mellitus en parkinsonisme) en met een hogere zorgbehoefte verblijven het kortst, omdat ze eerder overlijden. Dementie wordt gekarakteriseerd door een progressief deteriorerend beloop.

Als een dementerende in een verpleeghuis opgenomen wordt, verkeert deze meestal in een gevorderd stadium van dementie. Dat maakt eigenlijk totale en intensieve 24-uurszorg en -toezicht noodzakelijk. Reisberg ontwikkelde de Global Deterioration Scale (GDS) om het dementieproces in opeenvolgende stadia te beschrijven. Zoals figuur 10.1 laat zien verblijven in een verpleeghuis vooral patiënten met een GDS-stadium 5 (begeleidingsbehoeftig), 6 (verzorgingsbehoeftig) en 7 (verplegingsbehoeftig). Het betreft overigens een vereenvoudigd schema, omdat duidelijk zal zijn dat niet elke dementerende in een verpleeghuis opgenomen zal worden. Naar schatting worden drie van de vijf dementerenden in ons land uiteindelijk in een verpleeghuis opgenomen.

Ten aanzien van het beloop vertonen verpleeghuispatiënten met dementie een aanzienlijke diversiteit. Bij sommige patiënten verloopt het dementieproces erg traag, bij anderen redelijk agressief met een sterke achteruitgang in relatief korte tijd. Terwijl de literatuur en ook gerapporteerde casuïstische ervaringen aangeven dat een snelle achteruitgang vooral gezien wordt bij jongere patiënten met veel comorbide problematiek, vond Koopmans in ons land slechts enig verband tussen enerzijds de progressiesnelheid en anderzijds de intercurrente morbiditeit en het psychofarmacagebruik.

Ekkerink vond daarbij dat een op de zeven patiënten met dementie het eindstadium bereikt, gekenmerkt door volledig verlies van sta- en loopfunctie, incontinentie, volledige zorgafhankelijkheid, ondoelmatige repetitieve activiteit (bijvoorbeeld friemelen, zuigen) en mutisme. Vaak worden in dit eindstadium ook het spontaan zelf eten en drinken progressief minder en treden frequent irreversibele slikstoornissen op. Voor de helft van deze patiënten duurde dit eindstadium langer dan een halfjaar. De meesten van hen stierven vervolgens, in slechte lichamelijke conditie – bijgestaan met warme palliatieve zorg – aan de gevolgen van een pneumonie, cachexie of uremie.

10.4 Relevante zorgproblemen van dementiepatiënten in het verpleeghuis

Verpleeghuispatiënten met dementie vertonen vaak bijkomende morbiditeit en zorgproblemen.

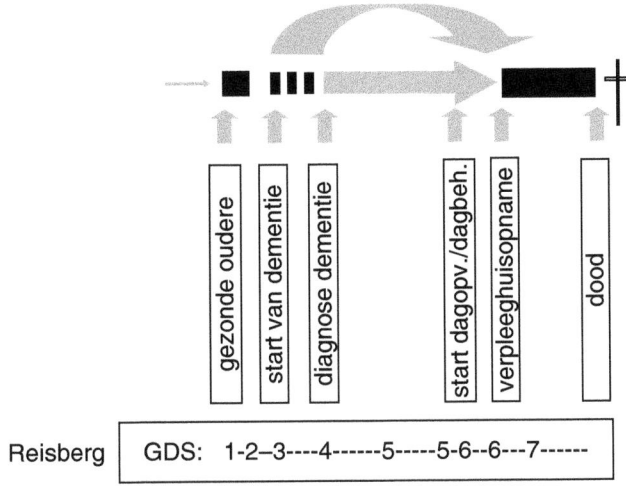

Figuur 10.1
Het verloop van dementie (vereenvoudigd).

GDS: Global Deterioration Scale; dagopv.: dagopvang; dagbeh.: dagbehandeling.

Dit hangt deels samen met hun veelal hoge leeftijd, maar ook met hun primaire aandoening zelf. Daarbij gebruiken ze vaak ook meerdere medicijnen tegelijk.

Intercurrente morbiditeit tijdens opname heeft een invloed op de progressie van de dementie en op het dagelijks functioneren van de patiënt in het verpleeghuis. Veelvoorkomende intercurrente gezondheidsproblemen bij verpleeghuispatiënten met een alzheimerdementie zijn luchtweginfecties, urineweginfecties, onduidelijke wegrakingen, TIA's, hartfalen en epileptische insulten. Bij patiënten met een vasculaire dementie wordt begrijpelijkerwijs vaker een hogere prevalentie gezien van hart- en vaataandoeningen (bijvoorbeeld CVA).

Dementiepatiënten in het verpleeghuis maken in het verlengde van hun pluriforme somatische problematiek ook regelmatig delirante fasen door. De literatuur noemt hier zelfs percentages tot 70% of meer, waarbij er bovendien niet zelden sprake is van een niet goed herkende delirante toestand. Verder vertonen veel dementerende verpleeghuispatiënten in het verloop van de ziekte ook kenmerken van een depressie en angstsymptomen.

Het zal derhalve duidelijk zijn dat het welbevinden van dementerende verpleeghuispatiënten toeneemt als intercurrente gezondheidsproblemen tijdig herkend en waar mogelijk behandeld worden.

De laatste jaren is er ook toenemende belangstelling voor relatief veelvoorkomende zorgproblemen bij dementerende verpleeghuispatiënten. In het bijzonder gaat hierbij de aandacht uit naar de volgende zorgproblemen: decubitus, ondervoeding, vallen, pijn, delier en probleemgedrag.

10.4.1 Decubitus

De Landelijke Prevalentiemeting Zorgproblemen (LPZ), die sinds 1998 uitgevoerd wordt door de Universiteit Maastricht, laat zien dat demente patiënten in verpleeghuizen een prevalentie van decubitus hebben van ongeveer 15% (graad I t/m IV).

Decubitus (ook wel 'doorliggen' of 'drukplekken' genoemd) kan omschreven worden als weefselversterf, veroorzaakt door de inwerking op het lichaam van druk-, schuif- en wrijfkrachten of een combinatie daarvan. Decubitus ontstaat meestal op plaatsen waar het botweefsel zich dicht onder de huid bevindt, zoals bij de stuit, hielen, heupen, enkels en ellebogen. Decubitus bij dementerende en ook anderzijds kwetsbare ouderen ontstaat vooral door factoren als progressieve afname van de mobiliteit, een slechtere voedingstoestand en verminderde weefseltolerantie. Ook de frequente multimorbiditeit draagt bij aan een grotere kans op decubitus.

Preventie van decubitus bij dementerende verpleeghuispatiënten is dus erg belangrijk en omvat diverse activiteiten, waaronder het handhaven van een goede mobiliteit en voedingstoestand alsmede het toepassen van wisselligging en het gebruik van de juiste antidecubitusmaterialen (waaronder antidecubituskussens en -matrassen). Deze activiteiten blijven ook belangrijk bij reeds aanwezig decubitus; alleen komt er dan nog de juiste decubitusbehandeling bij. De meeste verpleeghuizen hanteren tegenwoordig een specifiek protocol voor de preventie en behandeling van decubitus.

10.4.2 Ondervoeding

Een groot aantal verpleeghuispatiënten met dementie krijgt in het verloop van de ziekte problemen met eten en drinken. De LPZ laat al een aantal jaar overduidelijk zien dat een relatief groot percentage van alle verpleeghuispatiënten aan ondervoeding lijdt. Dit wordt overduidelijk aangetoond door het vaak aanwezige onvrijwillig gewichtsverlies. Het betreft bijna 25% van alle verpleeghuispatiënten.

Bij dementerende verpleeghuispatiënten is dat percentage nog groter, namelijk tegen de 30%. Vaak vertoont deze patiëntengroep overigens reeds voedingsproblemen ten tijde van de opname in het verpleeghuis. Het dementieproces heeft dan in de thuissituatie of het verzorgingshuis al geleid tot beperkingen in het voedingsgedrag en daardoor tot onvoldoende en/of eenzijdig eten. Daarbij kan een verminderde voedselinname een uiting zijn van verwaarlozing, maar evengoed een teken van een depressie. Bij de ziekte van Alzheimer is het nog niet duidelijk in hoeverre ondervoeding samenhangt met een eventueel direct aan deze ziekte gekoppelde katabole status, of dat een niet tegemoetkomen aan een mogelijk verhoogde voedingsbehoefte bij voortdurende motorische onrust en zwerfneigingen ook een oorzakelijke rol speelt.

Verder kunnen dementerende patiënten in de loop van hun ziekte slikproblemen krijgen en zichtbare veranderingen in het eetgedrag vertonen, zoals voedselweigering (mond dichthouden of hoofd wegdraaien), voedingsapraxie (reflexmatig bijten en/of zuigen; het eten opslaan in de wangzakken en niet doorslikken; hanteren van verkeerde volgorde bij het eten of niet meer weten om te gaan met het bestek), soms hyperfagie (alsmaar blijven eten; zelfs het eten van medebewoners opeten) en ten slotte zelfs het eten van niet-eetbare zaken (bijvoorbeeld planten en zelfs feces).

Inmiddels is duidelijk geworden dat minder goed eten en drinken van patiënten in het verpleeghuis ook samenhangt met de vaak nog gebrekkige maaltijdambiance, in een omgeving die niet zelden nog 'ziekenhuisachtig' is en waarbij het institutionele ritme nog erg de dag bepaalt.

Eet- en drinkproblemen bij verpleeghuispatiënten vragen om nauwgezette multidisciplinaire aandacht en krijgen sinds een aantal jaar veel aandacht. Er is inmiddels al geruime tijd een multidisciplinaire voedingsrichtlijn beschikbaar.

10.4.3 Vallen

Vallen komt in alle leeftijdsgroepen voor maar is vooral bij ouderen een groot gezondheidsprobleem. Ook in zorginstellingen, zoals verzorgings- en verpleeghuizen, komen valincidenten veel voor; de helft van de bewoners valt er minstens één keer per jaar. Dementerende patiënten in verpleeghuizen lopen het grootste risico. Een groot aantal van deze vallende patiënten blijkt in de laatste 30 dagen ook meer dan 1 keer gevallen te zijn.

Het meest wordt er gevallen in de slaapkamers, op de gang, in de woonkamer (dagverblijf) en in de natte ruimten. Verder wordt er op alle momenten van de dag gevallen, zij het dat de meeste incidenten plaatsvinden tijdens de namiddag en avond (onder andere door personeelwissels, minder personeel 's avonds en doordat sommige dementerenden het *sundowning* fenomeen (onrust in de namiddag en avond) vertonen).

Ten aanzien van de risicofactoren voor vallen wordt een onderscheid gemaakt in intrinsieke en extrinsieke risicofactoren. Intrinsieke factoren worden toegeschreven aan de toestand van de patiënt zelf (leeftijd, dementie, comorbiditeit, mobiliteits- en balansproblemen, ADL-afhankelijkheid). Extrinsieke factoren zijn gerelateerd aan de omgeving, bijvoorbeeld slechte verlichting, gladde vloeren, verkeerd schoeisel, verkeerd hulpmiddelengebruik (rollator) en toegankelijkheid. In Nederlandse verpleeghuizen zijn de intrinsieke valrisicofactoren de belangrijkste oorzaak van valincidenten. Valgerelateerde fracturen (bijvoorbeeld de beruchte heupfractuur) zijn te rekenen tot de ernstige gevolgen van valincidenten. Fracturen ten gevolge van vallen komen bij dementerende verpleeghuispatiënten duidelijk meer voor. Gebleken is dat na een heupfractuur de kans op overlijden relatief groot is. In verpleeghuizen kunnen verschillende valpreventieve maatregelen genomen worden, waaronder het gebruik van alarmeringssystemen, medicatie, hulpmiddelen, oefentherapie en soms ook fixatie (bijvoorbeeld banden, tafelblad). Valpreventie wordt in de praktijk zelfs als belangrijkste reden genoemd voor de toepassing van fixatie, terwijl de evidence daarvoor in feite niet aangetoond is en fixatie ook gepaard kan gaan met ernstige secundaire letsels voor de patiënt. Daarnaast kunnen er letselpreventieve maatregelen gebruikt worden, zoals heupbeschermers en botversterkende medicatie. Tegenwoordig gaat gelukkig veelal een gedegen valrisicoanalyse vooraf aan een valpreventieve interventie op maat.

10.4.4 Pijn

Pijnbeoordeling en pijnbehandeling bij verpleeghuispatiënten met dementie zijn een grote uitdaging, vooral omdat deze patiënten zo moeilijk communiceren en het afnemen van een anamnese niet altijd betrouwbaar is en onbetrouwbaarder wordt naarmate het dementieproces voortschrijdt. Het vaststellen van pijn bij dementerenden is voor verpleeghuisprofessionals erg complex. Uit onderzoek is al langer bekend dat (kwetsbare) ouderen vaker pijn ervaren, wat vooral toegeschreven wordt aan hun geriatrisch profiel (multimorbiditeit, meer stoornissen, beperkingen en handicaps). Nog maar weinig is bekend over de prevalentie van pijn bij dementerende verpleeghuispatiënten, zeker ook omdat tot voor kort adequate diagnostische pijninstrumenten ontbraken. In de literatuur worden percentages genoemd tussen 28 en 83%. Er zijn aanwijzingen dat bij dementerenden, en zeker bij dementerende verpleeghuispatiënten, duidelijk sprake is van onderdetectie en onderbehandeling van pijn.

Gezien de negatieve impact van pijn op het dagelijks functioneren en de kwaliteit van leven, verdient deze problematiek dus duidelijk meer aandacht. Sinds kort is er ook voor deze doelgroep in ons land een gevalideerde en praktisch goed bruikbare pijnschaal beschikbaar (PACSLAC-D, *Pain Assessment Checklist for Seniors with Limited Ability-Dutch version*).

De eerste ervaringen met het gebruik van deze schaal laten zien dat de pijnprevalentie bij dementerende verpleeghuispatiënten inderdaad hoog is, te weten 47% en dat een substantieel deel van deze patiënten geen pijnmedicatie ontvangt.

10.4.5 Delier

Het delier is een ernstig psychiatrisch syndroom dat frequent voorkomt bij fragiele ouderen. Het delier kent verschillende verschijningsvormen: de hyperactieve, hypoactieve en gemengde vorm. Belangrijke predisponerende factoren zijn: leeftijd >70 jaar, cognitieve stoornissen, visus- en gehoorstoornissen en stoornissen in de dagelijkse activiteiten. Factoren die, vaak gecombineerd, een delier uit kunnen lokken zijn onder andere infectie, koorts, acute ziekte, dehydratie en polyfarmacie. Dementie is één van de belangrijkste risicofactoren voor een delier. Echter een nauwkeurige schatting van de incidentie van een delier bij dementie is moeilijk, en dat geldt ook voor het delier bij verpleeghuispatiënten met dementie. In de literatuur worden delirante episodes bij zeker driekwart van de demente verpleeghuispatiënten beschreven. Niet onterecht wordt het delier ook wel getypeerd als een 'dementie-decompensatie' of wordt er gesproken van 'intermitterend breinfalen bij dementie'.

Overigens wordt een delirante toestand vaak ook niet goed onderkend of verward met het toestandsbeeld van de dementie zelf. Niet vergeten moet worden dat symptomen van een delier immers langdurig aanwezig kunnen blijven.

Gezien de negatieve gevolgen van een delier, waaronder verhoogde morbiditeit en mortaliteit en een langdurige afname van het dagelijks functioneren, is tijdige detectie en behandeling belangrijk. De behandeling van het delier is multifactorieel en onder andere gericht op de aanwezige risicofactoren, de metabole ontregeling en de omgeving van de patiënt.

10.4.6 Probleemgedrag

Dementie leidt niet alleen tot cognitief disfunctioneren, maar gaat bij patiënten vaak ook gepaard met neuropsychiatrische symptomen als agitatie/agressie, psychose, depressie en apathie. Niet zelden zijn het juist deze symptomen die aanleiding zijn tot verpleeghuisopname. Ook in het verpleeghuis kan probleemgedrag leiden tot een grote belasting voor het verplegend personeel. Recent onderzoek in ons land laat zien dat meer dan 80% van de verpleeghuispatiënten met dementie een of meer neuropsychiatrische symptomen vertoont, vooral agressieve/geagiteerde gedragingen, algemene onrust en apathie. Uit dit onderzoek blijkt ook dat zowel het stadium van de dementie als het geslacht belangrijke predictoren zijn voor neuropsychiatrische symptomen. Wanen, depressie, fysiek niet-agressief gedrag en verbaal geagiteerd gedrag kwamen het meeste voor in het stadium van matig-ernstige (GDS 5) en ernstige cognitieve achteruitgang (GDS 6), terwijl fysiek agressief gedrag, apathie en angst vaker voorkwamen bij demente verpleeghuispatiënten met zeer ernstige cognitieve achteruitgang (GDS 7). Mannen vertoonden vaker fysiek agressief gedrag en apathie, terwijl vrouwen vaker symptomen van depressie en angst vertoonden. De invloed van omgevingsfactoren in het verpleeghuis op het voorkomen van probleemgedrag is vooralsnog onduidelijk.

Het zal duidelijk zijn dat de zorg goed toegesneden moet zijn op een doelgroep die zo vaak probleemgedrag vertoont. Veel demente verpleeghuispatiënten krijgen in verband met probleemgedrag psychofarmaca voorgeschreven, waaronder vooral antipsychotica. Toch is de evidence voor de werkzaamheid slechts gering. Daarom is er veel belangstelling voor de toepassing van allerlei non-farmacologische -en omgevingsinterventies, waarvan in feite meer positieve resultaten verwacht mogen worden. Te denken valt aan *beïnvloeding van omgevingsfactoren*, zoals het realiseren van kleinschalige woonvormen, regelmatige buitenactiviteiten met het oog op de veronderstelde positieve werking van meer daglicht en van de natuur; *stimuleren van fysieke activiteiten*, waaronder bewegingsactiviteiten, psychomotorische therapie; *stimuleren van recreatieve dagactiviteiten en sociale contacten*; het *realiseren van een belevingsgerichte zorg* met de juiste benaderingswijze gerelateerd aan het vaak wisselende toestandsbeeld.

De Nederlandse Vereniging van Verpleeghuisartsen (NVVA), inmiddels Vereniging van Specialisten in Ouderengeneeskunde (VERENSO) genaamd, bracht in 2002 al een richtlijn *Probleemgedrag* uit, waarvan de medicatieparagraaf in 2008 geactualiseerd is, mede op basis van informatie uit andere relevante en recente Nederlandse *evidence based* richtlijnen voor de medicamenteuze behandeling van psychiatrische aandoeningen. Voorts is er eind 2008 ook een separate, goed bruikbare multidisciplinaire vertaling van deze richtlijn gemaakt.

10.5 De verpleeghuiszorg transformeert

Voor verpleeghuispatiënten met dementie is het verpleeghuis dus meestal de laatste woonomgeving. Dan komen we meteen bij het grootste nadeel van het verpleeghuis als instituut, te weten de vaak nog sterk ziekenhuisachtige omgeving (met een groot gebrek aan privacy) en het daarmee samenhangende strakke institutionele regime. Weliswaar heeft dit probleem al geruime tijd de aandacht, maar zowel dit omgevingsaspect als het feit dat nogal wat negatieve kwaliteitsaspecten sterk samenhangen met de wijze waarop een institutioneel regime nu eenmaal werkt, noodzaken de verpleeghuissector tot verandering.

Verandering die bovendien nodig is vanuit macro-economisch perspectief (de kosten van de chronische zorg rijzen volgens de overheid immers de pan uit) en niet in de laatste plaats ook vanuit het perspectief van de patiënt zelf. De patiënt is tegenwoordig een cliënt en wil meer dan ooit zelf, of met ondersteuning zelf, keuzes maken ten aanzien van de te ontvangen zorg en dienstverlening; én waar hij/zij deze dan wil ontvangen.

10.5.1 Vermaatschappelijking van de ouderenzorg

In het verlengde van deze redenen tot verandering, is de afgelopen jaren in de ouderenzorg de roep om een meer vraaggestuurde, geïntegreerde zorg ('integrated care') steeds sterker geworden. Daarbij staat het streven naar een kwalitatief hoogstaande en patiëntgerichte zorg centraal. Bovendien moet deze zorg passen bij de leefsituatie van de oudere zorgvrager en hem of haar in staat stellen om zo lang en zo normaal mogelijk te participeren in onze samenleving. Dat geldt ook voor mensen met dementie.

Dit fenomeen wordt vermaatschappelijking van de zorg genoemd. De vermaatschappelijking van de zorg komt ook tot uiting in een nieuwe uitkomstmaat voor de ouderenzorg. Lag het accent vroeger voornamelijk op de kwaliteit van de zorg, nu verschuift dat naar de kwaliteit van leven, in lichamelijk, psychisch en sociaal opzicht. Voor een optimale kwaliteit van leven blijft een kwalitatief verantwoorde zorg natuurlijk noodzakelijk, maar ook aspecten als zingeving, primair levensgeluk, behoud van autonomie, eigen leefomgeving, eigen leefwijze en eigen sociaal netwerk, en de gewenste maatschappelijke participatie zijn essentieel. Vermaatschappelijking van de zorg houdt niet alleen een kanteling naar een meer vraaggestuurde zorg in, ze presenteert zich in de praktijk ook in de vorm van drie fenomenen: de-institutionalisering, normalisatie en integratie. De veranderde opvattingen over de zorgverlening lijken daarbij in ieder geval de bestaansgrond van de intramurale zorg aan te tasten en op zijn minst verdere uitbreiding hiervan in de weg te staan. De-institutionalisering (afbouw van de institutionele zorg), normalisatie van zorg en betere integratie van zorgvragers in de samenleving zouden gestalte moeten krijgen door een verschuiving van sectorale zorg naar integrale wijkzorg. Zorgbehoevende ouderen willen, met adequate ondersteuning, gewoon als volwaardige burgers in de wijk wonen en niet afgezonderd worden in separate zorgkolommen. Daardoor zal er in de woonwijken steeds meer complexe zorgverlening vereist zijn, die niet meer primair intramuraal gegeven moet worden. Overigens maken technologische mogelijkheden en ontwikkelingen op medisch en verpleegkundig gebied het daadwerkelijk al mogelijk dat de zorg in toenemende mate in de eigen woonomgeving verleend kan worden.

10.5.2 Vermaatschappelijking van de verpleeghuiszorg

Verpleeghuizen richten met betrekking tot deze vermaatschappelijking van de zorg al geruime tijd hun vizier buiten de eigen muren. Zo wordt er sinds 1990 reeds in toenemende mate extramurale verpleeghuiszorg geboden, eerst voornamelijk in verzorgingshuizen (in belangrijke mate voor dementerende verzorgingshuisbewoners) en later ook steeds meer bij chronische patiënten thuis. Het eerste heeft ertoe geleid dat het aantal verpleeghuisopnames vanuit verzorgingshuizen de laatste jaren drastisch is afgenomen. Het laatste, de verpleeghuiszorg aan huis, geschiedt complementair aan de thuiszorg of volledig door het verpleeghuis zelf. Zo kunnen patiënten die eigenlijk een indicatie hebben voor opname in een verpleeghuis langer thuis blijven.

De artsen en paramedici uit het verpleeghuis (fysiotherapeut, logopedist, diëtist en ergotherapeut) kunnen daarnaast ook consultatief een ondersteunende functie vervullen voor de huisarts en de thuiszorg, waarmee de zorg voor fragiele, dementerende ouderen thuis een extra kwaliteitsimpuls kan krijgen.

10.5.3 De materiële omgeving

Om de wijkfunctie van verpleeghuizen te verbreden en om te bevorderen dat kwetsbare ouderen langer in hun eigen leefomgeving kunnen blijven wonen, worden veel traditionele verpleeghuizen (de, in de ogen van veel mensen, vroegere 'grote opberghuizen') die voorheen primair een regionale functie hadden, afgebouwd tot kleinere, regionaal gespreide centra (satellieten). Zo ontstaan er dependances of verpleegunits en vooral ook kleinschalige woonvormen. Hoofdzakelijk psychogeriatrische patiënten vinden hier een nieuwe beschermde woonomgeving inclusief volwaardige verpleeghuiszorg.

Daarnaast worden, ten aanzien van de vormgeving van deze nieuwe, gedecentraliseerde woonzorgvoorzieningen, pogingen gedaan om de samenwerking tussen institutionele zorg en eerstelijnszorg én ook de welzijnszorg zichtbaar te vergroten. Zo kan een midden in de wijk gesitueerd nieuw levensloopbestendig woonzorgcomplex verschillende woonmodaliteiten hebben, inclusief kleinschalig groepswonen. In zo'n woonzorgcomplex is dan tevens een huisartsengroep, apotheek en tandarts gevestigd en vaak zijn er eveneens een centrale wijkontmoetingsruimte, een wijk-eetpunt en een voorziening voor dagzorg aanwezig.

Of de kleinschalige woonvormen nu separaat staan of gekoppeld zijn aan moderne, ruime woonzorgcentra, ze staan hoe dan ook een centrale plaats in het maatschappelijk gebeuren voor. De achtergrond ervan is gelegen in het realiseren van een zo normaal mogelijke, huiselijke omgeving, waar een zo normaal mogelijk leven geleid kan worden, passend bij de preferenties van de dementerende bewoners zelf.

Ook internationaal staan kleinschalige woonvormen meer en meer in de belangstelling en wordt er op pluriforme wijze vorm aan gegeven, met woongroepen die variëren van respectievelijk vijf tot negen dan wel dertien tot vijftien bewoners.

De algemene verwachting is dat dementerende bewoners in deze nieuwe woonvormen beter zullen functioneren, minder gedragsstoornissen zullen vertonen en een grotere kwaliteit van leven zullen ervaren. Datzelfde geldt voor nieuwe vormen van dagzorg, zoals de dagzorg op zorgboerderijen, waarvan het aantal in ons land op dit moment sterk toeneemt en waar patiënten een meer natuurlijke wijze van dagbesteding geboden wordt.

Echter, in beide gevallen geldt dat er nadrukkelijk meer onderzoek nodig is om de veronderstelde positieve effecten voor dementerende patiënten te onderbouwen, alsook om de effecten voor professionals en de kosteneffectiviteit te bepalen.

10.5.4 Het verpleeghuis als instituut blijft springlevend

Het verpleeghuis als 'rest'-instituut zal niet verdwijnen. Ervaringen in andere landen (Denemarken en Noorwegen) leren dit ook. Complete verbanning van de institutionele zorg en puur inzetten op *community care* blijken immers veelal een onhaalbare kaart te zijn. Het toekomstige verpleeghuis nieuwe stijl zal zelfs geen 'rest'-instituut zijn, maar veel eerder een echt herkenbaar instituut met veel mogelijkheden.

De verpleeghuizen nieuwe stijl herbergen straks vooral de specifieke en bijzondere verpleeghuisfuncties, bijvoorbeeld de revalidatiezorg; de zorg voor specifieke doelgroepen, zoals patiënten met niet-aangeboren hersenletsel of de ziekte van Huntington; en bijvoorbeeld patiënten met behoefte aan zeer complexe, intensieve somatische en/of specifieke psychogeriatrische zorg, waaronder de zorg voor jong dementerenden.

Ze zullen verder als thuisbasis dienen voor de in de totale gezondheidszorg uitwaaierende verpleeghuisprofessionals en zich ook op vele plaatsen ontwikkelen tot kenniscentra, waarin aan een breed scala aan onderwijs- en onderzoeksactiviteiten geparticipeerd zal worden; uiteraard ook op het gebied van de dementiezorg.

Literatuur

Dijcks BPJ, Neyens JCL, Schols JMGA, Haastregt JCM van, Crebolder HFJM, Witte LP de. Valincidenten in verpleeghuizen: gemiddeld bijna 2 per bed per jaar met bij 1,3% een fractuur als gevolg. Ned Tijdschr Geneeskd. 2005;149:1043-7.

Dijk PTM van. Prognosis of patients with dementia after admission to a Dutch nursing home (proefschrift). Rotterdam: Erasmus Universiteit Rotterdam; 1994.

Ekkerink JLP. Het beloop van dementia na opname in het verpleeghuis (proefschrift). Katholieke Universiteit Nijmegen; 1994.

Halfens RJG. Debubitus. In: Halfens RJG, Meijers JMM, Neyens JCL, et al. Rapportage resultaten Landelijke Prevalentiemeting Zorgproblemen 2007. Maastricht: Universiteit Maastricht; 2007. pp 25-52.

Hamers JPH, Huizing AR. Why do we use physical restraints in the elderly? Zeitschrift für Gerontologie und Geriatrie. 2005;38(1):19-25.

Koopmans RTCM, Ekkerink JLP, Hoogen HJM van den, et al. Indicatoren voor progressie van de dementering bij verpleeghuispatiënten. Ned Tijdschr Geneeskd. 1994;138:1164-8.

Koopmans RTCM, Ekkerink JLP, Hoogen HJM van den, et al. Sterfte van dementiepatiënten na opname in een verpleeghuis; een analyse over 10 jaar. Ned Tijdschr Geneeskd. 1994;138:1169-74.

Koopmans RTCM, Hell ME van, Jongh F de, et al. Het beloop van de ziekte van Alzheimer bij een groep verpleeghuispatiënten: epidemiologie, (bijkomende) morbiditeit en sterfte. Ned Tijdschr Geneeskd. 1991;135:845-50.

Koopmans RTCM, Hoogen HJM van den, Weel C van. Incidentie en prevalentie van gezondheidsproblemen bij een groep dementerende verpleeghuispatiënten. Een vergelijking met de huisartspraktijk. Tijdschr Gerontol Geriatr. 1994;25:231-6.

McCusker J, Cole M, Dendukuri N, et al. Delirium in

older medical inpatients and subsequent cognitive and functional status: a prospective study. CMAJ. 2001;165(5):575-83.

Meijers JMM, Bokhorst-de van der Schueren MAE, Schols JMGA. Ondervoeding. In: Halfens RJG, Meijers JMM, Neyens JCL, et al. Rapportage resultaten Landelijke Prevalentiemeting Zorgproblemen 2007. Maastricht: Universiteit Maastricht; 2007. pp. 81-110.

Neyens JCL, Schols JMGA. Vallen en fixatie. In: Halfens RJG, Meijers JMM, Neyens JCL, et al. Rapportage resultaten Landelijke Prevalentiemeting Zorgproblemen 2007. Maastricht: Universiteit Maastricht; 2007. pp. 111-42.

Neyens JCL. Fall prevention in psychogeriatric nursing home residents (proefschrift). Universiteit Maastricht; 2007.

Nijs KA, de Graaf C, Kok FJ, et al. Effect of family style mealtimes on quality of life, physical performance, and body weight of nursing home residents: cluster randomised controlled trial. BMJ. 2006; 332(7551):1180-4.

NVVA. Multidisciplinair werken aan probleemgedrag; een multidisciplinaire handreiking bij de NVVA-richtlijn Probleemgedrag. Utrecht: NVVA; 2008.

NVVA. NVVA-richtlijn Probleemgedrag; met herziene medicatieparagraaf 2008. Utrecht: NVVA; november 2008.

Pitkala KH, Laurila JV, Strandberg TE, et al. Multi-component geriatric intervention for elderly inpatients with delirium: effects on costs and health-related quality of life. J gerontol A Biol Sci Med Sci. 2008;63(1):56-61.

Reisberg B, Ferris SH, Franssen E. An ordinal functional assessment tool for Alzheimer's type dementia. Hosp Community Psychiatry. 1985;36:593-5.

Schols JMGA, Crebolder HFJM, Weel C van. Nursing home and nursing home physician: the Dutch experience. J Am Med Dir Assoc. 2004;5(3):207-12.

Schols JMGA, Staveren WA van. De multidisciplinaire richtlijn vocht- en voedselvoorziening voor verpleeghuisgeïndiceerden 2001; een toelichting. Tijdschr Gerontol Geriatr. 2002;33(3):166-174.

Schols JMGA. De toekomst van de chronische zorg, ons een zorg? Van oude structuren, de dingen, die voorbijgaan. Inaugurele rede Universiteit van Tilburg. Tilburg; 2004.

Voyer P, Richard S, Doucet L, et al. Detection of delirium by nurses among long-term care residents with dementia. BMC Nurs. 2008;7:4.

Zuidema SU, Derksen E, Verhey FRJ, et al. Prevalence of neuropsychiatric symptoms in a large sample of Dutch nursing home patients with dementia. Int J Geriat Psychiatry. 2007;22:632-638.

Zuidema SU, Iersel MB van, Koopmans RTCM, et al. Efficacy and adverse reactions of antipsychotics for neuropsychiatric symptoms in dementia; a systematic review (Dutch). Ned Tijdschr Geneeskd. 2006; 150:1565-73.

Zuidema SU. Neuropsychiatric symptoms in Dutch nursing home patients with dementia (proefschrift). Radboud Universiteit Nijmegen; 2008.

Zwakhalen SMG. Pain assessment in nursing home residents with dementia (proefschrift). Universiteit Maastricht; 2007.

Websites
www.rivm.nl
www.scp.nl

11 Behandeling en preventie van cognitieve stoornissen

J. Slaets, F.R.J. Verhey

Kernpunten

- Geen enkel middel kan de ziekte voorkomen, genezen of de progressie vertragen.
- De effecten van bestaande geneesmiddelen met als indicatie ziekte van Alzheimer zijn gering, voor een beperkte groep patiënten en voor een beperkte duur.
- De keuze voor behandelen dient individueel gemaakt te worden met een goed voorgelichte patiënt of diens vertegenwoordiger.
- Het hanteren van stopcriteria is essentieel.
- Het vroegtijdig behandelen van hypertensie is de belangrijkste primaire preventie voor dementie.
- Het preventieve effect van een gezonde levensstijl (voeding, lichaamsbeweging, geestelijke activiteit en niet roken) staat minder vast, maar betreft toch zinvolle adviezen.

11.1 Inleiding

Dementie vormt een groot probleem voor de volksgezondheid, omdat bij mensen ouder dan 75 jaar veruit de meeste ziektejaarequivalenten (*years lived with disability*) hieraan zijn toe te schrijven. Daarom vindt wereldwijd veel onderzoek plaats om het ziekteproces bij de ziekte van Alzheimer medicamenteus te beïnvloeden of zelfs te voorkomen. Voor geen enkele vorm van dementie bestaat momenteel echter een curatieve behandeling. Er zijn ook geen bewijzen uit prospectieve trials dat middelen zoals NSAID, acetylsalicylzuur, vitaminesupplementen (E en B) en oestrogenen de kans op het ontstaan van een dementie verkleinen.

Soms kan het stoppen van medicatie wel gunstig zijn voor het functioneren, vooral in de domeinen cognitie, algemene dagelijkse levensverrichtingen (ADL), motoriek en vallen. De lijst van geneesmiddelen met een potentieel negatief effect op het functioneren is lang, maar in ieder geval zijn middelen met een sterk anticholinerg effect in principe een contra-indicatie bij dementie en zeker ook in combinatie met cholinesteraseremmers. Een andere reden om kritisch naar de medicatie te kijken is het gegeven dat polyfarmacie op zichzelf een uitlokkende factor is voor het krijgen van een delier, waarop mensen met dementie een sterk verhoogde kans hebben.

11.2 Experimentele behandelingen

11.2.1 Anti-amyloïd behandelingen

Een van de meest onderzochte behandelingen van de afgelopen jaren betreft de immunisatietherapie. Actieve immunisatie richt zich op het aanzetten van het eigen immuunsysteem door het activeren van de in de hersenen aanwezige macrofagen (geactiveerde microgliacellen) tegen het A-bèta-42, door middel van inenting met antistoffen. In 1999 werden de resultaten bekend van experimenten bij transgene muizen die na genetische manipulatie de voor Alzheimer kenmerkende plaques in de hersenen vormden. Onderzoek van deze behandeling bij patiënten met de ziekte van Alzheimer moest echter voortijdig worden beëindigd vanwege ernstige bijwerkingen in de vorm van een encefalitis bij 6% van de behandelde patiënten. Dit hing mogelijk samen met de hier toegepaste immunisatietechniek. Sindsdien zijn diverse trials verricht met passieve immunisatie, waarbij antistoffen per infuus werden toegediend. Het recent onderzochte immunotherapeutische Bapineuzumab bleek weliswaar veilig, maar ook slechts bij een subgroep beperkt effectief.

Naast deze op het verwijderen van amyloïd gerichte aanpak, wordt in fase-2-onderzoek ook getracht de aanmaak van amyloïd te verminderen door middelen met een remmende werking op bèta- en gammasecretase. Tot dusver heeft dit onderzoek evenmin tastbare resultaten opgeleverd.

11.2.2 Antioxidantia

Alfatocoferol (vitamine E) beperkt de vorming van vrije radicalen en heeft een bevorderende invloed op de overleving van neuronen die blootgesteld zijn aan bèta-amyloïd. Selegeline is een MAO-remmer met antioxidante eigenschappen. In een recente 2jaar durende drie-armige trial van Sano en collega's met 10 mg selegeline, 2000IU vitamine E of placebo, werden geen verschillen aangetoond in de Alzheimer Disease Assessment Scale-cognitieve sectie (ADAS-cog) score en andere cognitieve maten. De klinische betekenis van deze bevindingen is vooralsnog niet duidelijk. Veel alzheimerpatiënten in de VS worden nu al behandeld met vitamine E, maar op dit moment kan een dergelijke handelswijze niet worden aanbevolen, mede gezien de bijwerkingen van de relatief hoge doses vitamine E.

11.3 In de praktijk beschikbare behandelingen

11.3.1 Cholinesteraseremmers

Tacrine (Cognex) was het eerste middel dat commercieel beschikbaar kwam. Hoewel met de komst van tacrine aanvankelijk hoge verwachtingen werden gewekt door – achteraf waarschijnlijk te positief gestelde – publicaties, wordt dit middel momenteel nauwelijks meer voorgeschreven in verband met frequente en ernstige hepatotoxische verschijnselen. Er zijn inmiddels verschillende cholinesterase-inhibitoren (ChE-I's) onderzocht, waarvan drie wereldwijd geregistreerd zijn: donepezil (Aricept), rivastigmine (Exelon) en galantamine (Reminyl). Donepezil is in Nederland niet geregistreerd, wel in België en tal van andere Europese landen, en in de VS. De andere middelen zijn zowel in Nederland als in België geregistreerd.

Donepezil is een reversibele niet-competitieve remmer van vooral het acetylcholinesterase. Rivastigmine is een 'pseudo-reversibele' remmer van zowel het acetyl- als het butyrylcholinesterase. De binding van rivastigmine met het acetylcholinesterase duurt veel langer dan met acetylcholine. Door deze 'pseudo'-irreversibele remming is de werking langer (±10 uur) dan op grond van de korte halfwaardetijd kan worden verwacht. Galantamine werd oorspronkelijk uit de bollen van de narcis (Galantus woronowi) geëxtraheerd en wordt nu synthetisch geproduceerd. Het is een reversibele competitieve remmer van vooral acetylcholinesterase. Hoewel deze drie stoffen qua structuur en aangrijpingspunt onderling nogal verschillen, ontlopen ze elkaar niet duidelijk wat betreft effectiviteit en bijwerkingen.

Donepezil is het best onderzocht met tot dusver minstens 16 gerandomiseerd gecontroleerde studies met in het totaal 4365 alzheimerpatiënten. Met rivastigmine zijn er 8 onderzoeken gepubliceerd (3450 patiënten), en 6 met galantamine (3777 patiënten). Daarnaast zijn er diverse trials gepubliceerd met patiënten met andere cognitieve stoornissen, zoals vasculaire dementie, dementie die optreedt bij de ziekte van Parkinson en Lewy-body-dementie. De langste trial duurde 52 weken, maar de meeste duurden slechts 26 weken.

Ten aanzien van cognitie wordt bij alle ChE-I's een gering, maar statistisch significant effect gevonden. Voor 10 mg donepezil is het verschil na 24 weken vergeleken met placebo gemiddeld 2,92 punten op de ADAS-cog. Na 1 jaar is het verschil op de Mini Mental State Examination (MMSE) 1,84 punten, hetgeen ongeveer overeenkomt met de gemiddelde natuurlijke achteruitgang van één jaar. Bij alzheimerpatiënten die met 6-12 mg rivastigmine zijn behandeld, verschilt de score op de ADAS-cog na 26 weken gemiddeld 2,1 punt ten opzichte van placebo, hetgeen overeenkomt met ongeveer 1-1,5 punten op de MMSE. Daarnaast zijn er aanwijzingen dat de middelen een bescheiden positieve invloed hebben op het dagelijks functioneren. In hoeverre de ChE-I's ook de psychiatrische verschijnselen bij dementie kunnen beïnvloeden is nog verre van duidelijk. In een recente meta-analyse van Sink en collega's en Trinh en collega's werd een significant maar nauwelijks relevant effect gevonden op neuropsychiatrische symptomen (met een gemiddeld verschil van 1,72 punten op de Neuropsychiatric Inventory (NPI) (0-120)). Een tweede meta-analyse van dezelfde onderzoeksgroep meldde tegenstrijdige bevindingen voor de verschillende onderzoeken. Al met al is er te weinig evidentie om de ChE-I's voor probleemgedrag bij dementie voor te schrijven.

De Europese registratieautoriteit, de European Medicines Agency (EMEA), heeft voor het vaststellen van de werkzaamheid als minimumeis gesteld dat het aantal responders met een duidelijke verbetering op cognitieve tests (geoperationaliseerd als ≥4 punten op de ADAS-cog) en tegelijkertijd géén achteruitgang op zowel de ADL als wat betreft klinische indruk (geoperationaliseerd als een score ≤3 op de Clinician Interview Based Impression of Change (CIBIC)-plus), significant moet verschillen van placebobehandeling. Uit zogenaamde Number-Needed-to-Treat analyses blijkt dat deze respons slechts bij 1 op de 9-25 patiënten bereikt wordt.

Men kan de resultaten van verschillende ChE-I's niet zonder meer vergelijken, omdat de onderzoeken enigszins verschillen wat betreft onderzochte patiëntgroepen. De middelen hebben wel vergelijkbare bijwerkingen, die sterk dosisafhankelijk zijn en samenhangen met hun cholinerge activiteit. Dit betreffen vooral misselijkheid, braken, diarree, gewichtsverlies, hoofdpijn, syncope en duizeligheid. De dosis moet langzaam worden verhoogd. De ervaring leert dat bijwerkingen waarschijnlijk minder vaak optreden wanneer wordt gekozen voor een langzamer opbouwschema dan gehanteerd in de studies.

11.3.2 Memantine

Memantine is een niet-competitieve N-methyl-D-aspartaat (NMDA) glutamaat receptorantagonist. Een overmaat van glutamaat wordt een pathogenetische rol toebedacht bij acute en chronische hersenaandoeningen zoals hypoxia cerebri, beroerte en de ziekte van Alzheimer. Het middel werd onlangs onder de naam Ebixa geregistreerd voor de indicatie matige tot ernstige dementie van het Alzheimertype (MMSE ≤19). Memantine wordt al 20 jaar in Duitsland voorgeschreven, maar pas de laatste jaren zijn adequate onderzoeksgegevens voor de ziekte van Alzheimer en vasculaire dementie beschikbaar. Inmiddels zijn 6 fase-III studies afgerond, waarvan er 2 zijn gepubliceerd. In het 28-weken durend gerandomiseerd onderzoek van Reisberg en collega's onder 252 patiënten met de ziekte van Alzheimer met een MMSE-score tussen 3-14 werd 20 mg memantine vergeleken met placebo. De met memantine behandelde groep liet in de *intention to treat* (ITT)-analyse een bescheiden, net niet significant effect (p=0,06) zien van gemiddeld 0,25 op de CIBIC-plus ten opzichte van placebo, terwijl het verschil op de *Alzheimer's Disease Cooperative Study Activities of Daily Living Inventory* (ADCS-ADL)-schaal wel significant was. Aan de – strenge – responderdefinitie volgens welke én geen sprake mocht zijn van achteruitgang ten aanzien van klinische indruk (CIBIC-plus), én geen achteruitgang op de ACDS-ADL-schaal, én geen achteruitgang op een cognitieve schaal (de Severe Impairment Battery, SIB), voldeed 11% van de patiënten uit de memantinegroep, versus 6% van de placebogroep (verschil niet significant), dus een *number needed to treat* (NNT) van 20. Iets minder streng gedefinieerd – geen achteruitgang op zowel cognitie (SIB) als qua klinische indruk (CIBIC-plus) – gaf een statistisch significant verschil in respons van 21% van de met memantine behandelde groep en 6% in de placebogroep. Er werden geen significante verschillen gevonden ten aanzien van de MMSE en op gedrag (NPI). Een tweede, twaalf weken durend, onderzoek van Winblad en Poritis bij 168 patiënten met (matig) ernstige dementie met zowel de ziekte van Alzheimer als vasculaire dementie liet vergelijkbare resultaten zien. Wat betreft bijwerkingen lijkt memantine goed verdragen te worden. De meest voorkomende bijwerkingen zijn duizeligheid, hoofdpijn en moeheid.

Al met al lijkt sprake van een consistent, zij het bescheiden effect. Gegevens over effecten bij lichte dementie zijn minder duidelijk en berusten op een *add-on* studie. Ook het effect op gedragsproblemen is nog onduidelijk. In de met memantine behandelde groep bleken nieuwe gedragsproblemen, vooral agitatie, iets minder vaak op te treden dan bij de placebobehandeling.

11.4 Aanbevelingen voor gebruik in de praktijk

Direct in aansluiting op de introductie van rivastigmine in Nederland zijn door de beroepsgroepen voorlopige aanbevelingen gepubliceerd voor het gebruik in de klinische praktijk. Deze adviezen zijn overgenomen in de meest recente richtlijn voor de diagnostiek en de medicamenteuze behandeling van dementie, uit 2005. Hiermee wordt per individuele patiënt geprobeerd vast te stellen of het middel werkzaam is. Kern van deze adviezen is dat het toepassen van de middelen zinvol is, als na een halfjaar ten minste stabilisatie is bereikt in het cognitief en ADL-functioneren, en er op grond van het klinisch oordeel van een duidelijke achteruitgang geen sprake is. De diagnose ziekte van Alzheimer moet vaststaan en zijn gesteld door een clinicus met ruime ervaring met de ziekte van Alzheimer. Voorafgaand aan de behandeling dient een algemeen klinisch oordeel te zijn gevormd aan de hand van een interview en een basismeting te zijn verricht van cognitief en ADL-functioneren, bij voorkeur ook van gedrag. Na 6 maanden dient het effect van behandeling beoordeeld te worden aan de hand van het klinisch oordeel en de domeinen ADL-functioneren en cognitie. Het gebruik van gevalideerde schalen voor het vaststellen van het klinisch effect is aangewezen. Deze effectmeting dient als basis voor het gesprek met de patiënt en de mantelzorger/familie over continuering van de medicatie. Wanneer sprake is van stabilisatie of verbetering op 2 of meer domeinen (klinisch, ADL en cognitief) kan voorgesteld worden de medicatie te continueren. Wanneer er op 1 gebied sprake is van verbetering of stabilisatie, en er op de andere een achteruitgang wordt gevonden, moet worden nagegaan welk domein voor de patiënt en diens verzorgende het meest relevant is, en op grond daarvan een beslissing over continuering worden genomen. Voor behandeling met ChE-I's komen vooralsnog alleen patiënten in aanmerking met lichte tot matig ernstige dementie, gedefinieerd als MMSE tussen 27 en 10. Voor behandeling met memantine komen vooralsnog alleen patiënten in aanmerking met matig ernstige tot ernstige dementie, gedefinieerd als MMSE ≤ 14.

11.4.1 De patiënt en diens familie

Patiënten en hun familie moeten bij het maken van de keuze geïnformeerd zijn over het feit dat deze middelen de ziekte niet genezen en ook de progressie niet zullen vertragen. Dat neemt niet weg dat voor een beperkt aantal mensen deze middelen tijdelijk verbetering in cognitie en globaal functioneren kunnen geven. De keuze om al dan niet te starten met deze middelen is in hoge mate afhankelijk van de wens van de goed geïnformeerde patiënt of zijn vertegenwoordiger. Het moet ook vanaf de start duidelijk zijn dat de behandeling na 6 maanden geëvalueerd wordt en zal worden gestaakt als er geen effect (ten minste stabilisatie) wordt waargenomen (stopcriteria). Overplaatsing naar een intramurale voorziening is op zichzelf geen adequaat stopcriterium. Soms wordt het effect van de behandeling pas duidelijk na het stoppen van de therapie en die periode moet zorgvuldig worden gevolgd. Ook de ernst van de dementie is van belang. Geen enkel middel is effectief gebleken bij mensen met 'mild cognitive impairment' (MCI) met een MMSE >25. Dat is belangrijk, omdat wij steeds vaker geconfronteerd worden met vroege diagnostiek. Bij welke patiënten een goede respons op ChE-I's te verwachten is, is helaas nog niet duidelijk. In een recente studie met rivastigmine in Nederland kon recent geen duidelijk verschil worden vastgesteld in de respons op het middel tussen groepen met en zonder het APOE-ε4-allel en/of mediale temporale atrofie op MRI.

Het is van groot belang de patiënt en diens naasten goed te informeren over de (on)mogelijkheden van medicamenteuze behandeling. Een realistische houding en het op voorhand bespreken van te hanteren stopcriteria zijn daarbij essentieel. Vaak heeft de patiënt of diens omgeving te hoge verwachtingen van de behandeling, terwijl men in de groep van behandelaren nogal eens een kritiekloos omarmen, dan wel juist een overdreven scepsis jegens de nieuwe behandelmogelijkheden ziet.

De geneesmiddelen voor dementie zijn opgenomen in tabel 11.1.

11.4.2 Ethische aspecten

Daarnaast is aan het voorschrijven van de nieuwe middelen voor de ziekte van Alzheimer een aantal ethische aspecten verbonden. Deze betreffen onder andere:
- de consequenties van een vroege diagnose Alzheimer;
- het creëren van onterechte hoop;
- mogelijke negatieve gevolgen van werkzaamheid van het middel (herbeleving of verlenging van de verwarrende eerste fase van het ziekteproces doorlopen, verlenging van morbiditeit);
- problemen rond het stoppen van het middel;
- de rol van de patiënt in de besluitvorming;
- de mogelijkheid van tegengestelde belangen (bijvoorbeeld gezondheidsbelangen en economische belangen).

De literatuur bevat een aantal vooronderstellingen omtrent de betekenis van de betreffende middelen voor mensen die het gebruiken, hoewel uit recent eigen onderzoek bleek dat theorie en praktijk op veel punten niet overeenkomen. Zo bleken patiënten en hun partners eventuele verlenging van de eerste stadia van dementia juist zeer te waarderen, en was er bij geen van de geïnterviewden sprake van een pijnlijk terugkeren van het ziektebesef.

	type	registratiedomein	andere 'off label'-indicaties
donepezil	cholinesteraseremmer	- Alzheimer - MMSE 10-26	- mogelijk effectief bij vasculaire pathologie - hallucinaties bij DLB
galantamine	cholinesteraseremmer	- Alzheimer - MMSE 10-26	hallucinaties bij DLB
rivastigmine	cholinesteraseremmer	- Alzheimer, dementie bij Parkinson - MMSE 10-26	hallucinaties bij DLB
memantine	NMDA-receptorantagonist	- Alzheimer - MMSE ≤19	mogelijk effectief bij vasculaire pathologie

MMSE: Mini Mental State Examination; DLB: Lewy-body-dementie; NMDA: N-methyl-D-aspartaat.

11.4.3 Andere dementie-indicaties

Naast de ziekte van Alzheimer zijn ook andere indicaties onderzocht. ChE-I's zijn eveneens effectief gebleken bij vasculaire dementie, dementie bij de ziekte van Parkinson en bij Lewy-body-dementie (DLB). Er zijn theoretische aanwijzingen dat de ChE-I's vooral effectief zouden kunnen zijn bij de aandachtsgerelateerde psychiatrische verschijnselen (zoals hallucinaties) bij DLB, omdat cholinerge transmissie hierbij een belangrijke rol speelt. In de praktijk worden de grootste effecten bij dit type dementie gezien, maar de resultaten uit gerandomiseerd gecontroleerde studies hebben dit vooralsnog niet kunnen bevestigen.

Het tijdstip waarop interventie mogelijk is bij de ziekte van Alzheimer is wellicht van belang. Per definitie kan nu pas de diagnose ziekte van Alzheimer worden gesteld wanneer sprake is van een dementiesyndroom, maar vanzelfsprekend is de ziekte dan al langer, waarschijnlijk zelfs meer dan tien jaar, aanwezig. Dit verklaart mogelijk de tot dusver tegenvallende resultaten van behandelingen bij patiënten met dementie, want deze lopen nu nog – noodzakelijkerwijze – achter de feiten aan. De laatste jaren wordt het tot op zekere hoogte beter mogelijk ook de ziekte van Alzheimer in het zogenaamde prodromale stadium vast te stellen: het stadium van de lichte cognitieve stoornissen, ofwel mild cognitive impairment, MCI. De verwachting is dat het de komende jaren steeds beter mogelijk zal worden de ziekte van Alzheimer nog voor het dementiestadium te voorspellen op grond van operationele criteria voor dit MCI-stadium, mogelijk gecombineerd met biologische markers, zoals hippocampusatrofie op de MRI van de hersenen, of biochemische markers in bloed of liquor. De belangrijke vraag daarbij is of het gebruik van de ChE-I's het optreden van dementie in deze prodromale stadia kan uitstellen. Tot dusver wijzen de resultaten van behandeling met cholinesteraseremmers bij personen met MCI daar evenwel niet op. Wellicht hebben middelen die niet symptomatisch aangrijpen maar veranderingen in de pathogenese van de ziekte van Alzheimer teweeg kunnen brengen meer succes. In de nabije toekomst zijn evenwel geen nieuwe middelen te verwachten die het substraat van de ziekte daadwerkelijk zullen beïnvloeden. Beschikbare geneesmiddelen zijn opgenomen in tabel 1.

Mede gezien de beperkte klinische effectiviteit van deze geneesmiddelen moet ook het kostenaspect niet uit het oog worden verloren.

11.5 Preventie

Dementie is een complexe aandoening met vaak verschillende onderliggende ontstaanswijzen (zie hoofdstuk 1). Er is geen eenduidige oorzaak en dus ook geen eenvoudige manier om dementie te genezen of te voorkomen.

Sommige mensen hebben een grotere kans op dementie dan anderen. De belangrijkste risicofactor voor de ziekte van Alzheimer is leeftijd. Na het zeventigste jaar verdubbelt iedere 5 jaar de kans op dementie. Als het onderliggende proces met 5 jaar zou kunnen worden vertraagd, zou Nederland in 2020 de helft tellen van het aantal patiënten (245.000) die de Gezondheidsraad in dat jaar verwacht. Daarnaast spelen genetische invloeden een rol, vooral het APOE-ε4-gen.

De vraag bij primaire preventie is of er wél beïnvloedbare risicofactoren zijn. Zie tabel 11.2.

11.5.1 Hypertensie

Hoge bloeddruk is een veelvoorkomende en potentieel beïnvloedbare risicofactor, niet alleen wat cardiovasculaire en cerebrovasculaire aandoeningen betreft, maar ook de ziekte van Alzheimer. De belangrijkste beïnvloedbare risicofactor is systolische hypertensie. De relatie tussen hypertensie en dementie is ingewikkeld en leeftijdafhankelijk. Blootstelling op middelbare leeftijd (50-60 jaar) is waarschijnlijk van grotere negatieve invloed dan op latere leeftijd (>75 jaar). Het is echter aannemelijk gemaakt dat het vroegtijdig behandelen van hypertensie het risico van dementie doet afnemen. Het belangrijkste argument komt uit de trial *Systolic Hypertension in Europe* (SYST-EUR) waar bij mensen van 60 jaar en ouder na een mediane follow-up van 2 jaar de incidentie van dementie met 50% relatief en 0,39% absoluut verminderde in de behandelde groep: van 7,7 naar 3,8 per 1000 patiëntjaren. De meeste mensen met dementie in deze studie kregen de diagnose ziekte van Alzheimer. Een hele andere vraag is of de behandeling van hypertensie bij een oudere die reeds een dementie heeft van invloed is op het beloop van de cognitieve stoornissen. Daar is geen eenduidig antwoord op te geven, behalve dat vroeg behandelen (primaire preventie) veel effectiever is dan laat behandelen (secundaire preventie).

Over het mechanisme is onvoldoende duidelijkheid, waarschijnlijk is er sprake van meerdere mechanismes. Langdurige hypertensie kan leiden tot pathologische veranderingen in de vaatwand en aantasting van de autoregulatie van de bloeddoorstroming in het brein. Daardoor treedt later mogelijk hypoperfusie en ischemie op bij een bloeddrukverlaging.

11.5.2 Diabetes en overgewicht

Hoewel nog niet geheel vaststaand, zijn er steeds meer aanwijzingen dat diabetes mellitus de kans op de ziekte van Alzheimer vergroot. Diabetes is een veelvoorkomende aandoening onder ouderen met een prevalentie van rond 30% (en nog eens 30% zou een verminderde glucosetolerantie hebben). Er zijn verschillende onderliggende mechanismen: diabetes gaat gepaard met veranderingen in de cerebrale microcirculatie en tast de bloed-hersenbarrière aan. Ook zou een verhoogd insuline op zichzelf geassocieerd zijn met een grotere kans op dementie/Alzheimer.

Overgewicht op middelbare leeftijd (BMI >30 kg/m^2) verhoogt eveneens de kans op dementie, zelfs als men rekening houdt met andere factoren,

hypertensiebehandeling	zeker zinvol, hoe vroeger hoe beter.
statine en acetylsalicylzuur	niet effectief in de primaire en secundaire preventie van dementie, wel effectief voor hart- en vaatziekten.
roken	een duidelijke associatie en stoppen is altijd de beste keuze.
voeding	een duidelijke associatie ten gunste van een mediterraan dieet, maar geen bewezen effect van interventie.
vitaminesuppletie	niet zinvol voor vitamine E en C.
oestrogenen	een contra-indicatie.
lichaamsbeweging	duidelijke associatie, maar beperkte ondersteuning uit interventiestudies.
cognitieve training	associatie, maar beperkte ondersteuning uit interventiestudies.

zoals demografie, serumvetgehalte en bloeddruk. Of gewichtsverlaging leidt tot preventie van dementie is nog onduidelijk.

11.5.3 Hyperlipidemie

Epidemiologische studies hebben een duidelijke relatie aangetoond tussen hyperlipidemie (vooral een te hoog cholesterol) en dementie. Dat is niet verwonderlijk als men beseft dat de hersenen het meest cholesterolrijke orgaan van de mens zijn. Ook hier betreft dat vooral blootstelling op middelbare leeftijd: een verhoogd cholesterolgehalte in het bloed verhoogt de kans op de ziekte van Alzheimer 20 jaar later. Op latere leeftijd is die relatie veel onduidelijker. Ook is er nog weinig bekend over de effecten andere vetten, zoals LDL, HDL en triglycerides.

Twee grote interventiestudies met statines waren negatief en de stand van zaken is dat statines geen effect hebben op het ontstaan of op de progressie van dementie, ook niet van vasculaire dementie. Wat deze middelen natuurlijk wel doen is het risico van een herseninfarct (en hartinfarct) verkleinen.

11.5.4 Roken

Roken is eveneens geassocieerd met een verhoogde kans op alle vormen van dementie. Hoewel er geen studie is waarin is aangetoond dat stoppen met roken de kans op dementie verkleint, is dit geen onwaarschijnlijke veronderstelling, bovenop de talloze andere gezondheidsredenen om te stoppen met roken.

11.5.5 Alcoholgebruik

Excessief drinken leidt tot directe schade aan het brein en dus tot verminderde cognitieve functies. Ook kan bij alcoholisten sprake zijn van een verminderde vitamine B1-inname. Een bijzondere situatie is het amnestisch syndroom bij de ziekte van Korsakov.

Het schadelijke effect van alcohol is sterker aanwezig bij dragers van het APOE-ε4-allel, mogelijk door minder efficiënte neurale reparatie. Er lijkt sprake van een J-vormig verband tussen de hoeveelheid geconsumeerde alcohol en de kans op dementie: licht dagelijks alcoholgebruik verlaagt juist de kans op dementie/Alzheimer. Daaraan ten grondslag ligt mogelijk een beschermend effect op de vaten: lichte drinkers lopen ook (iets) minder risico op een beroerte of witte-stofaandoeningen.

11.5.6 Voeding

Eenzelfde situatie als bij licht dagelijks alcoholgebruik doet zich voor rond voeding en vooral de totale hoeveelheid vet en omega-3-vetzuren in het dieet. Het mediterrane dieet lijkt geassocieerd met een verminderde kans op de ziekte van Alzheimer, maar er is nog onvoldoende bewijs om aan te nemen dat het veranderen van dieet of het gebruik van omega-3-vetzuren helpt om de kans op de ziekte van Alzheimer te verkleinen. Ook het gebruik van een beperkte hoeveelheid wijn (250-500 ml/d) in het dieet is epidemiologisch gerelateerd aan een verminderde kans op dementie (relatief risico 0,56) in vergelijking met mensen die helemaal geen of meer wijn drinken. Bij gebrek aan interventiestudies en op grond van de bekende nadelige effecten van alcohol op het zenuwstelsel, de lever en het beenmerg, kunnen niet-drinkers beter niet blijven drinken en kunnen veel drinkers het best advies en begeleiding krijgen om te stoppen. Gezonde voeding en geen overgewicht is uiteraard wel van belang voor het verminderen van het cardiovasculair risico en is vanuit dat standpunt altijd een goed advies.

11.5.7 Lichaamsbeweging

Voor wat betreft lichaamsbeweging zijn de gegevens uit grote observationele cohortstudies redelijk overtuigend. Er worden odds ratio's gevonden van ongeveer 0,50 tussen mensen die veel en die weinig of geen lichaamsbeweging hebben voor de incidentie van de ziekte van Alzheimer en alle vormen van dementie bij elkaar. Ook dit lijkt een goede strategie hoewel gegevens uit gecontroleerde interventiestudies ontbreken.

11.5.8 Cognitieve training

Een interessant domein is dat van de intellectuele uitdaging: moeten wij onze cognitieve vermogens intensief blijven gebruiken en oefenen om ze te kunnen behouden? Het antwoord op deze vraag is waarschijnlijk ja. Dat wordt niet alleen ondersteund door associaties uit epidemiologisch onderzoek, maar ook door gecontroleerde studies en het basaal wetenschappelijk onderzoek. Juist het leren van nieuwe dingen lijkt een langdurig en positief effect op cognitieve functies te hebben. Uit dierenexperimenteel onderzoek blijkt dat in de hippocampus dagelijks uit stamcellen duizenden nieuwe neuronen worden aangemaakt die na enkele weken weer verdwijnen, tenzij er intensief gestudeerd wordt op nieuwe dingen. Bovendien wordt de aanmaak van nieuwe neuronen gestimuleerd door fysieke activiteit. Hoewel nog niet bewezen, is misschien juist de combinatie van veel bewegen en blijven leren een gunstige strategie voor primaire preventie van dementie.

Literatuur

Birks J, Grimley Evans J, Iakovidou V, et al. Rivastigmine for Alzheimer's disease. Cochrane Database Syst Rev. 2008(3):CD001191.

Birks J, Harvey RJ. Donepezil for dementia due to Alzheimer's disease. Cochrane Database Syst Rev. 2006(1):CD001190.

EBRO. Richtlijn diagnostiek en medicamenteuze behandeling van dementie. Utrecht: Evidence-Based Richtlijn Ontwikkeling (EBRO). Van Zuiden Communications; 2005.

McKeith I, Del Ser T, Spano P, et al. Efficacy of rivastigmine in dementia with Lewy bodies: a randomised, double-blind, placebo-controlled international study. Lancet. 2000;356(9247):2031-6.

Reisberg B, Doody R, Stöffler A, et al. Memantine in moderate-to-severe Alzheimer's Disease. N Engl J Med. 2003;348:1333-41.

Sano M, Ernesto C, Thomas RG, et al. A controlled trial of selegiline, alpha-tocopherol, or both as treatment for Alzheimer's disease. The Alzheimer's Disease Cooperative Study. N Engl J Med. 1997;336:1216-22.

Schenk D, Barber R, Dunn W. Immunisation with beta-amyloid attenuates Alzheimer Disease like pathology in the PDAPP mouse. Nature. 1999;400:173-7.

Sink KM, Holden KF, Yaffe K. Pharmacological treatmentimplicaations of neuropsychiatric symptoms of dementia. JAMA. 2005;293:596-608.

Tariot PN, Farlow MR, Grossberg GT, et al. Memantine treatment in patients with moderate to severe Alzheimer disease already receiving donepezil: a randomized controlled trial. JAMA. 2004;291(3):317-24.

Trinh N, Hoblyn J, Mohanty S, et al. Efficacy of cholinesterase-inhibitors in the treatment of neuropsychiatric symptoms and functional impairment in Alzheimer's disease: a meta-analysis. JAMA. 2003;289:210-6.

Verhey FRJ, Heeren TJ, Scheltens P, et al. Cholinesterase remmers bij de ziekte van Alzheimer: voorlopige aanbevelingen voor de toepassing in de praktijk. Ned Tijdschr Geneeskd. 1998;142:2091-6.

Visser PJ, Scheltens P, Pelgrim E, et al. Medial Temporal Lobe Atrophy and APOE Genotype Do Not Predict Cognitive Improvement upon Treatment with Rivastigmine in Alzheimer's Disease Patients. Dement Geriatr Cogn Disord. 2004;19(2-3):126-33.

Winblad B, Engedal K, Soininen H, et al. A 1-year, randomized, placebo-controlled study of donepezil in patients with mild to moderate AD. Neurology. 2001;57(3):489-95.

Winblad B, Poritis N. memantine in severe dementia: results of the M-BEST study (benefit and efficacy in severely demented patients during treatment with memantine). Int J Geriat Psychiatry. 1999;14:135-46.

Aanbevolen literatuur

Auchus AP, Brashear HR, Salloway S, et al. Galantamine treatment of vascular dementia. Neurology. 2007;69:448-58.

Forette F, Seux ML, Staessen JA, et al. Prevention of dementia in randomized double-blind placebo-controlled Systolic Hypertension in Europe (Syst-Eur) trial. Lancet. 1998;352:1347-51.

Hogan DB, Bailey P, Black S, et al. Diagnosis and treatment of dementia: 5. Nonpharmacologic and pharmacologic therapy for mild to moderate dementia. CMAJ. 2008;179:1019-26.

Kavirajan H, Schneider LS. Efficacy and adverse effects of cholinesterase inhibitors and memantine in vascular dementia: a meta-analysis of randomised controlled trials. Lancet Neurol. 2007;6:782-92.

Laurin D, Verreault R, Lindsay J, et al. Physical activity and risk of cognitive impairment and dementia in elderly persons. Arch Neurol. 2001;58:498-504.

McGuinness B, Craig D, Bullock R, et al. Statins for the prevention of dementia. Cochrane Database Syst Rev. 2008(4):CD003160.

Patterson C, Feightner JW, Garcia A, et al. Diagnosis and treatment of dementia: 1. Risk assessment and primary prevention of Alzheimer disease. CMAJ. 2008;178:548-56.

Raina P, Santaguida P, Ismaila A, et al. Effectiveness of Cholinesterase Inhibitors and Memantine for Treating Dementia: Evidence Review for a Clinical Practice Guideline. Ann Intern Med. 2008;148:379-97.

Shors TJ. Saving new brain cells. Scientific American. 2009;200(3):41-8

Sofi F, Cesari F, Abbate R, et al. Adherence to Mediterranean diet and health status: meta-analysis. BMJ. 2008;337:a1344.

Willis SL, Tennstedt SL, Marsiske M, et al. Long-term effects of cognitive training on everyday functional outcomes in older adults. JAMA. 2006;296:2805-14.

12 Psychosociale interventies

M.E. de Vugt, M. Vernooij-Dassen

Kernpunten

- De persoon met dementie dient gezien te worden in de context van zijn sociale achtergrond en omgeving.
- De psychologische en gedragsmatige symptomen bij dementie vormen een belangrijk aangrijpingspunt voor het brede aanbod aan beschikbare psychosociale interventies.
- De keuze voor een interventie dient optimaal afgestemd te worden op de kenmerken, behoeften en competenties van de patiënt en/of de mantelzorger en samen met hen te worden gemaakt.
- Het onderzoek naar de effecten van psychosociale interventies laat overwegend een gunstige invloed zien op vooral het probleemgedrag van de persoon met dementie en het functioneren van de mantelzorger.
- Er is meer gedegen onderzoek nodig op het gebied van psychosociale interventies bij dementie, waarbij er tevens een vertaalslag dient plaats te vinden naar richtlijnen voor implementatie in de praktijk.

12.1 Inleiding

In de behandeling van dementie nemen psychosociale interventies een belangrijke plaats in. Er is een breed scala aan interventies beschikbaar dat mogelijkheden biedt om ervaren problemen te verminderen, vaardigheden in het omgaan met de gevolgen van dementie te vergroten en de kwaliteit van leven van patiënt en familie te verbeteren. Een belangrijk aangrijpingspunt voor deze interventies zijn de psychologische en gedragsmatige symptomen bij dementie, ook wel gedragsproblemen genoemd. In de behandeling van deze problemen hebben psychosociale interventies de voorkeur boven farmacotherapie vanwege het feit dat er bij medicamenteuze behandeling vaak sprake is van negatieve bijwerkingen. In Nederland is er echter tot op heden geen multidisciplinaire richtlijn voorhanden met aanbevelingen voor psychosociale interventies bij dementie. In de CBO-richtlijn *Diagnostiek en medicamenteuze behandeling van dementie* zijn de psychosociale interventies buiten beschouwing gelaten. In de NHG-standaard dementie wordt wel in beperkte mate aandacht besteed aan psychosociale interventies, evenals in de LESA-richtlijn. Internationaal zijn er richtlijnen ontwikkeld met speciale aandacht voor psychosociale interventies, zoals door de National Institute for Clinical Exellence (NICE, 2006). Deze 'evidence based' richtlijnen van hoge kwaliteit vormen een van de uitgangspunten voor het voorliggend hoofdstuk, waarin de meest effectieve psychosociale interventies en een aantal veelbelovende interventies besproken zullen worden.

12.2 Dementie in context

Dementie treft niet alleen de persoon zelf maar ook zijn omgeving. De persoon met dementie wordt in toenemende mate afhankelijk van zijn omgeving. Vaak is het de partner of een van de kinderen die het grootste deel van de zorg in de thuissituatie op zich neemt. Deze dagelijkse zorg heeft grote invloed op verschillende domeinen, zoals de psychische en lichamelijke gezondheid van de mantelzorger, de kwaliteit van de relatie met de dementerende, en het sociaal functioneren.

De persoon met dementie wordt door afnemende functies en competenties ook toenemend gevoelig voor invloeden uit de omgeving. Indien de omgeving hoge eisen stelt waaraan de patiënt niet kan voldoen, zal dit resulteren in een onevenwichtige situatie waarin de kans op gedragsproblemen groot is. Bij een optimale afstemming van de fysieke en sociale omgeving op de achtergrond en de competenties van de patiënt, zal dit een gunstige invloed hebben op het functioneren. De persoon met dementie dient dan ook in de context van zijn sociale achtergrond en omgeving beschouwd te worden.

12.3 Kiezen van een interventie

De sociale context van de dementerende vormt een belangrijk uitgangspunt bij het maken van een keuze uit het brede aanbod van mogelijke psychosociale interventies. Voor een goede afstemming van de interventie op het functioneren van de patiënt en de mantelzorger dient er bij beiden een inventarisatie plaats te vinden van:
- achtergrondkenmerken;
- ervaren problemen;
- competenties;
- behoeften.

Op basis hiervan kunnen er doelen worden geformuleerd om vervolgens na te gaan welke beschikbare interventies hierop aansluiten. De keuze voor een interventie dient samen met de patiënt en mantelzorger gemaakt te worden, waarbij alle opties worden voorgelegd. Patiënt en mantelzorger missen echter vaak het overzicht over de mogelijkheden, waardoor zij een grote afhankelijkheid van hulpverleners ervaren en zij niet het gevoel hebben een keuze te kunnen maken. Het is een belangrijke taak van de hulpverlener om bij patiënt en mantelzorger een bewustwording en betrokkenheid te creëren in het keuzeproces door onder andere tijdig een overzicht te bieden van de interventiemogelijkheden.

Er kan een keuze gemaakt worden voor interventies die zich primair op de persoon met dementie, op de mantelzorger of op de dyade mantelzorger-patiënt richten (figuur 12.1). In het voorliggend hoofdstuk zal een aantal specifieke interventies aan de hand van deze driedeling besproken worden.

In het algemeen kan gesteld worden dat interventies bij dementie het meest effectief zijn als ze uit meerdere componenten bestaan, voldoende intensief zijn, aansluiten bij de individuele behoeften en gericht zijn op zowel mantelzorger als patiënt.

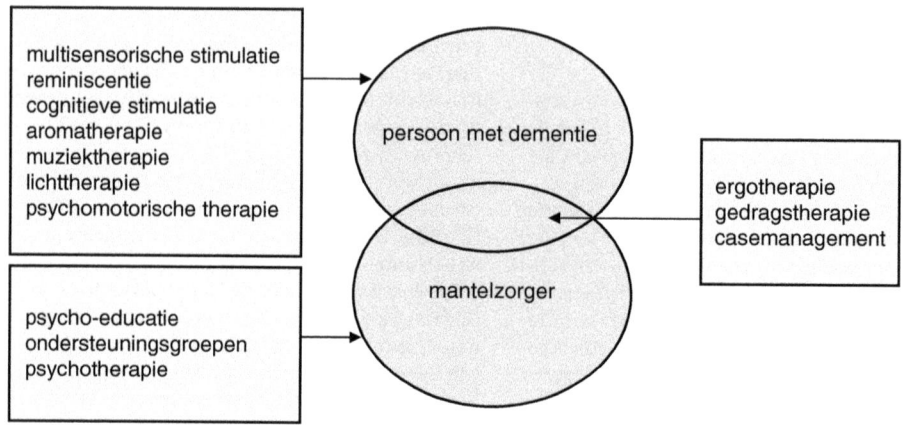

Figuur 12.1
Interventies die zich richten op de driedeling 'mantelzorger', 'persoon met dementie' en de dyade 'mantelzorger-cliënt'.

12.4 Psychosociale interventies voor de persoon met dementie

In de zorg voor mensen met dementie is de afgelopen jaren in toenemende mate de beleving van de dementerende centraal komen te staan. De term *belevingsgerichte zorg* omvat een breed scala aan psychosociale interventies gericht op de persoon met dementie, zoals sensorische stimulatie, validatie, en reminiscentie. Belevingsgerichte zorg streeft naar het verbeteren van het sociaal en emotioneel functioneren en de kwaliteit van leven van mensen met dementie, door hen te ondersteunen in het omgaan met de ziekte en door aan te sluiten bij hun persoonlijke ervaring. Een belangrijk uitgangspunt van deze benadering is dat de zorg afgestemd is op de individuele behoeften en de fase van de ziekte. De interventies die ontwikkeld zijn op basis van deze benadering verschillen in de mate waarin ze onderzocht en effectief gebleken zijn. We zullen nader ingaan op een aantal interventies die positieve effecten hebben laten zien, namelijk multisensorische stimulatie, reminiscentie, muziektherapie, aromatherapie, psychomotorische therapie, lichttherapie en cognitieve stimulatie.

12.4.1 Multisensorische stimulatie

Het doel van multisensorische stimulatie ofwel snoezelen is het verbeteren van het welbevinden van de dementerende persoon en het bevorderen van het contact door middel van het aanbieden van diverse sensorische stimuli, zoals licht, geluid en tactiele sensaties. De verwachting dat deze therapie een gunstig effect heeft op het functioneren van de patiënt, is gebaseerd op de assumptie dat probleemgedrag mede veroorzaakt wordt door sensorische deprivatie. Snoezelen vindt vaak plaats in een speciaal hiervoor ingerichte kamer, maar kan ook geïntegreerd worden in de dagelijks zorg en omgeving. Het is bij uitstek geschikt voor toepassing in de ernstige stadia van dementie, aangezien het geen beroep doet op intellectuele vermogens.

Er is een positieve invloed vastgesteld van snoezelen op probleemgedrag, onder andere apathie, in de latere stadia van dementie. Deze effecten zijn echter vooral te zien gedurende en kort na de therapeutische sessie. De invloed van andere vormen van sensorische stimulatie, zoals therapeutische aanraking of massage, is tot op heden onvoldoende aangetoond.

12.4.2 Reminiscentie

Reminiscentietherapie kent verschillende vormen, maar in de basis betreft het de uitwisseling van herinneringen aan activiteiten, gebeurtenissen en ervaringen met behulp van materiaal, zoals foto's, muziek of bekende voorwerpen. De persoon met dementie wordt gestimuleerd om herinneringen uit het verleden op te halen die toegankelijker zijn dan de meer recente herinneringen. Het doel van deze therapie kan zijn:
- verbeteren van de communicatie;
- versterken van de persoonlijke identiteit;
- genieten van een sociale activiteit;
- verbeteren van stemming en welzijn;
- stimuleren van herinneringen;
- het individualiseren van de zorg.

Reminiscentie kan zowel individueel als in een groepsvorm worden toegepast. In groepsverband is het van belang om voldoende aandacht te hebben voor de individuele behoeften en voorkeuren en de deelnemers te matchen op cognitieve capaciteit. Soms wordt ook familie in de therapie betrokken.

Onderzoek heeft uitgewezen dat zowel de cognitie als de stemming van de dementerende persoon kan verbeteren door reminiscentietherapie. Tevens is er enige indicatie dat het ook een gunstig effect heeft op het dagelijks functioneren van de patiënt.

12.4.3 Muziektherapie

Muziekinterventies kunnen bestaan uit het luisteren naar muziek uit verschillende genres in een aparte activiteitensessie of op bepaalde momenten van de dag. Tevens kan muziektherapie bestaan uit het actief bespelen van instrumenten, het bewegen op muziek en/of het deelnemen aan improvisatiesessies. De interventies kunnen zowel individueel als in een groepsvorm worden aangeboden. Belangrijk uitgangspunten bij de inzet van muziektherapie zijn de voorkeur voor een bepaalde soort muziek en het hebben van enige affiniteit met muziek. Naarmate de keuze van muziek beter aansluit op de voorkeuren van de deelnemer, zullen de effecten groter zijn.

De effecten van muziektherapie zijn overwegend in kleine onderzoeken bestudeerd, waarvan slechts enkele de opzet hadden van een gerandomiseerde, gecontroleerde trial. Uit deze onderzoeken blijkt vooral dat muziektherapie agitatie kan verminderen gedurende en direct na de muzieksessies. Er is tot op heden onvoldoende evidentie dat het ook op de lange termijn effecten heeft op probleemgedrag.

12.4.4 Aromatherapie

Aromatherapie kent vele vormen van toepassing. Er kunnen verschillende oliën gebruikt worden die verspreid worden via de lucht, op een kussen worden aangebracht of, in de meest toegepaste vorm, worden aangebracht door een huidmassage. Er is geen standaarddosering voor gebruik en de toepassing wordt afgestemd op de cliënt.

De evidentie voor effecten van aromatherapie is zeer beperkt. Er is weinig gedegen onderzoek gedaan naar deze vorm van therapie bij dementie. Een enkele placebogecontroleerde studie laat echter een vermindering van 35% in agitatie zien in een groep ouderen met ernstige dementie. Meer onderzoek op dit gebied is nodig om goede aanbevelingen te kunnen doen, waarbij ook nagegaan dient te worden of verschillende toepassingen van aromatherapie vergelijkbaar zijn.

12.4.5 Psychomotorische therapie

Psychomotorische therapie omvat verschillende methoden. In het algemeen kan het bestaan uit bewegingsactiviteiten, bewegingsspel en ontspanningsoefeningen. Het doel van de therapie is het stimuleren van het cognitief en psychosociaal functioneren. De interventie is geschikt voor patiënten met een lichte tot matig ernstige dementie.

Er zijn in Nederland enkele studies gedaan naar het effect van psychomotorische therapie op apathie, depressie en agressie. Op basis van deze onderzoeken is er enige evidentie dat psychomotorische groepstherapie agressie kan reduceren in een verpleeghuispopulatie met dementie.

12.4.6 Lichttherapie

Verhoging van de lichtintensiteit zou een gunstig effect kunnen hebben op de cognitieve achteruitgang en het probleemgedrag bij dementie door herstel van verstoringen in het circadiane systeem. De meest bruikbare toepassing bij dementie lijkt het verhogen van de lichtintensiteit in de woonomgeving van patiënten met dementie. Mogelijke andere toepassingen van lichttherapie, zoals het plaatsnemen voor een lichtbak, zijn minder geschikt voor deze doelgroep vanwege problemen met therapietrouw.

Een recente Nederlandse studie laat bescheiden positieve effecten zien van lichttherapie op cognitie en stemming na verhoging van de lichtintensiteit gedurende vijftien maanden in de huiskamers van een aantal instellingen. Het voordeel van een dergelijke interventie is het feit dat het minder kostbaar en minder arbeidsintensief is dan de meeste andere farmacologische en niet-farmacologische interventies.

12.4.7 Cognitieve stimulatie

Cognitieve stimulatie is afgeleid van realiteitsoriëntatietraining en is gericht op informatieverwerking in plaats van feitelijke kennis. Er wordt gestreefd naar een verbetering van het cognitief functioneren van de persoon met dementie door middel van impliciet leren in wekelijkse sessies met verschillende thema's. Vaak wordt deze therapie in groepsverband gegeven, waarbij gebruik gemaakt wordt van activiteiten en materialen die een beroep doen op de cognitieve vermogens. De nadruk ligt op het beleven van plezier aan de activiteiten in een sociale context.

Cognitieve stimulatie laat (bescheiden) positieve effecten zien op het cognitief functioneren van de persoon met dementie, waarbij er eveneens aanwijzingen zijn voor een verbetering in kwaliteit van leven. Er is tevens aangetoond dat deze therapie een gunstige invloed heeft op probleemgedrag tot enkele maanden na de therapie.

12.5 Psychosociale interventies voor de mantelzorger

Het welzijn van de mantelzorger is essentieel om de persoon met dementie zo lang mogelijk thuis te kunnen laten wonen. Mantelzorgers lopen door de langdurige intensieve zorg een groot risico om overbelast te raken, waardoor ook de kans toeneemt dat de persoon met dementie in het verpleeghuis moet worden opgenomen. Interventies voor de mantelzorger richten zich dan ook vooral op het geven van informatie, aanleren van vaardigheden en het vergroten van de sociale steun om het risico van overbelasting te verminderen en mogelijk ook opname van de patiënt uit te stellen. Echter, de verschillen tussen mantelzorgers in onder andere kennisniveau en competenties vragen om een gedifferentieerde aanpak die is afgestemd op de bestaande behoeften. Indien men weinig kennis heeft over het ziektebeeld of niet over adequate copingvaardigheden beschikt, vraagt dit om een meer intensieve begeleiding dan wanneer men goed in staat is de problemen te hanteren. Wetenschappelijke evaluaties van psychosociale interventies bij de mantelzorger hebben tot dusver niet of nauwelijks rekening gehouden met deze verschillen, wat mogelijk de soms inconsistente bevindingen kan verklaren. Toch is er een aantal interventies met inmiddels goede resultaten. Zie voor een bespreking hiervan hoofdstuk 14.

12.6 Psychosociale interventies voor de dyade patiënt en mantelzorger

Interventies die zich richten op zowel de mantelzorger als de persoon met dementie blijken succesvoller te zijn dan interventies die zich slechts op een van beiden richten. Een belangrijk aangrijpingspunt voor deze interventies zijn de competenties van de mantelzorger in het omgaan met de patiënt en zijn problemen. Het aanleren en versterken van vaardigheden bij de mantelzorger heeft een positieve invloed op het functioneren van de persoon met dementie. Een voorbeeld van een dergelijke veel toegepaste interventie is gedragstherapie. De tweede interventie die hier besproken zal worden is ergotherapie, waarbij naast de vaardigheden van de mantelzorger ook het functioneren van de patiënt wordt getraind.

12.6.1 Gedragstherapie

Gedragsproblemen komen veel voor in alle stadia van de dementie. Mantelzorgers ervaren deze problemen als meer belastend dan de cognitieve problemen of de hulpbehoevendheid van de patiënt. Ze vormen dan ook een belangrijke risicofactor voor psychische klachten en overbelasting van de mantelzorger en voor opname van de persoon met dementie in het verpleeghuis. Mantelzorgers zijn dan ook gebaat bij het aanleren van technieken om met deze gedragsproblemen om te kunnen gaan en het probleemgedrag zo mogelijk te verminderen. Gedragstherapie maakt gebruikt van de in de leertheorie ontwikkelde leerprincipes om gedrag te modificeren. Hierbij wordt mantelzorgers geleerd om volgens het model actie-bewegers-consequenties (ABC-model) op een systematische manier:
- probleemgedrag (A) bij de persoon met dementie te identificeren en monitoren;
- inzicht te krijgen in de factoren die het gedrag mogelijk uitlokken (B);
- zich bewust te worden en het aanpassen van hun eigen in stand houdende of versterkende reacties op het gedrag van de patiënt (C).

Door het vervolgens consequent toepassen van soms kleine veranderingen in de uitlokkende factoren (B) en reacties op het probleemgedrag (C) kan een positieve gedragsverandering (A) bij de persoon met dementie bereikt worden. In de praktijk wordt het aanleren van dergelijke gedragsmanagementtechnieken vaak gecombineerd met het aanleren van copingstrategieën bij de mantelzorger.

Onderzoek heeft aangetoond dat een dergelijke interventie effectief is in het verminderen van depressieve klachten bij de mantelzorger. Hierbij is van belang dat de interventie individueel en in voldoende bijeenkomsten (>6 sessies) wordt gegeven. Gedragstherapie blijkt bovendien een van de meest effectieve interventies te zijn om de gedragsproblemen bij de patiënt te verminderen.

12.6.2 Ergotherapie

Ergotherapie is gericht op het optimaliseren van betekenisvolle dagelijkse handelingen en het verbeteren van de participatie in de maatschappij van mensen met dementie en hun mantelzorgers. Het is bij uitstek een interventie die zich richt op zowel de persoon met dementie als de mantelzorger en aansluit op de individuele behoefte van beiden. In de ergotherapie wordt de persoon met dementie getraind in het uitvoeren van dagelijkse handelingen door gebruik te maken van compensatiestrategieën en aanpassingen van de omgeving. De therapie richt zich bij de mantelzorger op het trainen van probleemoplossende vaardigheden, het superviseren van de persoon met dementie bij het uitvoeren van dagelijkse activiteiten, en het leren omgaan met de cognitieve achteruitgang. In een recent Nederlands onderzoek van Graff en collega's werd aangetoond dat ergotherapie een verbetering laat zien van de vaardigheden en vermindering van hulpbehoefte bij de persoon met dementie. Mantelzorgers voelden zich beter in staat de zorg op zich te nemen. Verder was er sprake van een verbetering in kwaliteit van leven, stemming en gezondheidstoestand van beiden.

12.7 Conclusie

Psychosociale interventies bieden op dit moment de beste benadering voor de aanpak van problemen van mensen met dementie en hun mantelzorgers. Nederlandse richtlijnen besteden hier nog te weinig aandacht aan. De selectie van de juiste interventie voor mensen met dementie en hun mantelzorgers is voor veel hulpverleners een probleem. De implementatie van effectieve psychosociale interventies verdient nog veel aandacht.

Literatuur

Akkerman RL, Ostwald SK. Reducing anxiety in Alzheimer's disease family caregivers: the effectiveness of a nine-week cognitive-behavioral intervention. Am J Alzheimers Dis Other Demen. 2004;19(2):117-23.

Ballard CG, O'Brien JT, Reichelt K, et al. Aromatherapy as a safe and effective treatment for the management of agitation in severe dementia: the results of a double-blind, placebo-controlled trial with Melissa. J Clin Psychiatry. 2002;63(7):553-8.

Brodaty H, Green A, Koschera A. Meta-analysis of psychosocial interventions for caregivers of people with dementia. J Am Geriatr Soc. 2003;51(5):657-64.

CBO. Diagnostiek en medicamenteuze behandeling van dementie. Nederlandse Vereniging voor Klinische Geriatrie; 2005.

Finnema E, Droes RM, Ettema T, et al. The effect of integrated emotion-oriented care versus usual care on elderly persons with dementia in the nursing home and on nursing assistants: a randomized clinical trial. Int J Geriatr Psychiatry. 2005;20(4):330-43.

Gerdner LA. Effects of individualized versus classical 'relaxation' music on the frequency of agitation in elderly persons with Alzheimer's disease and related disorders. Int Psychogeriatr. 2000;12(1):49-65.

Graff MJ, Vernooij-Dassen MJ, Thijssen M, et al. Community based occupational therapy for patients with dementia and their care givers: randomised controlled trial. BMJ. 2006;333(7580):1196.

Graff MJ, Vernooij-Dassen MJ, Thijssen M, et al. Effects of community occupational therapy on quality of life, mood, and health status in dementia patients and their caregivers: a randomized controlled trial. J Gerontol A Biol Sci Med Sci. 2007;62(9):1002-9.

Graham C, Ballard C, Sham P. Carers' knowledge of dementia, their coping strategies and morbidity. Int J Geriatr Psychiatry, 1997;12(9):931-6.

Hopman-Rock M, Staats PG, Tak EC, et al. The effects of a psychomotor activation programme for use in groups of cognitively impaired people in homes for the elderly. Int J Geriatr Psychiatry. 1999;14(8):633-42.

Livingston G, Johnston K, Katona C, et al. Systematic review of psychological approaches to the management of neuropsychiatric symptoms of dementia. Am J Psychiatry. 2005;162(11):1996-2021.

Logsdon RG, McCurry SM, Teri L. Evidence-based psychological treatments for disruptive behaviors in individuals with dementia. Psychol Aging. 2007; 22(1):28-36.

NICE Dementia. Supporting people with dementia and their carers in health and social care. 2006.

Pinquart M, Sorensen S. Helping caregivers of persons with dementia: which interventions work and how large are their effects? Int Psychogeriatr. 2006; 18(4):577-95.

Riemersma-van der Lek RF, Swaab DF, Twisk J, et al. Effect of bright light and melatonin on cognitive and noncognitive function in elderly residents of group care facilities: a randomized controlled trial. JAMA. 2008;299(22):2642-55.

Searson R, Hendry AM, Ramachandran R, et al. Activities enjoyed by patients with dementia together with their spouses and psychological morbidity in carers. Aging Ment Health. 2008;12(2):276-82.

Selwood A, Johnston K, Katona C, et al. Systematic review of the effect of psychological interventions on family caregivers of people with dementia. J Affect Disord. 2007;101(1-3):75-89.

Sorensen S, Duberstein P, Gill D, et al. Dementia care: mental health effects, intervention strategies, and clinical implications. Lancet Neurol. 2006;5(11):961-73.

Teri L, Logsdon RG, Uomoto J, et al. Behavioral treatment of depression in dementia patients: a controlled clinical trial. J Gerontol B Psychol Sci Soc Sci. 1997;52(4):P159-66.

Teri L. Behavioral treatment of depression in patients with dementia. Alzheimer Dis Assoc Disord. 1994;8:66-74.

Thorgrimsen L, Spector A, Wiles A, et al. Aroma therapy for dementia. Cochrane Database Syst Rev. 2003;3:CD003150.

Verkaik R, Weert JC van, Francke AL. The effects of psychosocial methods on depressed, aggressive and apathetic behaviors of people with dementia: a systematic review. Int J Geriatr Psychiatry. 2005;20(4):301-14.

Woods B, Spector A, Jones C, et al. Reminiscence therapy for dementia. Cochrane Database Syst Rev. 2005;2: CD001120.

13 Farmacologische behandeling van gedragsproblemen

W. van Zelst, F. Verhey

Kernpunten

- Medicatie voor gedragsproblemen bij ouderen is betrekkelijk weinig effectief.
- Men dient zich in een observatieperiode vooraf te vergewissen van eventuele comorbiditeit.
- Het gebruik van meetschalen (bijvoorbeeld de NPI) wordt aanbevolen om baselinegegevens vast te leggen en het effect van de behandeling adequaat te evalueren.
- Indien men al medicatie voorschrijft, dient dit nauwkeurig vervolgd en geëvalueerd te worden.
- Symptoomgerichte of, bij voorkeur, subsyndromaalgerichte medicatie is bij agressie en psychose (haloperidol of risperidon 1 mg) en het affectieve cluster (SSRI's) het minst omstreden.
- Ernstige bijwerkingen, zoals beroerte en verhoogde sterfte bij (alle) antipsychotica, moeten zorgvuldig worden afgewogen tegen de voordelen van medicatie.

13.1 Inleiding

Gedragsveranderingen werden lange tijd gezien als secundaire verschijnselen bij dementie, en cognitieve en functionele problemen als de voornaamste kenmerken voor de diagnose. Deze opvatting is onterecht en verouderd. Gedragsproblemen blijken in belangrijke mate het functioneren, de snelheid van cognitief verval en kwaliteit van leven te bepalen. Zij leiden tot veel leed en onrust voor de patiënt en de mantelzorger. Zij zijn dé belangrijkste reden voor opname in een verpleeghuis. De kosten voor de gezondheidszorg hangen direct samen met gedragsproblemen die voorkomen bij mensen met dementie.

13.1.1 Terminologie

In de Engelstalige literatuur worden gedragsproblemen geschaard onder de neuropsychiatrische symptomen, ook wel aangeduid als *Behavioural and Psychological Symptoms of Dementia* (BPSD). Daarmee worden alle psychiatrische verschijnselen aangeduid, zoals depressie, apathie, prikkelbaarheid, angst, agitatie, agressie, wanen, hallucinaties, motorische onrust, ontremming, eetproblemen en nachtelijke onrust. Vanuit de psychologische literatuur is herhaaldelijk bezwaar gemaakt tegen een té eenzijdige visie vanuit een medisch model. Reden om in plaats van gedragsstoornissen liever van 'challenging behaviour' of ontregelend gedrag te spreken. Met deze terminologie wordt een meer integrale benadering beoogd dan enkel farmacotherapie. De auteurs van dit hoofdstuk benadrukken het belang van deze brede benadering, waarin psychosociale interventies of veranderingen in het therapeutisch milieu – waaronder de bejegening van mantelzorgers en/of professionele verzorgers – als eerste behandeloptie dienen te worden toegepast. Deze aspecten zullen in de hoofdstukken 12 en 14 uitgebreid worden besproken. In dit hoofdstuk worden de medicamenteuze mogelijkheden om probleemgedrag te beïnvloeden besproken, in het besef dat de arts wat dit betreft met betrekkelijk lege handen staat.

13.2 Voorkomen en beloop probleemgedrag

Gedragsproblemen komen veel voor bij patiënten met dementie. In het Nederlandse onderzoek *Maastricht study of behaviour in dementia* (MAASBED) werden 200 ambulante patiënten met dementie 2 jaar lang gevolgd. Uit dit onderzoek bleek dat apathie, depressie en bewegingsonrust op alle tijdstippen de meest voorkomende gedragssymptomen waren. Apathie en agitatie namen sterk toe in de beginstadia van de ziekte en waren daarna blijvend aanwezig. Depressie daarentegen liet een afname in zowel prevalentie als ernst zien gedurende het beloop van de dementie. Psychotische symptomen kwamen juist het meest voor in de voorlaatste stadia van de ziekte. Op enig moment in het ziektebeloop had 60% verschijnselen van agitatie, zoals prikkelbaarheid, motorische onrust of agressie. Bijna alle patiënten (95%) hadden op enig moment in het ziektebeloop een of meer gedragssymptomen. In de Nijmeegse vervolgstudie *Waal Behaviour in Dementia* (WAALBED) onder bewoners van verpleeghuizen, bleek maar liefst 85% van de onderzochte patiënten een of meer verschijnselen van agitatie te vertonen. Dat betrof vooral rusteloosheid (44%), maar ook verbale uitingen, zoals vloeken, voortdurend aandacht vragen, klagen en roepen, kwamen vaak voor. Fysiek agressief gedrag, zoals slaan, trappen en bijten, deed zich bij 13% voor.

Uit een recent onderzoek van Aalten en collega's, die gebruik maakten van grote databases, bleken de afzonderlijke verschijnselen voor te komen in clusters of gedragssyndromen, te weten hyperactiviteit, psychose, depressie en apathie. Dat patroon lijkt voor de verschillende soorten dementie hetzelfde te zijn. Dit kan consequenties hebben voor de behandeling.

13.2.1 Psychosociale aspecten

Gedragsproblemen zijn altijd zowel biologisch als psychologisch bepaald. De gedragsstoornissen kunnen ook een gevolg zijn van behoeften die niet meer kunnen worden geuit en niet worden herkend. Er is een verband met het stadium waarin de dementie verkeert, met het type dementie, met het gebruik van psychofarmaca en fysieke restrictiemiddelen. Psychosociale factoren zijn daarin zeer belangrijk. Nagenoeg alle richtlijnen adviseren daarom eerst een aanpak op maat, waarin aandacht is voor alle lichamelijke, psychologische, sociale en omgevingsfactoren die tot het gedrag hebben geleid (zie ook richtlijn dementie www.cbo.nl, http://www.nice.org.uk/nicemedia/pdf/CG042NICEGuideline.pdf). Een functionele gedragsanalyse volgens het *Antecedents Behaviour Consequences* (A-B-C)-schema is daarbij onontbeerlijk om alle symptomen in hun samenhang te begrijpen. Een volledig en adequaat psychiatrisch onderzoek is daarbij van groot belang.

13.2.2 Farmacologische behandeling

Farmacologische behandeling van probleemgedrag is in weerwil van voorgaande (paragraaf 13.2.1) nog vaak de meest toegepaste. Dat hangt samen met de grote druk om in te grijpen bij probleemgedrag.

Debat

Het toepassen van medicatie is onderwerp van een nog lang niet afgesloten debat over werkzaamheid, toepasbaarheid, veiligheid en kosteneffectiviteit. Men dient zich te realiseren dat praktisch alle medicatie bij deze problematiek nog steeds 'off label' wordt voorgeschreven, omdat noch de FDA, noch de Europese autoriteiten de indicatie gedragsproblemen bij dementie hebben toegevoegd aan bestaande medicatie. Alleen risperidon is in een lage dosering geregistreerd voor de indicatie 'ernstige agressie' in een vergevorderd stadium van dementie. Niettemin stelt het College ter Beoordeling van geneesmiddelen (www. cbg-meb.nl/CBG/nl; klik: geneesmiddelen, klik: off label use):

Het kan de plicht van een arts zijn om een geneesmiddel off-label voor te schrijven, want voor sommige patiënten is geen alternatief voorhanden. De arts moet kiezen voor het off-label voorschrijven van een geneesmiddel, als dit de best mogelijke behandeling is voor die patiënt. De arts moet de patiënt wel vertellen dat het om een off-label geneesmiddel gaat en uitleggen wat de voor- en nadelen van de behandeling zijn.

In de praktijk krijgt de patiënt waarschijnlijk nog in onvoldoende mate te horen dat het om een off-label geneesmiddel gaat. Internationale richtlijnen waarschuwen voor verkeerd gebruik van veel psychofarmaca, dat wil zeggen voor:
- de verkeerde indicatie (bijvoorbeeld antipsychotica voor depressie);

- onnodige combinaties (twee middelen tegelijk);
- onnodig hoge doseringen;
- te langdurig gebruik.

Probleemanalyse

Er dient een ruime observatieperiode vooraf te gaan aan het voorschrijven van psychofarmaca. Doel is om het problematische gedrag te observeren en nauwkeurig te beschrijven. Daarbij worden ook frequentie en ernst vastgelegd en eventuele behandelbare oorzaken, zoals comorbiditeit of medicatiebijwerkingen, opgespoord.

Een goede behandeling begint dus met een goede probleemanalyse. Daarbij dient men na te gaan of de gedragsproblemen het gevolg zijn van een delier, of als bijwerking van medicatie optreden. Bij een delier ontstaan de gedragsproblemen in de regel vrij plotseling. Meestal, maar lang niet altijd, zijn er onderliggende lichamelijke factoren te vinden die het delier kunnen verklaren:
- een ontsteking;
- pijn;
- sensorische deprivatie;
- metabole ontregeling;
- intoxicaties;
- onttrekking van middelen.

Het kwetsbare brein van een dementerende is gevoeliger voor verstoringen van het interne milieu en reageert sneller met het optreden van een delier. Deze onderliggende factoren dienen uiteraard eerst gereguleerd te worden, waarna de patiënt vaak opknapt. Volgens de Nederlandse richtlijnen kan daarbij ter ondersteuning 1 of 2 mg haloperidol voor de nacht worden gegeven om de symptomen van onrust en bijkomende psychotische verschijnselen te bestrijden. Voorbeelden van medicatie die gedragsstoornissen veroorzaken zijn anticholinerg werkende medicatie, zoals sommige antidepressiva, antipsychotica en paradoxaal werkende benzodiazepinen.

Omdat gedragsstoornissen een emotionele reactie kunnen oproepen bij de verzorgers, kan er bias ontstaan over de frequentie en ernst van de stoornissen. Ook is vaak de context waarin de gedragsproblemen optraden niet duidelijk. Verzorgers die zich zwaar belast voelen rapporteren doorgaans meer stoornissen. Het verdient daarom aanbeveling gebruik te maken van meetschalen voor gedragsstoornissen en niet te behandelen op grond van eenmalige incidenten. Ook is het aan te bevelen de indicatie steeds te evalueren, bijvoorbeeld iedere drie maanden. In de medicatievrije periode kan door observatie de noodzaak van behandeling telkens opnieuw worden vastgesteld. Een overzicht van psychofarmaca bij gedragesproblemen bij dementie is opgenomen in de bijlage bij dit hoofdstuk.

13.3 Behandeling meest voorkomende vormen van probleemgedrag

13.3.1 Agressie en agitatie

Agressie is de meest extreme vorm van agitatie. Het is ook de meest bedreigende gedragsstoornis voor patiënten en verzorgers, omdat het snel kan leiden tot uitputting van het verzorgend systeem, gevoelens van tegenoverdracht, wederkerige agressie of andere repercussies op de patiënt. Motorische agressieve gedragingen, zoals slaan, schoppen, trappen en spugen, zijn gericht op andere personen of op objecten en komen doorgaans in de latere stadia van dementie voor. Agressieve patiënten vertonen meestal ernstiger cognitieve stoornissen dan niet-agressieve patiënten. De agressie doet zich vaak op momenten voor dat anderen iets van de patiënt willen, zoals wassen en aankleden, hetgeen het belang van de omgeving illustreert. Verbaal/vocaal agressieve gedragingen zijn bijvoorbeeld schelden, roepen, dreigen, vloeken en beschuldigen. Deze treden meestal op in een laat stadium van de ziekte van Alzheimer. De ernst van agressie is voor sommige richtlijnen de enige reden om over te gaan op de omstreden antipsychotica. Agitatie wordt vaak in een adem genoemd met agressie, maar kan ook geïsoleerd voorkomen in de vorm van motorische, niet-agressieve gedragingen, zoals rondzwerven, ijsberen, trappelen en rammelen aan de bedrails en verbaal/vocaal niet-agressieve geagiteerde gedragingen, zoals repetitief gillen, of het herhaaldelijk roepen van woorden ('Zúster..!') of klanken (hummen).

Antipsychotica

Antipsychotica zijn het meest werkzaam bij agressie, agitatie en psychotische verschijnselen. Klassieke en de atypische antipsychotica zijn grosso modo onderling vergelijkbaar in werkzaamheid; keuzecriteria hangen daarom vooral samen met hun bijwerkingenprofiel. Er is hooguit een iets gunstiger werking van risperidon ten opzichte van haloperidol. Helaas gaat gebruik van antipsychotica gepaard met relatief veel bijwerkingen, zodat de voordelen nauwelijks tegen de nadelen opwegen. De meest voorkomende bijwerkingen betreffen extrapiramidale verschijnselen. Het is voor sommige richtlijnen eerste keus, anderen zien veel nadelen. Specifiek voor het gebruik bij agressie zijn met haloperidol, maar ook met de atypische middelen verschillende gerandomiseerd gecontroleerde studies uitgevoerd. Haloperidol, risperidon en olanzapine bleken in zeven van de tien onderzoeken werkzamer voor agressie (en psychose) dan placebo. Bij onderlinge vergelijking van klassieke en atypische antipsychotica was er geen statistisch significant verschil. De meest voorkomende bijwerkingen waren extrapiramidale symptomen en sufheid. Bijwerkingen op korte termijn zijn parkinsonistische verschijnselen, zoals rigiditeit, sedatie, valneiging. Deze verschijnselen kunnen al na enkele dagen tot weken optreden. Verschijnselen op langere termijn zijn loopdwang (acathisie) en tardieve dyskinesie. De prognose van deze late bijwerkingen is slecht, ook na staken van de antipsychotica. Haloperidol en quetiapine gaven in een recente gerandomiseerd gecontroleerde studie van Zuidema en collega's een versnelde achteruitgang in cognitie.

Nieuwe (verontrustende) gegevens antipsychotica

Een aantal jaar geleden is uit gepoolde analyses bekend geworden dat het gebruik van antipsychotica gepaard gaat met een toegenomen kans op cerebrovasculaire aandoeningen en de verhoogde mortaliteit. Aanvankelijk leek dat vooral de atypische antipsychotica te betreffen, maar uit latere analyses bleek dat dit ook geldt voor de klassieke middelen. Samengevat zullen van iedere 100 patiënten die met antipsychotische middelen worden behandeld, er ongeveer 9-25 baat bij hebben. Maar 4 tot 10 patiënten ontwikkelen extrapiramidale verschijnselen, 2 tot 3 krijgen een beroerte en 1 komt te overlijden. Deze nieuwe verontrustende gegevens hebben enorme gevolgen gehad voor de behandeling van agitatie. Olanzapine wordt daarom door de fabrikant niet meer aanbevolen voor gebruik bij personen met dementie. Risperidon wordt ontraden voor demente patiënten met een CVA/TIA, hypertensie of diabetes in de anamnese. Deze ontwikkelingen hebben duidelijk gemaakt dat de nadelen van antipsychotica zorgvuldig afgewogen dienen te worden tegenover de voordelen. Daarom is ook het van groot belang dat de middelen niet langer dan strikt noodzakelijk worden gebruikt en herhaaldelijk wordt geprobeerd of stoppen mogelijk is. Recent onderzoek van Ballard en collega's (DART-AD) liet zien dat, met uitzondering van ernstige agitatie, staken na 3 maanden meestal zonder problemen verliep.

Werkzaamheid antipsychotica

Er is geen reden om aan te nemen dat het ene middel beter is dan het andere, behalve dat quetiapine in een vergelijkend onderzoek met rivastigmine en placebo niet effectief was, en zelfs gepaard ging met een verminderd cognitief functioneren. De resultaten van de recente studie van Schneider en collega's, de *Clinical Antipsychotic Trials of Intervention Effectiveness – Alzheimer Disease* (CATIE-AD), bij ambulante dementerende patiënten waarbij na twaalf weken de klinische verbetering op agressie, agitatie en psychose met olanzapine, risperidon, quetiapine en placebo werd gemeten, gaven aan dat deze middelen niet significant beter waren dan placebo. De voordelen van deze middelen wogen in deze studie niet op tegen de nadelen. Uit een andere meta-analyse van Schneider en collega's bleek dat de verschillende atypische middelen, zoals aripiprazole, clozapine, olanzapine, quetiapine, risperidon en ziprasidone, allemaal een licht verhoogd risico gaven dat niet verschilde voor de verschillende middelen onderling.

Antipsychotische medicatie moet vermeden worden bij gedragsproblemen bij mensen met Lewy-body-dementie (DLB) in verband met de twee tot drie keer verhoogde kans op overlijden.

In meer casuïstische literatuur is quetiapine waardevol gebleken bij de ziekte van Huntington, die bekend staat om de psychopathie die tijdens het dementeringsproces optreedt.

De serotonineheropnameremmers (SSRI's) zijn, ook zonder dat er sprake is van depressie, werkzaam gebleken bij opwindingstoestanden met agressie, agitatie en psychose. Citalopram, opgebouwd tot een dosering tot 20 mg, gaf op de korte termijn zelfs betere effecten op agressie/agitatie dan perfenazine (gemiddeld 6,5 mg/dag) zonder dat de bijwerkingen toenamen. Ook in vergelijking met risperidon werkt het op zijn minst even effectief, maar met minder bijwerkingen. In het licht van de huidige wetenschap van de ernstige nadelen van antipsychotica is citalopram een mogelijk alternatief, vooral bij de noodzaak van langer gebruik en hoge doseringen, maar meer onderzoek is gewenst. Het antidepressivum trazodon is niet werkzaam gebleken bij agressie.

Benzodiazepinen kunnen, mits beperkt toegepast, passende interventies zijn bij ontregelende opwindingstoestanden die (sub)acuut zijn ontstaan. Hun toepassing wordt beperkt doordat gewenning en afhankelijkheid kunnen optreden. Het voorschrijven mag daarom maar kort (dagen tot hooguit enkele weken) en onder zorgvuldige registratie van bijwerkingen als sedatie, valpartijen en verminderde cognitie. Agitatie kan zelfs als een paradoxaal effect voorkomen bij ouderen die benzodiazepinen krijgen. Op den duur kan ook depressie optreden. De voorkeur gaat uit naar kort tot middellang werkende middelen om het risico van stapeling te vermijden. Een positief effect van lorazepam op agitatie is in een gerandomiseerd gecontroleerde studie van Meehan en collega's aangetoond en is net zo gunstig als dat van olanzapine met even weinig bijwerkingen. De Nederlandse richtlijn van het CBO adviseert indien acute behandeling nodig is 1 mg lorazepam intraveneus (www.cbo.nl). Oudere studies vertonen meer methodologische problemen, evenals onderzoeken met oxazepam en diazepam. Samenvattend laten deze studies geen verschillen zien tussen alprazolam (gemiddeld 1 mg) bij plotselinge gedragsstoornissen en haloperidol (gemiddeld 0,64 mg) en blijken alprazolam (gemiddeld 1,5 mg) versus lorazepam (gemiddeld 3,1 mg) ook niet te verschillen.

Overige middelen bij agressie en agitatie

In de literatuur wordt ook een aantal andere middelen genoemd voor de indicatie agressie bij dementie, maar zij worden in eerste instantie niet aangeraden voor deze indicatie. Van carbamazepine zijn beperkt gunstige effecten beschreven, maar het middel gaat gepaard met ernstige geneesmiddeleninteracties en potentieel ernstige bijwerkingen (waaronder levensbedreigende huidreacties bij Aziaten). Valproaat is teleurstellend gebleken in vijf gerandomiseerd gecontroleerde studies op de primaire uitkomstmaten, waaronder agitatie. Van de overige middelen, zoals lamotrigine, topiramaat en gabapentine, zijn geen gerandomiseerd gecontroleerde studies bekend en zij worden daarom ontraden voor deze indicatie. Van cholinesteraseremmers werden uit open studies aanvankelijk nog gunstige resultaten gesuggereerd bij gedragsstoornissen. Alleen de rivastigmine (Exelon) en galantamine (Reminyl) zijn in Nederland verkrijgbaar. Voor de indicatie agitatie bij mild tot matige dementie is in een recente en belangrijke gerandomiseerd gecontroleerde studie van Howard en collega's, de *Trial of Cholinesterase Inhibitor and Atypical Neuroleptic in de Management of Agitation in Alzheimer's Disease* (CALM-AD), geen overtuigend voordeel van donezepil ten opzichte van placebo gevonden. Eerdere meta-analyses met verschillende cholinesteraseremmers lieten al tegenstrijdige resultaten zien in effecten op agressie en agitatie.

Memantine is een N-Methyl-D-Aspartate receptorantagonist, ingrijpend op de glutamaat gemedieerde neurotransmissie. Het middel is recentelijk geregistreerd voor de indicatie matig ernstige en ernstige dementie van het alzheimertype (MMSE <14). Het middel heeft weinig zin in de acute aanpak van een geagiteerde demente patiënt, maar uit post hoc analyses lijkt zich een gunstig effect op het ontstaan van agitatie voor te doen. Echter, tot dusver is er geen prospectieve gerandomiseerd gecontroleerde studie met agitatie als primaire uitkomstmaat, waardoor de betekenis van dit middel voor de behandeling van agitatie niet vast staat. Het wordt goed verdragen.

Bètablokkers blijken bij agitatie maar beperkte voordelen te hebben bij marginale effecten. De rationale voor het gebruik van bètablokkers bij agitatie is de veronderstelde blokkering van noradrenerge activering. Het verminderen van de bij zichzelf waargenomen verschijnselen van opwinding (hartkloppingen, trillen) zou ook een kalmerende invloed kunnen hebben. De bètablokker pindolol had in twee onderzoeken enig voordeel op de verbale component van de Overt Agression Scale. Er zijn echter veel contra-indicaties, waaronder de toch vaak voorkomende comorbide aandoeningen als diabetes mellitus, hart- of longziekten. Ook zijn er veel geneesmiddelen die interactie hebben met bètablokkers, wat tot ongewenste effecten kan leiden.

13.3.2 Wanen en hallucinaties

Wanen en hallucinaties hebben bij dementie vaak een ander ontstaansmechanisme dan bij bijvoorbeeld schizofrenie. Bij schizofrenie is een overgevoeligheid van de dopaminerge receptoren verantwoordelijk voor de gestoorde realiteitszin, terwijl bij neurodegeneratieve aandoeningen eerder op grond van verminderde cognitieve functies een beperkte realiteitstoetsing mogelijk is. Niet altijd is behandeling noodzakelijk of mogelijk. De effecten van medicamenteuze therapie bij bijvoorbeeld het syndroom van Charles Bonnet is notoir gering. Antipsychotica zijn bij psychotische verschijnselen tot nu toe middel van eerste keus, als men het symptoom al wil behandelen. Vooral wanneer het gepaard gaat met agressie of ernstige agitatie is medicamenteus ingrijpen gerechtvaardigd. Zowel de typische als atypische middelen zijn voor deze indicatie onderzocht en haloperidol, risperidon en olanzapine zijn (vergelijkbaar) werkzamer dan placebo, waarbij risperidon in lage dosering minder extrapiramidale bijwerkingen heeft.

Er zijn theoretisch aanwijzingen dat cholinesteraseremmers effectief kunnen zijn bij de aandachtsgerelateerde psychiatrische verschijnselen, zoals hallucinaties bij DLB. De resultaten van gerandomiseerd gecontroleerde studies hebben de effecten die in de praktijk met dit soort medicatie worden gezien niet bevestigd. Een al eerder genoemd opvallend effect van citalopram op psychotische verschijnselen maakt dit middel het overwegen waard bij langdurig voorschrijven voor de combinatie agitatie en psychose.

13.3.3 Apathie

Hoewel er weinig specifiek onderzoek is gedaan naar apathie, is in een enkel onderzoek gevonden dat cholinesteraseremmers (vooral donezepil) een verbetering geven op het symptoom apathie. Bijwerkingen als diaree, braken en misselijkheid, die bij een kwart van de gebruikers voorkomen, maken het middel evenwel al snel erger dan de kwaal.

Hoewel niet speciaal onderzocht bij de ziekte van Alzheimer, is apathie ook bij dementie wel gevoelig voor een kleine dosis methylfenidaat. Dit middel wordt eveneens bij een bijkomend delirium, alleen tijdelijk, toegepast om een impasse te doorbreken die adequate verzorging belemmert, zoals bij niet drinken en voedselweigering of dreigende contracturen. Meer onderzoek naar deze toepassing is momenteel gaande.

13.3.4 Depressie

De effectiviteit van antidepressiva voor de behandeling van depressie bij dementie is overtuigend aangetoond. Zowel de SSRI's, tricyclische antidepressiva (TCA's: clomipramine, imipramine), als reversibele MAO-remmers (moclobamide) zijn in trials werkzaam gebleken. Alle antidepressiva zouden even effectief zijn bij milde tot matige depressies. Ook de atypische middelen als trazodon en mirtazapine worden nog al eens bij comorbide slaapproblemen toegepast. De TCA's zijn effectiever bij ernstige depressies, maar relatief in het nadeel omdat deze middelen een afname van de cognitieve functies geven. Daarom gaat de voorkeur uit naar de SSRI's citalopram en sertraline voor de behandeling van depressie bij dementie. Fluoxetine wordt niet aanbevolen vanwege de lange halfwaardetijd.

13.3.5 Emotionele labiliteit

Voor emotionele labiliteit zijn de SSRI's eveneens werkzaam gebleken. Het symptoom is vaak onderdeel van een affectief cluster. Opvallend is dat de werkzaamheid bij het neurologisch verschijnsel dwanghuilen (een pathologisch verhoogde neiging om te huilen) sneller intreedt dan bij stemmings-

toornissen het geval is. Overigens zijn bij deze indicatie alle antidepressiva wel werkzaam.

13.3.6 Prikkelbaarheid

Als er bij prikkelbaarheid een onderliggende depressie wordt vermoed, zijn de SSRI's middel van eerste keus. Zonder dat er sprake is van een depressie geeft trazodon bij frontotemporale dementie ook een verbetering van prikkelbaarheid. Alleen haloperidol en het atypische antipsychoticum tiapride zijn specifiek voor prikkelbaarheid onderzocht en beter dan placebo, maar de risico's van bijwerkingen zijn te groot in verhouding tot de ernst van het symptoom.

13.3.7 Angst

Bij gedragsproblemen met een overduidelijke angstcomponent past een benzodiazepine als lorazepam 1 mg, mits kortdurend voorgeschreven om een bepaalde situatie te doorbreken. Nauwkeurige observatie naar bijkomende depressieve verschijnselen blijft nodig, omdat deze affectieve symptomen vaak geclusterd zijn. In dat geval kan men beter een SSRI geven. Citalopram 10-20 mg en sertraline 50-100 mg worden bij ouderen veel gebruikt.

13.3.8 Eetstoornissen

Voor zover dit niet een onderdeel is van een bijkomende depressie, die dan toch al met een SSRI wordt behandeld, kan men een proefbehandeling met mirtazapine (een presynaptische α2-adrenerge receptorblokker) starten, die veelal de eetlust aanzet.

Een kleine cross-overstudie van Lebert en collega's met SSRI's bij frontale lob dementie gaf een trend voor verbetering van eetstoornissen. Ook memantine gaf verbetering van de eetlust in een enkel onderzoek van Cummings en collega's.

13.3.9 Dwangmatigheid

De SSRI's zijn werkzaam gebleken voor compulsief gedrag, zoals die voorkomt bij frontotemporale dementie en vermoedelijk ook andere typen dementie.

13.3.10 Slaapstoornissen/nachtelijke onrust

Trazodon kan vooral bij de combinatie met agitatie uitkomst bieden. De dosering is meestal 50-100 mg die voor de nacht wordt gegeven. Mirtazapine in lage doseringen (tot 30 mg) is eveneens door zijn bijwerking slaperigheid een goed alternatief.

Benzodiazepinen hebben per 2009 nauwelijks meer plaats, zeker niet als onderhoudsmedicatie voor slaapstoornissen. De aangescherpte richtlijnen erkennen alleen de indicatie bij complexe psychiatrische patiënten. Indien al een benzodiazepine wordt gegeven voor bijkomende agitatie heeft temazepam 10 mg de voorkeur.

Melatonine is een in ons lichaam voorkomende stof die het slaap-waakritme gunstig kan beïnvloeden. In de Nederlandse en meeste andere richtlijnen heeft ze nog geen plaats. Er zijn wel drie onderzoeken geweest waarvan er één verbetering liet zien op het slaap-waakritme, gemeten met een bewegingsmeter (polsactigraaf). Er zijn weinig bijwerkingen.

13.3.11 Ontremming

Vooral seksuele ontremming is een groot probleem bij een aanzienlijk deel (7-25%) van de manlijke demente patiënten. Hoewel er net richtlijnenonderzoek op gang komt en er ook voor dit probleem off-label moet worden voorgeschreven, worden in de praktijk antiandrogenen als medroxyprogesteronacetaat en cyproteronacetaat voorgeschreven. De dosering varieert van 100 mg i.m./maand tot 500 mg oraal/week. Ook finasteride wordt wel toegepast, een remmer van het enzym 5-alpha-reductase (5 mg/dag). Het voorkomt de omzetting van testosteron naar een potenter dihydrotestosteron.

13.4 Slotbeschouwing

Ondanks het zeer frequent voorkomen van gedragsproblemen bij dementie en de vele onderzoeken naar werkzame medicatie, hebben maar een paar middelen een enigszins duidelijke plaats gekregen voor deze indicatie. Na zorgvuldig uitsluiten van comorbiditeit en medicatiebijwerkingen en een goed beschreven observatieperiode, kan voor de indicatie agressie een lage dosering risperidon of haloperidol voorgeschreven worden. Men moet zich vergewissen dat de noodzaak daartoe zwaarder weegt dan de nadelen van verhoogde morbiditeit. Voor de indicatie depressie bij dementie is een SSRI een goede keus en zouden ook andere gedragsstoornissen als psychose en dwangverschijnselen kunnen verbeteren. Het effect van de cholinesteraseremmers op gedragproblemen is niet aangetoond, memantine werkt mogelijk het ontstaan van agressie tegen. Voor andere medicatie is zelden een indicatie en weinig bewijs.

Al met al is vooral de laatste jaren duidelijk geworden dat de effecten van medicamenteuze therapie bij gedragsproblemen bij dementie, met name agitatie en agressie, beperkt zijn en tenietgedaan worden door ernstige bijwerkingen. Deze bevindingen onderstrepen andermaal dat deze problemen niet in eerste instantie medicamenteus behandeld dienen te worden, maar met psychosociale interventies of aanpassingen aan de omgeving van de patiënt.

Literatuur

Aalten P, et al. Consistency of neuropsychiatric syndromes across dementias: results from the European Alzheimer Disease Consortium. Part II. Dement Geriatr Cogn Disord. 2008;25:1-8.

Asayama K, et al. Double blind study of melatonin effects on the sleep-wake rhythm, cognitive and non-cognitive functions in Alzheimer type dementia. J Nippon Med Sch. 2003;70:334-41.

Ballard C, Howard R. Neuroleptic drugs in dementia: benefits and harm. Nat Rev Neurosci. 2006;7:492-500.

Ballard C, et al. The dementia antipsychotic withdrawal trial (DART-AD): long-term follow-up of a randomised placebo-controlled trial. Lancet Neurol. 2009;8:151-7.

Cummings JL, Mackell J, Kaufer D. Behavioral effects of current Alzheimer's disease treatments: a descriptive review. Alzheimers Dement. 2008;4: 49-60.

Deyn PP de, et al. A randomized trial of risperidone, placebo, and haloperidol for behavioral symptoms of dementia. Neurology. 1999;53:946-55.

Herrmann N, Lanctot KL, Eryavec G, et al. Noradrenergic activity is associated with response to pindolol in aggressive Alzheimer's disease patients. J Psychopharmacol. 2004;18:215-20.

Howard RJ, et al. Donepezil for the treatment of agitation in Alzheimer's disease. N Engl J Med. 2007; 357:1382-92.

Howard R, Ballard C, O'Brien J, et al. Guidelines for the management of agitation in dementia. Int J Geriatr Psychiatry. 2001;16:714-7.

Lanctot KL, et al. Efficacy and safety of neuroleptics in behavioral disorders associated with dementia. J Clin Psychiatry. 1998;59:550-61.

Lebert F, Stekke W, Hasenbroekx C, et al. Frontotemporal dementia: a randomised, controlled trial with trazodone. Dement Geriatr Cogn Disord. 2004; 17:355-9.

Lonergan E, Luxenberg J, Colford J. Haloperidol for

agitation in dementia. Cochrane Database Syst Rev. 2002;CD002852.

Mast RC van der, Huyse FJ, Rosier PF. Guideline 'Delirium'. Ned Tijdschr Geneeskd. 2005;149: 1027-32.

McKeith I, Cummings J. Behavioural changes and psychological symptoms in dementia disorders. Lancet Neurol. 2005;4:735-42.

Meehan KM, et al. Comparison of rapidly acting intramuscular olanzapine, lorazepam, and placebo: a double-blind, randomized study in acutely agitated patients with dementia. Neuropsychopharmacology. 2002;26:494-504.

Opie J, Doyle C, O'Connor DW. Challenging behaviours in nursing home residents with dementia: a randomized controlled trial of multidisciplinary interventions. Int J Geriatr Psychiatry. 2002;17:6-13.

Pollock BG, et al. A double-blind comparison of citalopram and risperidone for the treatment of behavioral and psychotic symptoms associated with dementia. Am J Geriatr Psychiatry. 2007;15:942-52.

Pollock BG, et al. Comparison of citalopram, perphenazine, and placebo for the acute treatment of psychosis and behavioral disturbances in hospitalized, demented patients. Am J Psychiatry. 2002;159: 460-5.

Roth RM, Flashman LA, McAllister TW. Apathy and its treatment. Curr Treat Options Neurol. 2007;9: 363-70.

Schneider LS, et al. Effectiveness of atypical antipsychotic drugs in patients with Alzheimer's disease. N Engl J Med. 2006;355:1525-38.

Schneider LS, Dagerman KS, Insel P. Risk of death with atypical antipsychotic drug treatment for dementia: meta-analysis of randomized placebo-controlled trials. JAMA. 2005;294:1934-43.

Verhey FR. Pharmacotherapy for Alzheimer's disease. Tijdschr Psychiatr. 2006;48:17-26.

Verhey FR, Verkaaik M, Lousberg R. Olanzapine versus haloperidol in the treatment of agitation in elderly patients with dementia: results of a randomized controlled double-blind trial. Dement Geriatr Cogn Disord. 2006;21:1-8.

Waldemar G, et al. Recommendations for the diagnosis and management of Alzheimer's disease and other disorders associated with dementia: EFNS guideline. Eur J Neurol. 2007;14:e1-26.

Warner J, Butler R, Wuntakal B. Dementia. Clin Evid. 2005;1198-1220.

Zuidema SU, Iersel MB van, Koopmans RT, et al. Efficacy and adverse reactions of antipsychotics for neuropsychiatric symptoms in dementia: a systematic review. Ned Tijdschr Geneeskd. 2006;150: 1565-73.

Bijlage

Bijlage 13.1 Psychofarmaca bij gedragsproblemen bij dementie.

Psychofarmaca bij gedragsproblemen bij dementie

type stoornis	type medicatie	meest geschikt	dosering/dag	bijwerking	opmerkingen

agitatie/ agressie	antipsychotica	- risperidon
		- clozapine
		  (olanzapine)
		- haloperidol
		  (quetiapine)
			- 0,25-1 mg risperidon
			- 12,5 mg clozapine
			- 2,5-5 mg olanzapine
			- 0,25-1 mg haloperidol
			- 12,5-50 mg quetiapine
				- CVA
				- metabool syndroom
				- EPS
				- tardieve dyskinesie
				- cardiale bijw.
				- sufheid
				- vallen
				- hypotensie
					- alleen in lage dosering (starten)
					- haldol alleen geven bij agressie
					- niet geven bij DLB
					- wekelijks leuco's controle bij clozapine

	SSRI	citalopram	10-20 mg	- hyponatriëmie - vallen	effectiever dan risperidon
	benzodiazepines	- oxazepam - lorazepam (alprazolam)	- 10-20 mg oxazepam - 1-2 mg lorazepam	- vallen - sedatie - cognitief verval	- eenmalig/zo nodig - niet geven volgens richtlijn. - beperkt per 2009
wanen/ hallucinaties	antipsychotica	- risperidon - haloperidol	1-2 mg	als bij agitatie	als bij agitatie
	SSRI	citalopram	10-20 mg	- hyponatriëmie - vallen	even effectief als risperidon

type stoornis	type medicatie	meest geschikt	dosering/dag	bijwerking	opmerkingen
depressie/ dysforie/ emotionele labiliteit	SSRI	- citalopram - sertraline	- 10-20 mg citalopram - 50-150 mg sertraline	- hyponatriëmie - vallen	- zelden bloeding - EPs
apathie/ onverschilligheid	psychostimulantia	methylfenidaat	10-30 mg	- psychose - nervositeit - anorexie	- bij voedingsproblemen - onderzoek is gaande
ontremming (opwindingstoestand)	benzodiazepinen	- oxazepam - lorazepam - alprazolam	- 10-20 mg oxazepam - 1-2 mg lorazepam - 0,5-1,5 mg alprazolam	- vallen - sedatie - cognitief verval - ademhalingsdepressie	- eenmalig/'zo nodig' - niet geven volgens richtlijn. - cave paradoxale reactie
ontremming (seksueel)	antiandrogenen	- cyproteron - medroxyprogesteron - finasteride	- 2 × 25 mg cyproteron - 100 mg i.m./mnd medroxyprogesteron - 5 mg/dag finasteride	- hepatotoxisc - thromboembolie	- eenmalig/'zo nodig' - niet geven volgens richtlijn. - cave paradoxale reactie
angst	SSRI	- citalopram - sertraline	- 10-20 mg citalopram - 50-150 mg sertraline	- hyponatriëmie - vallen	bij paniek, in begin samen met benzo's
	antipsychoticum	- risperidon - haloperidol	0,25-1 mg	- CVA - EPs - TD - hypotensie	bij hevige (psychotische) angst
motorische onrust	geen				- non-farmacologisch - uitsluiten acathisie door medicatie
prikkelbaarheid	antipsychotica	risperidon (haldol)	0,25-1 mg		weinig onderzoek

type stoornis	type medicatie	meest geschikt	dosering/dag	bijwerking	opmerkingen
	SSRI	- citalopram - sertraline	- 10-20 mg citalopram - 50-150 mg sertraline		nog weinig onderzoek
nachtelijke onrust	melatonine		1-3 mg		weinig onderzoek
euforie	geen				geen onderzoek
eetstoornissen	antidepressivum	trazodon	50-300 mg		trazodon bij FTD
dwangmatigheid	SSRI	- citalopram - sertraline	- 10-20 mg citalopram - 50-150 mg sertraline		weinig onderzoek

CVA: cerebro vasculair accident; EPs: evoked potentials; DLB: Lewy-body-dementie; SSRI: serotonineheropnameremmer; TD: Tardieve dyskinesie; FTD: frontotemporale dementie.

14 Mantelzorger

A.M. Pot

Kernpunten

- Het begeleiden van mantelzorgers is belangrijk, om hen beter toe te rusten voor hun rol als verzorger, (een toename van) hun eigen gezondheidsklachten zo veel mogelijk te voorkomen, en de zorg in de thuissituatie stand te laten houden zolang dit wenselijk wordt geacht.
- In een behandel- of zorgplan voor een persoon met dementie dienen ook de problemen, behoeften en mogelijkheden van familieleden in relatie met de patiënt of de zorg te zijn betrokken. Dit geldt ook na opname in een zorginstelling.
- Het geven van voorlichting of psycho-educatie aan mantelzorgers is met regelmaat geboden gedurende het hele dementieproces, niet alleen in crisissituaties.
- Wanneer een mantelzorger psychische klachten (zoals depressieve of angstklachten) heeft, is het bieden van voorlichting of psycho-educatie alleen onvoldoende. Een combinatie met psychotherapie en/of respijtzorg is dan aangewezen.
- De noodzaak tot familiebegeleiding stopt niet na opname van de persoon met dementie in een zorginstelling.

14.1 Inleiding

Slechts een klein percentage van de mensen met dementie woont in een verzorgings- of verpleeghuis. Het overgrote deel woont thuis en ontvangt zorg van een of meer personen uit de naaste omgeving, de mantelzorgers. Als de persoon met dementie nog een partner heeft, is deze meestal degene die de meeste zorg biedt, als deze ontbreekt nemen kinderen en in mindere mate andere familieleden, vrienden of buren de rol van mantelzorger op zich. Mantelzorg kan variëren van huishoudelijke hulp (zoals boodschappen doen en schoonmaken), persoonlijke verzorging (zoals wassen en aankleden) of emotionele steun (zoals gezelschap houden, luisteren en troosten) tot vervangende regie over het dagelijks leven (zoals de organisatie van zorg, het nakomen van verplichtingen en administratieve taken). Mantelzorg is cruciaal, want daardoor kunnen mensen met dementie zich vaak lange tijd thuis handhaven. In een tijd met een toenemend tekort aan verpleeghuisplaatsen en een toenemende voorkeur van ouderen zelf voor extramurale zorg, is het dan ook van groot belang om mantelzorgers zo veel mogelijk te ondersteunen bij de uitvoering van deze rol.

14.2 Noodzaak begeleiding mantelzorgers

Het begeleiden van mantelzorgers is noodzakelijk, omdat de zorg vaak nadelige gevolgen voor mantelzorgers zelf met zich meebrengt. Zo ervaren veel mantelzorgers een belasting door de zorg, bijvoorbeeld door een ervaren tekort aan tijd of door problemen die ontstaan met het regelen van het huishouden. Soms kan dit ernstige vormen aannemen, waarbij zich conflicten thuis of op het werk voordoen. Daarnaast kan de zorg ook nadelige gevolgen voor het eigen psychisch functioneren en welzijn van de mantelzorgers hebben. Naast meer psychische klachten in het algemeen, komen depressieve en angststoornissen veel voor bij mantelzorgers vergeleken met de algemene bevolking. Ook is het gebruik van psychofarmaca hoger. In onderzoek is bovendien een achteruitgang in fysiologisch functioneren (immuunfunctie en wondherstel) van mantelzorgers geconstateerd en werd in een Amerikaanse studie bovendien een verhoogd sterfterisico gevonden. De omvang en ernst van deze gevolgen hangen onder andere samen met het langdurige karakter van de zorg voor een persoon met dementie en de enorme hoeveelheid tijd die het kan vergen. In dit verband wordt ook wel gesproken van 'een dag van 36 uur'.

14.3 Doel begeleiding mantelzorgers

Het doel van mantelzorgbegeleiding is om mantelzorgers beter toe te rusten voor hun rol als verzorger, (een toename van) gezondheidsklachten van verzorgers zo veel mogelijk te voorkomen en/of de zorg in de thuissituatie in stand te houden, althans zolang dit wenselijk is. Geen behandel- of zorgplan is compleet zonder dat daar de problemen, behoeften en mogelijkheden van de familie, naast die van de patiënt, in zijn betrokken. Informatie over het psychisch functioneren van de mantelzorger kan worden verzameld in een gesprek of door de verzorger te vragen een dagboek bij te houden, maar daarnaast wordt aanbevolen om op gezette tijden gebruik te maken van gestandaardiseerde vragenlijsten. Een gesprek levert niet altijd de gewenste informatie op: een verzorger kan gewend zijn om problemen voor zichzelf te houden. Behalve vragenlijsten om gedragsproblemen van degene met dementie in kaart te brengen, zijn er algemene vragenlijsten beschikbaar voor het meten van psychische klachten van verzorgers, en is er een speciaal voor verzorgers van dementerende patiënten ontworpen vragenlijst Ervaren Druk door Informele Zorg (EDIZ). Het van tijd tot tijd systematisch in kaart brengen van het functioneren van de dementerende en de verzorger geeft bovendien de mogelijkheid om veranderingen te registreren. In hoofdstuk 7 wordt nader ingegaan op deze vragenlijsten en de bruikbaarheid ervan.

14.4 Vroegtijdige ondersteuning mantelzorgers

Een belangrijk aandachtspunt bij mantelzorgondersteuning is dat het tijdig plaatsvindt. Dit kan latere problemen voorkomen en opname in een zorginstelling uitstellen. Nog te vaak vormt een crisissituatie, bijvoorbeeld door gedragsproblemen van de patiënt waar de verzorger geen raad meer mee weet, een aanleiding om medicijnen voor te schrijven of om respijtzorg te regelen, terwijl van preventief beleid veel minder sprake is. Vroegdiagnostiek is dan ook niet alleen voor de persoon met dementie van belang, maar zeker ook voor diens mantelzorger. Een simpel voorbeeld maakt duidelijk wat de gevolgen kunnen zijn wanneer vroegdiagnostiek en vroegtijdige ondersteuning achterwege blijven. Familie van een persoon met dementie die niet weet wat er aan de hand is, zal gedragsveranderingen van de patiënt verkeerd interpreteren. Zo kunnen initiatiefloosheid en het kwijtraken van spullen worden geweten aan luiheid en nonchalance van de patiënt. Dit gedrag zal de nodige ergernis en het wantrouwen van de familie wekken, hetgeen de relatie tussen patiënt en familie niet ten goede zal komen. Eenmaal op de hoogte gesteld, kan de familie met schuldgevoelens te kampen krijgen. Was de diagnose dementie in dit voorbeeld in een eerder stadium gesteld, dan had dat een hoop narigheid gescheeld. De familie was dan voorgelicht over mogelijke gedragsveranderingen die met de ziekte gepaard gaan en geadviseerd over de wijze hoe hiermee om te gaan.

Er zijn verschillende manieren om mantelzorgers te begeleiden, variërend van psycho-educatie en psychotherapie, tot respijtzorg en interventies die uit meerdere componenten bestaan. Hierna komen deze verschillende vormen aan bod.

14.5 Voorlichting en psycho-educatie

14.5.1 Voorlichting door behandelaar

Al jaren geleden toonde onderzoek aan dat partners die door hun arts beter geïnformeerd waren over dementie en de mogelijke gevolgen ervan, minder moeite hadden met de dagelijkse zorg voor de patiënt. Toch geeft anno 2007 nog steeds tweederde van de mantelzorgers aan dat zij behoefte hebben aan meer adviezen en informatie over de ziekte en algemene tips over hoe hiermee om te gaan dan zij krijgen. Hierbij valt te denken aan informatie over het omgaan met gedragsproblemen van degene die men verzorgt of informatie over het zorgaanbod in de regio. Voorlichting dient in een vroeg stadium te worden gestart, in feite al als er bij arts, familie of patiënt vermoedens van dementie zijn ontstaan. Het dient gedurende het hele ziekteproces van de patiënt te worden gecontinueerd, soms zelfs tot na het overlijden en niet te worden beperkt tot crisissituaties.

Het is belangrijk om de informatie die gegeven wordt zo veel mogelijk te laten aansluiten bij de vragen die bij de familie leven. Hierbij moet rekening gehouden worden met het feit dat familie niet altijd de vragen stelt die zij heeft en ook niet altijd aangeeft wanneer zij iets niet begrepen heeft. Aanmoediging en checken of de familie datgene wat verteld is begrepen heeft, is geboden. Ook zijn de vragen die familieleden stellen niet altijd de vragen waar ze werkelijk mee zitten. Doorvragen is daarom belangrijk. Daarnaast is het van belang om aandacht te hebben voor misvattingen die bij familieleden leven. Wanneer een partner bijvoorbeeld denkt dat dementie veroorzaakt wordt door inactiviteit, is het van belang dit te weerleggen door de juiste informatie te verstrekken.

De behoefte van familie aan voorlichting verandert naarmate de dementie voortschrijdt. De ervaring leert dat familie over het algemeen in de periode rond diagnostiek behoefte heeft aan informatie over oorzaak en aard van het ziektebeeld, diagnostiek, mogelijke behandeling en de rol van erfelijkheid. In een later stadium ontstaat er meer vraag naar advies en informatie over het omgaan met de dementerende, mogelijkheden voor praktische hulp en ondersteuning en juridische aspecten, bijvoorbeeld ten aanzien van autorijden of het opstellen van een testament. En ten slotte ontstaat behoefte aan informatie over de mogelijkheden voor tijdelijke en permanente opname.

Voorlichting is pas doeltreffend als het bij herhaling wordt aangeboden. Het is van cruciaal belang om mondelinge informatie te ondersteunen met schriftelijk of audiovisueel materiaal. Het aanbod aan schriftelijk voorlichtingsmateriaal bij dementie is groot. Er zijn veel folders en boeken beschikbaar en ook is schriftelijke informatie via internet te verkrijgen. Naast schriftelijk voorlichtingsmateriaal zijn er ook films en documentaires gemaakt over dementie. Een aantal is niet alleen voor het algemeen publiek maar ook voor naaste familie zeer geschikt. Alzheimer Nederland heeft steeds actuele informatie over voorlichtingsmateriaal beschikbaar (zie www.alzheimer-nederland.nl).

14.5.2 Alzheimercafé

Het Alzheimercafé is oorspronkelijk ontwikkeld door Miesen, geïnspireerd door het Zweedse café '84 waar mensen met een oorlogstrauma, hun familieleden en hulpverleners in een informele omgeving ervaringen met elkaar deelden. Het Alzheimercafé beoogt een veilige, laagdrempelige en gezellige omgeving voor mensen met dementie en hun familie, vrienden of buren, biedt informatie en steun en werkt aan meer openheid over dementie. Doorgaans wordt begonnen met een korte inleiding door een deskundige, waarna de bezoekers – mensen met dementie, partners, familieleden, hulpverleners en andere belangstellenden – ideeën, informatie en ervaringen uitwisselen. De bijeenkomsten vinden doorgaans één keer per maand plaats en duren twee à tweeënhalf uur. Alzheimercafés mogen zich verheugen in een grote populariteit. Het eerste Alzheimercafé vond plaats op 15 september 1997 en in tien jaar tijd hebben 145 Alzheimercafés verspreid over het hele land hun deuren geopend. Om de kwaliteit van Alzheimercafés te garanderen, organiseert Alzheimer Nederland sinds enkele jaren trainingen voor gespreksleiders en heeft zij kwaliteitscriteria opgesteld. De effecten van Alzheimercafés voor mantelzorgers zijn nog niet wetenschappelijk onderzocht. Gezien de populariteit mogen we aannemen dat de ongedwongen uitwisseling van informatie en ervaringen, beantwoordt aan een informatiebehoefte en tot herkenning van bezoekers leidt. Inmiddels zijn ook in het buitenland, waaronder België, Engeland en Griekenland, Alzheimercafés naar Nederlands concept opgericht.

14.5.3 Gespreksgroep

Nederland kent een breed aanbod aan psycho-educatieve groepen die beter bekend staan als gespreksgroepen, ondersteuningsgroepen of voorlichtingscursussen. Zij vinden plaats onder leiding van een getrainde gespreksleider, waarbij informatieoverdracht en training plaatsvinden door middel van presentaties, groepsdiscussies en schriftelijk voorlichtingsmateriaal. De groepen variëren qua invulling en accent. Informatie over de ziekte, de gevolgen ervan en training hoe met deze gevolgen om te gaan, kunnen onderdeel zijn van een psycho-educatieve groep, maar ook informatie over de beschikbare voorzieningen en vormen van hulp, en het uitwisselen van sociale steun.

Terwijl in de ene groep het accent vooral ligt op informatieoverdracht, wordt in de andere groep meer aandacht besteed aan het uitwisselen van ervaringen en emoties. De duur van psycho-educatieve groepen en het aantal deelnemers verschillen. Er zijn gesloten groepen (tijdens de groep komen er geen nieuwe deelnemers bij) waarbij de deelnemers wekelijks gedurende twee uur bij elkaar komen, acht weken lang. Er zijn echter ook groepen die een veel langere looptijd kennen, waarbij men doorgaans minder frequent bij elkaar komt en waarbij deelnemers kunnen komen en gaan. Ook vinden gespreksgroepen in het verpleeghuis plaats voor familieleden van nieuw opgenomen bewoners.

Psycho-educatieve groepen hebben vooral een gunstig effect op de kennis en vaardigheden van mantelzorgers en hun gevoelens van belasting. Als het doel is om psychische klachten van mantelzorgers te verminderen kunnen psycho-educatieve groepen beter niet geïsoleerd worden aangeboden, maar in combinatie met een of meerdere andere interventies, waaronder psychotherapie.

14.5.4 E-ondersteuning

Elektronische ondersteuning, waaronder internetvoorlichting, neemt de laatste jaren een vlucht. Er komen steeds meer websites waar mantelzorgers informatie kunnen vinden op het gebied van dementie, informele zorg en professionele ondersteuning, zoals de website van Alzheimer Nederland, de patiëntenvereniging voor mensen met dementie, en Mezzo, een landelijke vereniging voor mantelzorgers en vrijwilligers, maar ook de websites van geheugenpoliklinieken en ggz-instellingen. Ook kan er soms per e-mail persoonlijk advies aan een expert worden gevraagd en worden gechat met lotgenoten. Er zijn nog geen criteria ontwikkeld die de kwaliteit van de verschillende websites waarborgen.

Ook per telefoon kan informatie en advies worden ingewonnen. In geval van nood of bij dringende behoefte aan informatie, kunnen familieleden gebruik maken van de telefonische hulpdienst van de Alzheimer Nederland waar getrainde vrijwilligers permanent bereikbaar zijn. Hierbij valt te denken aan een plotseling optredend gedragsprobleem of dringende vragen door een bericht in de krant over geneesmiddelen of erfelijkheid. Als zich een probleem aandient dat niet in een telefoongesprek is op te lossen, wordt verwezen naar een deskundige. Met het oog op continue beschikbaarheid van informatie en steun, is het belangrijke om familieleden op de telefonische hulpdienst te attenderen. Ook sommige ggz-instellingen experimenteren met coaching van mantelzorgers per telefoon.

14.6 Psychotherapie of counseling

Psychotherapie of counseling heeft niet alleen een gunstig effect op de kennis en vaardigheden en de ervaren belasting van mantelzorgers, maar ook op depressieve klachten. Bovendien neemt door psychotherapie ook het welbevinden van mantelzorgers toe en is er sprake van een vermindering in symptomen van degene die zorg ontvangt. Deze laatste bevinding is opmerkelijk, omdat de psychotherapie aan de mantelzorger aangeboden is. Dit effect zou veroorzaakt kunnen zijn doordat mantelzorgers effectiever met gedragsproblemen en eigen emoties hebben leren omgaan, ook al is het niet uit te sluiten dat dit te maken heeft met het feit dat de symptomen van de ouderen via de mantelzorgers in kaart zijn gebracht.

De meeste psychotherapeutische interventies die tot nu toe op effectiviteit zijn onderzocht, zijn gericht op het verbeteren van de wijze waarop mantelzorgers met probleemgedrag of andere stresssituaties in de zorg omgaan, of op het bevorderen van de onderlinge communicatie en steun tussen familieleden. Hierbij wordt vooral gebruik gemaakt van gedragstherapeutische technieken, waaronder het leren monitoren van het eigen gedrag en de eigen cognities en emoties, het uitdagen van negatieve gedachten en assumpties, het verbeteren van het probleemoplossend vermogen door het aanleren van tijdsmanagement en vaardigheden om emotionele reacties en overbelasting beter onder controle te houden, en het leren om plezierige activiteiten te ondernemen en positieve ervaringen op te doen ter compensatie van de stress die de zorg met zich meebrengt. Meer informatie over psychotherapie of counseling voor mantelzorgers en over gedragstherapeutische technieken staat in het *Handboek Ouderenpsychologie* van Pot en collega's.

14.7 Respijtzorg

Naarmate de dementie voortschrijdt, wordt de verzorger in toenemende mate aan huis gebonden, omdat degene met dementie steeds minder alleen gelaten kan worden. Er zijn verschillende manieren waarop voor kortere of langere tijd de zorg van de verzorger kan worden overgenomen: bezoekdiensten, dagbehandeling of dagopvang en vakantieopname. Deze interventies richten zich weliswaar op degene met dementie, maar ontlasten ook de mantelzorger. Dit wordt ook wel respijtzorg genoemd. Hoewel respijtzorg een gunstig effect op het psychisch functioneren van mantelzorgers lijkt te hebben, is dit nog onvoldoende met de juiste methoden onderzocht.

Bezoekdiensten, die in het hele land actief zijn, zijn opgezet door vrijwilligers van onder andere Alzheimer Nederland en vrijwilligerscentrales. Het doel van een bezoekdienst is niet alleen om de mantelzorger zorg uit handen te nemen, maar ook om een isolement van de mantelzorger te voorkomen en te bevorderen dat degene met dementie zo lang en plezierig mogelijk thuis kan blijven wonen. Een andere breed verspreide vorm van respijtzorg betreft dagopvang of dagbehandeling in een verzorgings- of verpleeghuis. Hiervan kan twee tot vijf dagen per week gebruik gemaakt worden. Ook kan een korte opname in een verpleeghuis georganiseerd worden, zodat de mantelzorger tot rust kan komen. Ten slotte worden door Alzheimer Nederland vakantieweken voor mensen met dementie en hun partners georganiseerd, begeleid door een team van ervaren vrijwilligers. Deze vakantieweken lijken vooral geschikt voor partners voor wie een vakantie zonder de dementerende geen optie is.

14.8 Gecombineerde interventies

Gecombineerde interventies spelen vermoedelijk beter in op de behoeften van mantelzorgers, doordat zij gericht zijn op meerdere functionele domeinen. Om ervaren belasting en depressieve klachten van mantelzorgers te verminderen, wordt daarom ten minste een combinatie van psycho-educatie en psychotherapie of counseling aanbevolen, eventueel aangevuld met een vorm van respijtzorg (zoals dagopvang). Interventies richten zich vaak niet alleen op mantelzorgers, maar ook op degenen met dementie zelf. Dergelijke gecombineerde interventies en de effecten ervan komen in hoofdstuk 11 nader aan de orde.

14.9 Opname in een zorginstelling

Wanneer komt opname in een verzorgings- of verpleeghuis in zicht? Het Centrum Indicatiestelling Zorg (CIZ) moet voor deze AWBZ-zorg een indicatiestelling afgeven. Het CIZ gaat er hierbij vanuit dat eerst goedkopere vormen van zorg worden benut en dat de naaste omgeving mantelzorg biedt. Pas als dit ontoereikend is om aan de zorgbehoefte van de persoon met dementie tegemoet te komen, zal een opname in een zorginstelling worden geïndiceerd. Maar wanneer is mantelzorg ontoereikend en hoe wordt dat bepaald? Onderzoek maakt duidelijk dat psychische klachten van mantelzorgers niet eenvoudigweg tot opname leiden.

Aan de beslissing tot opname ligt een ingewikkeld samenspel van factoren ten grondslag. Uiteraard spelen karakteristieken van de patiënt en de verzorger hierbij een rol, maar ook andere factoren, waaronder het regionale zorgaanbod, maatschappelijke normen en waarden, en normen en waarden van hulpverlenende instanties en individuele hulpverleners. Voor veel mantelzorgers is opname een moeilijke stap. Zij verleggen nogal eens hun grenzen en continueren de zorg in de thuissituatie, ook al gaat dit ten koste van hun eigen gezondheid. Sommige mantelzorgers zullen de beslissing tot opname helemaal niet zelf kunnen nemen, maar aangewezen zijn op de expliciete 'toestemming' van een arts of andere hulpverlener. In dat geval speelt mee of een arts, andere hulpverlener of indicatiesteller een opname bespreekbaar maakt, de wijze en het moment waarop dit gebeurt, hoe opname in een verzorgings- of verpleeghuis gepresenteerd wordt, en de mate waarin men zich passief dan wel actief opstelt bij het organiseren van een opname. Het bespreken van een eventuele opname dient niet pas in een crisissituatie, maar in een eerder stadium plaats te vinden. Voorts is het belangrijk dat een reëel beeld wordt geschetst van het wonen in een verzorgings- of verpleeghuis op grond van kennis van zaken.

Ook na opname blijft het begeleiden van familieleden belangrijk. Hun rol is niet uitgespeeld, zij blijven belangrijk voor de zorg voor degene met dementie. Zij bieden nog steeds emotionele steun, maar zijn soms ook betrokken bij de persoonlijke verzorging. Hoewel problemen in de thuissituatie wegvallen, komen er doorgaans andere voor in de plaats. Deze hangen samen met de scheiding tussen mantelzorger en hulpbehoevende, zeker wanneer zij voor de opname samenwoonden, en met de nieuwe woonomgeving. Er kunnen bijvoorbeeld problemen ontstaan in de relatie met professionele verzorgenden, omdat zij op een andere manier zorg bieden dan de mantelzorger zou wensen of omdat mantelzorgers het gevoel krijgen nauwelijks nog iets te kunnen betekenen voor de zorgbehoevende. Daarnaast kunnen problemen ontstaan met familieleden van andere bewoners of met de zorgbehoevende zelf die zich, evenals de mantelzorger, aan de nieuwe situatie moet aanpassen. Onderzoek maakt aannemelijk dat eenvoudige interventies na opname ertoe kunnen bijdragen dat mantelzorgers beter met hun familielid communiceren, maar ook dat de communicatie tussen professionele verzorgenden en mantelzorgers kan verbeteren. Daarom is het ook voor degenen die in een verzorgings- of verpleeghuis wonen van belang dat de problemen, behoeften en mogelijkheden van familieleden ten aanzien van de zorg voor degene met dementie expliciet in het behandel- of zorgplan worden betrokken.

Literatuur

Commissaris CJAM, Verhey FRJ, Ponds RWHM, et al. Publieksvoorlichting over normale vergeetachtigheid en dementie. Belang en effecten. Tijdschr Soc Gezondheidsz. 1993;71:32-6.

Cooper C, et al. A systematic review of intervention studies about anxiety in caregivers of people with dementia. Int J Geriatr Psychiatry. 2007;22:181-8.

Cuijpers, P. Depressive disorders in caregivers of dementia patients: a systematic review. Aging Ment Health. 2005;9:325-30.

Fortinsky RH, Hathaway TJ. Information and service needs among active and former family caregivers of persons with Alzheimer's disease. Gerontologist. 1990;5:604-9.

Gallagher-Thompson D, Coon DW. Evidence-based psychological treatments for distress in family caregivers of older adults. Psychol Aging. 2007;22: 37-51.

Gaugler JE, Kane RL, Kane RA, et al. Early community-based service utilization and its effects on institutionalization in dementia caregiving. Gerontologist. 2005;45:177-85.

Hellema H. Begeleiding dementiepatiënten vraagt om crisispreventie. Interview met dr. AW Wind, huisarts. Modern Med. 1999;7:568-70.

Hertogh CPCM. Functionele geriatrie. Probleemgerichte zorg voor chronisch zieke ouderen. Maarssen: Elsevier/De Tijdstroom; 1997.

Lee H, Cameron M. Respite care for people with dementia and their carers. Cochrane database Syst Rev. 2004;2:CD004396.

McCallion P, Toseland RW, Freeman K. An evaluation of a family Visit Education Program. J Am Ger Soc. 1999;47:203-14.

Miesen B. Voorwoord. In: Blom M, Reubsaet R. Leven met dementie. Hilversum: Teleac/NOT; 1999.

Peters J, Francke A, Beek S van, et al. Factsheet: Welke groepen mantelzorgers van mensen met dementie ervaren de meeste belasting? Resultaten van de monitor van het Landelijk Dementieprogramma. Utrecht: Nivel; 2007.

Pinquart M, Sörensen S. Helping caregivers of persons with dementia: which interventions work and how large are their effects? Int Psychogeriatr. 2007; 18:577-95.

Pot AM, Deeg DJH, Dyck R van. Psychological well-being of informal caregivers of elderly people with dementia: changes over time. Aging Ment Health. 1997;1:261-8.

Pot AM, Deeg DJH, Knipscheer CPM. Institutionalization of demented elderly: The role of caregiver characteristics.

Pot AM, Dyck R van, Deeg DJH. Ervaren druk door informele zorg: constructie van een schaal. Tijdschr Gerontol Geriatr. 1995;26:214-9.

Pot AM, Kuin, Vink, redactie. Handboek Ouderenpsychologie. Utrecht: De Tijdstroom; 2007.

Robison J, Curry L, Gruman C, et al. Partners in Caregiving in a Special Care Environment: Cooperative Communication Between Staff and Families on Dementia Units. The Gerontologist. 2007;47: 504-15.

Schulz R, Beach SR. Caregiving as a risk factor for mortality: the Caregiver Health Effects Study. JAMA. 1999;282, 2215-9.

Schulz R, Martire LM. Family Caregiving of Persons With Dementia: Prevalence, Health Effects, and Support Strategies. Am J Geriat Psych. 2004;12: 240-9.

Schulz R, O'Brien A, Czaja S, et al. Dementia caregiver intervention research: in search of clinical significance. Gerontologist. 2002;42:589-602.

Schulz R, O'Brien AT, Bookwala J, et al. Psychiatric and physical morbidity effects of dementia caregiving: prevalence, correlates, and causes. Gerontologist. 1995;35:771-85.

Selwood A, et al. Systematic review of the effect of psychological interventions on family caregivers of people with dementia. J Affect Disord. 2007;101: 75-89.

Smith-van Rietshoten W, Knoppert-van der Klein EAM. Patiëntenvoorlichting en therapietrouw bij depressies. In: Nolen WA, Hoogduin CAL, redactie. Behandelingsstrategieën bij depressie. Houten: Bohn Stafleu van Loghum; 1998.

Sörensen S, Pinquart M, Duberstein P. How effective are interventions with caregivers? An updated meta-analysis. Gerontologist. 2002;42:356-72.

Timmermans JM, redactie. Mantelzorg. Over hulp van en aan mantelzorgers. Den Haag: Sociaal Cultureel Planbureau; 2003.

15 Ethische vragen

C.M.P.M. Hertogh

Kernpunten

- Het geleidelijke beloop van dementie brengt met zich mee dat steeds opnieuw gezocht moet worden naar een evenwichtige balans tussen ondersteuning van autonomie en zorg voor goede vertegenwoordiging.
- Waar mogelijk moet gestreefd worden naar gezamenlijke besluitvorming met patiënt en diens naasten over (toekomstig) medisch beleid en (toekomstige) zorg.
- Uitspraken over wilsbekwaamheid behelzen een normatief oordeel en dienen gereserveerd te blijven tot uitzonderingssituaties.
- Schriftelijke wilsverklaringen kunnen de vertegenwoordiger van een wilsonbekwame patiënt ondersteunen bij zijn taak, maar de inhoud ervan vraagt steeds om interpretatie door hulpverlener en vertegenwoordiger.
- Levensbeëindigend handelen bij dementie is moreel alleen aanvaardbaar als door de arts aan alle zorgvuldigheidsvoorwaarden voor euthanasie/hulp bij zelfdoding kan worden voldaan; een schriftelijke euthanasieverklaring volstaat daartoe niet.
- Het 'palliatieve zorg'-concept biedt een moreel richtsnoer voor de omgang met schriftelijke wilsverklaringen van patiënten met dementie.

15.1 Inleiding

Het optreden van geheugenproblemen is traditioneel het meest prominente cognitieve verschijnsel van dementie en lange tijd is deze aandoening ook benaderd als een ziekte van het geheugen. Echter de kern van het ziektebeeld en de reden dat velen er bevreesd voor zijn ligt niet in de vermindering van de geheugenfuncties, maar in de betekenis die door de etymologie van het woord 'de-mentia' wordt aangereikt: dementie is eerst en vooral een verlies van 'zelf' en bijgevolg van 'zelfbepaling'. De betrokkene raakt geleidelijk aan de greep over het eigen innerlijk en de controle over zijn leven kwijt. In samenhang daarmee gaat de ziekte gepaard met een verlies van alle aangeleerde vaardigheden, resulterend in een toenemende en uiteindelijk volledige afhankelijkheid van anderen. In de laatste fase is daarom vaak (>70%) opname in een verpleeghuis nodig.

Op grond van deze summiere karakteristiek kunnen de uitgangspunten voor een ook in moreel opzicht 'goed' zorgbeleid bij dementie als volgt worden geschetst:

1 Door het geleidelijk beloop van het proces blijft de patiënt met dementie ondanks cognitieve beperkingen tot ver in het ziekteproces actief bij zijn situatie betrokken. Hij zal ook actief proberen zich aan de gevolgen van de ziekte aan te passen, onder meer door het bijstellen van verwachtingen en een veranderde waardering van zijn kwaliteit van leven, zoals dat ook te zien is bij andere chronische aandoeningen. Het bieden van ondersteuning in dit proces van adaptatie is

daarom van groot belang. Het vraagt om een nadere uitwerking en precisering van het ethische principe van 'respect voor autonomie'. Want dit 'respect' vergt hier dat hulpverleners zich actief verdiepen in het patiëntenperspectief en in de actuele belevingswereld van mensen met dementie. Een dilemma dat zich hierbij voor kan doen is dat de patiënt in het heden verlangens en wensen communiceert die op gespannen voet staan met eerdere opvattingen over een leven met dementie, bijvoorbeeld zoals die beschreven kunnen zijn in een schriftelijke wilsverklaring, opgesteld voorafgaand aan het optreden van de dementie.

2 Dementie resulteert niettemin in toenemende wilsonbekwaamheid. Dit houdt in dat steeds meer beslissingen (variërend van financiële zaken tot behandelbeslissingen en uiteindelijk ook de keuzen aangaande de inrichting van de dagelijkse zorg) door anderen moeten worden overgenomen. Een goede balans tussen ondersteuning van resterende mogelijkheden tot zelfbeschikking en – waar dit niet meer mogelijk is – zorg voor goede vertegenwoordiging, is van groot belang in alle fasen van dementie.

3 Dementie is een ongeneeslijke ziekte met weinig behandelmogelijkheden. Veel meer dan verlichting van symptomen en mogelijk het in lichte mate afremmen of vertragen van de progressie is vooralsnog niet mogelijk. Wat veel artsen (en naasten!) zich echter onvoldoende realiseren is dat dementie daarmee ook een terminale aandoening is en resulteert in een relevante bekorting van de levensverwachting. Dit prognostische gegeven rechtvaardigt in het zorgbeleid (eigenlijk al vanaf het moment van diagnosestelling!) een benadering vanuit de principes en doelstellingen van palliatieve zorg.

Hierna zal een aantal (zeker niet alle!) ethische en juridische vragen in de zorg voor mensen met dementie nader worden belicht tegen de achtergrond van deze drie uitgangspunten voor goede zorg. Achtereenvolgens gaan we in op de betekenis van (respect voor) autonomie als ethisch beginsel en op de complexe ethische problematiek rond het begrip wilsbekwaamheid en de rol van de vertegenwoordiger. Een bespreking van de juridische regelingen inzake wilsbekwaamheid en vertegenwoordiging valt buiten het kader van dit hoofdstuk, maar komt aan bod in hoofdstuk 16. In dat verband bespreken we ook de plaats van schriftelijke wilsverklaringen in de inrichting van de zorg voor mensen met dementie, waarna dit hoofdstuk afsluit met een beschouwing van de ethische vragen rond het levenseinde.

15.2 Respect voor autonomie

De tijd waarin de arts voor en over de patiënt besliste ligt ver achter ons. Voor een dergelijk 'paternalisme' is in de huidige gezondheidsethiek nog maar een zeer beperkte plaats weggelegd. Het beginsel van 'respect voor autonomie' kan beschouwd worden als tegenhanger van dit paternalisme en geldt als een onvervreemdbare verworvenheid van de moderne ethiek. Het dankt deze status aan het proces van democratisering en patiëntenemancipatie, dat sinds de jaren zeventig van de vorige eeuw aan de gezondheidszorg een geheel ander aanzien heeft gegeven. De belangrijkste uitwerking van respect voor autonomie binnen de medische ethiek is het principe van geïnformeerde toestemming of 'informed consent', dat sinds 1995 ook een juridische verankering heeft gekregen in de *Wet op de Geneeskundige Behandelingsovereenkomst (WGBO)*. Informed consent behelst dat medisch handelen niet geoorloofd is zonder de voorafgaande toestemming van de patiënt op basis van door de hulpverlener verstrekte en voor de voorliggende beslissing toereikende informatie. De arts die zonder toestemming handelt, schendt de persoonlijke integriteit van de patiënt. Dergelijk handelen is niet alleen moreel laakbaar, maar kan ook juridisch strafbaar zijn. Natuurlijk zijn er omstandigheden waarin van het toestemmingsvereiste mag – en soms zelfs moet – worden afgezien; voorbeelden daarvan zijn acute noodsituaties, zoals een hartstilstand, of ernstig gevaar voor de patiënt of anderen (bijvoorbeeld bij een psychotische decompensatie). Dit zijn echter uitzonderlijke situaties die steeds rechtvaardiging behoeven.

Teneinde wat duidelijker voor ogen te krijgen wat 'respect betonen' nog meer behelst dan het verstrekken van informatie is het hier van belang om te wijzen op de gelaagde betekenis van het begrip 'autonomie'. Daaraan kunnen namelijk minstens twee betekenisaspecten worden onderscheiden die wel zijn aangeduid als uitdrukking van twee verwante, maar niettemin te onderscheiden ethische grondhoudingen. De eerste kan worden omschreven als een defensieve houding – tot uitdrukking komend in de wens om gevrijwaard te blijven van bemoeienis door anderen. Men spreekt ook wel van het principe van 'niet-inmenging' of 'non-interferentie'. De tweede grondhouding kan worden aangeduid als een affirmatieve houding en vertolkt als het ware de wens om het leven op eigen wijze en naar eigen normen gestalte te geven. In de wettelijke regelingen aangaande informed consent ligt het accent op de eerstgenoemde betekenis van autonomie en wordt de hulpverlener geacht aan de tweede in voldoende mate tegemoet te komen door het verstrekken van toereikende informatie. Dat is in ethisch opzicht echter wel een erg magere opvatting van respect voor autonomie, die bovendien niet altijd in overeenstemming is met wat patiënten van een arts verwachten. Want behalve informatie willen zij ook graag advies. Soms hebben zij zelfs behoefte aan enige discussie over de te nemen beslissing en niet zelden ook aan actieve ondersteuning, zeker als er veel op het spel staat. 'Respect' voor autonomie legitimeert dan ook niet een vrijblijvende houding, maar vraagt van hulpverleners om actief te bevorderen dat patiënten keuzes maken waarmee zij zich kunnen identificeren, zodanig dat het hun 'eigen' keuze wordt. Dat is meer dan het respecteren van rechten of het eerbiedigen van wensen en voorkeuren. Juist in zorg- en behandelrelaties wordt de relevantie duidelijk van de tweede hier genoemde betekenis van autonomie. Autonomie als 'leven naar eigen normen' betekent immers niet dat mensen met een vaste set normen, afgesloten van de wereld en de wisselvalligheden van het lot, hun leven leiden. Integendeel: autonomie in deze zin is een contextueel en dynamisch begrip dat duidt op de menselijke opgave zich steeds weer opnieuw te identificeren met veranderende levensomstandigheden, zoals ziekte en andere ingrijpende levensgebeurtenissen.

De relevantie van deze gelaagde betekenis van respect voor autonomie is evident waar het gaat om de zorg voor mensen met cognitieve beperkingen, zoals die optreden bij (diverse vormen van) dementie. Hier is een actieve opstelling van de hulpverlener bij het nemen van zorg- en behandelbeslissingen immers van meet af aan onontbeerlijk. Goed hulpverlenerschap behelst in dit kader onder meer de competentie om informatie zorgvuldig af te stemmen op het bevattingsvermogen van de patiënt, om aandachtig rekening te houden met diens werk- en denktempo, om waar nodig te bevorderen dat de patiënt zich laat bijstaan door iemand die hij vertrouwt, alsmede de bereidheid om in voorkomende situaties een vervolggesprek aan te bieden – of daar zelfs actief op aan te sturen, teneinde de patiënt in de gelegenheid te stellen de zaken nog eens goed te overdenken. In elk geval mag de hulpverlener er niet te snel van uitgaan dat de patiënt niet (meer) wilsbekwaam is voor de aan de orde zijnde beslissing, om vervolgens zijn toevlucht te nemen tot een overleg met diens familie of vertegenwoordiger. In het verleden was dit nogal eens de omweg waarlangs beslissingen aangaande de zorg en behandeling van mensen met dementie tot stand kwamen, maar tegenwoordig is die benadering niet langer vanzelfsprekend: de patiëntenemancipatie die er eerder toe heeft bijgedragen dat de somatisch zieke patiënt een volwaardige gesprekspartner werd van zijn hulpverlener, heeft thans ook de groep van mensen met dementie bereikt. Dit is vooral het gevolg van een groeiende belangstelling voor hun belevingsperspectief.

Nam men in het verleden vaak aan dat mensen met dementie geen ziekte-inzicht zouden hebben (nog een reden om hen wilsonbekwaam te achten), de afgelopen decennia is steeds duidelijker geworden dat dit een te simpele voorstelling van zaken is. In Nederland vroeg Ilse Warners begin jaren tachtig van de vorige eeuw al aandacht voor het feit dat mensen met dementie wel degelijk besef hebben van wat hun overkomt en dat zij met alle macht proberen om het hoofd te bieden aan de gevolgen van wat zich in hun hoofd voltrekt. Zonder hulp en tegemoetkomendheid vanuit hun omgeving kunnen zij daar echter niet in slagen. Daarom heeft Tom Kitwood, een van de eerste voorvechters van de emancipatie van mensen met dementie, een krachtig pleidooi gehouden voor een communicatieve en interactionele ethiek. Hij wijst er in dit verband op hoe de overwegend negatieve bejegening die mensen met dementie in onze 'hypercognitieve' samenleving ten deel valt hun zelfbeeld en gevoel van eigenwaarde kan ondermijnen en aldus kan resulteren in 'excess disability'. Goede zorg voor mensen met dementie staat of valt met het serieus nemen van hun subjectieve ervaring en met het zoeken van aansluiting bij hun mogelijkheden tot communicatie en interactie. Hierdoor kan vaak een vertrouwensrelatie tot stand komen waarin veel meer beslissingen over zorg en behandeling gedeeld kunnen worden dan menig hulpverlener in het verleden voor mogelijk hield. In het verlengde van deze zogenaamde 'belevingsgerichte oriëntatie' in de zorg is het geleidelijk ook veel gebruikelijker geworden om open over de diagnose en de betekenis van dementie te communiceren.

Het is daarbij overigens van groot belang om al in een vroeg stadium aan te sturen op 'shared decision-making' door waar mogelijk naasten en familieleden te betrekken. Dat is allereerst relevant omdat het delen van informatie en beslissingen aan de basis ligt van psycho-educatie en mantelzorgondersteuning. Dementie mag immers niet worden versmald tot een hersenaandoening met een individu als drager: het is een aandoening die zich afpeelt in een sociale omgeving en die mensen raakt in hun meest intieme relaties. Het zijn niet alleen de patiënten die de greep op wie zij zijn dreigen te verliezen; ook hun partners ervaren veelvuldig een aantasting van hun zelfbeeld als gevolg van de ontmanteling van hun relatie. Vanuit dit perspectief is het woord 'mantelzorger', zeker waar het gaat om levenspartners, eigenlijk volstrekt verkeerd gekozen.

Het vroegtijdig betrekken van naasten is echter ook van belang om een basis te leggen van gedeeld inzicht voor toekomstige beslissingen en het plannen van zorg, ook wel aangeduid als 'advance care planning'. Naarmate het proces vordert zal de rol van anderen dan de patiënt immers steeds groter worden waar het gaat om de besluitvorming inzake doelen en grenzen van zorg en medische behandeling. Sommige ethici, vooral zij die bevreesd zijn voor paternalisme, zijn van mening dat dit vroegtijdig betrekken van anderen een schending van de privacy van de patiënt en van diens autonomie kan behelzen. Het komt in praktijk ook zeker voor dat patiënten op geheimhouding en vertrouwelijkheid aandringen, en soms rest de hulpverlener geen andere mogelijkheid dan dit te respecteren. Hier staat echter tegenover dat naasten bij toekomstige beslissingen beter in de geest van de patiënt kunnen handelen, als daar al vanaf vroeg in het proces gezamenlijk over is gesproken. Anders gezegd: gedeeld beslissen nu legt de basis voor vervangend beslissen later. Hiermee komen we toe aan het begrip wilsbekwaamheid.

15.3 Wilsbekwaamheid

Respect voor autonomie in de medische praktijk realiseert zich zoals aangegeven vooral in de betrokkenheid van patiënten bij beslissingen over behandeling en zorg. Daartoe moet voldaan zijn aan twee condities, een externe en een interne. De eerste betreft de kwaliteit en toereikendheid van de informatie. De tweede betreft het beslissingsvermogen zelf. Een patiënt kan geen goede beslissingen nemen als hij niet beschikt over de ter zake relevante informatie. Hij is daartoe echter evenmin in staat als hij wel de informatie heeft, maar niet over het verstandelijke vermogen beschikt om op basis daarvan tot een oordeel te komen. Dat vermogen wordt doorgaans aangeduid als wilsbekwaamheid. Een wat lastig woord, omdat het lijkt te verwijzen naar de faculteit van de wil en naar het willen of streven, terwijl het daar helemaal niet om gaat. Met wilsbekwaamheid bedoelen we de verworven vaardigheid van mensen om geïnformeerde beslissingen te nemen op basis van inzichtelijke afwegingen. Eigenlijk gaat het dus eerder om 'beslisvaardigheid' of 'beslissingsbekwaamheid'. De WGBO en de *Wet Bijzondere opnemingen in psychiatrische ziekenhuizen* (Wet bopz) spreken in dit verband over het in staat zijn tot een 'redelijke waardering (door de patiënt) van zijn belangen ter zake'. Dat is echter een formulering die meer vragen oproept dan beantwoord. Want wat verstaan we onder 'een redelijke waardering'? Wat betekent 'redelijkheid' in dit verband en wat zijn 'belangen ter zake'?

Dit zijn belangrijke vragen, want de centrale positie van het beginsel van respect voor autonomie brengt met zich mee dat men niet zomaar aan de wensen en opvattingen van de patiënt voorbij kan gaan. Een te lichtvaardige twijfel aan diens wilsbekwaamheid kan resulteren in een ongerechtvaardigde inperking van iemands zelfbeschikking. Anderzijds kan een te rigoureuze vasthouden aan bekwaamheid tot gevolg hebben dat de patiënt in een positie komt te verkeren waarin hij onvoldoende beschermd is.

In ethisch opzicht staat wilsbekwaamheid dus ergens tussen de principes van autonomie en weldoen in, en spelen afwegingen inzake wilsbekwaamheid een rol in het zoeken naar een juiste balans tussen beide principes.

Mede in dit licht is het echter opmerkelijk dat artsen wel het belang van het begrip onderkennen, maar dat zij in de praktijk maar zelden expliciet de wilsbekwaamheid van mensen met dementie beoordelen. Dat is deels het gevolg van onjuiste vooronderstellingen over de bekwaamheid van mensen met dementie; het heeft echter ook te maken met de complexiteit van het begrip zelf. Zoals Berghmans treffend heeft verwoord, komt de vraag naar de wilsbekwaamheid in de klinische praktijk vooral op in situaties waarin de hulpverlener zich geconfronteerd weet met de vraag: 'is deze beslissing van de patiënt wel goed genoeg om te respecteren?' De vraag naar de wilsbekwaamheid is dus primair een vraag naar wat nu eigenlijk 'goede' beslissingen zijn. Daarmee wordt duidelijk dat we hier niet te maken hebben met een klinisch probleem, maar met een normatief ethisch vraagstuk, waarbij de arts ultiem voor de verantwoordelijkheid geplaatst wordt het zelfbeschikkingsrecht van de patiënt inzake diens beslissing al dan niet naast zich neer te leggen – niet meer en niet minder. Voor deze verantwoordelijkheid schrikt menigeen terug en dit leidt tot een sterke behoefte onder artsen aan meer houvast en concrete handreikingen voor het omgaan met vraagstukken inzake wilsbekwaamheid en de beoordeling daarvan.

In de afgelopen jaren zijn tal van ethische en juridische studies gewijd geweest aan deze onderwerpen. Daarin is ook gepoogd het begrip beter te operationaliseren. Inmiddels bestaat er een redelijke consensus dat wilsbekwaamheid niet een eigenschap is van personen (met een bepaalde diagnose), maar een waardering gekoppeld aan de kwaliteit van een beslissing of keuze in een specifieke context. Dat is de reden waarom de wet spreekt over een 'redelijke waardering ter zake'. De ene beslissing is immers de andere niet en voor complexe beslissingen zijn meer en andere vaardigheden nodig dan voor meer eenvoudige. In de praktijk gaat het echter niet alleen om de complexiteit van de beslissing, maar vooral om het praktisch gevolg. Als een uiterst complexe beslissing zonder gevolg blijft, is er voor hulpverleners immers geen enkele reden om de vraag naar de wilsbekwaamheid te stellen. Naarmate de gevolgen van het respecteren van een beslissing ingrijpender zijn, zullen hulpverleners wel aan die vraag toekomen. Zij zullen aan de beslisvaardigheid eisen willen stellen die hoger zijn naarmate er meer op het spel staat. Men spreekt in dit verband over de zogenaamde risicoafhankelijkheid van wilsbekwaamheid. Als een patiënt bijvoorbeeld weigert zijn instemming te verlenen aan een weinig belastende, mogelijk levensreddende behandeling (bijvoorbeeld antibiotica bij een fikse longontsteking), zullen hogere eisen aan zijn beslisvaardigheid worden gesteld dan wanneer het gaat om een behandeling waarvan het weigeren niet tot ernstige gevolgen leidt. Een tweede aspect van de risicoafhankelijkheid is de daarmee geïmpliceerde asymmetrie van wilsbekwaamheid: het instemmen met een medisch geïndiceerde behandeling wordt anders gewogen dan het weigeren daarvan en ook dit geldt des te sterker naarmate er meer op het spel staat. Op grond van die redenering zouden artsen bij het wensen van, of instemmen met een levensreddende behandeling eerder van bekwaamheid mogen uitgaan dan bij het weigeren daarvan. In de ethische literatuur is een discussie gaande over de asymmetrie van wilsbekwaamheid. Tegenstanders daarvan voeren namelijk aan dat het bij wilsbekwaamheid gaat om de psychologische functies van een patiënt. Of die functies toereikend zijn, zo stellen zij, wordt mogelijk wel beïnvloed door het type beslissing, maar niet door van de uitkomst daarvan. In theorie is daar zeker wat voor te zeggen, maar in de praktijk van de hulpverlening heeft men wel te maken met de gevolgen van de beslissingen die mensen nemen en daarbij moeten hulpverleners soms ingrijpen om te voorkomen dat patiënten zichzelf schade berokkenen.

Zoals aangegeven vloeit uit de risicoafhankelijkheid van wilsbekwaamheid voort dat de drempel voor wilsbekwaamheid hoger komt te liggen naarmate het gevolg van de beslissing ingrijpender is. Dit roept de vraag op naar geschikte criteria voor de beoordeling van (voldoende) wilsbekwaamheid. Daarnaast betekent risicoafhankelijkheid ook dat er een adequate inschatting moet worden gemaakt van de aard van de risico's die een formele beoordeling van wilsbekwaamheid rechtvaardigen. De eerste vraag betreft het 'hoe' van de beoordeling, de tweede het 'wanneer'.

15.3.1 Criteria voor wilsbekwaamheid

Er zijn in het recente verleden diverse criteria voorgesteld aan de hand waarvan een oordeel of uitspraak over de wilsbekwaamheid gerechtvaardigd zou kunnen worden. Het *Implementatieprogramma WGBO* noemt – samenvattend uit de literatuur – de volgende vier, min of meer hiërarchisch geordende criteria:

1. het kenbaar maken van een keuze;
2. het begrijpen van relevante informatie;
3. het beseffen en waarderen van de betekenis van de informatie voor de eigen situatie;
4. het logisch redeneren en het betrekken van de informatie in het overwegen van behandelopties (zie http://knmg.artsennet.nl).

De laagste graad van wilsbekwaamheid wordt weergegeven door het eerste criterium: de patiënt komt niet verder dan het kenbaar maken van een keuze. Het vierde criterium geeft de hoogste graad van wilsbekwaamheid weer en legt de lat het hoogst. Dit criterium zal men willen aanhouden als het gaat om een beslissing waarbij zeer veel op het spel staat, zoals een verzoek om euthanasie. In de praktijk ligt het accent doorgaans echter op de eerste drie criteria, waarbij vooral het element van waarderen hier nog enige toelichting vraagt. Hiermee wordt bedoeld dat de patiënt de voor de beslissing relevante informatie niet alleen begrijpt (criterium 2), maar ook op zijn eigen situatie van toepassing acht. Het eerste (begrip van de informatie) impliceert namelijk niet automatisch het tweede (waardering van de informatie). Zo kan het voorkomen dat een CVA-patiënt met een linkszijdige verlamming perfect begrijpt wat hem over het ziektebeeld en de gevolgen daarvan is verteld. Hij is zelfs in staat die informatie te herhalen. Maar vervolgens probeert hij toch uit bed op te staan, omdat hij door gebrek aan ziekte-inzicht (anosognosie) en neglect deze informatie niet op zichzelf en zijn persoonlijke situatie toepast. Soortgelijks kan geschieden bij een patiënt met dementie die zijn problemen ontkent of bagatelliseert en een dringend advies om zijn auto te laten staan in de wind slaat.

Ondanks de consensus over deze criteria, zijn deze ook aan kritiek onderhevig. Wat bijvoorbeeld opvalt is dat zij sterk cognitief gericht zijn en weinig ruimte laten voor andere aspecten, waaronder de rol van emoties bij belangrijke beslissingen. Dat is opmerkelijk, omdat juist onze emoties belangrijke motiverende en richtende factoren zijn bij het maken van keuzen en het nemen van beslissingen. Daarnaast is duidelijk dat, gegeven wat gezegd is over de contextafhankelijkheid van wilsbekwaamheid, een beoordeling die zich uitsluitend richt op criteria tamelijk grofmazig en willekeurig is. Om dezelfde reden is ook de waarde van klinimetrische instrumenten gering. Een meetinstrument kan immers nooit vervangend zijn voor een normatief oordeel. Het is dan ook onjuist om wils(on)bekwaamheid af te leiden uit de prestaties van de patiënt op de MMSE of een vergelijkbaar cognitief screeningsinstrument. Dergelijk hulponderzoek biedt hooguit ondersteuning bij de beoordeling, maar vervangt die niet.

Een hulpmiddel dat specifiek voor de beoordeling van wilsbekwaamheid is ontwikkeld is de zogenaamde vignetmethode. Hierbij vormt de onderzoeker zich een oordeel over de wilsbekwaamheid van de patiënt op basis van diens antwoorden op een aan hem voorgelegde hypothetische behandel- of onderzoekssituatie (vignet). Een bezwaar tegen deze methode is dat ze uitgaat van een denkbeeldige, niet existentieel beleefde werkelijkheid. Dat vertekent de antwoorden en de waarde daarvan voor de aan de orde zijnde wilsbekwaamheidsvraag. Een tweede bezwaar is dat ook de vignetmethode voorbijgaat aan de contextafhankelijkheid van wilsbekwaamheid en het oordeel daarover. Voor de praktijk is deze methodiek dan ook van zeer beperkte waarde.

In situaties waarin een formele wilsbekwaamheidsbeoordeling onvermijdelijk lijkt kan men zich in de praktijk nog het best verlaten op het 'Stappenplan bij de beoordeling van wilsbekwaamheid' uit het *Implementatieprogramma WGBO* (http://knmg.artsennet.nl).

15.3.2 Wanneer is een beoordeling van de wilsbekwaamheid aangewezen?

Maar wanneer is een beoordeling van de wilsbekwaamheid nu aangewezen en onvermijdelijk? De wet zegt hierover niet veel, behalve in artikel 38 lid 2 van de Wet Bopz, waarin gesteld wordt dat bij de vaststelling van het behandelplan ook de wilsbekwaamheid van de patiënt moet worden beoordeeld. De rigoureuze toepassing van dit artikel in de intramurale psychogeriatrie is vanwege het progressieve beloop van dementie echter weinig zinvol en onnodig belastend voor de patiënt met dementie. Door dit beloop van de ziekte moeten zorgdoelen immers steeds 'naar beneden toe' worden bijgesteld en is er sprake van een toenemende wilsonbekwaamheid. Van meer belang is dat zorgverleners alert blijven op de mogelijkheden die de patiënt desondanks nog gegeven zijn om met juiste ondersteuning op onderdelen van de zorg zelf keuzes te maken.

In algemene zin (dus los van artikel 38 lid 2 Wet Bopz, dat alleen geldt voor patiënten met een Bopz-status) kan ten aanzien van het antwoord op de vraag *wanneer* een formele beoordeling van de wilsbekwaamheid is aangewezen de volgende gedraglijn worden gevolgd:

1 Uitgangspunt moet steeds zijn dat de hulpverlener in zijn contacten met patiënten uitgaat van wilsbekwaamheid en dat het besluit tot een formele beoordeling niet lichtvaardig genomen wordt. Zoals eerder geschetst in dit hoofdstuk is het daarbij van groot belang dat hulpverleners rekening houden met het belevingsperspectief en het bevattingsvermogen van de patiënt, onder meer door zich te bedienen van begrijpelijke taal. Aan deze insteek van het vereenvoudigen en doseren van informatie zijn uiteraard wel grenzen gesteld. Dit wordt bedoeld met 'toereikende' informatie: minimaal moeten daarin de aard, het doel en de gevolgen van (het nalaten van) het voorgenomen handelen aan bod komen. Als aan dit minimum niet (meer) voldaan kan worden, dan kan dit leiden tot twijfel aangaande de wilsbekwaamheid van de patiënt. Of die twijfel ook een formele beoordeling rechtvaardigt is afhankelijk van het volgende.

2 Voor een formele beoordeling moet steeds een 'duidelijke aanleiding' bestaan en de bewijslast ter zake berust bij de hulpverlener. Twijfel van de zijde van de hulpverlener aan de wilsbekwaamheid van de patiënt is daarvoor op zich niet voldoende: er moet ook een relatie gelegd worden met de gevolgen van de beslissing die de patiënt neemt of voornemens is te nemen. Alleen als er sprake is van een gedrag of een besluit met 'ernstig gevolg' is een formele beoordeling van wilsbekwaamheid gerechtvaardigd.

In veel beslissituaties zonder 'ernstig gevolg' kan men de patiënt dus 'vrijlaten' in zijn keuze, ook al is er soms gerede twijfel aan de bekwaamheid daarvan. Het voordeel van deze benadering is dat de patiënt zijn wilsbekwaamheid niet bij elke keuze als het ware opnieuw moet verdienen. Sommigen hebben er ook kritiek op, omdat het uiteindelijk de hulpverlener is die bepaalt wat een 'ernstig gevolg' is, zodat hier op de achtergrond toch sprake zou zijn van een min of meer paternalistische benadering. De gedachtegang als zodanig sluit echter goed aan bij opvattingen omtrent goede zorg zoals die in de praktijk leven. En wat uit die praktijk vooral duidelijk blijkt, is dat formele toetsen van wilsbekwaamheid eigenlijk hoofdzakelijk aan de orde zijn in grenssituaties, wanneer er een spanning of een onoverbrugbare kloof bestaat tussen het perspectief van de hulpverlener en dat van de patiënt. Er is dan ook heel veel voor te zeggen om, waar dit maar enigszins mogelijk is, niet aan te sturen op een formele bekwaamheidstoets maar te kiezen voor 'shared decision-making'. Deze benadering biedt de mogelijkheid om naast contextuele factoren ook de waarden van de patiënt, zijn levensgeschiedenis en zijn gevoelswereld te laten meewegen in de te nemen beslissing. Het blijkt dan vaak helemaal niet nodig om vast te stellen of iemand bekwaam is voor de onderhavige beslissing, hetgeen niet alleen veel procedures scheelt, maar ook voorkomt dat de patiënt op een meer of minder ingrijpende wijze buiten spel wordt gezet. Goede zorg is immers dialogisch van aard en past niet goed bij een benadering welke de zorgrelatie in contractuele termen van potentieel conflicterende belangen definieert.

Samenvattend: hoewel er zeker veel goeds zit in een notie als wilsbekwaamheid, dienen formele bekwaamheidsbeoordelingen gereserveerd te blijven voor grens- en conflictsituaties waarin men er soms – gedwongen – op moet teruggrijpen als alternatieven ontbreken en 'shared decision-making' faalt of niet mogelijk blijkt. Hoe men zo'n beoordeling ook vormgeeft of onderbouwt, in laatste instantie gaat het hier steeds om een normatief-ethisch oordeel en niet om een meetbaar of anderszins vaststelbaar feit.

15.4 Schriftelijke wilsverklaringen en de rol van de vertegenwoordiger

In situaties waarin mensen niet meer zelf betrokken kunnen worden bij beslissingen over hun zorg en behandeling, treedt iemand anders plaatsvervangend voor hen op als vertegenwoordiger. Wie dat kunnen zijn en hoe die vertegenwoordiging vorm kan krijgen is bij wet geregeld. Een uitvoerige uiteenzetting over die regeling is te vinden in de KNMG-nota's over de implementatie van de WGBO in de praktijk (zie http://knmg.artsennet.nl). Op deze plaats zij volstaan met enkele korte opmerkingen over de rol en bevoegdheid van de vertegenwoordiger.

Ten eerste moet dan worden gezegd dat de vertegenwoordiger niet alle rechten van de vertegenwoordigde over kan nemen. Beslissingen met een sterk persoonlijk karakter zijn ook in geval van volledige wilsonbekwaamheid niet overdraagbaar. Zo kan een vertegenwoordiger niet om euthanasie verzoeken van degene die hij vertegenwoordigt (zie echter paragraaf 15.4.1). De opvatting van de vertegenwoordiger is ook minder sterk dan die van de patiënt, omdat de arts deze naast zich neer kan leggen, indien hij het volgen daarvan strijdig acht met het belang van de patiënt en met goed hulpverlenerschap. De plaatsvervangende weigering door een vertegenwoordiger van een medisch geïndiceerde behandeling wordt dan ook anders gewogen dan de directe weigering van een wilsbekwame patiënt.

Ten tweede moet de vertegenwoordiger zich in de uitoefening van zijn taak richten naar de normen en opvattingen van de patiënt, voor zover die bekend zijn, dan wel op grond van eerdere uitlatingen gereconstrueerd kunnen worden. Hij mag zich met andere woorden niet laten leiden door zijn eigen opvatting omtrent wat wenselijk en geboden is.

Op dit punt kan een schriftelijke wilsverklaring ondersteunend zijn bij het achterhalen van de vroegere opvatting van de wilsonbekwaam geworden patiënt. Een dergelijk document is wettelijk gezien het sterkste instrument waarmee een patiënt controle kan trachten te houden over zorgsituaties en behandelbeslissingen in het geval van verworven wilsonbekwaamheid.

De zaak lijkt eigenlijk heel simpel: zolang de patiënt wilsbekwaam is stemt de arts zijn zorg rechtstreeks met hem af; is de patiënt niet meer in staat zijn wil kenbaar te maken, dan wordt de schriftelijke wilsverklaring geacht diens 'eigenlijke' opvatting te vertolken. In combinatie met een goede regeling van de vertegenwoordiging lijken de rechten van de wilsonbekwame patiënt zo afdoende gewaarborgd te zijn. Toch roept deze juridische regeling in de praktijk van de zorg heel wat ethische problemen op. Voor een deel hangen die samen met het fenomeen van de wilsverklaring als zodanig, voor een deel zijn deze specifiek voor de bijzondere situatie van mensen met dementie. Op enkele van deze problemen wordt hierna nader ingegaan.

15.4.1 Negatieve wilsverklaringen en palliatieve zorg

Wilsverklaringen dienen te worden onderscheiden in negatieve verklaringen, waarin een patiënt medisch handelen of onderdelen daarvan weigert, en positieve verklaringen, waarin de arts verzocht wordt een bepaald handelen toe te passen. Positieve verklaringen hebben de status van een niet-bindend verzoek, want de wens van de patiënt is op zichzelf nog geen grond voor het handelen van artsen; er dient immers ook een medische indicatie voor dit handelen aanwezig te zijn. Voor de meest voorkomende positieve wilsverklaring, namelijk de euthanasieverklaring, geldt bovendien dat hierin gevraagd wordt om een handelen dat niet tot de professionele medische standaard behoort, hetgeen de status van dit type wilsverklaring nog verder verzwakt. Negatieve of weigeringsverklaringen hebben daarentegen een veel sterkere gelding. De arts is in beginsel gehouden een dergelijke verklaring te volgen, tenzij hij gegronde redenen heeft hiervan af te wijken. De vraag daarbij is wel hoe letterlijk zo'n verklaring gelezen moet worden en of deze niet altijd om interpretatie vraagt in het licht van wat de patiënt ten tijde van het opstellen daarvan voor ogen stond. Bezien we bijvoorbeeld de meest voorkomende negatieve wilsverklaring, te weten het zogenaamde 'behandelverbod' dat door de Nederlandse Vereniging voor een Vrijwillig Levenseinde (NVVE) wordt uitgegeven, dan wordt meteen duidelijk dat het naar de letter opvolgen daarvan goede palliatieve zorg in de weg kan staan. In het behandelverbod wijst de opsteller namelijk elke medische behandeling of verrichting af, behoudens het verlichten van pijn, benauwdheid of andere ongemak, onder in de verklaring nader omschreven omstandigheden (waar dementie er doorgaans een van is). Niet zelden is zo'n behandelverbod één geheel met een euthanasieverklaring, zodat de arts die niet bereid is om tot levensbeëindiging over te gaan altijd nog is gebonden aan de behandelweigering. Naar de letter geïnterpreteerd behelst zo'n weigering echter ook dat zelfs toestemming wordt onthouden voor behandeling van relatief onschuldige, maar wel vervelende aandoeningen, zoals huid- en urineweginfecties. Ook roept zo'n behandelverbod dilemma's op bij de demente, maar overigens in een goede lichamelijke conditie verkerende patiënt, die door een val zijn heup breekt. Hier dreigt de opsteller van de verklaring zichzelf door zijn voorafgaande verbod in een situatie van onvoldoende zorg te manoeuvreren, want met alleen pijn- en symptoombestrijding komt men hier niet uit en de hiervoor genoemde aandoeningen resulteren onbehandeld ook niet in een relevante of acceptabele levensbekorting. En dat laatste is in de meeste gevallen wel wat de patiënt beoogde toen hij zijn wilsverklaring ondertekende. Velen realiseren zich daarbij onvoldoende dat een zachte dood niet het vanzelfsprekend gevolg is van het afzien van medisch ingrijpen. Vandaar dat ook bij negatieve wilsverklaringen altijd interpretatie en overleg met de vertegenwoordiger is aangewezen. Hierin worden de diverse consequenties van het behandelverbod besproken in het licht van de bedoeling die de patiënt met het tekenen van zijn wilsverklaring heeft gehad. In de praktijk blijkt die bedoeling vrijwel altijd in overeenstemming te brengen met de doelen van palliatieve zorg (zie paragraaf 15.6).

15.4.2 Vroegere versus huidige opvattingen

Een principiëler probleem dat schriftelijke wilsverklaringen van mensen die naderhand aan dementie zijn gaan lijden oproept, betreft het dilemma van de discrepantie tussen de actuele wens en de in de wilsverklaring beschreven opvatting over een leven met dementie. Het is een algemeen bekend feit dat het oordeel van mensen over bepaalde toekomstige situaties verandert wanneer deze situatie zich vervolgens inderdaad voordoet. Iemands opvatting over ziekte staat immers niet voor eens en voor altijd onomstotelijk vast, integendeel. Wie leven moet met een chronische ziekte past zich doorgaans aan die veranderende bestaanscondities aan en verlegt zijn grenzen. In kwaliteit-van-levenonderzoek spreekt men in dit verband van 'response shift': ondanks de voortschrijding van hun aandoening blijven mensen een positieve waardering uitspreken inzake hun ervaren kwaliteit van leven. Paradoxalerwijs gaan hun scores op beoordelingsschalen van kwaliteit van leven soms zelfs omhoog naarmate de ziekte vordert! Zoals hiervoor al is aangegeven doet dit fenomeen zich ook voor bij dementie. Mensen worden immers niet van het ene op het andere moment dement. Dementie is typisch een aandoening met een geleidelijk beloop; 'sluipend', zegt men ook wel. Juist daardoor biedt de ziekte mensen ruimschoots de mogelijkheid om zich aan hun situatie en hun verminderd cognitief functioneren aan te passen. Indien zij echter in het bezit zijn van een schriftelijke wilsverklaring, kan zich de situatie voordoen dat hun in het heden geuite levenshouding of opvatting strijdig raakt met de inhoud van de vroegere wilsverklaring. En omdat hulpverleners geacht worden zo veel mogelijk uit te gaan van de wilsbekwaamheid, ontstaat hier het dilemma hoe zij die vroegere opvatting af moeten wegen tegen de huidige en welke betekenis zij kunnen toekennen aan uitlatingen van de patiënt waarin deze zich van zijn vroegere verklaring distantieert. De oplossing die de standaard wilsverklaring van de NVVE voor dit dilemma kiest bestaat uit een zogenaamde 'risicoaanvaarding'. De ondertekenaar van de verklaring verklaart hierin dat alleen de wilsverklaring zijn 'ware opvatting' vertolkt, ongeacht wat hij of zij later – eenmaal dement geworden – als wens of opvatting zou uiten. Door deze vorm van zelfbinding of 'zelfpaternalisme' verlangt de opsteller van de wilsverklaring van hulpverleners dat zij de stem van de persoon met dementie negeren, tenzij diens uitlatingen overeenstemmen met de wilsverklaring. Dat is een uiterst problematisch verzoek, zeker als de betreffende wilsverklaring een wens tot euthanasie betreft!

Dit probleem maakt duidelijk dat het instrument van de schriftelijke wilsverklaring gefundeerd is in een tweetal aanvechtbare vooronderstellingen. De eerste is dat er een scherpe cesuur zou bestaan tussen wilsbekwaamheid en -onbekwaamheid, hetgeen strijdig is met de contextafhankelijkheid van dit begrip. De tweede is dat een wilsonbekwaam persoon geen moreel subject meer zou zijn, en derhalve niet meer respectwaardig voor en door anderen. Het respect dat de hulpverlener betuigt door niet (meer) te behandelen of zelfs door actief te doden, geldt de opsteller van de wilsverklaring en niet degene die hij is geworden.

15.4.3 De morele verantwoordelijkheid van derden

Een direct met het voorgaande samenhangend en evenzeer problematisch gevolg van de schriftelijke euthanasieverklaring is dat de opsteller daarvan anderen, meer bepaald zijn arts en zijn vertegenwoordiger, belast met de verantwoordelijkheid voor zowel de beslissing als de uitvoering van de levensbeëindiging. Immers: een wilsverklaring voert niet zichzelf uit; dat moeten anderen voor de patiënt doen. Onderzoek laat zien dat hulpverleners en vertegenwoordigers doorgaans terugschrikken voor die verantwoordelijkheid en zich over het algemeen vooral richten op het belang van de patiënt en niet op diens wilsverklaring. De meeste naasten geven bovendien expliciet aan geen uitvoering van de euthanasieverklaring te wensen, ook niet als de patiënt zich in de situatie bevindt waarvoor hij die verklaring bedoeld had. Dit soort bevindingen verschaft een empirische onderbouwing aan de in discussies over schriftelijke wilsverklaringen bij dementie sterk verwaarloosde ethische vraag, hoever mensen eigenlijk kunnen of mogen gaan in wat zij van anderen verlangen met het oog op hun eigen zelfbeschikking.

15.5 Levensbeëindigend handelen bij dementie

Er zijn echter nog andere morele bezwaren die in de weg staan aan de uitvoering van euthanasie bij mensen met (gevorderde) dementie en een schriftelijke euthanasieverklaring.

Teneinde die te verduidelijken vatten we kort de kern van de wettelijke regeling inzake euthanasie en hulp bij zelfdoding samen. Deze wet formuleert de voorwaarden waaronder een arts die euthanasie toepast of hulp bij zelfdoding verleent straffeloos kan blijven. Dat zijn er zes in getal:
1 De arts heeft zich er van overtuigd dat er sprake is van een vrijwillig, weloverwogen en duurzaam verzoek.
2 De arts heeft zich ervan overtuigd dat er voor de patiënt sprake is van uitzichtloos en ondraaglijk lijden.
3 De arts heeft de patiënt uitvoerig voorgelicht over zijn situatie en vooruitzichten.
4 De arts is samen met de patiënt tot de overtuiging gekomen dat er voor de situatie waarin de patiënt is komen te verkeren geen redelijke andere oplossing is.
5 De arts heeft ten minste één andere, onafhankelijke arts geraadpleegd die de patiënt heeft gezien en schriftelijke zijn oordeel heeft gegeven over de vorige vier zorgvuldigheidsvoorwaarden.
6 De arts heeft de levensbeëindiging of hulp bij zelfdoding medisch zorgvuldig uitgevoerd.

Geen zorgvuldigheidsvoorwaarde, maar wel onderdeel van de procedure, is dat de arts naderhand de verleende hulp bij levensbeëindiging meldt bij de regionale Toetsingscommissie die beoordeelt of aan de bovengenoemde voorwaarden is voldaan.

Binnen deze zorgvuldigheidsvoorwaarden kan vervolgens nog een onderscheid worden gemaakt tussen de meer procedurele voorwaarden (5 en 6) en de inhoudelijke voorwaarden (1 t/m 4) die de eigenlijke morele kern van de regeling bevatten. Daarbij gaat het om twee zaken: het *verzoek* (voorwaarde 1 en 3) en het *lijden* (voorwaarde 2 en 4).

Van oorsprong was euthanasie min of meer voorbehouden aan wilsbekwame patiënten, want alleen zij konden een vrijwillig en weloverwogen verzoek doen. Een nieuw element in de euthanasiewet uit 2002 (en in tegenstelling tot vrijwel alle overige bepalingen daarvan *niet* gefundeerd in voorafgaande jurisprudentie) is dat een schriftelijke euthanasieverklaring in de plaats kan treden van het mondelinge verzoek. Wel blijven de overige zorgvuldigheidsvoorwaarden 'van overeenkomstige toepassing', aldus de wettekst. Wat met deze cryptische formulering exact is bedoeld wordt in de Memorie van Toelichting, noch elders toegelicht, maar in theorie is met deze regeling voor artsen de mogelijkheid geopend om ook bij wilsonbekwame patiënten euthanasie toe te passen. In theorie, want in de praktijk blijft als groot probleem overeind dat het vrijwel onmogelijk is om bij een ernstig demente patiënt te toetsen of deze zijn situatie ervaart als uitzichtloos en ondraaglijk lijden. Ook is het niet meer mogelijk om samen met de patiënt na te gaan of er nog alternatieven zijn voor levensbeëindiging. Kortom, de voor euthanasie zo zeer vereiste *gezamenlijkheid* in afweging en besluitvorming (zie voorwaarde 4!) ontbreekt hier ten ene male, terwijl daar volgens de verantwoordelijke ministers de essentie van de hele regeling in gelegen is. In de Memorie van Toelichting benadrukken zij: 'Juist waar het gaat om de overtuiging of aan de voorwaarden is voldaan waaronder euthanasie mogelijk is, in het bijzonder of er geen andere uitweg meer is, achten wij de samenspraak tussen arts en patiënt van groot belang.'

Deze *samenspraak* en *gezamenlijkheid* in afweging, besluitvorming en uitvoering is niet alleen een juridische zorgvuldigheidseis, maar vertolkt ook een fundamentelere ethische mogelijkheidsvoorwaarde. Elke arts die ooit met euthanasie te maken heeft gehad zal beamen dat deze ultieme vorm van lijdensverlichting alleen mogelijk en uitvoerbaar is in het kader van een wederkerige vertrouwensrelatie met de patiënt. Naast het verzoek en het lijden is dit eigenlijk de derde ethische voorwaarde voor medische hulp bij levensbeëindiging. Waar die ontbreekt is de weg naar levensbeëindiging onbegaanbaar. Een schriftelijke wilsverklaring, hoe gedetailleerd ook uitgewerkt, kan die vertrouwensrelatie nooit vervangen. Ook het aanvullen van de criteria voor ondraaglijk lijden met andere, bijvoorbeeld verlies van persoonlijke waardigheid zoals door de NVVE wordt bepleit, lost het probleem niet op.

Het is om die reden dat euthanasie bij gevorderde dementie op grond van een schriftelijke wilsverklaring in de praktijk eigenlijk niet voorkomt, ook al opent de Euthanasiewet daartoe in theorie de mogelijkheid. Voor zover hulp bij levensbeëindiging bij mensen met dementie plaatsvindt, gaat het steeds om (wilsbekwame) patiënten in relatief vroege stadia. Zij zijn met andere woorden nog goed in staat om een weloverwogen verzoek te doen en – wat belangrijker is – kunnen met hun arts nog een proces van gezamenlijk afwegen en beslissen aangaan.

15.6 Palliatieve zorg

De zogenaamde 'non cancer palliative care' staat tegenwoordig volop in de belangstelling. Vanuit de Nederlandse verpleeghuisgeneeskunde is echter al in 1997 voorgesteld om de zorg voor mensen met dementie te kaderen vanuit het palliatieve zorgconcept. Daarvoor bestaan goede redenen.

Dementie is immers een ongeneeslijke en uiteindelijk dodelijk verlopende ziekte. Een causale, ziektegerichte therapie is vooralsnog niet beschikbaar. Het medisch handelen beperkt zich dan ook tot verlichting van de (gevolg)symptomen van de dementie en levensverlenging komt vooral voor rekening van interventies op het niveau van co-morbiditeit en intercurrente aandoeningen. In de loop van het ziekteproces doen zich steeds vaker vragen voor naar de doeleinden en begrenzing van medische interventies, waarbij steeds gezocht moet worden naar het juiste midden tussen over- en onderbehandeling. Het is gezien dit beloop van de aandoening van groot belang om hierover voor elke patiënt duidelijke en geïndividualiseerde afspraken te maken als onderdeel van 'advance care planning'. Dit medisch beleid, waarin ook een eventueel aanwezige schriftelijke wilsverklaring wordt betrokken, dient vervolgens periodiek geëvalueerd en zo nodig bijgesteld te worden op geleide van het ziektebeloop en belangrijke ontwikkelingen daarin. Zo mogelijk geschiedt dat samen met de patiënt, maar in meer gevorderde fasen van de ziekte – dus bij de meerderheid van de in het verpleeghuis opgenomen patiënten met dementie – wordt dit beleidsgesprek met de vertegenwoordiger gevoerd. Het palliatieve zorgconcept biedt een kader waarbinnen dit overleg over doeleinden en grenzen van medische zorg kan plaatsvinden en waarbinnen ook de ethische vragen en behandeldilemma's die zich voordoen nader beschouwd en beantwoord kunnen worden.

In de verpleeghuisgeneeskunde wordt daarbij uitgegaan van de brede, uit 1990 daterende definitie van de Wereldgezondheidsorganisatie (WHO).

Palliatieve zorg is integrale, multidisciplinaire zorg voor patiënten wier ziekte niet (meer) reageert op curatieve behandeling. Behandeling van lichamelijke ongemakken, van pijn en andere symptomen, verlichting van functionele beperkingen, bestrijding van psychologische en sociale problemen en aandacht voor zingevingsvraagstukken zijn van cruciaal belang. Het doel van palliatieve zorg is het bereiken van de best mogelijke kwaliteit van leven voor de patiënt.'

Palliatieve zorg is dus al vroegtijdig in het ziekteproces aangewezen en zij omvat tevens de zorg voor patiënten die weliswaar ongeneeslijk ziek zijn, maar nog niet in de terminale fase van hun ziekte verkeren. Op deze algemene omschrijving volgen nog de volgende concretiseringen.
Palliatieve zorg:
- *beschouwt het sterven als een proces inherent aan het leven;*
- *is niet gericht op uitstel of versnelling van de dood;*
- *is gericht op verlichting van belastende fysieke symptomen;*
- *biedt ondersteunende zorg aan patiënten gericht op een zo actief mogelijk bestaan;*
- *biedt ondersteunende zorg aan familieleden in hun verwerking van en omgang met de ziekte van de patiënt.*

Naar WHO, 1990.

In deze opvatting is palliatieve zorg niet uitsluitend geassocieerd met zorg nabij het levenseinde; zij omvat tevens de zorg voor patiënten die weliswaar ongeneeslijk ziek zijn, maar nog niet in de terminale fase van hun ziekte verkeren. Bovendien is palliatieve zorg in de WHO-definitie niet beperkt tot patiënten met een infauste prognose, zoals oncologische patiënten, zij is ook aangewezen bij patiënten met chronische ziekten bij wie langdurige beheersing of onderdrukking van ziekte niet (meer) tot de mogelijkheden behoort.

Het type zorg dat in het verpleeghuis geboden wordt aan patiënten met dementie is in wezen palliatief van inhoud en oriëntatie, in de hier bedoelde brede zin. Ook de algemene doelstelling en intentie van het medisch behandelbeleid vinden in dit palliatieve zorgconcept een goede verwoording. Dat handelen beoogt de best mogelijke kwaliteit van leven, waarbij levensverlenging nooit een doel op zich kan en mag zijn.

Dat is een intuïtief duidelijke doelstelling, maar de vertaling daarvan naar de praktijk is toch niet altijd evident, want hoe bruikbaar en betekenisvol is een notie als 'kwaliteit van leven' en wat betekent het nu precies dat levensverlenging geen doel op zich is?

15.6.1 Kwaliteit van leven

Achter de term 'kwaliteit van leven' gaan uiteenlopende betekenissen schuil. In de politieke theorie bedoelt men daarmee doorgaans heel wat anders dan in de gezondheidszorg, waar het immers gaat om de aan gezondheid gerelateerde kwaliteit van leven. Een heldere conceptuele definitie van kwaliteit van leven ontbreekt echter. Voorhanden zijn alleen operationele definities die in wezen neerkomen op: kwaliteit van leven is wat deze schaal of dit instrument meet. Wel is duidelijk dat het hier geen van buitenaf te beschrijven objectieve entiteit betreft, maar een subjectieve waardering van de patiënt van voor hem relevante gezondheidsaspecten. Ook voor dementie zijn dit soort zelfbeoordelingsschalen ontwikkeld, soms gebaseerd op voorafgaand kwalitatief onderzoek onder mensen met dementie of hun verzorgers. Het is hier niet de plaats om uitvoerig in te gaan op de methodologische aspecten van dit soort instrumenten. Belangrijk is wel om vast te stellen dat zij niet meer bruikbaar zijn bij gevorderde dementie. De vraag is zelfs of het kwaliteit-van-levenconcept als zodanig hier nog wel passend is, omdat een directe subjectieve waardering van en door de patiënt bij gevorderde dementie niet meer tot de mogelijkheden behoort. Het enige wat hier nog rest als indirecte maat zijn gedragsobservaties. Op basis daarvan zijn observatieschalen voor kwaliteit van leven bij gevorderde dementie ontwikkeld, zoals bijvoorbeeld de QUALIDEM. Achter het volgehouden gebruik van het begrip kwaliteit van leven gaat hier echter wel een ander construct schuil en een dergelijke schaal heeft ook normatief een andere status dan een zelfbeoordelingschaal. Alleen waar het oordeel over kwaliteit van leven op de subjectieve waardering van de patiënt is terug te voeren, mag het als (afgeleide van) het patiëntenperspectief in de besluitvorming worden gewogen. Instrumenten waarvan de score berust op oordelen door derden, komen die positie niet toe en hebben geen andere status dan die van een gedragsobservatie-instrument.

De conclusie moet dan ook zijn dat de term kwaliteit van leven in de zorg voor mensen met gevorderde stadia van dementie, met de nodige terughoudendheid gebruikt moet worden. In de praktijk zullen zorg en behandeling vooral georiënteerd zijn op het (on)welbevinden van de patiënt, een duidelijk subjectieve term, maar een die kernachtig aangeeft waar het feitelijk om gaat. Van welbevinden en onwelbevinden kunnen hulpverleners zich een indruk verwerven door communicatie met de patiënt, afgestemd op diens cognitieve vaardigheden, door het uitwisselen van indrukken met naasten en familieleden en ook door gerichte observatie van non-verbale uitingen en lichaamstaal.

15.6.2 Levensverlenging

Wanneer gesproken wordt over levensverlengend medisch handelen is het van belang om onderscheid te maken tussen de intentie en het effect van geneeskundig handelen. Levensverlenging is weliswaar geen intentie of doel van medisch handelen in het kader van palliatieve zorg, maar daarmee is niet gezegd dat palliatieve medische behandelingen niet als neveneffect in levensverlenging zouden kunnen of mogen resulteren. Het is zeer wel mogelijk dat de patiënt langer leeft als gevolg van een behandeling die primair tot doel heeft zijn welbevinden te behouden of te verbeteren. De oncologische patiënt, voor wie zinvolle levensverlenging door ziektegerichte behandeling een illusie is geworden, maar die nog niet in het terminale stadium van zijn ziekte verkeert, mag zeker nog aanspraak maken op antibiotische behandeling van een longontsteking of een urineweginfectie. Ook zal bij hem, indien hij diabeticus is, niet worden afgezien van regelmatige controle en adequate regeling van de bloedsuikerspiegel. Het doel daarvan is niet om de patiënt zo lang mogelijk in leven te houden, maar om de laatste levensfase zo min mogelijk te belasten met in principe goed behandelbare fysieke ongemakken en gevoelens van onwelbevinden, ook al hebben de daartoe te gebruiken middelen potentieel een levensverlengend neveneffect.

In beginsel is er geen reden om bij iemand die lijdt aan een ongeneeslijke en progressieve dementie anders te handelen. Toch zijn er enkele belangrijke verschillen in vergelijking met de situatie van de oncologische patiënt. De wortel daarvan ligt in het probleem van de afnemende communicatiemogelijkheden en de toenemende wilsonbekwaamheid van de patiënt met dementie. In gevorderde en eindstadia van de ziekte kunnen tekenen van (on)welbevinden zelfs alleen nog maar aan observaties ontleend worden. Daarnaast komt met het voortschrijden van de ziekte steeds vaker de vraag aan de orde of levensverlengende neveneffecten van palliatief georiënteerd handelen moreel nog aanvaardbaar zijn. Immers, elke geslaagde behandeling van een longontsteking of andere potentieel levensbedreigende verwikkeling stelt de patiënt bloot aan een verdere progressie van zijn dementie, met alles wat daarbij hoort aan geestelijke en lichamelijke achteruitgang. Deze vraag is des te klemmender in het licht van het groeiende aantal patiënten dat in het bezit is van een schriftelijke wilsverklaring waarin zij expliciet medische behandeling weigeren en/of verzoeken om levensbeëindiging in het geval van dementie.

Volgens een oude Hippocratische stelregel dient de arts terug te treden in die omstandigheden 'waarin de zieke door zijn ziekte wordt overweldigd en de 'natuur' zich de meerdere toont van de 'kunst'. In zo'n situatie is elke vorm van levensverlenging medisch zinloos en ongepast geworden. Voor de moderne arts is die situatie niet pas in de eindfase van de dementie aan de orde; hij moet ook weten terug te treden wanneer een bijkomende aandoening of complicatie uitzicht biedt op een – uit palliatief oogpunt – aanvaardbaar stervensscenario. Doet die gelegenheid zich voor, dan is strikt symptomatisch handelen, dat wil zeggen handelen dat levensverlenging niet meer als neveneffect accepteert, aangewezen. Een en ander impliceert echter dat op de arts – samen met de familie/vertegenwoordiger – een bijzondere verantwoordelijkheid rust. Want meer dan op andere terreinen van palliatieve zorg zijn zij het die hier de regie voeren over de feitelijke vormgeving van het levenseinde. Zoals eerder in dit hoofdstuk aangegeven zijn zij daartoe beter in staat naarmate er eerder in het ziekteproces een gezamenlijk begin is gemaakt met 'advance care planning'.

15.7 Tot besluit

In dit hoofdstuk zijn enkele van de ethische vragen besproken die zich voordoen in de zorg voor mensen met dementie. De aard van deze progressieve aandoening en de gevolgen daarvan voor de persoon die erdoor getroffen wordt en zijn omgeving vragen om specifieke ethische afwegingen. De gangbare gezondheidsethiek en het patiëntenrecht bieden hier niet altijd de meest passende aanknopingspunten en creëren soms zelfs nieuwe ethische problemen. Naast nuancering van gangbare opvattingen over autonomie en individuele zelfbeschikking is hier aanvulling nodig vanuit een belevingsgerichte zorgethiek en vanuit een meer relationele benadering van relevante beslissingen over (actuele en toekomstige) zorg en behandeling.

Literatuur

Agich GJ. Dependence and autonomy in old age. Cambridge: Cambridge University Press; 2003.
Berghmans RLP. Bekwaam genoeg? Wils(on)be-

kwaamheid in de geneeskunde, gezondheidsrecht en gezondheidsethiek. Preadvies Nederlandse Vereniging voor Bio-ethiek. Utrecht: NVBE; 2000.

Boer ME de, Hertogh CMPM, Dröes RM, et al. Suffering from dementia: the patient's perspective. Int Psychoger. 2007;19(6):1021-39.

Delden JJM van, Hertogh CMPM, Manschot HAM, redactie. Morele problemen in de ouderenzorg. Assen: Van Gorcum; 1999:66-7.

Dillmann RFM, Legemaate J. Ethiek, recht en dementia. Maandblad Geestelijke Volksgezondheid. 1992;47:827-46.

Dresser R, Astrow AB. An alert and incompetent self: the irrelevance of advance directives. Hastings Center Report. 1998;28(6):28-30.

Dute JCJ, et al. Evaluatie Wet op de geneeskundige behandelingsovereenkomst. Den Haag: ZonMw; 2000.

Eerste Kamer der Staten-Generaal. Toetsing van levensbeëindiging op verzoek en hulp bij zelfdoding. Gewijzigd voorstel van wet. Den Haag: Sdu Uitgevers; 2001/2.

Ettema TP, Dröes RM, Lange J de, et al. QUALIDEM: Development and evaluation of a Dementia Specific Quality of Life Instrument. Scalability, reliability, and internal structure. Int J Geriatr Psych. 2007;22: 549-56.

Haeckens A. Beslissingsbekwaamheid in een gerontopsychiatrische context. Leuven: Leuven University Press; 1998.

Handreiking voor de beoordeling van wilsbekwaamheid. Den Haag: Ministerie van Justitie, Ministerie van Volksgezondheid, Welzijn en Sport; 2007.

Hertogh CMPM, Ribbe MW. Palliatieve zorg en de geneeskunde voor ouderen. Tijdschr Gerontol Geriatr. 2008;39:220-3.

Hertogh CMPM. Advance care planning and the relevance of a palliative care approach in dementia. Age Ageing. 2006;35:553-5.

Hertogh CMPM, Boer ME de, Dröes RM, et al. Would we rather lose our life than lose our self? Lessons from the Dutch debate on euthanasia for patients with dementia. Bioethics. 2007;7(4):48-57.

Hertogh CMPM, Verkerk MA. Wilsbekwaamheid en verpleeghuiszorg: een ongemakkelijke verhouding. Tijdschr Gerontol Geriatr. 2002;33:212-8.

Kitwood, T. Toward a theory of dementia care: ethics and interaction. J Clinical Ethics. 1998;9:23-34.

Manschot H. Levenskunst of lijfsbehoud? Een humanistische kritiek op het beginsel van autonomie in de gezondheidszorg. Inaugurele rede. Utrecht:Universiteit voor Humanistiek; 1992.

NVVA Commissie Besluitvorming bij Dementerende Patiënten Medische zorg met beleid. Handreiking voor de besluitvorming over verpleeghuisgeneeskundig handelen bij dementerende patiënten. Utrecht: Nederlandse Vereniging van Verpleeghuisartsen (NVVA); 1997.

Rapkin BD, Schwartz CE. Toward a theoretical model of quality of life appraisal: implications from studies of response shift. Health Quality Life Outcomes. 2004;2:14.

Rurup ML, Onwuteaka-Philipsen, BD, Heide A van der, et al. Physicians' experiences with demented patients with advance euthanasia directives in the Netherlands. J Am Geriatr Soc. 2005;53:1138-44.

Schermer M. The different faces of autonomy. Academisch proefschrift Universiteit van Amsterdam; 2001.

The BAM, Pasman HRW, Onwuteaka-Philipsen BD et al. Withholding the artificial administration of fluids and food from elderly patients with dementia: Ethnographic study. BMJ. 2002;325:1-5.

Vellinga A. To know or not to be. Development of an instrument to assess decision-making capacity of cognitively impaired elderly patients. Proefschrift. Amsterdam: VUmc; 2006.

Vezzoni C. The legal status and social practice of treatment directives in the Netherlands. Proefschrift. Groningen: Rijksuniversiteit Groningen; 2005.

Wal G van der, Heide A van der, Onwuteaka-Philipsen BD et al. Medische besluitvorming aan het einde van het leven. De praktijk en toetsingsprocedure euthanasie. Utrecht: De Tijdstroom; 2003.

Welie SPK. Criteria for assessment of patient competence. A conceptual analysis from the legal, psychological and ethical perspectives. Proefschrift. Maastricht: Universiteit Maastricht; 2008.

World Health Organization (WHO). Cancer pain relief and palliative care. Nr. 804 WHO Tech Rep Ser; 1990.

16 Juridische aspecten

K. Blankman

Kernpunten

- Voor wilsonbekwaam geworden patiënten met dementie biedt het recht verschillende vormen van vertegenwoordiging.
- Vertegenwoordiging heeft betrekking op geldzaken, op zorgbeslissingen of op beide.
- Vertegenwoordigers zijn door een rechter benoemd (curator, bewindvoerder of mentor), door de patiënt zelf (een gevolmachtigde) of ontlenen hun bevoegdheid tot vertegenwoordiging rechtstreeks aan de wet.
- Opneming en behandeling vinden in principe plaats op basis van vrijwilligheid en overeenstemming, maar in bepaalde in de wet omschreven situaties is gedwongen opneming en/of dwangbehandeling mogelijk.

16.1 Inleiding

Er bestaan verschillende definities van het begrip 'onbekwaamheid', ook in de wet. En degene die 'onbekwaam' is verklaard, kan weer op verschillende manieren vertegenwoordigd worden. Deze uiteenlopende definities en vormen van vertegenwoordiging zijn het onderwerp van dit hoofdstuk.

16.2 Wilsonbekwaamheid: wie stelt die vast en wat zijn de gevolgen?

In de wet zijn verschillende definities van (wils)-onbekwaamheid te vinden. Zo bepaalt ons Burgerlijk Wetboek dat een huwelijk niet kan worden gesloten wanneer de geestvermogens van een van de twee trouwlustigen zodanig zijn gestoord, dat hij niet in staat is zijn wil te bepalen of de betekenis van zijn verklaring te begrijpen. Wanneer de *ambtenaar van de Burgerlijke Stand* een dergelijke onbekwaamheid vaststelt, gaat het huwelijk niet door. Voor het maken van een testament is eveneens vereist dat de persoon wilsbekwaam ter zake is. Wanneer de *notaris* vaststelt dat iemand, bijvoorbeeld een bewoner van een verpleeghuis, zijn wil niet kan verklaren of niet begrijpt wat hij verklaart, kan geen testament worden opgesteld. De vraag in hoeverre een ambtenaar van de Burgerlijke Stand of notaris in staat is om wilsonbekwaamheid vast te stellen, wordt door de wet niet beantwoord. Notarissen beschikken sinds mei 2006 over een protocol voor de beoordeling van wilsbekwaamheid.

De kwestie 'wilsbekwaam of wilsonbekwaam' wordt zelden in haar volle omvang aan een rechter voorgelegd. De volgende twee voorbeelden uit de rechtspraak zijn dan ook uitzondering.

Bij een ruzie tussen familieleden van een demente vrouw over de vraag waar de vrouw het beste kon worden verzorgd, besliste de rechter wie bevoegd was om de verblijfplaats van de vrouw te bepalen. Daarbij overwoog hij ook dat de vrouw niet in staat was om deze keus zelf te maken; hij achtte haar ter zake van de bepaling van de verblijfplaats wilsonbekwaam.

In een uitspraak stond de rechter toe dat de mentor na het overlijden van de vrouw voor wie hij tot mentor was benoemd, inzage kreeg in het zorgdossier van de psychiatrische inrichting waar zij werd verpleegd. De inrichting had als verweer onder meer aangevoerd dat de voormalige bewoonster tijdens haar leven geen toestemming had gegeven voor inzage door de mentor. De rechter oordeelde dat de voormalige bewoonster op dit punt wilsonbekwaam was geweest en verwierp het verweer.

Bij een verzoek tot instelling van mentorschap, beschermingsbewind of curatele beoordeelt de rechter niet de wilsonbekwaamheid van de persoon in kwestie ten aanzien van een bepaalde aangelegenheid, maar stelt hij vast of is voldaan aan de grond die de wet vereist voor de instelling van de betreffende beschermingsmaatregel. Dat wil zeggen: hij gaat na of de betrokkene in het algemeen zijn belangen niet goed kan behartigen in de zorg, voor zijn geld en goed of op beide terreinen. Zie ook hierna (16.2.1).

De vaststelling van wilsonbekwaamheid komt vooral, en vaak indringend, aan de orde in de zorg aan meerderjarigen die niet meer zelf kunnen beslissen. De omschrijving van bekwaamheid die de wet hier hanteert luidt: 'in staat tot een redelijke waardering van zijn belangen ter zake'. Niet alleen de hulpverlener, ook de *mentor* of *curator* krijgt, wanneer de rechter een dergelijke vertegenwoordiger heeft benoemd, met deze vraag te maken. De twee belangrijkste gevolgen van de instelling van een beschermingsmaatregel zijn dat een vertegenwoordiger wordt benoemd om de betrokkene te vertegenwoordigen en diens belangen te behartigen, en dat de betrokkene zelf onbevoegd wordt (bij mentorschap) of handelingsonbekwaam (onder curatele). Dit houdt in dat de persoon ten behoeve van wie mentorschap of curatele is uitgesproken, in beginsel niet meer zelf mag beslissen over zijn verzorging en behandeling (mentorschap) dan wel over zijn verzorging en behandeling en zijn geld en goederen (curatele). Een beschermingsmaatregel impliceert dat de juridische bewegingsvrijheid van de betrokkene flink wordt beperkt, vooral als het gaat om beslissingen betreffende geld en goederen. De wet geeft de mentor en de curator de mogelijkheid toestemming te geven aan de betrokkene, waardoor deze weer wel bevoegd c.q. handelingsbekwaam wordt om zelf op te treden en bijvoorbeeld een overeenkomst met de tandarts te sluiten. Bij wilsbekwaamheid van de betrokkene dient de mentor of curator te bevorderen dat de betrokkene zelf optreedt. Dat is logisch, want daar waar iemand zelf kan beslissen, hoeft een vertegenwoordiger niet op te treden. Uit een oogpunt van maximale honorering van restcapaciteit zijn de mentor en curator eigenlijk verplicht om bij wilsbekwaamheid terug te treden en toe te staan dat de betrokkene zelf optreedt.

De vaststelling van wilsonbekwaamheid door een *hulpverlener* kan verstrekkende gevolgen hebben. De *Wet op de geneeskundige behandelingsovereenkomst* (WGBO) en de *Wet Bijzondere opnemingen in psychiatrische ziekenhuizen* (Wet bopz) geven de hulpverlener de bevoegdheid vast te stellen of de betrokkene wilsbekwaam is of niet. Indien de hulpverlener vaststelt dat de betrokkene wilsonbekwaam is, wordt diens wil en mening als het ware op een zijspoor gezet: ze doen er even niet toe. De hulpverlener zal in dat geval contact zoeken met een vertegenwoordiger van de betrokkene. Deze vertegenwoordiger kan rechtsgeldig toestemming geven voor een behandeling of akkoord gaan met een zorgplan. Onder bepaalde voorwaarden is zelfs dwangbehandeling mogelijk.

Voor een beschrijving van de verschillende methoden om wilsonbekwaamheid vast te stellen zij verwezen naar hoofdstuk 15 in dit boek. Ter bescherming en vertegenwoordiging van meerderjarigen die niet of niet meer voor zichzelf kunnen zorgen, biedt het recht verschillende mogelijkheden. De door de rechter benoemde vertegenwoordigers, de curator, de bewindvoerder en de mentor komen aan de orde, evenals vertegenwoordiging op basis van een volmacht en op grond van zaakwaarneming (16.2).

Vervolgens (in 16.3) worden de WGBO en de rechten en plichten van medisch hulpverlener en patiënt besproken. Ook de vertegenwoordiging door echtgenoot of partner, dan wel een ouder, kind, broer of zus van de betrokkene op basis van de WGBO worden behandeld. Er wordt bovendien aandacht besteed aan onvrijwillige opname op basis van de Wet bopz en daaropvolgende behandeling in een verpleeghuis.

16.2 Vertegenwoordiging van wilsonbekwamen

16.2.1 Curatele, mentorschap en beschermingsbewind

De curatele is de oudste en tegelijk de meest ingrijpende beschermingsmaatregel voor wilsonbekwame meerderjarigen. De rechtbank kan een meerderjarige die vanwege een geestelijke stoornis niet in staat is of moeite heeft zijn belangen zelfstandig te behartigen, onder curatele stellen en een curator over hem aanstellen. De figuur van de toeziend curator bestaat niet meer. Onder 'geestelijke stoornis' valt ook een ernstige vorm van dementie. Curatele wordt jaarlijks nog geen veertienhonderd maal uitgesproken.

De curatele strekt zich uit tot vermogensrechtelijke en niet-vermogensrechtelijke belangen. Dus de taak van de curator en de onbekwaamheid van de 'curandus' betreffen niet alleen beslissingen over geld en goed, maar ook beslissingen ten aanzien van gezondheid en behandeling of verpleging. De curatele wordt gepubliceerd in twee dagbladen en de Nederlandse Staatscourant, en geregistreerd in het curateleregister bij de Rechtbank Den Haag. De publicatie in dagbladen zou kunnen worden afgeschaft; het kost geld, maakt inbreuk op de privacy van betrokkene en zijn familie en het werkt niet, omdat het beoogde doel, het informeren van buitenstaanders, er niet mee wordt bereikt.

Als gevolg van kritiek op het vergaande karakter van de curatele – het is een alles-of-niets-maatregel en de persoon onder curatele mag slechts met toestemming van de kantonrechter een testament maken – zijn twee minder ingrijpende maatregelen geïntroduceerd: de onderbewindstelling ter bescherming van meerderjarigen, ook wel beschermingsbewind genoemd, en het mentorschap. Het beschermingsbewind heeft alleen betrekking op vermogensrechtelijke belangen, terwijl het mentorschap zich juist beperkt tot de niet-vermogensrechtelijke belangen van wilsonbekwame meerderjarigen. Grofweg kan worden gesteld dat mentorschap en beschermingsbewind samen ongeveer hetzelfde toepassingsgebied hebben en dezelfde bescherming bieden als curatele wegens een geestelijke stoornis. Voor wie alleen bescherming behoeft op vermogensrechtelijk terrein gaat curatele veelal te ver en is een beschermingsbewind de aangewezen maatregel. Voor wie bescherming en vertegenwoordiging behoeft op niet-vermogensrechtelijk terrein biedt een mentorschap meer bescherming op maat dan curatele. Het betreft hier een duidelijke uitwerking van het proportionaliteitsbeginsel; de ingreep in de juridische bewegingsvrijheid van de wilsonbekwame moet niet verder gaan dan noodzakelijk is voor een goede bescherming. Curatele gaat in de meeste gevallen te ver. In het verleden werd een zekere mate van overbescherming niet als een probleem ervaren, maar door de ontwikkeling van mensen- en patiëntenrechten, vooral na de Tweede Wereldoorlog, zijn bescherming op maat en proportionaliteit belangrijker geworden. Deze ontwikkeling is ook terug te vinden in art. 12 van de op 3 mei 2008 in werking getreden UN Convention on the rights of persons with disabilities. Mentorschap wordt jaarlijks ongeveer 4000 maal uitgesproken en een beschermingsbewind ongeveer 16.000 maal. In de meeste gevallen wordt een mentorschap gecombineerd met een beschermingsbewind. De kosten voor een dergelijke procedure bedragen nog geen 100 euro, terwijl ondercuratelestelling al snel 300 euro of meer kost.

16.2.2 Overeenkomsten en verschillen

In de zorg bestaat tussen curatele en mentorschap geen verschil; ook de WGBO en de Wet bopz stellen beide maatregelen op één lijn. Zowel de curator als de mentor vertegenwoordigen de meerderjarige in de contacten met hulpverleners. Beide vertegenwoordigers kunnen akkoord gaan met een behandeling of ingreep bij de meerderjarige en diens patiëntenrechten uitoefenen, zoals inzage van het zorgdossier of indiening van een klacht. Ze zijn verplicht de meerderjarige zo veel mogelijk te betrekken bij de uitoefening van hun taak. Bij sommige aangelegenheden is vertegenwoordiging niet mogelijk. Zo kan euthanasie alleen door iemand zelf worden verzocht. Ook kan een mentor of curator een onvrijwillige opname op grond van de Wet bopz niet vrijwillig maken door te verklaren dat hij als vertegenwoordiger akkoord gaat met de opname. Voor ingrijpende handelingen op het gebied van de zorg is niet, zoals bij ingrijpende handelingen op vermogensrechtelijk gebied, de machtiging van de kantonrechter vereist. Een enkele keer komt het voor dat een mentor aan de kantonrechter machtiging vraagt om akkoord te kunnen gaan met door de zorginstelling voorgestelde dwangmedicatie. Overigens komt het ook voor dat, wanneer de mentor van buiten de familie komt, de kantonrechter de familieleden ruimte geeft om te participeren in besluitvorming over het levenseinde van de betrokkene; de mentor is dan niet meer de enige vertegenwoordiger.

Tussen curatele en beschermingsbewind bestaan wel enkele verschillen. De belangrijkste zijn dat een beschermingsbewind niet op alle goederen van de meerderjarige betrekking hoeft te hebben: de kantonrechter kan bijvoorbeeld een bewind instellen over het aandelenpakket, het onroerend goed of de spaarrekeningen. De betrokkene blijft dan zelf bevoegd te beschikken over zijn pensioen- en AOW-uitkering. Een tweede verschil is dat een rechtspersoon tot bewindvoerder kan worden benoemd. Bij curatele en ook bij mentorschap kan de rechter slechts natuurlijke personen benoemen. In

Nederland is een aantal stichtingen actief op het terrein van het beschermingsbewind; een deel van deze stichtingen is georganiseerd in de landelijke vereniging (BPBI) van stichtingen voor inkomens- en vermogensbeheer. Een ander verschil betreft het nemen van ingrijpende beslissingen, zoals het verkopen van het huis van de betrokkene of het doen van een grote schenking aan een goed doel of een familielid. Bij een curatele moet de curator hiervoor een machtiging verkrijgen van de kantonrechter; is een beschermingsbewind van kracht dan moet de bewindvoerder formeel eerst nagaan of hij toestemming van de betrokkene kan verkrijgen. Indien dit niet lukt, dient de bewindvoerder zich tot de kantonrechter te wenden voor een vervangende machtiging. De praktijk is echter dat ook bij een beschermingsbewind een machtiging van de kantonrechter vereist is.

Het belangrijkste verschil tussen beide maatregelen betreft de mogelijkheid voor de vertegenwoordiger om een overeenkomst of andere rechtshandeling van de betrokkene ongedaan te maken. Een voorbeeld ter verduidelijking: een alleenwonende demente vrouw verkoopt buiten medeweten van haar curator of bewindvoerder een groot deel van haar kostbare antiek aan een opkoper langs de deur voor een veel te laag bedrag. Indien een curatele van kracht is, kan de curator met een simpel beroep op de curatele deze overeenkomst ongedaan maken, dat wil zeggen: antiek terug en geld terug. Bij een beschermingsbewind kan de bewindvoerder deze overeenkomst alleen ongedaan maken wanneer hij aantoont dat de opkoper wist of had moeten weten dat een bewind van kracht was en dat de betrokkene geen toestemming had van de bewindvoerder om het antiek te verkopen. Wanneer de andere partij bij de overeenkomst te goeder trouw is, kan de overeenkomst niet ongedaan worden gemaakt. De opkoper in dit voorbeeld was duidelijk te kwader trouw, maar moeilijker wordt het wanneer de betrokkene een kleurentelevisie koopt, de derde in twee maanden, van een verkoper die te goeder trouw is. In dat geval kan de overeenkomst niet worden teruggedraaid en blijft de betrokkene met drie kleurentelevisies zitten en de bewindvoerder met een in omvang afgenomen vermogen. Dezelfde risico's voor het vermogen van de betrokkene doen zich voor wanneer de meerderjarige die lijdt aan de ziekte van Alzheimer 50.000 euro schenkt aan een neef die een eigen bedrijf gaat beginnen of, sinds de overbuurvrouw komt helpen in de huishouding, wekelijks 1000 euro opneemt van de eigen bankrekening terwijl ze daarvóór met 250 euro per week rond kon komen. Juist dit laatste verschil tussen de twee maatregelen vormt aanleiding voor een aanvulling op de vuistregel dat bij een mogelijke keuze tussen beide de voorkeur uitgaat naar een beschermingsbewind. Wanneer immers de meerderjarige ook bij een eventuele benoeming van een bewindvoerder brokken blijft maken en er risico's voor het vermogen blijven bestaan, biedt de zwaardere curatele de beste bescherming.

Vormen van vertegenwoordiging: verschillen en overeenkomsten.

a *Benoemd door de rechter*, mentor, bewindvoerder en curator (zie tabel 16.1). In de praktijk worden bewindvoerder en curator door de kantonrechter gecontroleerd, de mentor niet.

b *Benoemd door de persoon zelf*, de gevolmachtigde, de volmacht kan betrekking hebben op de financiële belangen en/of op de zorgbelangen. De volmachtgever dient zich wel te realiseren dat wanneer hij op een later moment wilsonbekwaam is, de gevolmachtigde vooral op financieel gebied niet wordt gecontroleerd of toestemming hoeft te vragen aan de rechter voor ingrijpende beslissingen.

c *Onbenoemde vertegenwoordigers*, zoals de echtgenoot of partner of de ouder, het kind, de broer of de zus van de wilsonbekwame patiënt. Deze personen zijn bevoegd te vertegenwoordigen wanneer de WGBO of de Wet bopz van toepassing is en er geen benoemde vertegenwoordiger is. De *zaakwaarnemer* behartigt ongevraagd de belangen van een ander, bijvoorbeeld een wilsonbekwame, en is bevoegd tot vertegenwoordigen indien en voor zover hij het belang van de wilsonbekwame naar behoren behartigt. Zaakwaarneming biedt een zwakke basis voor vertegenwoordiging en is eigenlijk niet geschikt voor langduriger vertegenwoordiging.

16.2.3 Benoeming, toezicht en ontslag van de vertegenwoordiger

Het mentorschap kan worden verzocht door de betrokkene, zijn echtgenoot of partner, zijn familieleden in de rechte lijn en in de zijlijn tot en met de vierde graad, zijn voogd, curator of bewindvoerder en door de officier van justitie. Dit is nagenoeg gelijk aan de regeling bij de beide andere

	ondercuratelestelling	onderbewindstelling	mentorschap
gronden:	een geestelijke stoornis waardoor de gestoorde niet in staat is of bemoeilijkt wordt zijn belangen behoorlijk waar te nemen; andere gronden zijn: verkwisting en gewoonte van drankmisbruik	niet in staat ten volle zijn vermogensrechtelijke belangen zelf behoorlijk waar te nemen als gevolg van zijn lichamelijke of geestelijke toestand	niet in staat of wordt bemoeilijkt zijn belangen van niet-vermogensrechtelijke aard zelf behoorlijk waar te nemen als gevolg zijn lichamelijke of geestelijke toestand
bevoegde rechter voor instelling:	kantonrechter	kantonrechter	kantonrechter
bevoegde rechter tijdens maatregel:	kantonrechter	kantonrechter	kantonrechter
benoemd wordt:	curator, soms twee	een of meer bewindvoerders	mentor, soms twee
benoeming rechtspersoon:	niet mogelijk	wel mogelijk	niet mogelijk
voorlopige voorziening:	provisionele bewindvoerder	niet mogelijk	niet mogelijk
gevolgen voor betrokkene:	handelingsonbekwaam met uitzonderingen	hangt af van omvang bewind; onbevoegd tot beheer, beschikken samen met bewindvoerder (eventueel kantonrechter)	onbevoegd met uitzonderingen
beschermd worden:	persoon en vermogen	alleen het vermogen	persoon
publicatie:	ja	nee	nee
bescherming derden:	geen	derden te goeder trouw	derden te goeder trouw
einde van de maatregel:	vooral door opheffing of vervanging door beschermingsbewind of mentorschap	vooral door opheffing of vervanging door curatele	vooral door opheffing of vervanging door curatele

maatregelen. Een huisarts of Riagg is dus niet bevoegd een maatregel te verzoeken, maar kan wel de officier van justitie benaderen die immers bevoegd is een maatregel te verzoeken. Alleen voor mentorschap geldt dat ook de leiding of het bestuur van de instelling waar de betrokkene duurzaam verblijft, bevoegd is een verzoek tot instelling van deze maatregel in te dienen. In dit verzoekschrift moet het bestuur of de directie, bijvoorbeeld van het verpleeghuis, wel aangeven waarom de andere bevoegde personen geen verzoek hebben ingediend.

Veel psychogeriatrische verpleeghuizen hebben een beleid ingesteld waarmee voor iedere bewoner een contactpersoon in het zorgdossier wordt gezocht; wanneer binnen de familie niemand kan worden gevonden, streeft het verpleeghuis naar benoeming van een vrijwilliger of professional van buiten de familie tot mentor door de kantonrechter.

Bij de benoeming van een vertegenwoordiger heeft de rechter te maken met twee voorkeuren. In de eerste plaats bepaalt de wet dat zo mogelijk de uitdrukkelijke voorkeur van de betrokkene moet worden gevolgd. Indien de betrokkene niet blijk geeft of kan geven van een dergelijke voorkeur, wordt bij voorkeur de echtgenoot of partner benoemd. Ontbreekt deze of is deze niet bereid of geschikt, dan wordt bij voorkeur een van de ouders, kinderen, broers of zussen van de betrokkene benoemd. Een behandelend hulpverlener mag niet tot mentor worden benoemd. Indien een beschermingsbewind van kracht is, verdient het de voorkeur dat de bewindvoerder tevens tot mentor wordt benoemd. Voor het geval deze voorkeur niet kan worden gehonoreerd, bijvoorbeeld omdat de bewindvoerder een stichting is, bepaalt de wet dat beslissingen van de mentor die geld kosten niet kunnen worden tegengehouden door de bewindvoerder.

Van mentorschap is bekend dat in de praktijk in meer dan driekwart van de gevallen het verzoek door echtgenoot, partner of naaste familielid wordt ingediend en dat eveneens in bijna driekwart van de gevallen een van deze personen wordt benoemd. Op verschillende plaatsen in Nederland zijn initiatieven ontwikkeld om vrijwilligers te werven die tot mentor willen worden benoemd en daartoe worden opgeleid. De stichting Mentorschap Netwerk Nederland streeft met enige overheidssubsidie naar een dertigtal regionale stichtingen Mentorschap, verspreid over Nederland en op een aantal plaatsen in Nederland zijn dergelijke stichtingen reeds actief. Een enkele keer wordt een professionele mentor benoemd. Dit is geen vrijwilliger, maar iemand met een adequate opleiding en achtergrond die een uurtarief en overheadkosten in rekening brengt en leeft van enkele tientallen mentorschappen en eventuele bewindvoeringen of curatelen.

Het toezicht op de drie maatregelen berust bij de kantonrechter. In de regel moeten bewindvoerders en curatoren jaarlijks aan de kantonrechter verslag uitbrengen over de financiële gang van zaken. De wet kent de mogelijkheid dat de kantonrechter de curator en de mentor verplicht hem te rapporteren aangaande de behartiging van de niet-vermogensrechtelijke belangen van de betrokkene, maar in de praktijk komt een dergelijke rapportage niet voor. Daarnaast kan de kantonrechter de door de rechter benoemde vertegenwoordiger te allen tijde oproepen en is deze verplicht alle door de kantonrechter gewenste informatie te geven.

De mentor, bewindvoerder en curator kunnen op eigen verzoek of om gewichtige redenen worden ontslagen. Slecht functioneren van de vertegenwoordiger kan zo'n reden zijn. Ontslag, of overlijden van de vertegenwoordiger doet de maatregel overigens niet eindigen. Deze eindigt bij opheffing of door overlijden van de betrokkene.

De door de rechter benoemde vertegenwoordiger heeft recht op vergoeding van kosten en een beloning. Het wettelijk criterium voor de beloning van bewindvoerders en curatoren, 5% van de netto-opbrengst van het onder bewind gestelde vermogen, wordt lang niet altijd toegepast. Als richtlijn hanteren de kantonrechters een bedrag van circa duizend euro per jaar voor kosten en beloning voor bewindvoerders die lid zijn van het BPBI, de brancheorganisatie voor professionele bewindvoerders, maar bij bewindvoerders over een complex en omvangrijk vermogen en bij professionele mentoren kunnen de bedragen hoger uitvallen. De kosten van een dergelijke 'dure' mentor worden wel vanuit de zogenaamde Bijzondere bijstand vergoed.

16.2.4 Volmacht en zaakwaarneming

Wilsonbekwame meerderjarigen kunnen op verschillende manieren worden vertegenwoordigd.

Wettelijk vertegenwoordiger

Een wettelijk vertegenwoordiger is er wanneer een beschermingsmaatregel is uitgesproken of wanneer de betrokkene nog minderjarig is, dat wil in het algemeen zeggen nog geen 18 jaar. In dit geval zijn de ouders of de voogd wettelijk vertegenwoordiger. Een belangrijk voordeel van een wettelijk vertegenwoordiger van een wilsonbekwame meerderjarige is dat hij zijn taak uitoefent onder rechterlijk toezicht.

Persoonlijk gemachtigde

Een andere mogelijkheid van vertegenwoordiging is de zelfgekozen vertegenwoordiger, de persoonlijk gemachtigde. Een voordeel hiervan is dat de betrokkene wordt vertegenwoordigd door de persoon die hij zelf heeft uitgekozen, waardoor zijn belangen zo veel mogelijk naar zijn eigen wil en inzicht worden behartigd, ook als hij zelf niet meer in staat is zijn belangen behoorlijk te behartigen. Bovendien wordt voorkomen dat een beschermingsmaatregel wordt uitgesproken. Rechterlijke tussenkomst wordt terecht beschouwd als laatste redmiddel. Wanneer de gevolmachtigde binnen zijn volmacht optreedt, is de volmachtgever hieraan gebonden. Een belangrijk nadeel wordt wel genoemd het ontbreken van toezicht op het optreden van de gevolmachtigde wanneer de volmachtgever niet meer in staat is dit optreden te beoordelen of, in het uiterste geval, de volmacht op te zeggen. Om deze reden is in een aantal Europese landen speciale wetgeving ingevoerd die, zoekend naar een balans tussen autonomie en bescherming, regels bevat inzake een volmacht met het oog op latere onbekwaamheid. In de praktijk komen volmachten wel voor bij alzheimerpatiënten, vooral voor het kunnen beschikken over banksaldi. Het ernstiger wilsonbekwaam worden van de patiënt is soms voor de gevolmachtigde een reden om toch maar een bewind aan te vragen. Hij behartigt dan de vermogensrechtelijke belangen van de betrokkene onder toezicht van de kantonrechter. Dit kan voor hemzelf een prettig idee zijn en bovendien verkleint het de kans dat hem na overlijden van de betrokkene door andere familieleden verwijten worden gemaakt.

Een andere veelvoorkomende reden om een bewind aan te vragen is dat na opname van de betrokkene in een verpleeghuis het huis verkocht moet worden en de notaris aandringt op een bewind. Het gebruik van volmachten voor de behartiging van zorgbelangen is relatief gering.

Zaakwaarneming

Een veelvoorkomende vorm van vertegenwoordiging in de zorg aan wilsonbekwamen is de zaakwaarneming. Een zaakwaarnemer behartigt de belangen van een ander zonder dat hij daartoe op grond van de wet of een overeenkomst is verplicht. Hij is ook bevoegd de betrokkene te vertegenwoordigen. Van zaakwaarneming is geen sprake wanneer er voor het behartigen van andermans belangen geen redelijke grond bestaat; in dat geval is er veelal sprake van bemoeizucht. De zaakwaarnemer heeft belangrijke verplichtingen: eenmaal begonnen moet hij de belangen van de ander blijven behartigen tot deze het zelf weer kan of een andere voorziening is getroffen, en hij moet bij de waarneming de nodige zorg betrachten. Een voorbeeld van een zaakwaarnemer is de buurman van de alzheimerpatiënt die hem helpt bij zaken als boodschappen doen, post afhandelen, rekeningen betalen, inschakelen van hulpverlening enzovoort. Bij correcte belangenbehartiging heeft de zaakwaarnemer recht op vergoeding van schade en gemaakte kosten en soms zelfs, wanneer hij in de uitoefening van zijn beroep of bedrijf heeft gehandeld, een redelijk loon. Zaakwaarneming lijkt op een overeenkomst, want ook daar bestaan wederzijds rechten en plichten. Bij een overeenkomst ontstaan deze rechten en plichten doordat beide partijen dit afspraken; bij zaakwaarneming ontstaan rechten en plichten vanzelf (op grond van de wet), wanneer iemand iets voor een ander doet en aan de omschrijving van zaakwaarneming is voldaan. Een hulpverlener die hulp verleent aan een persoon zonder dat er een overeenkomst tussen hen beiden bestaat, kan ook als zaakwaarnemer worden beschouwd. Datzelfde geldt voor de hulpverlener die meer belangen voor de cliënt of patiënt behartigt dan afgesproken in de zorgovereenkomst.

Zaakwaarneming is voor langdurige belangenbehartiging niet zo geschikt. Een nadeel is dat pas achteraf kan worden geoordeeld over de kwaliteit van de belangenbehartiging. Voor de zaakwaarnemer kan een nadeel zijn dat hij moet doorgaan met de zaakwaarneming en bijvoorbeeld bij financieel beheer de bonnen of afschriften moet bewaren, soms zelfs tot het overlijden van de betrokkene, waarna hij rekening en verantwoording moet afleggen. Ook is de basis van de vertegenwoordigingsbevoegdheid van de zaakwaarnemer niet zo sterk; anderen, buren of familieleden kunnen zich eveneens opwerpen als zaakwaarnemer.

16.3 Wet op de geneeskundige behandelingsovereenkomst (WGBO)

De Wet op de geneeskundige behandelingsovereenkomst, de WGBO, is op 1 april 1995 van kracht geworden en is in eerste instantie een regeling van patiëntenrechten. De wet is echter niet alleen voor wilsbekwame, maar ook voor wilsonbekwame patiënten van belang. De WGBO benadrukt dat behandeling in beginsel slechts plaatsvindt nadat een overeenkomst tot stand is gekomen tussen de – medische – hulpverlener en de patiënt. Er moet rechtsgeldige toestemming zijn van de kant van de patiënt en hiervoor moet de arts de patiënt van tevoren informeren over de voorgenomen behandeling en de alternatieven. Omdat dit basisprincipe van *informed consent* centraal staat in de WGBO, is ook een regeling opgenomen voor het geval de patiënt niet in staat is om rechtsgeldig een overeenkomst te sluiten met een arts. Bij wilsonbekwaamheid moet de arts toestemming zoeken bij een vertegenwoordiger.

16.3.1 Vier soorten vertegenwoordigers WGBO

De WGBO kent vier soorten vertegenwoordigers, waarbij sprake is van een hiërarchie. In eerste instantie zoekt de arts contact met de wettelijk vertegenwoordiger, in geval van meerderjarigen de mentor of curator. Bij afwezigheid van deze vertegenwoordiger overlegt de arts met de persoonlijk gemachtigde. Bij afwezigheid van een door de rechter benoemde of door betrokkene zelf gekozen vertegenwoordiger, creëert de WGBO een vertegenwoordigingsbevoegdheid bij echtgenoot of partner, of bij afwezigheid van deze, bij een van de ouders, kinderen, broers of zussen van de betrokkene.

Deze twee mogelijkheden van onbenoemde vertegenwoordiging hebben voor de praktijk van de hulpverlening een duidelijk voordeel: er hoeft geen procedure bij de rechter te worden begonnen of afgewacht.

16.3.2 Uitzonderingen op de hoofdregel

Op de hoofdregel dat de hulpverlener toestemming moet vragen bestaan twee uitzonderingen. In noodsituaties en bij niet-ingrijpende verrichtingen mag de arts (be)handelen en hoeft hij niet de toestemming van een vertegenwoordiger te zoeken. Ook kan hij – en dit komt bij verpleeghuisartsen een enkele keer voor – de mening van de vertegenwoordiger van een wilsonbekwame naast zich neer leggen indien optreden zoals de vertegenwoordiger wenst, bijvoorbeeld 'platspuiten' of sondevoeding of een onnodige overplaatsing, in strijd zou zijn met de door hem in acht te nemen regels van goede hulpverlening.

Behandeling tegen de wil van betrokkene is mogelijk zolang het gaat om niet-ingrijpende verrichtingen en de betrokkene ter zake wilsonbekwaam is. Betreft het een ingrijpende handeling en verzet de betrokkene zich, zelfs al is hij ter zake wilsonbekwaam, dan kan de verrichting alleen plaatsvinden indien deze kennelijk nodig is om ernstig nadeel voor de betrokkene te voorkomen.

Een gewenst bezoek aan de tandarts kan dus worden 'afgedwongen' indien de betrokkene zich verzet. Controle of regulatie van een gebit is immers in de regel niet ingrijpend. Indien een dergelijke behandeling in de ogen van de tandarts niet verenigbaar is met de zorg van een goed hulpverlener, kan hij overigens alsnog afzien van behandelen.

Sommige vormen van medicatie zijn te beschouwen als een ingrijpende verrichting. Wanneer de betrokkene zich hiertegen verzet, kan de medicatie onder dwang alleen plaatsvinden indien dat kennelijk nodig is om ernstig nadeel voor de betrokkene te voorkomen. Overplaatsing is ongetwijfeld een ingrijpende handeling; indien er in het zorgplan niets over is afgesproken, is twijfelachtig kan deze 'ingreep' kan worden gerechtvaardigd met een beroep op de wenselijkheid van een verbouwing van het verpleeghuis.

16.3.3 Schriftelijke wilsverklaring

De WGBO kent de mogelijkheid van een schriftelijke wilsverklaring die wordt opgesteld door iemand die ten tijde van het opstellen van de verklaring wilsbekwaam is. Zowel hulpverleners als vertegenwoordigers moeten zich aan een dergelijke verklaring houden. De betrokkene kan bijvoorbeeld hebben verklaard dat hij bepaalde vormen van behandeling weigert. Een voorbeeld is de niet-reanimeerpas. Voor de geldigheid is vereist dat komt vast te staan dat de betrokkene wilsbekwaam was ten tijde van het opstellen van de verklaring. In een schriftelijke euthanasieverklaring is vastgelegd dat iemand wil dat zijn leven actief wordt beëindigd bij het intreden van een bepaalde situatie. In dit geval moet, om aan de verklaring te kunnen voldoen, ook zijn voldaan aan andere vereisten, zoals ondraaglijk, ernstig en uitzichtloos lijden. De hulpverlener kan alleen bij gegronde redenen afwijken van de schriftelijke wilsverklaring.

16.4 Wet bijzondere opnemingen in psychiatrische ziekenhuizen (Wet bopz)

De *Wet bijzondere opnemingen in psychiatrische ziekenhuizen* (Wet bopz) is, anders dan de naam suggereert, ook voor de zorg aan alzheimerpatiënten van belang. Deze wet geeft regels voor behandeling, inclusief dwangbehandeling en vrijheidsontneming. De Wet bopz regelt de opname van personen die door een geestelijke stoornis een gevaar vormen voor zichzelf of anderen in een inrichting. Onder geestelijke stoornis valt ook – een ernstige vorm van – dementie. Indien een demente meerderjarige niet vrijwillig kiest voor opname, maar wel opgenomen zou moeten worden, zijn er twee mogelijkheden. Indien hij zich verzet, is een rechterlijke machtiging of in spoedgevallen een inbewaringstelling door de burgemeester vereist. Er moet dan wel sprake zijn van een gevaar dat niet anders dan door opname kan worden afgewend. Indien de op te nemen alzheimerpatiënt zich niet akkoord verklaart met de voorgenomen opname, maar zich daartegen ook niet verzet, is een uitspraak van de zogenaamde Wet bopz-indicatiecommissie vereist; waarin deze de opname noodzakelijk oordeelt. Deze noodzaak is aanwezig, indien de betrokkene zich ten gevolge van de stoornis (zijn dementie) niet buiten de inrichting kan handhaven. Zoals eerder aangeduid, kan de mentor of curator de opname niet vrijwillig maken door uit te spreken dat hij namens de betrokkene akkoord gaat met de voorgenomen opname.

16.4.1 Dwangbehandeling

De Wet bopz bevat ook regels over de behandeling van personen die onvrijwillig zijn opgenomen, dat wil zeggen met een rechterlijke machtiging, inbewaringstelling of een uitspraak van de indicatiecommissie. De onvrijwillige opneming vormt geen vrijbrief voor behandeling. In beginsel moet er een behandel- of zorgplan worden overeengekomen met de opgenomen wilsonbekwame. De Wet bopz kent hier een regeling die veel lijkt op die van de WGBO. Bij de vaststelling van het zorgplan is het niet in de eerste plaats relevant of een mentorschap of curatele van kracht is. De hulpverlener kan evenals bij de WGBO rechtsgeldig een zorgplan met de betrokkene overeenkomen, indien hij de betrokkene ter zake wilsbekwaam acht. Zo niet, dan zoekt hij toestemming bij een vertegenwoordiger, waarbij de Wet bopz dezelfde volgorde van vertegenwoordigers kent als de WGBO.

Er kan geen behandeling plaatsvinden als geen overeenstemming wordt bereikt over het zorgplan of als op een later moment de betrokkene of de vertegenwoordiger de door hem gegeven toestemming intrekt, de betrokkene zich dan wel verzet tegen uitvoering van het plan. Dwangbehandeling is slechts mogelijk voor zover dit volstrekt noodzakelijk is om ernstig gevaar voor de betrokkene of anderen af te wenden.

16.4.2 Middelen en maatregelen

In noodsituaties kunnen enkele middelen en maatregelen worden toegepast. Dit zijn afzondering, fixatie, gedwongen medicatie en gedwongen toediening van vocht of voedsel. Deze middelen en maatregelen mogen maximaal zeven dagen worden toegepast. Afzondering is het voor behandeling insluiten van een patiënt in een speciaal daarvoor bestemde eenpersoonskamer. Overigens kan een zekere mate van beperking van bewegingsvrijheid worden gebaseerd op huisregels. Een dergelijke beperking is toegestaan mits van uitoefening van het recht op bewegingsvrijheid ernstige nadelige gevolgen moeten worden gevreesd voor de gezondheid van de bewoner, of wanneer dit ter voorkoming van verstoring van de orde in de instelling of van strafbare feiten noodzakelijk is. Deze beperkingen mogen echter niet het karakter hebben van middelen en maatregelen en evenmin onderdeel van een zorgplan vormen. De wettelijke regeling van de Wet bopz lijkt in de praktijk niet altijd toegesneden op de zorgpraktijk in verpleeghuizen. Op het ministerie van VWS wordt ter vervanging van de Wet bopz speciaal voor de ouderenzorg en de zorg aan personen met een verstandelijke beperking een Wet zorg en dwang voorbereid.

Literatuur

Blankman K. Mentorschap tussen curatele en WGBO en het uitlokken ervan door hulpverleners. Tijdschrift Familie en Jeugdrecht. 2000.

Comité van Ministers van de Raad van Europa. Aanbeveling No. R(99) 4 aan de 40 lidstaten inzake beginselen met betrekking tot de rechtsbescherming van wilsonbekwame volwassen personen, beginsel 6. Straatsburg, 23 februari 1999.

Koens MJC, et al. Het hedendaagse personen- en familierecht. Deventer: W.E.J. Tjeenk Willink, 1998: hoofdstuk 13.

Ministerie van Volksgezondheid, Welzijn en Sport. Wet bopz Evaluatierapport, Voortschrijdende inzichten, deel 1. 2007.

Kabinetstandpunt over de derde evaluatie Tweede Kamer 2007/08 25763, nr. 9.

Oomens HCDM, Zutphen YLL van. Evaluatie mentorschap. Amsterdam: Vrije Universiteit; 1998. pp. 21-7.

Deel 4
Ziektebeelden

17 Mild cognitive impairment

P.J. Visser

Kernpunten

- Het concept 'mild cognitive impairment' (MCI) wordt gebruikt voor cognitieve stoornissen die niet zo ernstig zijn dat ze aan de criteria van dementie voldoen.
- MCI kan veroorzaakt worden door elke neurologische, somatische, of psychiatrische aandoening die het functioneren van de hersenen beïnvloedt.
- Het beloop van MCI is variabel en afhankelijk van de onderliggende oorzaak, de definitie van MCI, de setting waarin de patiënt gezien wordt en de leeftijd.
- De ziekte van Alzheimer is een belangrijke oorzaak van MCI bij oudere patiënten.
- De mogelijkheden voor de behandeling van MCI zijn vooralsnog beperkt.

17.1 Inleiding

Het concept 'mild cognitive impairment' (MCI) wordt gebruikt voor cognitieve stoornissen die niet zo ernstig zijn dat ze aan de criteria van dementie voldoen. Er zijn veel mogelijke oorzaken van MCI, waaronder de ziekte van Alzheimer. De belangrijkste vraag bij de evaluatie van patiënten met MCI is wat de onderliggende oorzaak is van MCI. Duidelijkheid over de oorzaak geeft aanknopingspunten voor begeleiding en behandeling en maakt een prognose mogelijk.

Casus

Anamnese
Een man van 79 jaar meldt zich op de geheugenpolikliniek met geheugenklachten na verwezen te zijn door een geriater. De klachten zijn drie jaar geleden begonnen en zijn langzaam progressief. Hij geeft aan iets sneller geïrriteerd te zijn dan vroeger. Er is een 'head turning sign'.

De voorgeschiedenis vermeldt hypertensie die momenteel goed gecontroleerd is met een diureticum. De patiënt gebruikt geen andere medicatie, rookt niet en gebruikt matig alcohol. In de familie komt dementie op latere leeftijd voor. De patiënt heeft een hoge opleiding gehad (17 jaar) en was tot zijn pensionering manager in een fabriek. Dagelijks kijkt hij televisie, leest hij de krant en maakt hij een wandeling. Met regelmaat werkt hij in de tuin, speelt golf en past op de kleinkinderen.

De score op de MMSE is 29 (maximumscore 30) waarbij 1 woord niet kan worden gereproduceerd. Het natekenen van een klok en het aangeven van de tijd verloopt probleemloos. De score op de Clinical Dementia Rating (CDR) schaal is 0,5, de Sum of Boxes Score (SOB) is ook 0,5. De score op het cognitieve deel van Blessed dementiaschaal is normaal. De klinische indruk is dat er klachten zijn over het cognitief functioneren, maar dat deze niet interfereren met het dagelijks leven. De score op de Hamilton depressieschaal is 3, met een score van 2 op het eerste item, hetgeen wijst op een licht depressieve stemming. Het lichamelijk en neurologisch onderzoek laat geen afwijkingen zien.

Aanvullend onderzoek
De prestatie op de 15-woordenleertaak is binnen de norm (z-score -0,8, dat wil zeggen 0,8 standaarddeviaties onder het verwachte gemiddelde gezien leeftijd, geslacht en opleiding; een stoornis is aanwezig bij een z-score onder de -1,28 of -1,5). De visuele associatietest (VAT) wordt foutloos uitgevoerd. De fluency is lager dan verwacht (z-score -1,6) en de patiënt is traag op de 'trail making' test (TMT) A (z-score -3,5) maar niet op TMT B (z-score 0,7). De 'symbol digit substitution' test is normaal (z-score -0,1). Het IQ is met 136 zeer hoog. Volgens het klinisch oordeel van de neuropsycholoog is het geheugen licht gestoord. Op de MRI zijn een aantal subcorticale lacunaire infarcten en enkele subcorticale en periventriculaire witte stof laesies te zien. Er is lichte atrofie maar de hippocampus is normaal.

In het kader van wetenschappelijk onderzoek wordt het apolipoproteïne (APOE)-genotype bepaald en wordt de concentratie van ß-amyloïd-1-42, tauproteïne en gefosforyleerd tauproteïne in de cerebrospinale vloeistof (CSF) gemeten. De bepalingen werden elders uitgevoerd en de behandelend clinicus had geen toegang tot de uitslagen.

Diagnose
De diagnose is MCI. Mogelijk spelen vasculaire problemen (hypertensie, lacunaire infarcten en wittestoflaesies) een rol bij de cognitieve klachten. De kans dat de patiënt later dementie ontwikkelt wordt klein geacht.

Beloop
In het kader van wetenschappelijk onderzoek wordt na 1 en na 2 jaar een follow-uponderzoek uitgevoerd. Anamnestisch wordt er een achteruitgang in cognitief functioneren aangeven met optreden van oriëntatiestoornissen. De MMSE op follow-up is na 1 jaar 25 en na 2 jaar 26. De CDR-score is bij beide follow-upvisites 1 en de SOB-score is na 2 jaar 3. Het neuropsychologisch onderzoek laat achteruitgang zien op de geheugentaken, fluency en 'symbol digit substitution' test, terwijl de TMT en het IQ gelijk blijven. Bij de follow-up na 2 jaar wordt de diagnose ziekte van Alzheimer gesteld.

Epicrise
Een hoogopgeleide man van 79 presenteert zich met geheugenklachten. Deze kunnen niet duidelijk geobjectiveerd worden en de kans op een beginnend dementiesyndroom wordt klein geacht. Toch gaat de patiënt snel achteruit, zodat er na 2 jaar sprake is van de ziekte van Alzheimer. In het klinische beeld spelen verder vasculaire stoornissen en depressieve klachten mogelijk een rol, maar deze kunnen de sterke cognitieve achteruitgang niet verklaren.

Achteraf bleek dat de patiënt drager was van het APOE-ε4-allel, een risicofactor voor de ziekte van Alzheimer. Ook de uitslagen van de CSF-markers wezen al bij het eerste bezoek op de ziekte van Alzheimer: ß-amyloïd-1-42 was verlaagd (420, normaal > 445), tauproteïne was verhoogd (558, normaal < 510) en gefosforyleerd tauproteïne was hoog normaal (79, normaal <82). Indien de CSF-markers al op baseline beschikbaar waren geweest, dan zou dat bij deze patiënt tot een andere conclusie hebben geleid. De score op de Predementia Alzheimer's Disease Scale (PAS) was 4 (zie tabel 17.4), hetgeen een licht verhoogd risico op de ziekte van Alzheimer inhoudt. Bij deze patiënt bleek de PAS niet sensitief.

Er was een opmerkelijke discrepantie tussen de klinische presentatie met weinig afwijkingen en de snelle achteruitgang. Het is waarschijnlijk dat de subjectief ervaren cognitieve achteruitgang vanwege de hoge opleiding en het hoge IQ niet met de gangbare schalen en tests bevestigd kon worden. Dit fenomeen bestaat bekend als cognitieve reserve. Het is eerder beschreven dat mensen met een hoge opleiding later dement worden maar dan wel sneller achteruit gaan. Een opvallende bevinding was de normale hippocampus. Op deze leeftijd wordt zelfs in gezonde ouderen enige atrofie verwacht. Dit geeft aan dat een normale hippocampus beginnende ziekte van Alzheimer niet uitsluit (zie ook tabel 17.3). Ook opmerkelijk was de aanwezigheid van een 'head turning sign'. Dit symptoom wordt vaak bij demente patiënten gezien, maar over de diagnostische waarde ervan bij patiënten met MCI is weinig bekend. Ten slotte, het is van belang op te merken dat de neuropsycholoog vond dat er sprake was van een geheugenstoornis, hoewel de patiënt niet voldeed aan de gangbare psychometrische definitie van amnestische MCI (z-score op geheugentaak <-1,5). Dit suggereert dat de klinische interpretatie van testprestatie een meerwaarde heeft boven een strikt psychometrische interpretatie.

17.2 Definities, ziekteverloop en prevalentie van MCI

17.2.1 MCI-definities

Er zijn verschillende definities voor MCI die naast elkaar gebruikt worden. De meest gebruikte definitie heeft de volgende criteria:
- cognitieve klachten;
- stoornissen bij neuropsychologisch onderzoek;
- afwezigheid van dementie.

Tenzij anders vermeldt, verwijst de term MCI in dit hoofdstuk naar deze definitie. De definitie wordt vaak onderverdeeld in een aantal subtypes op basis van neuropsychologisch onderzoek. Bij stoornissen op geheugentests spreekt men van amnestische MCI en bij stoornissen in andere cognitieve domeinen van non-amnestische MCI. Als er zowel stoornissen zijn op tests voor geheugen als tests voor andere cognitieve domeinen, spreekt men van 'multiple domain' MCI of 'multiple domain' amnestische MCI.

Een andere veelgebruikte definitie van MCI is achteruitgang in het dagelijks functioneren door cognitieve beperkingen zonder dat er sprake is van dementie. Dit komt overeen met een score van 3 op de Global Deterioration Scale, of een score van 0,5 op de Clinical Dementia Rating scale. Volgens deze definitie kan de diagnose MCI gesteld worden op basis van een klinisch interview en is neuropsychologisch onderzoek niet nodig.

Voor alle MCI-definities geldt dat de criteria weinig precies zijn, zodat deze op verschillende manieren geoperationaliseerd kunnen worden.

17.2.2 Ziekteverloop MCI

Patiënten met MCI kunnen beter worden, stabiel blijven, of achteruitgaan. Bij het laatste is er sprake van dementie. Dit beloop is afhankelijk van de gebruikte definitie van MCI, de onderliggende oorzaak en de duur van de follow-up. Het beloop wordt ook bepaald door de leeftijd van de patiënt en de setting waarin deze gezien wordt, omdat deze factoren samenhangen met de onderliggende oorzaak. De kans op reversibiliteit varieert van 9-93% en is het grootst in de algemene populatie en bij jonge mensen. Op een geheugenpolikliniek is amnestische MCI reversibel in 60% van de patiënten jonger dan 65 jaar en in 6% patiënten ouder dan 65 jaar. De kans op dementie varieert van 0-100% en is het grootst bij oude patiënten met amnestische MCI op een geheugenpoli. Het effect van setting, MCI-definitie, en leeftijd op de kans op dementie wordt geïllustreerd in tabel 17.1. De kans dat iemand dement wordt neemt af als de follow-up langer is. In een geheugenpolikliniek is de kans op dementie 10-15% per jaar gedurende de eerste jaren van follow-up, maar neemt af tot 2,5% per jaar als de follow-up langer is dan 5 jaar.

17.2.3 MCI-prevalentie

Ook de prevalentie hangt af van de gebruikte definitie en de setting. In de algemene bevolking varieert de prevalentie van 1-30%. De prevalentie van amnestische MCI ligt tussen de 3-5%. In Nederlandse geheugenpoliklinieken is de prevalentie van MCI 22% (range 5-45%). In een verpleeghuis was de prevalentie van MCI 20%. Er zijn geen gegevens over de prevalentie in de huisartsenpraktijk. De meeste studies laten zien dat de prevalentie van MCI met de leeftijd toeneemt.

17.3 Kliniek

Per definitie presenteert een patiënt met MCI zich met cognitieve klachten zonder dat er sprake is van dementie. Bij exploratie van de cognitieve problemen moet een indruk worden gekregen van het ontstaan van de klachten (geleidelijk of plotseling), het beloop (stabiel, wisselend, of progressief), en de mate waarin de klachten het dagelijks functioneren beïnvloeden. Voor een nauwkeurige indruk van het laatste is een heteroanamnese van groot belang. Er moet verder geïnformeerd worden naar mogelijke oorzaken van MCI (zie tabel 17.2). Ook moet gelet worden op de aanwezigheid van psychiatrische symptomen. Vooral depressie, angst en apathie komen vaak voor bij 10-50% van de patiënten. Met een oriënterend lichamelijk onderzoek (auscultatie hart/longen, pols, bloeddruk) en neurologisch onderzoek (extrapiramidale verschijnselen, hemiplegie, looppatroon) kunnen mogelijke somatische en neurologische aandoeningen opgespoord worden die verband houden met de cognitieve klachten. Om een indruk te krijgen van de cognitieve stoornissen kan een cognitief scree-

Tabel 17.1 Kans op progressie naar dementie gedurende een 10 jaar follow-up. Effect van setting, definitie en leeftijd.

setting	MCI		leeftijd	
	definitie	40-55 jaar	55-70 jaar	70-85 jaar
geheugenpolikliniek MUMC	AACD	3%	37%	79%
geheugenpolikliniek MUMC	aMCI	6%	52%	100%
'Maastricht Aging' studie	aMCI	-	8%	30%

MCI: mild cognitive impairment; MUMC: Maastricht Universiteit Medisch Centrum; AACD: age-associated cognitive decline; aMCI: amnestische mild cognitive impairment. De criteria voor amnestische MCI en AACD waren cognitieve klachten, stoornis op cognitieve tests, en afwezigheid van dementie of specifieke oorzaken voor de cognitieve klachten. Stoornis op tests was bij amnestische MCI gedefinieerd als een score onder het zevende percentiel van een geheugentest en bij AACD als een score onder het zestiende percentiel van een geheugentest of test voor een ander cognitief domein. De data van de geheugenpolikliniek MUMC zijn gepubliceerd door Visser en collega's (2006). De gegevens van de 'Maastricht Aging' studie zijn niet gepubliceerd.

ningsonderzoek uitgevoerd worden, bijvoorbeeld de MMSE (duur 10-15 minuten).

17.4 Aanvullend onderzoek

Aanvullend onderzoek is nodig om de aard van de cognitieve stoornissen vast te stellen en om meer informatie te krijgen over de onderliggende oorzaak.

17.4.1 Neuropsychologisch onderzoek

Het is aan te bevelen om bij elke patiënt een neuropsychologisch onderzoek te doen. Hiermee wordt informatie verkregen over de cognitieve domeinen die zijn aangedaan. Indien neuropsychologische expertise niet aanwezig is, kan een oordeel worden gevormd op basis van de MMSE of een soortgelijke screeningstest. Stoornissen op de MMSE maken een diagnose MCI waarschijnlijk, maar een normale MMSE-score sluit MCI niet altijd uit. Als alternatief zou de arts zelf een kort neuropsychologisch onderzoek kunnen uitvoeren (20 minuten) met bijvoorbeeld onderdelen van de CERAD-testbatterij. Er zijn ook gecomputeriseerde tests in ontwikkeling die patiënten zonder supervisie kunnen doen, maar die zijn in Nederland nog niet beschikbaar.

17.4.2 Laboratoriumonderzoek

Voor het laboratoriumonderzoek kunnen de richtlijnen zoals genoemd in de standaard dementie van het Nederlands Huisartsen Genootschap gevolgd worden. Hierin wordt geadviseerd hematologie, glucose, thyroïdstimulerend hormoon, en creatinine te bepalen en op indicatie natrium, kalium, foliumzuur, vitamine B1, B6, en B12, en leverfuncties.

17.4.3 Ander aanvullend onderzoek

De keuze voor ander aanvullend onderzoek zal mede bepaald worden door de bevindingen van eerder onderzoek, de specifieke hulpvraag, en de setting waarin de patiënt gezien wordt. In een geheugenpolikliniek wordt neuro-imaging (CT of MRI) vaak standaard uitgevoerd. Met neuro-imaging kan vastgesteld worden of er vasculaire laesies zijn. Het patroon van hersenatrofie kan een aanwijzing geven voor het type neurodegeneratief proces (zie paragraaf 17.5). In zeldzame gevallen komt men een hersentumor of andere hersenafwijking tegen. In sommige geheugenpoliklinieken wordt standaard een EEG uitgevoerd. Een abnormaal EEG kan wijzen op een specifiek neurodegeneratief proces, maar een normaal EEG hoeft dit niet uit te sluiten. Soms kan het EEG aanwijzingen opleveren voor een obstructief slaapsyndroom of voor temporale epilepsie. Ander aanvullend onderzoek wordt meestal alleen op indicatie uitgevoerd. Een perfusie SPECT-scan of metabolisme PET-scan kan worden uitgevoerd bij verdenking op frontotemporale dementie (FTD) of de ziekte van Alzheimer. Aanwijzingen voor de ziekte van Alzheimer kunnen ook verkregen worden met een lumbaalpunctie of een PET-scan met een tracer voor ß-amyloïd (zie paragraaf 17.7).

17.5 Oorzaken van MCI

Elke somatische, neurologische, of psychiatrische aandoening die het functioneren van de hersenen beïnvloedt kan aanleiding geven tot MCI (tabel 17.2). Cognitieve achteruitgang door 'normale' veroudering kan soms ook voldoen aan de criteria van MCI. Veelvoorkomende oorzaken van MCI in de klinische praktijk zijn neurodegeneratieve aandoeningen, vasculaire afwijkingen, affectieve stoornissen, hersentrauma, obstructieve slaapstoornis, alcoholmisbruik, hypothyreoïdie, diabetes mellitus, en medicatie met cognitieve bijwerkingen.

De prevalentie van specifieke oorzaken hangt samen met de setting waarin de patiënt gezien wordt en de leeftijd. De kans dat MCI veroorzaakt wordt door een neurodegeneratief proces is bijvoorbeeld groter bij oudere patiënten op een geheugenpoli, dan bij mensen van middelbare leeftijd uit de algemene bevolking (zie tabel 17.2).

Neuropathologische studies laten zien dat 27-93% van de mensen met MCI voldoen aan de pathologische criteria voor de ziekte van Alzheimer. Andere neuropathologische diagnoses zijn vasculaire afwijkingen in 7-33%, *argyrophilic grains* in 3-47%, Lewy-body-dementie (DLB) in 8-10%, hippocampale sclerose in 6-20%, en FTD en progressieve supranucleaire palsy elk in 3%. De gemiddelde leeftijd in deze neuropathologische studies was echter hoog (84-89 jaar) en de bevindingen zijn mogelijk niet van toepassing op jongere mensen met MCI.

17.6 Genetische aspecten

Een belangrijke genetische risicofactor voor MCI is het apolipoproteïne (APOE)-ε4-allel. Het allel is aanwezig bij 40-60% van de mensen met amnestische MCI, terwijl de frequentie bij gezonde mensen 20-30% is. APOE is betrokken bij het lipidentransport in de hersenen en zou een rol spelen bij het herstel van neuronale schade, inflammatie, en het metabolisme van het ß-amyloïd eiwit. De verhoogde frequentie van het APOE-ε4-allel bij mensen met MCI kan samenhangen met het feit dat

Tabel 17.2 Oorzaken van MCI

aandoeningen die voldoende aanleiding zijn voor het ontstaan van MCI

  ziekte van Alzheimer, Lewy-body-dementie, prodromaal stadium van frontotemporale dementie, ziekte van Parkinson, ziekte van Huntington, multiple-systeematrofie, ernstig hersentrauma, encefalitis, grote hersentumoren, grote of strategische hersenbloedingen of herseninfarcten, uitgebreide wittestofpathologie, ernstige depressie, psychotische aandoeningen, langdurig en overmatig alcoholgebruik, intoxicaties (bijvoorbeeld gebruik van hoge doseringen benzodiazepinen), niet gereguleerde diabetes mellitus of schildklierafwijkingen.

aandoeningen die op groepsniveau met MCI samenhangen, maar die in individuele patiënten niet altijd MCI veroorzaken

  licht hersentrauma, 'transient ischaemic attack', een kleine niet-strategische hersenbloeding of infarct, epilepsie, aandoeningen die chronisch of tijdelijk de hersenperfusie beperken (hyper/hypotensie, stenose van de carotis, hartoperaties, hartfalen), lichte affectieve stoornissen (depressie, bipolaire stoornis, angst stoornis), gereguleerde diabetes mellitus of schildklier lijden, obstructief slaapapneusyndroom, 'chronic obstructive pulmonary disease', anemie, ernstige lever of nier aandoeningen, gehoorsverlies, normale veroudering, psychosociale problematiek in relatie tot werk, relatie en levensfase.

MCI: mild cognitive impairment.

deze vaak de ziekte van Alzheimer hebben. Behalve voor MCI, is het APOE-ε4-allel namelijk ook een risicofactor voor de ziekte van Alzheimer. Echter, er zijn ook aanwijzingen dat het APOE-ε4-allel cognitieve stoornissen kan geven bij andere oorzaken van MCI, zoals een hersentrauma.

17.7 Markers voor de ziekte van Alzheimer bij MCI

De ziekte van Alzheimer is een frequente oorzaak van MCI. Het is belangrijk deze ziekte vroeg te herkennen. Aan de patiënt en diens familie kan dan een prognose worden gegeven en patiënten kunnen begeleid worden. Mochten er medicijnen beschikbaar komen die de ziekte van Alzheimer kunnen remmen, dan zijn deze waarschijnlijk het effectiefst in een vroeg stadium.

Er is veel onderzoek gedaan naar mogelijke voorspellers van de ziekte van Alzheimer bij patiënten met MCI. De meeste studies zijn uitgevoerd in een geheugenpolikliniek en mogelijk zijn de resultaten niet van toepassing op andere settings. In tabel 17.3 staat een overzicht van een aantal variabelen die voorspellend waren voor de ziekte van Alzheimer in een meta-analyse. De beste voorspellers (dat zijn markers met de hoogste odds ratio's) zijn de concentraties van tauproteïne en ß-amyloïd-1-42 in cerebrospinale vloeistof, geheugenstoornissen, en lichte functionele stoornissen. De MMSE-score, aanwezigheid van atrofie van de mediale temporaalkwab, het APOE-ε4-allel, en hoge leeftijd hebben een relatief lage voorspellende waarde. Het subtype MCI heeft ook een voorspellende waarde. Bij amnestische MCI is de kans op de ziekte van Alzheimer groter dan bij niet-amnestische MCI. Echter niet iedereen met amnestische MCI krijgt de ziekte van Alzheimer, zoals eerder genoemd, en ook patiënten met niet-amnestische MCI kunnen de ziekte krijgen. Andere voorspellers voor de ziekte van Alzheimer zijn:
- hypoperfusie of hypometabolisme in de parietotemporale regio of het achterste deel van de gyrus cingulare;
- hersenactivatie bij functionele MRI, MRI-spectroscopie, en EEG-spectra;
- PET-tracer waarmee amyloïddeposities zichtbaar gemaakt kunnen worden.

Verschillende studies hebben laten zien dat een combinatie van variabelen een betere voorspellende waarde heeft dan elke variabele apart. Een voorbeeld van zo'n combinatie is de PAS (tabel 17.4). Bij een score van 7 of hoger is er 86% kans dat iemand na 2 jaar de ziekte van Alzheimer heeft of persisterende geheugenstoornissen. De beste combinatie van voorspellers in de setting van een geheugenpolikliniek wordt momenteel onderzocht in verschillende studies, waaronder de Europese multicentre DESCRIPA-studie (zie www.descripa.eu). Voorlopige resultaten uit deze studie laten zien dat de combinatie leeftijd, geheugenscore en de concentraties van tauproteïne en ß-amyloïd-1-42 in cerebrospinale vloeistof de beste voorspellende waarde heeft.

17.8 Differentieeldiagnostische overwegingen

17.8.1 Diagnose MCI

In de klinische praktijk moet MCI aan de ene kant onderscheiden worden van subjectieve klachten zonder objectiveerbare stoornissen, en aan de andere kant van dementie. De afgrenzing tussen MCI en dementie is soms moeilijk en wordt onder andere bepaald door de ervaring van de clinicus en de beschikbaarheid en betrouwbaarheid van de informatie (bijvoorbeeld van de heteroanamnese). Bij twijfel tussen MCI en dementie wordt vaak de diagnose MCI gesteld vanwege de implicaties die de diagnose dementie heeft. Ook is het onderscheid tussen subjectieve klachten en MCI niet altijd makkelijk te maken, bijvoorbeeld als de patiënt inconsistent op tests presteert of als er een discrepantie bestaat tussen de mate van stoornissen in het dagelijks leven en de stoornissen zoals die op de tests gevonden worden.

17.8.2 Diagnose oorzaak MCI

Bij een patiënt zijn er vaak meerdere mogelijke oorzaken voor de MCI, vooral bij oudere patiënten. Zo komt de combinatie neurodegeneratieve afwijkingen, vasculaire afwijkingen, somatische aandoeningen, en psychosociale problematiek vaak voor. Er zal dan een afweging gemaakt moeten worden van de mate waarin elke mogelijke oorzaak bijdraagt aan het klinisch beeld.

Een lastig probleem is de patiënt met MCI die ook depressie heeft. De depressie kan namelijk de oorzaak zijn van MCI, maar MCI en depressie kunnen ook beiden de uiting zijn van een neurodegeneratief proces. Leeftijd en de ernst van de geheugenstoornissen kunnen helpen hier een onderscheid te maken: een neurodegeneratief proces is waarschijnlijker bij oude patiënten met geheugenstoornissen, terwijl een primaire depressie

Tabel 17.3 Voorspellers van de ziekte van Alzheimer bij patiënten met MCI

	OR	sensitiviteit	specificiteit	PVW	NVW
hoge leeftijd (leeftijd >75 versus 60-75)	2,0	47%	70%	54%	67%
lichte functionele stoornissen	6,8	77%	66%	51%	86%
lage MMSE-score (score <27 versus >26)	3,8	57%	73%	49%	81%
geheugenstoornis	7,6	74%	73%	59%	85%
mediale temporaalkwabatrofie	3,9	60%	76%	61%	76%
APOE-ε4-dragerschap	2,7	52%	70%	46%	76%
verhoogde tauproteïneconcentratie in CSF	12,1	87%	65%	68%	87%
verlaagde ß-amyloïd-1-42-concentratie in CSF	6,8	77%	70%	63%	82%

OR: odds ratio; PVW: positief voorspellende waarde; NVW: negatief voorspellende waarde; MMSE: Mini-Mental State Examinination; APOE: apolipoproteïne-genotype; CSF: cerebrospinale vloeistof.
Gegevens zijn gebaseerd op een meta-analyse van prospectieve MCI-studies in een klinische setting met een follow-up van gemiddeld 3 jaar (Visser en collega's in voorbereiding). In sommige van deze studies was dementie de uitkomstmaat in plaats van de ziekte van Alzheimer.

waarschijnlijker is bij jonge patiënten zonder geheugenstoornissen.

17.9 Preventie en levensstijl

Populatiestudies laten zien dat lichamelijke beweging, cognitieve activiteit, matig gebruik van alcohol en niet roken gepaard gaan met een verlaagd risico op MCI of dementie. Of deze factoren ook cognitieve achteruitgang kunnen voorkomen bij mensen die al MCI hebben is onduidelijk. Trials waarin het effect van lichamelijk beweging en cognitieve stimulatie of cognitie onderzocht is, hebben vooralsnog geen eenduidig effect laten zien. Desalniettemin is het verstandig patiënten te stimuleren om voldoende lichamelijke activiteit te ontplooien en te stoppen met roken ter voorkoming van vasculaire aandoeningen.

17.10 Behandeling

17.10.1 Farmacotherapie

Omdat MCI verschillende oorzaken kan hebben, zijn er ook verschillende aanknopingspunten voor farmacotherapie. Er bestaat een duidelijke indicatie voor farmacotherapie bij specifieke oorzaken van MCI, zoals vitaminedeficiënties, schildklierafwijkingen en diabetes mellitus.

Vanuit de gedachte dat MCI een voorstadium van de ziekte van Alzheimer kan zijn, zijn er verschillende trials uitgevoerd met medicijnen die zouden kunnen aangrijpen in de pathogenese van de ziekte van Alzheimer. Getest zijn cholinesteraseremmers, vitamine E en non-steroïde anti-inflammatoire geneesmiddelen. Geen van deze middelen echter verbeterde de cognitieve klachten of voorkwam verdere achteruitgang. Integendeel, het gebruik van non-steroïde anti-inflammatoire geneesmiddelen ging gepaard met meer cognitieve achteruitgang en één van de cholinesteraseremmers gaf een verhoogde mortaliteit. Momenteel worden nieuwe geneesmiddelen voor de ziekte van Alzheimer ontwikkeld die de ziekte mogelijk rem-

Tabel 17.4 Predementia Alzheimer's disease Scale (PAS). De tabel geeft aan met welke score een testresultaat correspondeert. De totale score geeft het risico aan op de ziekte van Alzheimer (www.vc.op.unimaas.nl/scales/pas)

	kenmerk	-1	0	1	2	score
A	leeftijd	<60	60-64	65-74	>74	
B	MMSE[1]	-	>27	26/27	<26	
C	functionele stoornissen[2]	-	-	-	-	
C.1	GDS-score	-	1	2	3	
C.2	CDR Sum of Boxes score	-	0	0,5-1	≥1,5	
D	neuropsychologische tests[3]	geheugen ≥50 perc	anders	1 test gestoord	2 tests gestoord	
E	MTK-atrofie[2]					
E.1	kwalitatieve score					
	leeftijd <75 jaar	-	0	1	2	
	leeftijd >74 jaar	0	1	2	3	
E.2	volumetrie	≥66 perc	33-66 perc	33-66 perc	≤10 perc	
F	APOE	-	anders	ε2ε4/ε3ε4	ε4ε4	
	totale score					

MMSE: Mini-Mental State Examination, GDS: Global Deterioration Scale, CDR: Clinical Dementia Rating scale, MTK: mediale temporaalkwab, APOE: apolipoproteïne E genotype, perc: percentiel.
1. De MMSE moet voor leeftijd en opleiding gecorrigeerd worden: als de leeftijd 75 jaar of hoger is of het aantal jaren opleiding 8 of minder, moet bij de score 1 punt worden opgeteld; als het aantal jaren opleiding 14 of meer is, moet van de score 1 punt worden afgetrokken. 2. Eén mogelijkheid moet worden gebruikt. 3. Ten minste een geheugentest voor leren of uitgestelde herinnering en 1 tot 3 tests voor andere cognitieve domeinen. Een stoornis is gedefinieerd als een score onder het tiende percentiel na correctie voor leeftijd, geslacht en opleiding.

men. Deze zullen ook getest gaan worden in patiënten zonder dementie.

Een andere benadering is het geven van medicijnen die een algemeen cognitief stimulerend effect hebben, zoals noötropica. Deze bleken tot op heden ineffectief. Vaak worden ook Ginkgo-extracten gebruikt als zelfmedicatie, maar recente studies hebben laten zien dat deze preparaten ineffectief zijn in het voorkomen van dementie bij gezonde ouderen.

Omdat vasculaire factoren een rol spelen bij MCI, zijn er onlangs studies gestart naar het effect op cognitieve achteruitgang van statines, van meervoudig onverzadigde vetzuren en van verlaging van homocysteïneconcentraties met vitamine B12 of foliumzuur. Het zal enige jaren duren voordat de resultaten van deze studies bekend zijn.

Bij patiënten die medicatie gebruiken die een negatief effect op het cognitief functioneren kunnen hebben, zoals medicatie met cholinerge bijwerkingen of benzodiazepinen in hoge doseringen, kan overwogen worden deze te stoppen.

17.10.2 Cognitieve therapie

Cognitieve training, cognitieve stimulatie en cognitieve rehabilitatie zouden mogelijk een bijdrage kunnen leveren aan de behandeling van patiënten met MCI. Er zijn echter nog te weinig studies gedaan om iets over de effectiviteit hiervan te kunnen concluderen. Waarschijnlijk zal cognitieve therapie bij MCI-patiënten maatwerk zijn, gezien de verschillende oorzaken van MCI.

17.11 Beschouwing en toekomstperspectieven

MCI is een heterogeen concept wat betreft definitie, onderliggende oorzaak en beloop. Oudere patiënten met MCI hebben een verhoogde kans op een neurodegeneratieve aandoening en het is aan te bevelen deze patiënten onder controle te houden. Afhankelijk van de hulpvraag kan bij deze patiënten aanvullende diagnostiek naar de ziekte van Alzheimer worden verricht. De mogelijkheden voor de behandeling van MCI zijn vooralsnog beperkt.

Het is te verwachten dat voor een etiologische diagnose van cognitieve stoornissen het onderscheid tussen MCI en dementie minder belangrijk zal worden. Door ontwikkelingen op het gebied van de vroegdiagnostiek wordt het mogelijk om neurodegeneratieve aandoeningen die eerst alleen in demente patiënten gediagnosticeerd konden worden, ook in niet-demente patiënten te diagnosticeren. Voorbeelden van deze benadering zijn de recente onderzoekscriteria voor vasculair bepaalde cognitieve stoornissen en de ziekte van Alzheimer. In deze criteria wordt de diagnose gesteld op basis van stoornissen op cognitieve tests in combinatie met aanvullend onderzoek, zonder dat er sprake hoeft te zijn van een dementiesyndroom.

Literatuur

Chandler MJ, Lacritz LH, Hynan LS, et al. A total score for the CERAD neuropsychological battery. Neurology 2005;65:102-6.
Dubois B, Feldman HH, Jacova C, et al. Research criteria for the diagnosis of Alzheimer's disease: revising the NINCDS-ADRDA criteria. Lancet Neurol. 2007;6:734-46.
Forsberg A, Engler H, Almkvist O, et al. PET imaging of amyloid deposition in patients with mild cognitive impairment. Neurobiol Aging 2007.
Hachinski V, Iadecola C, Petersen RC, et al. National Institute of Neurological Disorders and Stroke-Canadian Stroke Network vascular cognitive impairment harmonization standards. Stroke. 2006;37:2220-41.
Jacqmin-Gadda H, Commenges D, Dartigues JF. Random changepoint model for joint modelling of cognitive decline and dementia. Biometrics. 2006; 62:254-60.
Jelic V, Kivipelto M, Winblad B. Clinical trials in mild cognitive impairment: lessons for the future. J Neurol Neurosurg Psychiatry. 2006;77:429-38.
Morris J. The Clinical Dementia Rating (CDR): Current version and scoring rules. Neurology 1993;43: 2412-4.
Rasquin SMC, Lodder J, Visser PJ, et al. Predictive accuracy of MCI-subtypes for Alzheimer's disease and vascular dementia in subjects with mild cognitive impairment: a 2-year follow-up study. Dement Geriatr Cogn Disord. 2005;19:113-9.
Reisberg B, Ferris SH, De Leon MJ, et al. The global deterioration scale for assessment of primary degenerative dementia. Am J Psychiatry. 1982;139:1136-9.
Roe CM, Xiong C, Miller JP, et al. Education and Alzheimer disease without dementia: support for the cognitive reserve hypothesis. Neurology. 2007; 68:223-8.
Smith GE, Cerhan J, Ivnik RJ. Diagnostic utility of select WAIS-III/WMS-III indices for Alzheimer's disease. J Int Neuropsychol Soc. 2002;8:195.
Verhey FRJ, Ramakers IHGB, Jolles J, et al. Geheugenpoliklinieken in Nederland: inventarisatie 2004. Maastricht: Neuropsych publishers; 2005.
Visser PJ, Brodaty H. MCI is not a clinically useful concept. Int Psychogeriatr. 2006;18:402-9;discussion 409-14.
Visser PJ, Kester A, Jolles J, et al. Ten-year risk of dementia in subjects with mild cognitive impairment. Neurology. 2006;67:1201-7.
Visser PJ, Verhey FR. Mild cognitive impairment as predictor for Alzheimer's disease in clinical practice: effect of age and diagnostic criteria. Psychol Med. 2008;38:113-22.
Visser PJ, Verhey FRJ, Ponds RWHM, et al. Course of objective memory impairment in non-demented subjects attending a memory clinic and predictors of outcome. Int J Geriatr Psychiatry. 2000;15:363-72.
Visser PJ, Verhey FRJ, Ponds RWHM, et al. Distinction between preclinical dementia and depression. J Am Geriatr Soc. 2000;48:479-84.
Visser PJ, Verhey FRJ, Scheltens P, et al. Diagnostic accuracy of the Preclinical AD Scale (PAS) in cognitively mildly impaired subjects. J Neurol. 2002;249: 312-9.

18 Ziekte van Alzheimer

Ph. Scheltens, W.M. van der Flier, A.M. Rozemuller, Y.A.L. Pijnenburg

Kernpunten

- De ziekte van Alzheimer is de meest voorkomende vorm van dementie.
- De klinische diagnose wordt gesteld op basis van (hetero)anamnese, gedragsobservatie, lichamelijk/neurologisch en cognitief onderzoek, en zo nodig aanvullend beeldvormend en liquoronderzoek.
- De kenmerkende neuropathologische veranderingen zijn (amyloïd en neuritische) plaques, neurofibrillaire tangles, synapsverlies en geactiveerde microglia.
- Psychosociale behandeling is ondersteunend en gericht op de zorgbehoefte van de patiënt en diens omgeving. Medicamenteuze behandeling is gericht op het verbeteren/stabiliseren van de cognitieve problemen.

18.1 Inleiding

De ziekte van Alzheimer is de meest voorkomende vorm van dementie en wordt gekenmerkt door een sluipend begin en een langzaam progressieve ontwikkeling van cognitieve functiestoornissen. De prevalentie in Nederland wordt geschat op ruim 250.000 en de jaarlijkse incidentie op meer dan 20.000 (gemiddeld 2-3 patiënten per huisartsenpraktijk per jaar). Gezien de sterke relatie met veroudering kan deze aandoening zonder overdrijving de 'epidemie van de toekomst' genoemd worden.

De ziekte is vernoemd naar de Duitse zenuwarts/patholoog Alois Alzheimer, die in 1907 voor het eerst een patiënt beschreef die bij autopsie de kenmerkende pathologische veranderingen had waarmee ook nu nog de diagnose histopathologisch gesteld wordt. Zijn eerste casus, Auguste D., was een typisch voorbeeld van wat nu de preseniele vorm van de ziekte van Alzheimer genoemd wordt.

Casus

De heer B is 56 jaar. Hij bezoekt met zijn vrouw en oudste zoon de geheugenpolikliniek. Sinds 2 jaar valt het zijn omgeving op dat hij minder grip op de zaken heeft, vergeetachtig is en zich terugtrekt. Op zijn werk heeft dit reeds tot problemen geleid, omdat hij zijn werk niet meer af kreeg, de stapels op het bureau groeiden en hij regelmatig afspraken vergat. Tijdens vergaderingen had hij moeite om de discussie te volgen. Ook leek hij toenemend onhandig te zijn geworden: bediening van de computer en mobiele telefoon leverde problemen op. Vier weken voor het polibezoek had hij zich ziek gemeld. De bedrijfsarts en huisarts waren het eens over de diagnose burn-out, maar zijn echtgenote drong aan op verder onderzoek.

De medische voorgeschiedenis is blanco; hij gebruikt geen medicijnen. Zijn moeder zou dement zijn geworden op 76-jarige leeftijd.

Bij onderzoek van de mentale status is de

Mini Mental State Examination (MMSE) 24/30, de Cambridge Cognitive Assessment (CAMCOG) score 82 (cut off voor zijn leeftijd en opleiding is 84). De score op de Frontal Assessment Battery (FAB) is 13/18. Aanvullend neuropsychologisch onderzoek bevestigt stoornissen in de executieve en visuospatiële domeinen en slechts lichte geheugenproblemen. MRI van de hersenen toont graad 1 bilaterale hippocampus atrofie, bipariëtale atrofie en atrofie van de posterieure cingulaire cortex (zie figuur 18.1). Vanwege de jonge leeftijd, het niet op de voorgrond staan van geheugenproblemen en de afwezigheid van hippocampusatrofie op de MRI, wordt een lumbaalpunctie verricht. De routineanalyse is normaal, het a-bèta-1-42-gehalte 450 pg/ml (verlaagd), het totaal tauproteïne 520 ng/ml en p-tau-181 is 85 ng/ml (beide verhoogd). Op basis van (hetero)anamnese, bedside cognitief onderzoek en aanvullend onderzoek kan de waarschijnlijkheidsdiagnose ziekte van Alzheimer worden gesteld.

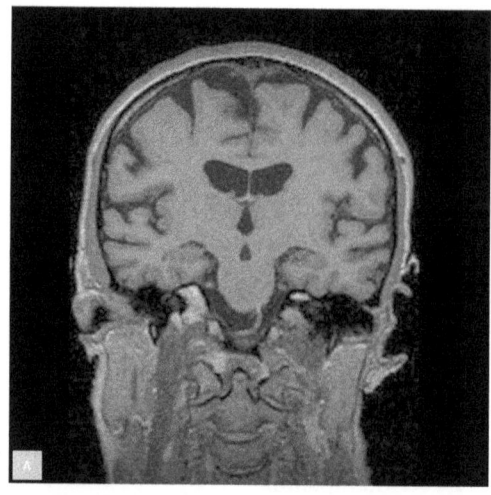

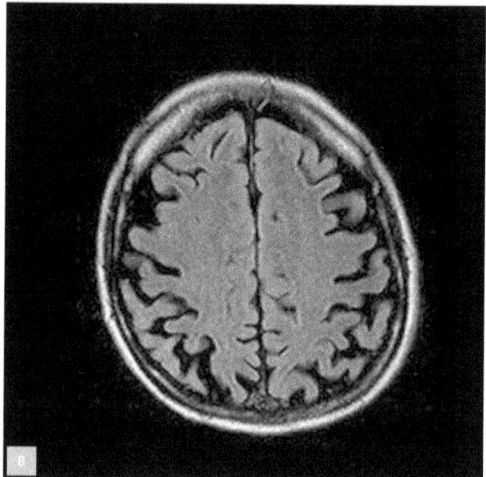

Figuur 18.1
Links: coronale T1-gewogen opnamen waarop een intacte hippocampus zichtbaar is (MTA-score 0/0). Rechts: axiale FLAIR-opname waarop de geprononceerde pariëtale atrofie zichtbaar is.

18.2 Kliniek

Bij bovengenoemde, klassieke preseniele variant van de ziekte van Alzheimer, staan naast geheugenstoornissen de volgende verschijnselen op de voorgrond:
- taalstoornissen;
- stoornissen in de praktische vaardigheden;
- stoornissen in de visuele herkenning;
- stoornissen in de executieve (uitvoerende) functies.

Uit recent onderzoek is naar voren gekomen dat de klachten waarmee preseniele alzheimerpatiënten zich presenteren beïnvloed worden door het apolipoproteïne (APOE)-genotype. Het ε4-alleldragerschap wordt vaak gevonden bij patiënten die zich primair presenteren met geheugenklachten, terwijl het niet hebben van dit allel vaker gepaard gaat met een presentatie die gekenmerkt wordt door executieve stoornissen, visuoperceptieve problemen of taalstoornissen. Als problemen met de visuoperceptie het beginstadium van de ziekte van Alzheimer kenmerken, spreekt men wel van 'posterior cortical atrophy', mede op basis van het MRI-beeld. Door het gebruik van deze term kan de indruk gewekt worden dat sprake is van een apart ziektebeeld.

Karakteristiek voor de meest voorkomende seniele variant van de ziekte van Alzheimer die boven het 65e jaar begint, zijn:
- geheugenstoornissen;

- weinig uitgesproken taal- en praktische stoornissen;
- frequent optreden van verwardheid;
- stemmingsstoornissen;
- wanen, vaak geïsoleerd voorkomend;
- visuele hallucinaties, in latere stadia.

Bij de seniele variant komt vaker cerebrovasculaire schade voor dan bij de preseniele variant. Vasculaire pathologie kan zichtbaar worden gemaakt met behulp van CT en MRI. Op grond van de scanafwijkingen wordt wel gesproken van 'mixed dementia' om uiting te geven aan het gelijktijdig voorkomen van Alzheimer en vasculaire veranderingen, doch operationele criteria hiervoor ontbreken. Grote neuropathologische studies tonen aan dat de combinatie van Alzheimer en vasculaire veranderingen bij 70-80% van de demente patiënten boven de 80 jaar voorkomt.

Voor de diagnostiek van de ziekte van Alzheimer zijn criteria opgesteld, waarvan de DSM-IV en de NINCDS-ADRDA de meest gebruikte zijn. Hiermee is in de meeste gevallen de diagnose met een redelijke mate van nauwkeurigheid te stellen.

Tabel 18.1 Klinische criteria voor de ziekte van Alzheimer volgens de NINCDS-ADRDA werkgroep.

criteria voor klinische diagnose 'waarschijnlijke' ziekte van alzheimer

1 dementie
2 cognitieve disfunctie in twee of meer domeinen
3 progressieve achteruitgang van geheugen en andere cognitieve functies
4 helder bewustzijn
5 beginleeftijd tussen 40 en 90 jaar
6 afwezigheid van systemische aandoeningen of hersenziekte

ondersteuning voor diagnose

1 progressieve afasie, apraxie of agnosie
2 ADL-beperkingen en veranderd gedrag
3 positieve familieanamnese
4 normaal of vertraagd achtergrondpatroon op EEG
5 progressieve atrofie op CT/MRI
6 routinebepalingen lumbaalpunctie normaal

diagnose minder waarschijnlijk

1 plotseling begin
2 focale neurologische verschijnselen in een vroeg stadium
3 epilepsie of loopstoornissen in een vroeg stadium

citeria voor klinische diagnose 'mogelijke' ziekte van alzheimer

1 dementie van het alzheimertype
2 aanwezigheid van systemische aandoening of hersenziekte, echter niet de oorzaak van de dementie

ADL: algemene dagelijkse levensverrichtingen; EEG: elektro-encefalogram; CT: computerized tomography; MRI: magnetic resonance imaging.

18.3 De meest voorkomende symptomen bij de ziekte van Alzheimer

18.3.1 Stoornissen in de geheugenfunctie

Kenmerkend voor de geheugenstoornissen bij de ziekte van Alzheimer zijn de problemen met het opslaan van nieuwe informatie. In het gedrag uit zich dat in een tendens om items uit een gesprek telkens te herhalen, meestal al na enkele minuten. Kinderen worden vaak meermalen door een demente patiënt gebeld, omdat voorgaande telefoongesprekken vergeten zijn. Afspraken worden vergeten, alledaagse voorwerpen worden op ongebruikelijke plaatsen neergelegd, waardoor ze zoek raken. In een vroeg stadium van de ziekte raakte de patiënt gemakkelijk de weg kwijt, vooral in een niet-vertrouwde omgeving. Kenmerkend voor de geheugenproblemen bij de ziekte van Alzheimer is dat niet alleen de recall na enkele munten is gestoord, maar ook de herkenning. Patiënten herkennen vaak niet de items die ze hebben aangeleerd. De stoornis van de herkenning onderscheidt alzheimerpatiënten van patiënten met bijvoorbeeld een vasculaire dementie en een depressie waarbij ook de herinnering van aangeleerde feiten gestoord is maar de herkenning doorgaans intact.

18.3.2 Taalstoornissen

Het juist benoemen van voorwerpen en het zoeken naar de juiste woorden zijn vaak de eerste signalen van een taalstoornis. Soms treden dergelijke stoornissen reeds op voordat geheugenproblemen zichtbaar worden (zie boven). Verarming van taalgebruik en (ogenschijnlijk irrelevante) breedvoerigheid kunnen ook de eerste signalen zijn van taalafbraak zonder dat fluency, woordvinding en syntaxis zijn aangedaan. Niet alleen het woordgebruik, ook het begrijpen van complexe vraagstukken of verbale opdrachten is vaak in een vroeg stadium al problematisch, maar minder snel zichtbaar in een alledaagse discussie. In het verloop van het ziekteproces wordt de taalafbraak steeds duidelijker. Parafasieën en paragrammatisme komen op de voorgrond, parallel aan het verlies van taalbegrip. Echolalie, pallilalie, perseveraties en volledig ontbreken van taalbegrip kenmerken het gevorderde stadium van de ziekte. Bij dergelijke patiënten kan echter de non-verbale communicatie nog behouden zijn.

18.3.3 Stoornissen in de praktische vaardigheden

Apraxie is het onvermogen om op corticaal niveau gecoördineerde motorische handelingen uit te voeren bij het ontbreken van paresen. Bij apraxie gaat het om stoornissen in de dominante pariëtaalkwab, waardoor beeldvorming of uitvoeringspatroon van een handeling is aangetast of verdwenen. Zeker in een vroeg stadium gaat het om problemen in alledaagse handelingen die niet altijd worden herkend, zoals het zoals het roeren van de thee met een omgekeerd theelepeltje, het omgaan met moderne koffiezetmachines, het omgaan met de computer, dvd-recorder, magnetron of mobiele telefoon. Soms komen geïsoleerde apraxieën voor, zoals tongapraxie (de patiënt kan de tong op verzoek niet uitsteken), terwijl het taalbegrip intact is, en kledingsapraxie (de patiënt steekt de arm door de broekspijp, 'stuntelt' met het aantrekken van de jas). Patiënten hebben sterk de neiging te rationaliseren bij confrontatie met hun apraxie: 'ik houd niet van eten koken, dat doet mijn echtgenoot', waardoor de gedragsverandering door de directe omgeving (partner, kinderen) vaak niet begrepen wordt. Interpretaties als gemakzucht, onwil of desinteresse liggen dan voor de hand.

18.3.4 Stoornissen in de visuele herkenning

Agnosie is het onvermogen om op corticaal niveau sensorische stimuli te herkennen bij het ontbreken van primair zintuiglijke stoornissen. Voor het dagelijks functioneren heeft agnosie ernstige consequenties. Dat woorden en zinnen niet meer worden herkend leidt niet tot grote problemen. Ernstiger is het als de chloor voor melk wordt aangezien en vertrouwde gezichten niet meer worden herkend (prosopagnosie). Het kan tot ernstige problemen in de thuissituatie leiden als de partner wordt aangezien voor een indringer. Van alle stoornissen in de herkenning is de visuele agnosie het meest voorkomend, waarbij voorwerpen niet meer herkend worden. Onderscheid moet gemaakt worden of het voorwerp echt niet herkend wordt of niet meer correct benoemd kan worden, als uiting van een taalstoornis.

Regelmatig worden aspecten gevonden van het gerstmannsyndroom: links/rechtsdesoriëntatie, dyscalculie, dysgrafie en vingeragnosie. Somatoagnosie treedt vaak op in een later stadium.

18.3.5 Uitvoerende functiestoornissen

Stoornissen in de uitvoerende functies staan centraal in het dementiesyndroom. Herkenning hiervan is belangrijk maar lastig, zeker omdat er in eerste instantie niet over geklaagd wordt. Het gaat hierbij om het behouden van overzicht, planningsvaardigheid en een adequate uitvoering van complexe informatie en handelingen. In het dagelijks leven uiten deze problemen zich al bijvoorbeeld door het onvermogen twee dingen tegelijk te doen, een gesprek tussen meerdere personen te volgen of onverwacht een maaltijd te moeten bereiden voor meerdere personen. Patiënten kunnen in een beginstadium vaak nog heel goed koken, maar heteroanamnestisch blijkt er wel al een verarming van het menu ('altijd hetzelfde') te zijn opgetreden als uiting van een executief probleem.

18.3.6 Neuropsychiatrische verschijnselen

Hieronder vallen visuele hallucinaties, waandenkbeelden, vaak paranoïde en stereotype van inhoud, zoals het gevoel bestolen te worden door de hulp in de huishouding, het idee dat de partner vreemd gaat of dat de nieuwslezer op televisie in de kamer is. Visuele hallucinaties en paranoïde gedachten bij Alzheimer voorspellen een snellere cognitieve en functionele achteruitgang van de dementie, dan bij demente patiënten bij wie dergelijke symptomen ontbreken. Wanen en agressie komen meer voor bij APOE-ε4-dragers dan bij niet-dragers. Angst- en stemmingsstoornissen komen bij ruim 30% van de alzheimerpatiënten voor. Andere belangrijke symptomen die invaliderend zijn voor de patiënt en belastend voor de mantelzorger, zijn nachtelijke onrust, agressie, bewegingsdrang en aan de andere kant van het spectrum de apathie. Laatstgenoemde is zeker een vroeg optredend, maar vaak laat herkend verschijnsel. Als reactie op een sluimerende of manifeste infectie, ziekenhuisopname of operatieve ingreep treedt relatief snel een delier op. Van belang is hierop bedacht te zijn en adequaat behandeling toe te passen.

18.3.7 Somatische verschijnselen

Somatische comorbiditeit komt frequent voor bij de ziekte van Alzheimer, en neemt toe met de leeftijd. Net als bij ieder ander zonder dementie dient dit adequaat behandeld te worden. De meest frequente aandoeningen zijn: hoge bloeddruk, diabetes mellitus, prostaathypertrofie, maag-darmproblematiek en veranderingen van lichaamsgewicht. Verlies van lichaamsgewicht is bij de ziekte van Alzheimer een vroeg (prediagnostisch) verschijnsel en duidt op een snelle progressie van de ziekte. In latere fasen van de ziekte treedt doorgaans cachexie op. Anderzijds kan door een verhoogde snoeplust en eenzijdige voeding het gewicht ook toenemen. Myoclonus en epilepsie komen relatief vaker voor in een laat stadium of bij snelle progressie van de ziekte. Behandeling met anti-epileptica is effectief bij verschijnselen van epilepsie, in mindere mate ook bij myoclonus.

18.4 Aanvullend onderzoek

De diagnostiek van dementie vergt een multidisciplinaire aanpak. Na het in kaart brengen van de klachten en symptomen en het beloop daarvan in zorgvuldige anamnese en heteroanamnese, kan verder aanvullend onderzoek de benodigde informatie verschaffen. Differentiële diagnostiek is belangrijk, omdat behandelstrategieën verschillen per type dementie. Het aanvullend onderzoek is voor een groot gedeelte gericht op het verkrijgen van indirect bewijs voor de aanwezigheid van de neuropathologische kenmerken van de ziekte van Alzheimer. In het verleden was de diagnose ziekte van Alzheimer een diagnose per exclusionem, hetgeen in de NINCDS-ADRDA-criteria (zie tabel 18.1) zijn basis heeft. Met de moderne mogelijkheden voor aanvullend onderzoek beweegt de diagnostiek zich meer en meer in de richting van inclusieve diagnostiek, waarbij de arts op zoek is naar positieve aanknopingspunten voor de aanwezigheid van de onderliggende pathologie: amyloïdplaques en neurofibrillaire tangles.

18.4.1 Neuropsychologisch onderzoek

Cognitieve screeningstesten, zoals de Mini-Mental State Examination, de CAMCOG of de '7-minute screen', kunnen een eerste indruk geven van de aanwezigheid en de aard van cognitieve functiestoornissen. Uitgebreid neuropsychologisch onderzoek, waarbij de afwijkingen in de diverse cognitieve domeinen worden gekwantificeerd, is – zeker in het vroege stadium van dementie – noodzakelijk om een meer gedetailleerd beeld te krijgen van het cognitief functioneren. Naast dit kwantitatieve aspect, kan ook de kwalitatieve observatie van de manier waarop de tests worden uitgevoerd, nuttige informatie opleveren. Vergeetachtigheid is meestal het eerste en meest opvallende kenmerk van de ziekte van Alzheimer. Het testen van het geheugen neemt derhalve een belangrijke plaats in binnen het neuropsychologisch onderzoek. Hierbij

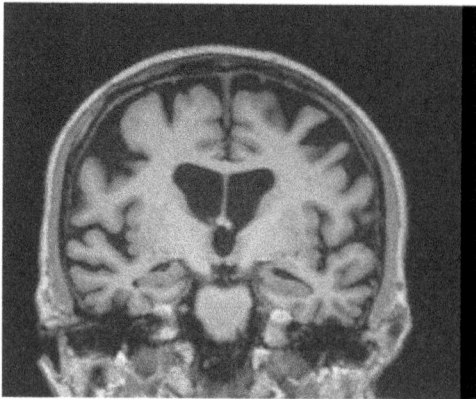

Figuur 18.2
Dezelfde patiënt als in figuur 18.1, 2 jaar later. Op de coronale T1-gewogen opname is nu hippocampusatrofie te zien (MTA-score).

kan onderscheid gemaakt worden tussen episodisch geheugen en semantisch geheugen. Het episodisch geheugen is bij de ziekte van Alzheimer in een vroeg stadium aangedaan. Het semantisch geheugen – het geheugen voor feitenkennis – blijft langer intact, maar is juist bij andere vormen van dementie (zoals de semantische dementie) in vroege stadia aangetast. Geleidelijk aan ontwikkelen zich problemen met de taal (afasie), handelingsvaardigheid (apraxie) en het niet herkennen van mensen en voorwerpen (agnosie). Voor verdere details zie hoofdstuk 4.

18.4.2 Laboratoriumonderzoek

Bloed

Volgens de CBO-richtlijn dementie, dient standaard bloedonderzoek te worden verricht. Het gaat hierbij om het uitsluiten van andere, reversibele, oorzaken van cognitieve achteruitgang of aandoeningen die de cognitieve functiestoornissen zouden kunnen verergeren. Voorbeelden hiervan zijn schildklieraandoeningen, nier- en leverfunctiestoornissen en anemie. Op dit moment zijn er geen bepalingen in het bloed die een positieve aanwijzing voor de ziekte van Alzheimer kunnen leveren. Als standaardbepalingen worden gesuggereerd: Hb, Ht, MCV, BSE, glucose, TSH en creatinine. De bepaling van luesserologie is tegenwoordig niet meer relevant en dient evenals de bepaling van vitamine B12, foliumzuur en vitamine B1 en B6 op indicatie plaats te vinden.

Liquor cerebrospinalis

Het bepalen van de eiwitten amyloïd bèta-1-42, tauproteïne en gefosforyleerd tauproteïne in de liquor cerebrospinalis, biedt nieuwe diagnostische mogelijkheden. De liquor wordt verkregen via een lumbaalpunctie. Met het gebruik van een dunne naald (25 G) is de kans op postpunctionele hoofdpijn, de meest voorkomende complicatie, minder dan 10%. De hoeveelheid liquor die wordt afgenomen speelt daarbij geen rol, zolang de afgenomen hoeveelheid niet meer is dan 30 ml. Bij oudere patiënten is het risico nog lager (minder dan 2%). Bovendien ervaren ouderen minder last van pijn tijdens de punctie. Andere complicaties (meningitis, subduraal spinaal hematoom) zijn zeer zeldzaam.

Bij de ziekte van Alzheimer is de concentratie van het eiwit amyloïd bèta-1-42 verlaagd, terwijl de concentraties van tauproteïne en gehyperfosforyleerde tauproteïne (fosfo-tau) verhoogd zijn. De CBO-richtlijn beveelt bepaling van a-bèta-1-42, totaal tauproteïne en p-tau-181 in de liquor in bepaalde gevallen aan:
1 Bij patiënten jonger dan 65 jaar, omdat de differentiële diagnose uitgebreid is, en de MRI en het neuropsychologisch onderzoek niet altijd uitsluitsel bieden.
2 Bij ouderen in geval van twijfel over de diagnose, en wanneer uitgebreid aanvullend onderzoek de diagnose onvoldoende ondersteunt.

Slechts enkele academische centra in Nederland hebben een standaard bepalingsmethode ontwikkeld en beschikken over referentiewaarden.

18.4.3 Beeldvormend onderzoek

MRI

Kenmerkend voor de ziekte van Alzheimer is disproportionele atrofie van de mediale temporaalkwab (hippocampus, parahippocampale gyrus). Atrofie van de mediale temporaalkwab wordt bij voorkeur beoordeeld op coronale coupes (figuur 18.2). Bij jonge patiënten (< 65 jaar) zijn er vaak geen aanwijzingen voor atrofie van de mediale temporaalkwab. Een relatief groot gedeelte van deze patiënten heeft atrofie aan de achterzijde van het hoofd, biparietaal en in het precuneus gebied (zie ook figuur 18.1). Cerebrovasculaire schade kan ook zichtbaar gemaakt worden met MRI. Het gaat hierbij primair om het uitsluiten van vasculaire dementie, maar anderzijds kan cerebrovasculaire schade ook een rol spelen bij de ziekte van Alzhei-

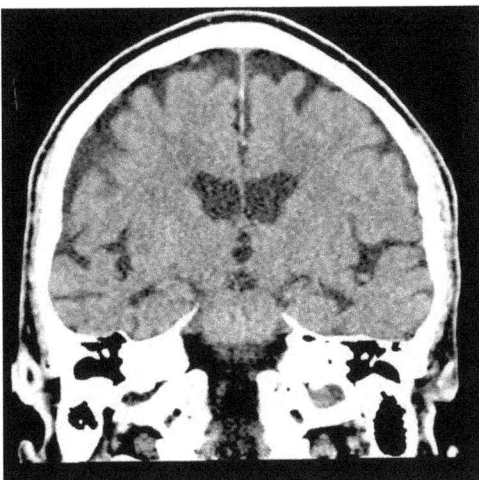

Figuur 18.3
Multi-slice CT-scan in coronale vlak waarop duidelijk hippocampusatrofie zichtbaar is (MTA-score-1-bdz).

mer, bijvoorbeeld in de vorm van wittestofafwijkingen. Het scanprotocol omvat bij voorkeur een coronale T1-gewogen opname (ter beoordeling van de atrofie van de mediale temporaalkwab), een axiale FLAIR-gewogen opname (ter beoordeling van de corticale atrofie, wittestofafwijkingen en andere vasculaire schade) en een axiale T2-gewogen opname (ter beoordeling van cerebrovasculaire schade).

CT

Computed Tomography (CT) biedt een alternatief wanneer MRI niet voorhanden is, of wanneer een patiënt geen MRI kan ondergaan, bijvoorbeeld vanwege een pacemaker of claustrofobie. Voordeel van CT is de laagdrempeligheid en de grotere beschikbaarheid. Nadeel is de spatiële resolutie, die een stuk minder is dan bij MRI. Grove pathologie, zoals ruimte-innemende processen of infarcten zijn goed te herkennen. Subtielere afwijkingen en patronen van atrofie zijn niet of nauwelijks te beoordelen. In het verleden was het niet mogelijk om coronale coupes te maken voor het beoordelen van de mediale temporaalkwab. De moderne 64-multidetector (multi-slice) CT-techniek biedt deze mogelijkheid wél, en dat betekent nieuwe mogelijkheden voor de diagnostiek van dementie (figuur 18.3).

PET

Bij de ziekte van Alzheimer is veel onderzoek verricht met behulp van ^{18}F-FDG-PET. Hierbij wordt de glucoseopname in de hersenen in beeld gebracht. Patiënten met de ziekte van Alzheimer vertonen temporopariëtaal minder glucoseopname dan gezonde controlepersonen, waaruit af te leiden valt dat deze hersengebieden bij alzheimerpatiënten minder activiteit vertonen. Omdat de PET-techniek niet algemeen beschikbaar is, wordt deze methode niet routinematig gebruikt voor de diagnostiek.

Sinds enkele jaren bestaat er een nieuwe toepassing van PET, die veelbelovend is voor de ziekte van Alzheimer. ^{11}C-PIB is een tracer, die zich hecht aan het eiwit amyloïd bèta, het belangrijkste bestanddeel van de seniele plaques. Voor het eerst lijkt het daarmee mogelijk om de neuropathologie van de ziekte van Alzheimer durante vitae in beeld te brengen (figuur 18.4). Het onderzoek naar de diagnostische betekenis van ^{11}C-PIB voor de ziekte van Alzheimer bevindt zich nog in een experimenteel stadium.

18.5 Neuropathologische veranderingen bij de ziekte van Alzheimer

18.5.1 Macroscopie

De macroscopische veranderingen bij de ziekte van Alzheimer kunnen zeer uiteenlopen, afhankelijk van ernst en duur. Er kan sprake zijn van een verwijde temporale ventrikelhoorn en atrofie van de naastliggende hippocampus en amandelkern met een normaal hersengewicht van meer dan 1300 gram. Na een langdurig beloop kan er ernstige globale atrofie gevonden worden met een hersengewicht van minder dan 800 gram. De windingen zijn in deze atrofische hersenen duidelijk versmald en de sulci ertussen fors verbreed, vooral temporaal (figuur 18.5, 18.6). Op de frontale snede laten atrofische hersenen sterk vergrote ventrikels zien met een fors verminderde hoeveelheid witte stof. Ook de cortex is dan versmald. De basale kernen en de thalamus zijn ook atrofisch en blijven in verhouding met de rest van het brein. De amandelkern is doorgaans fors atrofisch. Het cerebellum is alleen in zeer ernstige gevallen aangetast.

18.5.2 Microscopie

De 'plaques en tangles' zijn al meer dan honderd jaar geleden beschreven en vormen bij de ziekte

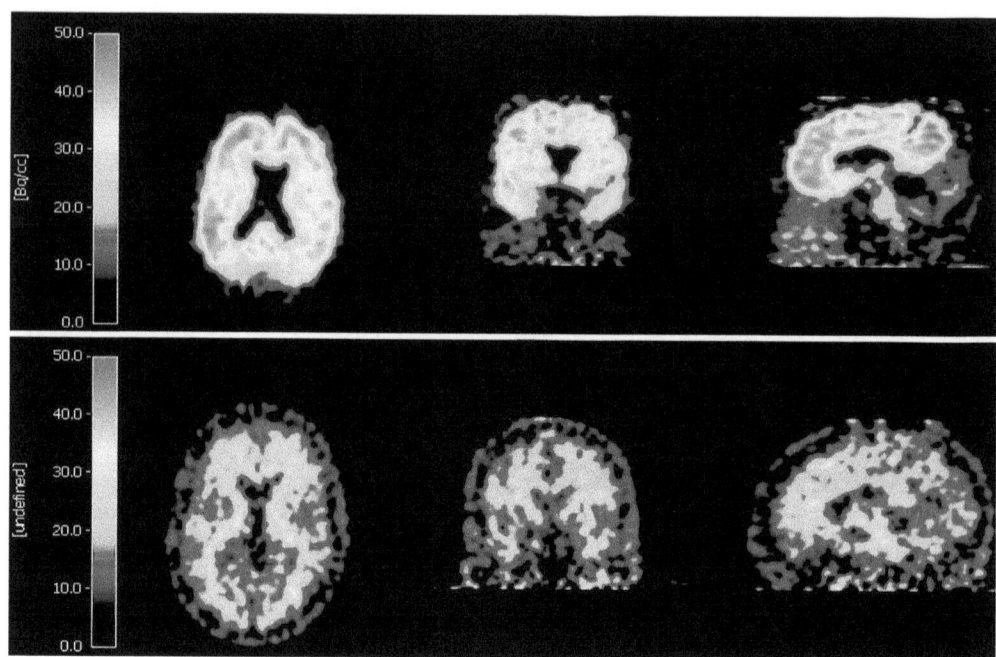

Figuur 18.4
Bovenste panel: ^{11}C-PIB-scan van de alzheimerpatiënt in figuur 18.1. In rood wordt in drie richtingen de amyloïddepositie weergegeven. Ter vergelijking in het onderste panel een scan van een gezonde even oude controle.

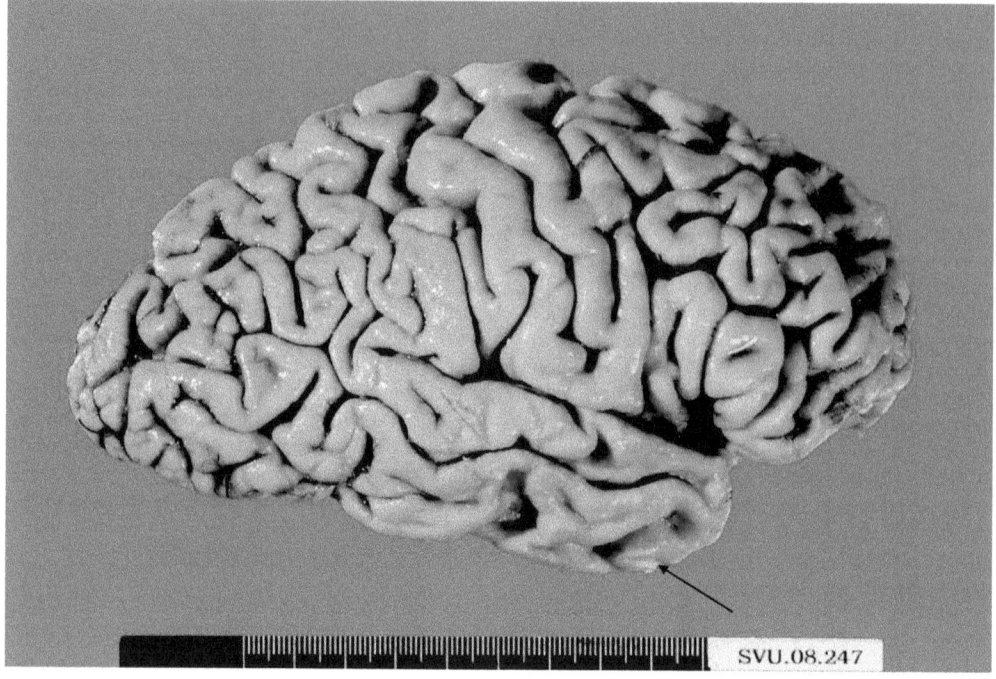

Figuur 18.5
Macroscopie van de hersenen van een alzheimerpatiënt na 20 jaar ziekte; de temporaalpool is het meest atrofisch (pijl).

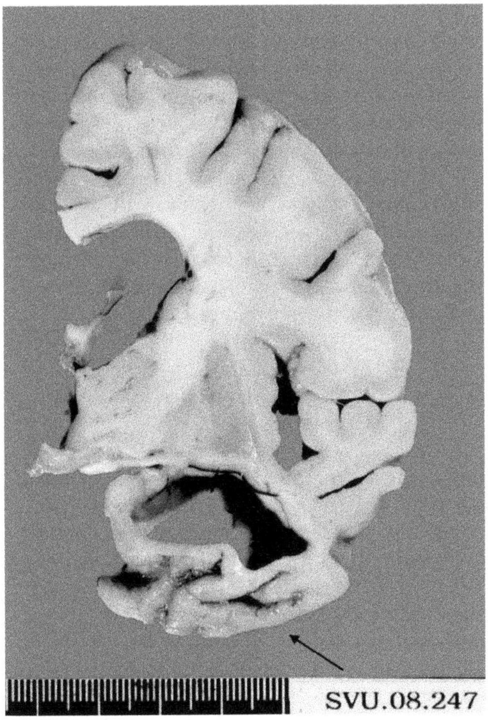

van Alzheimer de karakteristieke microscopische afwijkingen, naast aspecifieke veranderingen als neuronaal verlies, reactieve gliose en toename van microglia (figuur 18.7, 18.8). Seniele, klassieke plaques zijn neerslagen van Alzheimeramyloïd in de grijze stof, vaak omringd door een krans van afwijkende neurieten. Amyloïd is per definitie een ophoping van een klein eiwit die aankleurt met de kleurstof Kongo-rood dankzij een sterk geordende, bèta-vouwbladstructuur. Er bestaat in het algemeen een aantal vormen van amyloïd in de hersenen (en nog zeker 18 vormen buiten de hersenen), waarvan het 4-kD grote Alzheimeramyloïd, het zogenaamde bèta–amyloïd, veruit het meest frequent voorkomt. Met immunohistochemische technieken en antilichamen gericht tegen dit bèta-amyloïd, kortweg ook wel a-bèta genoemd, kunnen plaques zichtbaar worden gemaakt. Naast klassieke, compacte plaques die met Kongo-rood aankleuren, zijn er in de grijze stof nog veel meer voorstadia, zogenaamde diffuse plaques die met antilichamen tegen a-bèta zichtbaar worden maar die niet met Kongo-rood kleuren. De betekenis van deze talrijke, diffuse a-bèta plaques voor het functioneren van de hersenen is nog niet duidelijk.

Neuritische plaques zijn als eerste beschreven in de zilverkleuring en betreffen ophopingen van abnormale neurieten die gevuld zijn met veel chaperone-eiwitten en cytoskeleteiwitten, vaak gerangschikt rond een centrale amyloïdkern. Hun aantallen correleren beter met de cognitieve achteruitgang dan het aantal a-bèta plaques; slechts een deel van de a-bèta plaques heeft een krans van

Figuur 18.6
Hersenen van een alzheimerpatiënt na 20 jaar ziekte; de mediale zijde van de temporaalkwab is het meest atrofisch (pijl) met sterke verwijding van de temporale ventrikelhoorn.

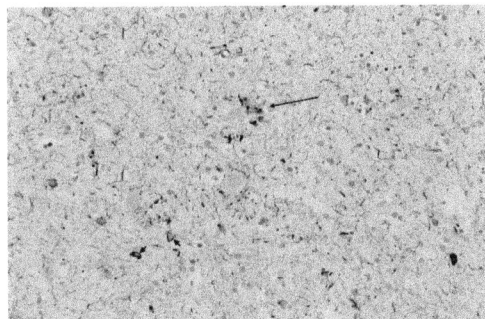

Figuur 18.7
Cortex van een alzheimerpatiënt, gekleurd voor tauproteïne (neurofibrillaire degeneratie; bruin), Kongo-rood (rood) en haematoxyline (blauwe kernkleuring). De seniele plaques (een aangewezen met lange pijl) zijn rood (a-bèta amyloïd) met een krans van bruine, tauproteïne positieve neurieten. Ook zijn er veel neuropileem draden gevuld met tauproteïne en worden er tangles gezien (korte pijl).

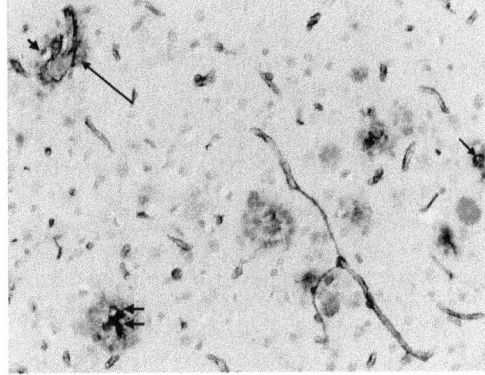

Figuur 18.8
Seniele a-bèta plaques (rood) en congofiele, capillaire angiopathie (rood, met lange pijl); de vaatwanden zijn bruin. Reactieve microglia is donker blauw (kleine pijlen), de celkernen zijn lichtblauw.

neurieten. Congofiele cerebrale angiopathie (CAA) staat voor afwijkingen in vaatwanden die berusten op ophopingen van a-bèta, die in meer of mindere mate bij bijna alle alzheimerpatiënten wordt gezien. Vooral de media van corticale en leptomeningeale arteriën en arteriolen zijn beladen met amyloïd en in ernstige gevallen ook de wanden van venen en capillairen. Zelden is CAA met a-bèta het gevolg van mutaties in een specifiek gebied van het APP-gen, die leiden tot dodelijke bloedingen op middelbare leeftijd.

Tangles zijn ophopingen van fibrillen die op haken en kluwens lijken in het cytoplasma van de neuronen (neurofibrillaire degeneratie). Biochemisch blijken dit stapelingen van het cytoskelet tauproteïne te zijn, bijgemengd met andere cytoskeleteiwitten en chaperone-eiwitten. Tauproteïne is een microtubuli-geassocieerd eiwit dat betrokken is bij de vorming van microtubuli uit het eiwit tubuline. Bij de ziekte van Alzheimer is het opgehoopte tauproteïne gehyperfosforyleerd en komen alle zes mogelijke isovormen van tauproteïne tot expressie, ook normaal alleen de foetaal voorkomende vormen.

Met behulp van antilichamen tegen dit abnormale tauproteïne worden bij de ziekte van Alzheimer niet alleen de tangles gekleurd, maar ook de abnormale, dystrofe neurieten rond de seniele plaques (neuritische plaques) en talrijke zogenaamde neuropileemdraden in de grijze stof; uitlopers van zenuwen gevuld met tauproteïne. Normale, volwassen controles tonen geen tauproteïne positieve structuren. Veranderingen in tauproteïne alleen zijn niet specifiek voor de ziekte van Alzheimer.

18.6 Klinisch-neuropathologische correlatie

De ontwikkeling en uitbreiding van de neurofibrillaire degeneratie in de hersenen bij alzheimerpatiënten volgt in de meeste gevallen een vast patroon met zes stadia, zoals in 1991 beschreven door de neuro-anatomen Eva en Heiko Braak. In 2006 is deze stadiering gemodificeerd voor tauproteïne immunohistochemie in routine neuropathologische kleuringen. De vroege stadia (1 en 2) zijn asymptomatisch. In stadium 4 is sprake van (beginnende) dementie, hoewel de ernst van de dementie per individu sterk kan verschillen. Het premorbide intellectuele niveau speelt hierbij een rol. De ontwikkeling en verspreiding van de amyloïdplaques of neuritische plaques is minder eenduidig beschreven en correleert minder goed met het klinische beeld dan veranderingen in tauproteïne. De NIA-Reagan criteria uit 1997 bepalen de waarschijnlijkheid van de zieke van Alzheimer aan de hand van het aantal neuritische plaques per oppervlakte in de schors. In de Braak-criteria zijn er vier klassen, afhankelijk van de ernst: 0 (geen plaques), A (weinig plaques, B (matige hoeveelheid) of C (veel plaques). Deze telling berust op zilverkleuringen. Synapsverlies heeft van alle bovenbeschreven afwijkingen de sterkste samenhang met de ernst van de dementie, maar de beoordeling vereist gevalideerde technieken en wordt in de praktijk niet gebruikt voor diagnostiek.

18.7 Pathogenese van de ziekte van Alzheimer

De 'amyloïd hypothese' is nog steeds het meest gangbare verklaringsmodel voor de ziekte van Alzheimer, maar diverse aspecten ervan zijn nog niet opgehelderd. De amyloïd cascade houdt in dat eerst te veel Aβ wordt gevormd in de grijze stof door overproductie of gestoorde afvloed van Aβ, waarna veranderingen in tauproteïne, synapsverlies, neuronenverlies en gliose optreden. Aβ wordt gemaakt in neuronen uit het amyloïd precursor proteïne (APP) en hoopt zich extracellulair op. Aβ-1-42 (42 aminozuren) wordt beschouwd als de meest pathogene vorm. Overproductie van Aβ-1-42 kan veroorzaakt worden door:

1 overexpressie van het APP, gelegen op chromosoom 21, zoals voorkomt bij trisomie 21 en copynummervariatie van APP (enkele families);
2 mutaties in het amyloïd precursor eiwit zelf op chromosoom 21 (diverse dominant erfelijke vormen);
3 mutaties in het enzym γ-secretase dat samen met β-secretase Aβ als het ware losknipt uit het APP. Een onderdeel van dit samengestelde enzym γ-secretase is het transmembraneuze eiwit preseniline. Er zijn vele mutaties beschreven in preseniline-1 (gelegen op chromosoom 14) en enkele mutaties op preseniline-2 (gelegen op chromosoom 1) die leiden tot dominant erfelijke vormen (zie paragraaf 18.8).

Studies van transgene muizen die te veel Aβ maken en daarnaast ook humaan tauproteïne kunnen produceren, laten zien dat amyloïdplaques snel ontstaan (in dagen) en snel veranderingen in tauproteïne in hun omgeving kunnen induceren. Microglia wordt meteen gerekruteerd in de plaques, maar hun rol is niet duidelijk. Microglia en ontstekingseiwitten in de plaques lijken te wijzen een hersenspecifieke, lokale ontsteking. De meest pathogene vorm van Aβ zijn waarschijnlijk oligomere vormen dan wel protofibrillen. Het bestaan van andere dementieën met amyloïd plaques en tangles, bijvoorbeeld bij prionamyloïd, onderstreept nog eens het belang van de β-vouwbladstructuur en fibrilvorming voor de pathogenese.

18.8 Genetische aspecten

In 1991 werd ontdekt dat mutaties in het bèta-amyloïd precursor-gen (APP) op chromosoom 21 verantwoordelijk waren voor de autosomaal dominant erfelijke ziekte van Alzheimer. Zij komen voor in ongeveer twintig families wereldwijd. Deze mutaties verstoren de afsplitsing van amyloïd bèta van het voorlopereiwit APP, waardoor er relatief te veel amyloïd β (1-42) gevormd wordt. Tengevolge van de trisomie 21 vindt bij het Downsyndroom levenslang licht verhoogde productie van amyloïd β (1-42) plaats en ook dit leidt in de meeste gevallen tot de ziekte van Alzheimer.

Later werden mutaties in het preseniline-1-gen op chromosoom 14 en het preseniline-2-gen op chromosoom 1 gevonden (PSEN 1 en 2). De eiwitten waarvoor deze genen coderen behoren tot het γ secretase-enzymcomplex, dat amyloïd β (1-42) afsplitst van APP.

Familiaire vormen van de ziekte van Alzheimer worden meestal veroorzaakt door mutaties in het PSEN1-gen. Net als de APP-mutaties zijn PSEN2-mutaties erg zeldzaam. Zij komen vooral voor in enkele Amerikaanse families en in een grote Italiaanse familie.

De genoemde mutaties veroorzaken tot 70% van de autosomaal dominante gevallen van de ziekte van Alzheimer. De beginleeftijd is meestal tussen de 40 en 60 jaar, maar soms treft de erfelijke ziekte zelfs twintigers. Zeer vroeg ontstane ziekte van Alzheimer, gedefinieerd als beginnend vóór het 35e levensjaar, wordt vrijwel altijd geassocieerd met een PSEN1-mutatie.

Hoewel slechts ongeveer 0,5% van alle gevallen van de ziekte van Alzheimer door een van deze 3 mutaties veroorzaakt wordt, heeft de ontdekking van deze genen het inzicht in de pathogenese van

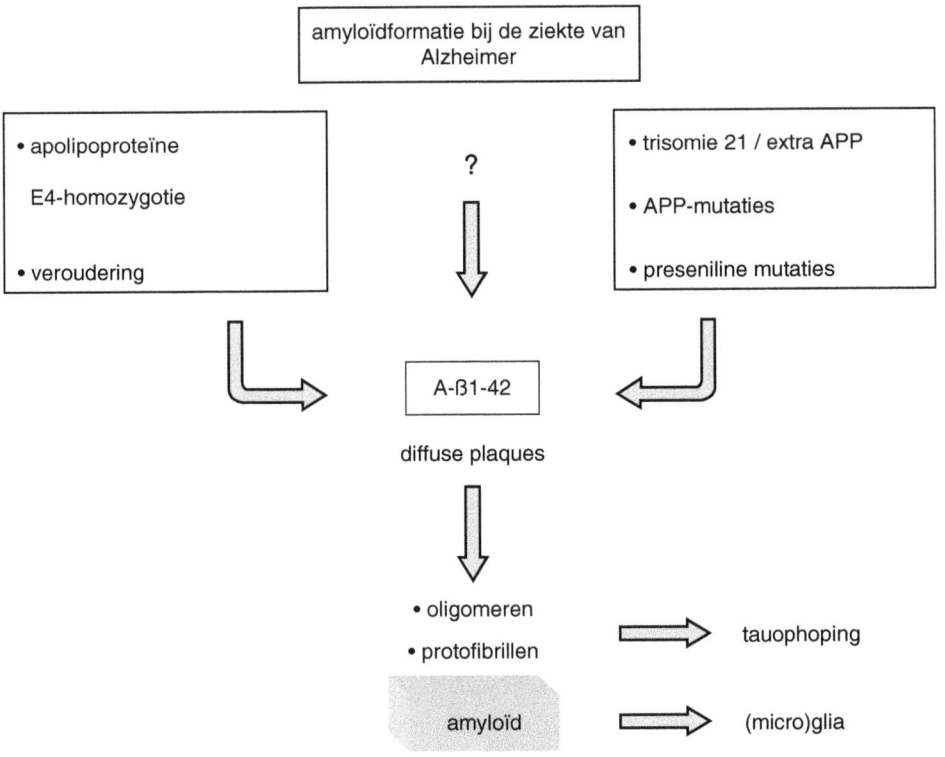

Figuur 18.9
Amyloïdformatie bij de ziekte van Alzheimer.

de ziekte van Alzheimer vergroot. De bevinding ondersteunt tevens de amyloïd-cascadehypothese.

Het fenotype van PSEN1-mutaties is heterogeen. De beginleeftijd varieert van midden 20 tot 70 jaar. Associaties met respectievelijk myoclonieën, epilepsie, parkinsonisme en spatische paraparese zijn beschreven voor meerdere mutaties. Ook is een aantal mutaties geassocieerd met een klinisch fenotype passend bij frontotemporale dementie (FTD). Mutaties in het PSEN2-gen zijn eveneens klinisch heterogeen en hebben een variabele beginleeftijd. Een fenotype gelijkend op Lewy-bodydementie is beschreven.

De meeste mutaties in het APP-gen gaan samen met cerebrale amyloïdangiopathie, al dan niet geassocieerd met het optreden van hersenbloedingen. De beginleeftijd ligt rond de 50 jaar.

Bij dementie op jonge leeftijd met een autosomaal dominant overervingspatroon dient verwijzing naar een klinisch-genetisch centrum overwogen te worden. Er kan getest worden op het PSEN1-gen, aangezien dit het meest voorkomt. Onderzoek naar mutaties in het APP en PSEN-2-gen wordt alleen op grond van een sterke verdenking gedaan. Vanwege klinische heterogeniteit en gelijkenis met FTD wordt aanbevolen bij negatieve bevindingen ook het tauproteïne-gen en het progranuline-gen te onderzoeken (zie hoofdstuk 19).

Het belangrijkste gen geassocieerd met de seniele vorm van de ziekte van Alzheimer is het APOE-gen, gelokaliseerd op chromosoom 19. APOE is een plasmamembraan eiwit, betrokken bij het transport van lipiden. Het APOE-gen kent de APOE-ε2-, -ε3- en -ε4-allelen. Het APOE-ε4-allel is geassocieerd met een verhoogde kans op het ontwikkelen van de ziekte van Alzheimer. Deze associatie is sterker voor vrouwen dan voor mannen en neemt af met het toenemen van de leeftijd (boven 65 jaar). De associatie is dosisafhankelijk. Het APOE-ε4-allel is niet noodzakelijk en evenmin voldoende voor het ontwikkelen van de ziekte van Alzheimer, en is derhalve niet bruikbaar als diagnostische test. Recent onderzoek naar de invloed van het APOE-gen laat zien dat behalve een risicofactor voor het ontstaan, er directe relaties zijn met de:
- snelheid van achteruitgang, klinisch en radiologisch op MRI-scans;
- klinische presentatie zoals eerder al genoemd;
- connectiviteit binnen netwerken in de hersenen;
- mate van glucose metabolisme in de posterieure cingulaire cortex;
- hoeveelheid circulerend a-bèta-1-42;
- mate waarin amyloïdangiopathie aanwezig is.

De laatstgenoemde factor is van belang gebleken bij de experimentele toepassing van amyloïdbeïnvloedende antistoffen.

Naast het APOE-gen wordt verondersteld dat er andere genetische factoren zijn die bijdragen aan het ontstaan van de ziekte. Meer dan honderd nieuwe risicogenen zijn inmiddels met behulp van genoomwijde associatiestudies geïdentificeerd. Behoudens de veruit meest significante associatie met APOE, zijn echter geen van alle bevindingen vooralsnog betrouwbaar gereproduceerd. Daartoe behoort ook een aantal recent gevonden genen waarvan het op pathofysiologische gronden zeer wel denkbaar is dat zij inderdaad geassocieerd zijn met de ziekte van Alzheimer: het SORL1-gen (sortiline gerelateerde receptor) en het GAB2-gen (glycinerijk proteïne-2 geassocieerd bindend proteïne-2) op chromosoom 11. APOE blijft vooralsnog de genetische factor die veruit het sterkst op tal van manieren met de ziekte van Alzheimer verbonden is.

18.9 Preventie en levensstijl

'Voorkomen is beter dan genezen' geldt zeker met betrekking tot de ziekte van Alzheimer: er is immers geen geneesmiddel beschikbaar, dus alle mogelijkheden voor het voorkómen van de ziekte moeten worden aangegrepen. De kennis over de bijdrage van een genetische predispositie en andere risicofactoren voor het ontstaan van de ziekte van Alzheimer is echter beperkt en verklaren slechts een klein deel van het risico. Alleen voor de behandeling van hypertensie is er enige empirische evidentie ten aanzien van het verminderen van de kans op dementie (zie ook hoofdstuk 11).

Ook voor wat betreft de invloed van levensstijlinterventies op de kans om de ziekte van Alzheimer te krijgen is de evidentie schaars. De belangrijkste factoren komen neer op een gezond leven: voldoende bewegen, niet roken, voeding met niet te veel vet en voldoende omega-3-vetzuren en voldoende mentale activiteiten (zie hoofdstuk 11).

18.10 Medicamenteuze behandeling

Voor de ziekte van Alzheimer zijn de laatste jaren medicijnen ontwikkeld die gebaseerd zijn op pathogenetische bevindingen, en die als doel hebben om naast de cognitieve functies ook andere symptomen van dementie te verbeteren. Omdat de aangrijpingspunten van deze middelen aan het einde van pathogenetische ketens zitten, zijn het symptomatische behandelingen zonder effect op de oorzaak van de ziekte. Er zijn twee klassen van middelen: cholinesteraseremmers en NMDA-receptorantagonisten. Voor zover er op grond van meta-analyses positieve evidentie beschikbaar is over de effectiviteit, is deze beperkt tot het cognitieve domein en de globale beoordeling van het functioneren. Gezien het belang van het onderwerp is hier een apart hoofdstuk aan gewijd (zie hoofdstuk 11).

Literatuur

Bennett DA, Wilson RS, Schneider JA, et al. Education modifies the relation of AD pathology to level of cognitive function in older persons. Neurology 2003;60(12):1909-15.

Bouwman FH, Schoonenboom SN, Flier WM van der, et al. CSF biomarkers and medial temporal lobe atrophy predict dementia in mild cognitive impairment. Neurobiol Aging. 2007;28(7):1070-4.

Braak H, Alafuzoff I, Arzberger T, et al. Staging of Alzheimer disease-associated neurofibrillary pathology using paraffin sections and immunocytochemistry. Acta Neuropathol. 2006;112:389-404.

Braak H, Braak E. Neuropathological stageing of Alzheimer-related changes. Acta Neuropathol. 1991;82:239-59.

Consensus recommendations for the postmortem diagnosis of Alzheimer's disease. The National Institute on Aging, and Reagan Institute Working Group on Diagnostic Criteria for the Neuropathological Assessment of Alzheimer's Disease. Neurobiol Aging 1997;18:S1–2.

Flier WM van der, Schoonenboom SN, Pijnenburg YA, et al. The effect of APOE genotype on clinical phenotype in Alzheimer disease. Neurology. 2006;67(3):526-7.

Flier WM van der, Staekenborg S, Pijnenburg YA, et al. Apolipoprotein E genotype influences presence and severity of delusions and aggressive behavior in Alzheimer disease. Dement Geriatr Cogn Disord 2007;23:42-6.

Hsiung GYR, Sadovnick AD. Genetics and dementia: riskfactors, diagnosis and management. Alzheimers Dement. 2007;3:418-27.

Kivipelto M, Ngandu T, Laatikainen T, et al. Riskscore for prediction of dementia risk in 20 years among middle aged people: a longitudinal, population-based study. Lancet Neurol 2006;5:735-41.

Klunk WE, Engler H, Nordberg A, et al. Imaging brain amyloid in Alzheimer's disease with Pittsburgh Compound-B. Ann Neurol. 2004;55(3):306-19.

Kwaliteitsinstituut voor de gezondheidszorg CBO. Richtlijn diagnostiek en medicamenteuze behandeling van dementie. 2005. www.cbo.nl.

Larner AJ, Doran M. Clinical phenotypic heterogeneity of Alzheimer's disease associated with mutations of the presenilin-1 gene. J Neurol. 2006;253:139-58.

McKhann G, Drachman D, Folstein M, et al. Clinical diagnosis of Alzheimer's disease: report of the NINCDS-ADRDA Work Group under the auspices of Department of Health and Human Services Task Force on Alzheimer's Disease. Neurology 1984;34(7):939-44.

Patterson C, et al. Diagnosis and treatment of dementia: 1. Risk assessment and primary prevention of Alzheimer disease. CMAJ. 2008;178:548-56.

Piscopo P, Marcon G, Piras MR et al. A novel PSEN2 mutation associated with a peculiar phenotype. Neurology. 2008;70:1549-54.

Raina P, Santaguida P, Ismaila A, et al. Effectiveness of Cholinesterase Inhibitors and Memantine for Treating Dementia: Evidence Review for a Clinical Practice Guideline. Ann Intern Med. 2008;148:379-97.

Scheltens P, Fox N, Barkhof F, et al. Structural magnetic resonance imaging in the practical assessment of dementia: beyond exclusion. Lancet Neurol. 2002;1(1):13-21.

Waring SC, Rosenberg RN. Genome-wide association studies in Alzheimer disease. Arch Neurol. 2008;65:329-34.

19 Frontotemporale dementie (FTD)

H. Seelaar, Y.A.L. Pijnenburg, J.C. van Swieten

Kernpunten

- Frontotemporale dementie (FTD) is een verzamelnaam voor de gedragsvariant FTD, semantische dementie, progressive non-fluent aphasia en FTD met motorisch voorhoornlijden.
- FTD is klinisch, genetisch en pathologisch een heterogene ziekte.
- Aanvullend onderzoek bij verdenking op FTD bestaat uit neuropsychologisch onderzoek, beeldvorming van de hersenen (MRI of SPECT/PET) en eventueel liquor- en DNA-diagnostiek.
- FTD is erfelijk in ongeveer 30% van de gevallen, waarbij mutaties in het *microtubule-associated protein tau* (MAPT) of het *Progranuline* (GRN) gen gevonden kunnen worden.
- De definitieve diagnose is alleen met hersenobductie te bevestigen, waarbij tau positieve of ubiquitine en TDP-43-positieve inclusies gevonden kunnen worden.

19.1 Inleiding

Frontotemporale dementie (FTD) is, na de ziekte van Alzheimer, de meest voorkomende dementie voor het 65e levensjaar. FTD werd voor het eerst beschreven door de Tsjechische psychiater Arnold Pick. Hij beschreef de opmerkelijk focale corticale atrofie bij een patiënt met gedragsverandering en taalstoornissen. De ziekte van Pick is dan ook een verouderd synoniem van FTD. FTD is klinisch, genetisch en pathologisch een heterogene ziekte. Het klinisch beeld wordt gekenmerkt door gedragsveranderingen en cognitieve functiestoornissen, terwijl geheugenproblemen geen prominente rol hebben in de initiële fase.

De diagnose kan worden gesteld op basis van klinisch-diagnostische criteria. Met neuropsychologisch, beeldvormend onderzoek en liquordiagnostiek, kan er in de vroege fase van de ziekte een onderscheid gemaakt worden tussen de FTD en onder andere de ziekte van Alzheimer. Gezien de huidige ontwikkelingen op het gebied van de farmacotherapie, vooral bij de ziekte van Alzheimer, is het van belang in een vroeg stadium een juiste diagnose te stellen. Daarnaast is bij FTD het beloop en de begeleiding thuis of in het verpleeghuis anders. Tevens verschilt de begeleiding omtrent erfelijkheidsadvies van FTD ten opzichte van andere vormen van dementie. Tot op heden is de definitieve diagnose FTD alleen neuropathologisch vast te stellen.

Casus 1

Een 35-jarige vrouw werd thuis extreem zuinig. Zij ging uiterst spaarzaam om met het gebruik van water, gas en elektriciteit. Zo weigerde ze het toilet door te spoelen. Zij ging steeds minder gevarieerd koken, waarbij ook al het eten in afgepaste hoeveelheden op de borden werd gelegd. Elke dag moest er stipt op tijd gegeten worden en zij begon met eten voordat de anderen er waren, at schrokkend en zonder manieren.

Ze kocht elke dag dezelfde chocoladerepen en deze werden opgeslagen op zolder. Obsessief-compulsief gedrag werd ook door haar echtgenoot opgemerkt, onder andere bij het tellen van één specifieke letter in de ondertiteling van een film of op nummerborden. Ze werd onverschilliger en in de loop der tijd verwaarloosde ze het huishouden, de verzorging van haar kinderen en zichzelf.

Casus 2

Een 47-jarige man presenteerde zich met toenemende gedragsveranderingen. Hij was tot die tijd een succesvol advocaat en had zojuist met een vennoot een nieuw kantoor geopend. Op zijn werk ging hij steeds meer computerspelletjes spelen, liep halverwege het gesprek met cliënten de kamer uit en kreeg ruzie met zijn vennoot. De relatie met zijn echtgenote werd ook slechter. Hij ging om 19.00 uur naar bed en om 04.00 uur douchen, tot ergernis van zijn partner. Hij was hierin niet te corrigeren. Hij ging minder spreken en in de taal werden stereotiepe uitdrukkingen en lege zinnen opgemerkt.

Nadat hij gescheiden was, betrok hij een nieuw appartement, maar pakte zijn verhuisdozen niet uit en verwaarloosde zowel het huishouden als zichzelf.

Hij ging zeer regelmatig op vakantie, maar kwam bij verschillende vliegtuigmaatschappijen op een zwarte lijst door zijn onmogelijke gedrag. Zo wilde hij niet meer wachten voor het loket en is hij tijdens een wintersport met bagage en al de bus uitgezet, omdat hij zingend en klappend in de bus zat, terwijl de medepassagiers wilden slapen. Tevens is hij meerdere malen hotels uitgezet. Later is hij steeds meer gaan snoepen en at hij op een gegeven moment alleen maar hamburgers, hetgeen leidde tot darmproblematiek. Daarnaast dronk hij veel alcohol.

Casus 3

Een 48-jarige man werkte als directeur bij een middelgroot bedrijf. Hij had geen overzicht meer over zijn werk, werd steeds onverschilliger en nam geen beslissingen meer. Na een jaar is hij met ziekteverlof gestuurd waarbij er gedacht werd aan een burn-out. Thuis kwam hij tot niets, deed alleen af en toe een boodschap of liet de hond uit. Hij werd minder attent, ongeduldiger en ongeïnteresseerder naar familie en vrienden toe. De financiën werden door zijn echtgenote overgenomen. Hij praatte nauwelijks uit zichzelf en gaf kort antwoord op vragen.

19.2 Kliniek

FTD begint met geleidelijke persoonlijkheids- en gedragsveranderingen, welke moeilijk te herkennen zijn. Patiënten presenteren zich meestal tussen het 40e en 60e levensjaar, met een duidelijke piek tussen het vijftigste en zestigste levensjaar. Aangezien een groot deel van de patiënten nog steeds werkzaam is ten tijde van het eerste bezoek aan de bedrijfs- of huisarts, wordt er aanvankelijk gedacht aan een burn-out. Hoewel de term dementie dit doet vermoeden, staan cognitieve stoornissen in eerste instantie meestal niet op de voorgrond. Een screeningstest, zoals de MMSE, is bij de meeste patiënten met FTD normaal.

19.3 De meest voorkomende symptomen bij FTD

19.3.1 Gebrek aan ziekte-inzicht

Een van de kenmerkende symptomen bij FTD is het gebrek aan ziekte-inzicht. Daardoor zal er anamnestisch weinig informatie verkregen worden. De patiënt meent dat hij of zij gezond is, of hoogstens wat lichte geheugenklachten heeft. De partner of familie van de patiënt zal een duidelijker beeld geven over de werkelijke situatie. Omdat patiënten heftig kunnen reageren op wat er over hen gezegd wordt in de spreekkamer, is het verstandig de heteroanamnese in afwezigheid van de patiënt af te nemen. De partner kan dan ongestoord zijn of haar verhaal doen. Eventueel moet er een nieuwe (telefonische) afspraak gemaakt worden met de partner of familie alleen.

Bij vermoeden van FTD is er een aantal kenmerken waarnaar gevraagd dient te worden. Het functioneren op het werk, in het huishouden of in het sociale contact gaat langzaam achteruit. Collega's op het werk klagen dat de patiënt geen overzicht heeft of minder interesse in zijn werkzaamheden toont. In eerste instantie wordt er gedacht aan een burn-out of een depressie. In het huishouden komt de patiënt nergens toe. Allerlei klusjes, zoals afwassen of stofzuigen, worden maar half gedaan. De zelfverzorging gaat achteruit, waarbij de patiënt zich niet meer uit zichzelf wil wassen of geen andere kleren wil aantrekken.

19.3.2 Ontremd gedrag

Ontremd gedrag kan het eerste symptoom van FTD zijn. Dit kan zich manifesteren in onaangepast gedrag door het onheus bejegenen of becommentariëren van onbekenden op straat of in een winkel. Tijdens het eten begint de patiënt met eten voordat de andere tafelgenoten zijn begonnen. De patiënt eet schrokkend en het eten wordt 'zonder rem' naar binnen gewerkt. Omdat er vaak overmatig gesnoept wordt, kan dit leiden tot een aanzienlijke gewichtstoename. Er kan ook ontremming zijn op seksueel gebied, in de vorm van seksueel getinte opmerkingen maken, handtastelijkheden of een verhoogde behoefte aan seksueel contact.

19.3.3 Emotionele onverschilligheid

Emotionele onverschilligheid is een ander kenmerkend symptoom. Het komt vooral bij ingrijpende gebeurtenissen aan het licht, zoals een begrafenis van een familielid of juist bij de geboorte van een kleinkind. Partners vertellen dat hun partner emotioneel vlak is geworden en sociaal inadequaat reageert tijdens ingrijpende gebeurtenissen. Er is weinig interesse in de gebeurtenissen van familieleden.

19.3.4 Apathie en initiatiefverlies

Apathie en initiatiefverlies komen regelmatig voor bij patiënten met FTD. De patiënt komt relatief laat bij een neuroloog terecht, omdat door de combinatie van apathie en emotionele vervlakking in eerste instantie gedacht wordt aan een depressie. Hij of zij komt thuis tot niets, zit uren op de bank en heeft een grotere slaapbehoefte.

19.3.5 Obsessief-compulsief gedrag

Obsessief-compulsief gedrag uit zich in het lopen of fietsen van vaste routes op een dag, of het extreem houden aan vaste tijdstippen (voor eten of koffie), maar ook het tellen of verzamelen van bepaalde voorwerpen. Meestal gaat dit gedrag gepaard met stereotiepe uitdrukkingen die te pas en te onpas gebruikt worden. Tevens kunnen er stereotiepe motorische handelingen zijn, zoals tikken met de vingers.

19.3.6 Impulsiviteit

Impulsiviteit in combinatie met verminderd overzicht kan tot verschillende pijnlijke situaties leiden, onder andere financieel. Door het impulsieve gedrag reageert de patiënt op allerlei advertenties van postorderbedrijven of koopt opeens een nieuw huis of een nieuwe auto. Dit kan verregaande financiële gevolgen hebben als er geen partner of familie is die zicht heeft op de financiële situatie. Door de combinatie van impulsiviteit, verhoogde afleidbaarheid, onverschilligheid en ontremming, kunnen er gevaarlijke situaties ontstaan, bijvoorbeeld in het verkeer. Rode stoplichten of rotondes worden genegeerd en er wordt geen rekening gehouden met de snelheid; de patiënt kan roekeloos of juist met een zeer lage snelheid op de snelweg gaan rijden. Partners klagen over schade aan de auto, doordat de patiënt een aanrijding heeft gehad of tegen paaltjes is gereden. Door het gebrek aan ziekte-inzicht en emotionele onverschilligheid zal de patiënt vertellen dat anderen verantwoordelijk zijn bij aanrijdingen of schade. Regelmatig komen patiënten met FTD door dit soort situaties in aanraking met de politie.

Er is meestal geen sprake van kortetermijngeheugenstoornissen of desoriëntatie. Het werkgeheugen is vaak wel aangedaan, waardoor patiënten geheugenproblemen in het dagelijks leven kunnen ervaren.

19.3.7 Spraak- en taalproblemen

Zoals verder in dit hoofdstuk beschreven wordt, kunnen FTD-patiënten zich ook met spraak- of taalproblemen presenteren. Spraak- of taalproblemen omvatten woordvindstoornissen, begripsstoornissen of een hakkelende spraak. Andere taalkenmerken bij FTD zijn semantische parafasieën, echolalie en perseveraties. De spontane spraak wordt minder; antwoorden worden korter en de patiënt zal minder uit zichzelf vertellen. Uiteindelijk worden alle patiënten in een later stadium van de ziekte mutistisch. De patiënt overlijdt over het algemeen aan een bronchopneumonie als gevolg van slikstoornissen. De gemiddelde ziekteduur is ongeveer acht jaar, variërend van twee tot twintig jaar.

19.4 FTD-varianten

Naast de gedragsvariant FTD zijn er nog drie varianten van FTD. Twee daarvan zijn taalvarianten; progressive non-fluent aphasia en semantische dementie. Deze varianten zijn in de literatuur bekend als primair progressieve afasie (PPA), maar zijn duidelijk van elkaar te onderscheiden. Daarnaast bestaat er een derde variant, namelijk FTD met motorisch voorhoornlijden (MND).

19.4.1 Progressive non-fluent aphasia

Progressive non-fluent aphasia (PNFA) is een geleidelijk progressieve aandoening, waarbij in eerste instantie geïsoleerde taalstoornissen bestaan. Het klinisch beeld wordt gekenmerkt door een abnormale, niet-vloeiende, hakkelende spraak, woordvindproblemen en een achteruitgang van de spelling. De patiënt zal fonematische parafasieën maken en uiteindelijk wordt hij of zij mutistisch. Naast de taalproblematiek worden er in ten minste de eerste twee jaar van de ziekte geen gedragsveranderingen of andere cognitieve stoornissen gezien. De beginleeftijd ligt rond het 60e levensjaar, en ligt gemiddeld iets hoger dan bij de andere varianten van FTD. De gemiddelde ziekteduur varieert tussen de zeven en tien jaar. PNFA komt zelden familiair voor.

19.4.2 Semantische dementie

Semantische dementie (SD) komt voor bij 10-25% van de FTD-patiënten en wordt gekenmerkt door een geleidelijk progressieve stoornis van het semantisch geheugen. Hierdoor vergeet men de betekenis van woorden en concepten. De patiënt ontwikkelt problemen met benoemen en met het taalbegrip, in de beginfase op woordniveau. Ook kan de visuele herkenning van gezichten en alledaagse voorwerpen afnemen (visuele associatieve agnosie). De patiënt vertoont een vloeiende spraak, die betekenisarm is en veel opvulwoorden bevat. Ook zijn er semantische parafasieën. Sommige patiënten ontwikkelen een spraakdrang.
Gedragsproblemen, met name complex compulsief gedrag (extreem lang puzzelen, het hanteren van een dagelijks tot op de minuut nauwkeurig tijdschema, verzamelen van nutteloze objecten, dagelijks het gras maaien), bestaan bij ongeveer de helft van de patiënten. De beginleeftijd en gemiddelde ziekteduur verschillen niet van andere vormen van FTD. De familieanamnese is slechts zelden positief.

19.4.3 FTD met motorisch voorhoornlijden

Een klein deel van de patiënten (5-15%) met FTD ontwikkelt motorisch voorhoornlijden (FTD+MND) gedurende het ziektebeloop. De gedragsveranderingen bij FTD+MND zijn identiek aan de gedragsvariant FTD. Er treden daarbij na verloop van tijd bulbaire dysartrie, spieratrofie en fasciculaties op, later gevolgd door krachtsverlies in de armen en benen. Concentrisch naaldonderzoek (electromyografie) laat fasciculaties, fibrillaties en positieve golven zien, passend bij denervatie van spiervezels als gevolg van uitval van de motorische voorhoorncellen in het ruggenmerg of de hypoglossuskern (nucleus XII) in de hersenstam. Patiënten ontwikkelen in de loop van de tijd slikproblemen en overlijden ten gevolge van respiratoire insufficiëntie. De gemiddelde ziekteduur is ongeveer drie jaar en daarmee beduidend korter dan die van de andere subtypes.

Overigens worden er regelmatig patiënten gezien met MND die in de loop van de tijd cognitieve problemen ontwikkelen, vaak frontaal van aard, waarbij een deel voldoet aan de criteria van FTD.

MND gaat meestal gepaard met de gedragsvariant van FTD, maar kan ook met PNFA of in een enkel geval met SD gepaard gaan. De familieanamnese is positief in ongeveer 30% van de gevallen en er zijn meerdere families beschreven met een autosomaal dominante vorm, waarbij het verantwoordelijke gen nog niet gevonden is.

19.5 Aanvullend onderzoek

19.5.1 Neuropsychologisch onderzoek

Bij het neuropsychologisch onderzoek worden verschillende cognitieve domeinen getest. Zodoende kan er onderscheid gemaakt worden tussen de verschillende vormen van dementie. Het neuropsychologisch onderzoek bij een FTD-patiënt wordt gekenmerkt door stoornissen op het gebied van aandacht en concentratie (Trailmaking, Stroop-test), gestoorde concept-shifting (Wisconsin Card sorting test), wordfluency (opnoemen van diersoorten of beroepen), zelfcontrole en impulsiviteit, planning en verminderde flexibiliteit. Vaak is sprake van begripsstoornissen, verminderde woordproductie en een verminderd abstractieniveau (bijvoorbeeld het concretiseren van spreekwoorden). De intacte oriëntatie en geheugenfuncties en het behouden van de visuospatiële vaardigheden, onderscheiden FTD van de ziekte van Alzheimer.

19.5.2 Beeldvormend onderzoek

Beeldvormend onderzoek is van belang om de distributie van de atrofie vast te stellen, maar ook om eventuele andere (behandelbare) oorzaken uit te sluiten. Atrofie van de frontaalkwab of het voorste deel van de temporaalkwab op MRI of CT ondersteunt de diagnose FTD. Het structureel beeldvormend onderzoek heeft echter een relatief lage sensitiviteit voor FTD (50-64%). De atrofie kan uitsluitend frontaal of uitsluitend temporaal zijn (figuur 19.1) en is asymmetrisch in ongeveer 30% van de gevallen. Asymmetrische atrofie van de temporaalpool is sterk geassocieerd met SD. Hippocampusatrofie is niet alleen aanwezig bij de ziekte van Alzheimer, maar ook bij FTD en dan met name bij SD.

In de beginfase van de ziekte is het mogelijk dat er geen afwijkingen worden gevonden op CT of MRI, en dit sluit de diagnose FTD niet uit. Bij deze groep patiënten is het van belang ze in de tijd te volgen en bij progressie van de symptomen de beeldvorming te herhalen.

SPECT laat reeds in een vroeg stadium verminderde doorbloeding (hypoperfusie) frontaal of temporaal zien, nog voordat er structurele afwijkingen op MRI of CT zichtbaar zijn. Ook PET heeft een hoge sensitiviteit voor FTD. Wanneer het beeldvormend onderzoek gedurende meerdere jaren normaal blijft, dient getwijfeld te worden aan de diagnose FTD.

SPECT- of PET-onderzoek kan in een vroeg stadium een waardevol instrument zijn bij twijfel tussen de diagnose FTD en de ziekte van Alzheimer. FTD-patiënten hebben vooral verminderde hypoperfusie frontaal, terwijl patiënten met de ziekte van Alzheimer hypoperfusie pariëto-temporaal hebben. Bij de taalvarianten SD en PNFA wordt er vooral een asymmetrische hypoperfusie temporaal gezien, ten nadele van links.

19.5.3 Neurofysiologisch onderzoek

Zoals ook geformuleerd in de diagnostische consensuscriteria, blijft het EEG bij FTD tot ver in de ziekte normaal. Het EEG kan een rol spelen in de differentiële diagnostiek van FTD, aangezien bij de ziekte van Alzheimer het EEG in 50% van de gevallen vertraging van het achtergrondpatroon en een verminderde reactiviteit optreedt. Dit neemt toe gedurende het ziektebeloop. Een afwijkend

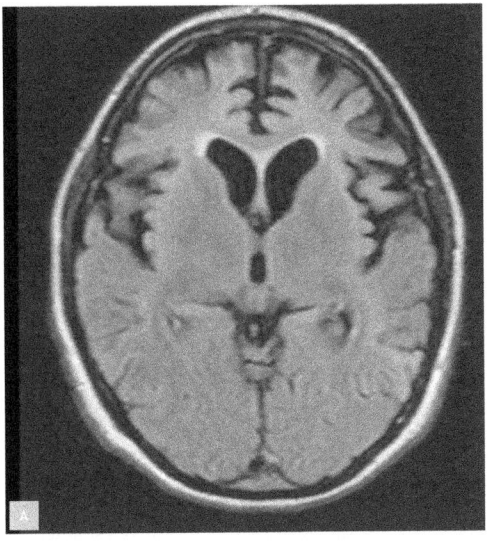
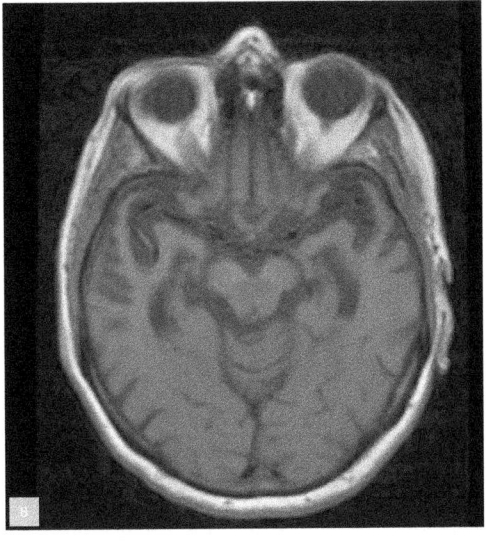

Figuur 19.1
MRI T-1 gewogen opname van een patiënt met frontale atrofie bij de gedragsvariant FTD (links) en een T-1 gewogen opname van een patiënt met ernstige temporale atrofie bij een semantische dementie (rechts).

EEG bij een patiënt met preseniele dementie pleit voor de ziekte van Alzheimer en tegen FTD.

19.5.4 Liquoronderzoek

Liquordiagnostiek heeft tot op heden geen toegevoegde waarde voor de diagnostiek van FTD. Bepalingen van fosfotau, totaal tau en β-amyloid in de liquor, kunnen in combinatie met andere diagnostiek van waarde zijn om een onderscheid te maken tussen FTD en de ziekte van Alzheimer. Een combinatie van normaal of licht verhoogd fosfo-tau met een normaal β-amyloïd past bij FTD, terwijl juist een verhoogd fosfo-tau met een verlaagd β-amyloïd past bij de ziekte van Alzheimer. Liquordiagnostiek levert een bijdrage in het differentiëren tussen FTD en de ziekte van Alzheimer, niet in het aantonen van FTD.

19.5.5 DNA-diagnostiek

Op dit moment kan er in Nederland getest worden op mutaties in het *microtubule-associated protein tau* (MAPT) en het *Progranuline* (GRN) gen (zie paragraaf 19.7). Deze mutaties worden hoofdzakelijk gevonden bij families met een autosomaal dominant overervingpatroon, ofschoon mutaties in het GRN-gen bij patiënten met een negatieve familieanamnese kunnen worden geïdentificeerd. Een mutatie in één van beide genen bevestigt de diagnose FTD, terwijl een negatieve test de diagnose niet uitsluit. De mogelijkheid bestaat om personen met een verhoogd risico presymptomatisch te testen. Aangezien de motivatie voor presymptomatisch testen gebaseerd is op levensbeslissingen, zoals een kinderwens, of om een einde te maken aan soms jarenlange onzekerheid, is het van belang deze mensen te laten begeleiden door een klinisch geneticus en psycholoog.

19.6 Neuropathologische veranderingen bij FTD

Neuropathologisch onderzoek is, naast het DNA-onderzoek in erfelijke gevallen, de enige methode om de diagnose met absolute zekerheid te stellen. Kenmerkende macroscopische bevindingen voor FTD bij het neuropathologisch onderzoek zijn verkleinde frontale en/of temporale kwabben. Bij microscopisch onderzoek vindt men neuronenverlies, gliose en spongiose in de oppervlakkige schorslagen in de frontale en temporale schors. De verdeling en ernst kunnen sterk variëren tussen de frontale en temporale schors. Naast de frontotemporale schors zijn ook de hippocampus en het striatum vaak betrokken bij FTD.

Op basis van immunohistochemie kan onderscheid worden gemaakt tussen twee belangrijke pathologische subtypes:
- FTD met taupositieve neuronale en gliale inclusies (onder andere de patiënten met een MAPT-genmutatie);
- FTD met ubiquitine en TDP-43-positieve neuronale en gliale inclusies (onder andere patiënten met GRN-genmutaties).

Bij een minderheid worden picklichaampjes gevonden en deze worden gezien bij FTD met taupathologie.

Meerdere clinicopathologische onderzoeken tonen aan dat bij PNFA taupathologie in het merendeel van de gevallen het onderliggende pathologisch substraat is, hoewel in een aantal gevallen het om de ziekte van Alzheimer bleek te gaan. Ubiquitine/TDP-43-pathologie wordt zelden aangetroffen.

Vrijwel alle patiënten met SD hebben ubiquitine/TDP-43-positieve inclusies bij neuropathologisch onderzoek, en slechts in een enkel geval taupositieve inclusies.

FTD met motorisch voorhoornlijden is uitsluitend geassocieerd met ubiquitine en TDP-43-positieve insluitsels in de corticale gebieden en 'skein-like inclusions' in de motorische voornhoorncellen van het ruggenmerg. De gedragsvariant van FTD is behalve klinisch ook pathologisch heterogeen en is zodoende geassocieerd met tau- of ubiquitine/TDP-43-positieve inclusies.

19.7 Genetische aspecten

Er is sprake van een positieve familieanamnese als er familieleden zijn of waren met dementie of FTD, parkinsonisme of de ziekte van Parkinson, of motorisch voorhoornlijden (MND). Bij ongeveer 20-30% van de patiënten met FTD is er sprake van een autosomaal dominant overervingpatroon. Uitzonderlijke recessieve vormen zijn beschreven, bij enkele families het overervingpatroon niet duidelijk is door onvoldoende informatie omtrent andere familieleden. Onvolledige penetrantie met een gezonde drager ouder dan de leeftijd waarop de ziekte zich ontwikkelt, is in enkele families beschreven. Mutaties in twee afzonderlijke genen, verantwoordelijk voor de erfelijke FTD, zijn bij families in Nederland geïdentificeerd: MAPT en het GRN-gen.

De frequentie van MAPT in gerapporteerde FTDseries varieert van 0-18%, met een frequentie van 11% in Nederland. De P301L-mutatie is in Nederland en wereldwijd de meest voorkomende *MAPT*-mutatie.

De beginleeftijd van de ziekte bij patiënten met een *MAPT*-mutatie ligt meestal tussen de 45 en 65 jaar met een gemiddelde overleving tussen de 8 en de 10 jaar. De patiënten met een *MAPT*-mutatie zijn klinisch niet met zekerheid van andere erfelijke of niet-erfelijke vormen van FTD te onderscheiden. De gemiddelde beginleeftijd van de ziekte bij patiënten met *GRN*-mutaties is hoger dan bij *MAPT*-mutatiedragers. De variatie van de beginleeftijd van de ziekte bij *GRN* in Nederland varieert sterk, namelijk tussen de 45 en 79 jaar. Klinisch worden er bij patiënten met een *GRN*-mutatie in vergelijking met *MAPT* vaker taalproblemen gezien die passen bij PNFA, terwijl bij patiënten met een *MAPT*-mutatie vaker semantische taaldefecten worden gevonden. Enkele PNFA-families met een *GRN*-mutatie zijn beschreven. Opvallend is dat de klinische presentatie van patiënten met een *GRN*-mutatie soms erg sterk op die van de ziekte van Alzheimer kan lijken door de aanwezigheid van prominente geheugenstoornissen. Beeldvormend onderzoek laat bij patiënten met *GRN*-mutaties vaak frontopariëtale atrofie zien. Bij neuropathologisch onderzoek vindt men ubiquitine en TDP-43-positieve dystrofische neurieten, neuronale intracytoplasmatische en intranucleaire insluitsels.

Recent onderzoek op het gebied van genetica richt zich nu vooral op de familiaire vorm, waarbij zowel FTD, MND als FTD+MND kan voorkomen. Bij zowel *MAPT*- als *GRN*-mutaties worden vrijwel nooit patiënten of familieleden met MND gezien. Koppelingsonderzoek laat zien dat het verantwoordelijke gen voor FTD met MND waarschijnlijk op chromosoom 9 zal liggen.

19.8 Farmacotherapie

Op dit moment bestaat er geen curatieve behandeling voor FTD. Er zijn geen grote dubbelblinde placebogecontroleerde studies gedaan naar het effect van symptomatische medicatie. Een kleinere dubbelblinde placebogecontroleerde studie met trazodon toonde aan dat dit middel in een dosering van tweemaal daags 150 mg een gunstig effect heeft op gedragsstoornissen bij FTD, in het bijzonder op de prikkelbaarheid, agitatie, depressie en eetstoornissen.

Ondanks positieve berichten over SSRI's, werd in de enige dubbelblinde gerandomiseerde trial geen gunstig effect gevonden van paroxetine. Ook voor acetylcholinesteraseremmers en de glutamaatantagonist memantine is vooralsnog geen plaats in de behandeling van FTD.

Patiënten met slikklachten bij FTD+MND reageren over het algemeen goed op amitriptyline en riluzole.

19.9 Preventie en levensstijl

Er zijn bij FTD geen duidelijke risicofactoren bekend die de kans op het krijgen van de ziekte vergroten. Binnen de niet-medicamenteuze behandeling is het bieden van regelmaat en externe structuur heel belangrijk bij deze patiënten. Met behulp van technieken uit de cognitieve revalidatie kan geprobeerd worden om storend gedrag om te zetten in minder storend gedrag. De ervaren zorglast onder partners van FTD-patiënten is hoog. Als de zorgbelasting te groot wordt voor de mantelzorgers, kan er in eerste instantie gekeken worden naar dagbehandeling. Inmiddels zijn er in Nederland meerdere instellingen met groepen voor jongdementerenden die ervaring hebben met gedragsgestoorde patiënten. Aangezien er voor veel instellingen lange wachtlijsten zijn, is het belangrijk om de mogelijkheid van dagbehandeling of eventueel opname in een verpleeghuis tijdig te bespreken. In de begeleiding van de FTD-patiënten moet een vaste dagindeling gecreëerd en gehandhaafd worden. Vooral patiënten die zich dwangmatig presenteren kunnen zich hevig verzetten tegen onverwachte veranderingen.

Literatuur

Neary D, Snowden JS, Gustafson L, et al. Frontotemporal lobar degeneration. A consensus on clinical diagnostic criteria Neurology. 1998;51:1546-51.

Pijnenburg YA, Mulder JL, Swieten JC van, et al. Diagnostic accuracy of consensus diagnostic criteria for frontotemporal dementia in a memory clinic population Dement Geriatr Cogn Disord 2008;25(2): 157-64.

Rosso SM, Donker Kaat L, Baks T, et al. Frontotemporal dementia in The Netherlands: patient characteristics and prevalence estimates from a population-based study. Brain 2003;126(9):2016-22.

Seelaar H, Kamphorst W, Rosso SM, et al. Distinct genetic forms of frontotemporal dementia. Neurology 2008;71:1220-6.

Swieten JC van, Heutink P. Mutations in Progranulin (GRN) within the spectrum of clinical and pathological phenotypes of frontotemporal dementia. Lancet Neurology 2008;10:965-74

Tibben A, Stevens M, van Duijn CM, et al. Preparing for presymtomatic DNA-testing for early onset Alzheimer disease/cerebral haemorrhage and hereditary Pick disease. J Med Genetics. 1997;34:63-72.

20 Vasculaire dementie

R. Vandenberghe

Kernpunten

- Vasculaire cognitieve beschadiging zonder of met dementie verwijst naar een heterogene groep patiënten en groepeert zowel patiënten met subcorticale kleinevaatpathologie als met grotere infarcten ten gevolge van grotevaatpathologie.
- Klinisch vermoedelijke vasculaire dementie en de 'pure' ziekte van Alzheimer vormen uitersten op een spectrum. Bij heel wat patiënten met vermoedelijke of mogelijke Alzheimer, draagt vasculaire schade bij tot de expressie van de klinische symptomen.
- Antihypertensieve therapie is nuttig in de primaire en secundaire preventie van vasculaire cerebrale beschadiging.
- Er is geen bewijs voor de effectiviteit van cognitief versterkende medicatie, zoals cholinesterase-inhibitoren of memantine bij vasculaire cognitieve beschadiging.
- Het gebruik van neuroleptica met een dopaminereceptorblokkerend effect, zoals risperidon en olanzapine, is relatief een contra-indicatie bij patiënten met vasculaire dementie die voorafgaand reeds extrapiramidale symptomen vertonen. Bij dergelijke patiënten kan deze medicatie het valrisico aanzienlijk verhogen.

20.1 Epidemiologie

Bij vasculaire dementie variëren de schattingen van prevalentie en incidentie erg naargelang de context waarin de studie gebeurde en de gehanteerde definitie van vasculaire dementie.

Vasculaire dementie vormt in opeenvolgende series, gebaseerd op academische geheugenklinieken, doorgaans de tweede of derde meest frequente oorzaak van dementie (typisch 10-30% van de patiënten die ambulant consulteren met dementie); in sommige frequenter dan Lewy-body-dementie (DLB) of frontotemporale degeneratie en in andere minder frequent. Deze percentages zijn variabel naargelang de context waarin de geheugenkliniek werkzaam is, vooral de mate waarin er in hetzelfde ziekenhuis een goed ontwikkeld zorgprogramma bestaat voor bewegingsstoornissen of vasculaire aandoeningen. Deze laatste factor bepaalt immers mede in welk zorgprogramma patiënten met DLB of vasculaire cognitieve beschadiging gezien worden.

In principe zou men verwachten dat populatiegebaseerd onderzoek meer stabiele resultaten zou opleveren dan kliniekgebaseerde studies, maar dat hangt dan weer af van de gehanteerde definitie van vasculaire dementie. In heel wat populatiegebaseerd onderzoek wordt de vasculaire bijdrage tot dementie niet gedefinieerd in termen van klinische consensuscriteria, maar eerder op grond van beeldvorming (zoals wittestofletsels, hemosiderinedeposities of atrofie op MRI, dikte van atherosclerotische plaques bij duplex van de halsvaten), bloedwaarden (zoals homocysteïnemie, *insuline-like growth factor*, apolipoproteïne (APOE)) en vasculaire risicofactoren. Doorgaans zal epidemiologisch populatiegebaseerd onderzoek geen categorisch onderscheid maken tussen de ziekte van Alzheimer en vasculaire dementie. In dit hoofdstuk beperken we ons tot enkele resultaten uit de Rotterdamstudie van Hofman en collega's, een prospectieve cohortstudie bij 7983 individuen boven de 55 jaar die leven in een goed gedefinieerd district in Rotterdam en gerekruteerd werden in 1990, alsook 3011 individuen boven de 55 jaar uit hetzelfde district die gerekruteerd werden in 1999. Bij de start en om de 3 tot 4 jaar ondergingen alle deelnemers een uitgebreide evaluatie. Uit deze studie bleek ondermeer dat:

- stille herseninfarcten op een MRI op de lange termijn het risico van een klinisch manifeste beroerte, dementie en depressie verhogen;
- wittestofletsels op een MRI de kans verhogen op cognitieve achteruitgang, dementie en depressie;
- atherosclerotische verdikking van de intima-mediawand van de halsvaten de kans op CVA en dementie verhoogt.

Voor wat betreft vasculaire risicofactoren bleek uit de Rotterdamstudie en verschillende vergelijkbare epidemiologische studies uit andere delen van de wereld, dat diabetes mellitus de kans op de ziekte van Alzheimer op latere leeftijd verhoogt. Voorkamerfibrillatie, roken en hogere waarden van homocysteïnemie bleken eveneens geassocieerd met een verhoogde kans op dementie. Voor wat betreft de bloedwaarden stelden de onderzoekers van de Rotterdamstudie vast dat hoge plasmaconcentraties van inflammatoire proteïnes (onder andere interleukine 6) alsook *lipoprotein-associated phospholipase A2* geassocieerd waren met een verhoogd risico op dementie. Een globale conclusie uit de Rotterdamstudie op dit ogenblik is dat het onderscheid tussen vasculaire dementie en de ziekte van Alzheimer vanuit een epidemiologische perspectief eerder kunstmatig is, gezien veel van de risicofactoren overlappen. Vanuit klinisch standpunt is het vanzelfsprekend belangrijk te realiseren dat een epidemiologische associatie geenszins garandeert dat actieve manipulatie van die risicofactor, bijvoorbeeld in het kader van een medicamenteuze trial, het risico op dementie zal reduceren.

Casus

Een 64-jarige patiënte wordt verwezen omwille van subacute gedragsverandering. De patiënte zelf klaagt voornamelijk over moeilijkheden bij het lopen. Ze vertoont sinds enkele maanden toenemende gangonzekerheid, met eenmaal een val door struikelen. De echtgenoot klaagt voornamelijk over gedragsveranderingen sinds drie tot vier maanden. In tegenstelling tot haar vroegere, zachte karakter, geeft de patiënte haar man commando's en wordt ze agressief als ze wordt tegengesproken. Ze verwaarloost haar huishoudelijke activiteiten. Vrij plotseling was ze ook niet meer in staat om een aantal dagelijkse handelingen uit te voeren die ze vroeger routinematig deed, zoals koffie zetten, de wasmachine, vaatmachine of haar GSM bedienen. Sinds enkele maanden is er ook urine- en af en toe fecale incontinentie. Sinds enkele jaren vertoont de patiënte misbruik van nicotine. Ze heeft hypertensie en niet-insulineafhankelijke diabetes mellitus. Als medicatie neemt ze gliclazide en metformine, atenolol, quinaprilchloride, amlodipine en hydrochlorothiazide. Met deze vier antihypertensiva is haar bloeddruk goed onder controle. De patiënte snurkt en heeft soms slaapapneu, maar voelt zich 's morgens goed uitgerust en er is geen hypersomnolentie tijdens de dag. Bij klinisch onderzoek bedraagt de *body mass index* 34 en de bloeddruk 125/85 mm Hg. Bij het lopen is de steunbasis verbreed en moet de patiënte af en toe een stapje opzij zetten. Ze draait met verschillende pasjes. Bij een sternaal duwtje moet ze enkele stappen achterwaarts zetten om niet te vallen. De glabellareflex is onuitputbaar. Bij de test van Barré is er opvallende pronatie ten nadele van links. De voetzoolreflex verloopt beiderzijds in flexie. De achillespeesreflex is beiderzijds afwezig. Perifeer bloedonderzoek toont hyperkaliëmie en lichte nierinsufficiëntie. HbA1c bedraagt 5,7%. MRI van de hersenen toont uitgebreide vasculaire wittestofaantasting, met op diffusiegewogen sequenties een hyperintens letsel paraventriculair rechts, wijzend op recente ischemie. Omwille van de hyperkaliëmie werd quinaprilchloride gehalveerd, en omwille van het verhoogd vasculair risico met onder meer diabetes werd een statine toegevoegd. Voor de urine-incontinentie werd solifenacine, een specifieke choline-receptorantagonist, 5 mg gestart. We schreven gangrevalidatie voor driemaal per week voor en lichtten de familie in dat de gedragsveranderingen het gevolg waren van de vasculaire dementie.

20.2 Verschillende vormen van vasculaire dementie

Vasculaire dementie is een overkoepelende term voor verschillende aandoeningen. Het kan berusten op aantasting van de arteriolen en capillairen (microangiopathie), resulterend in vasculaire subcorticale en periventriculaire wittestofletsels en lacunaire infarcten onder meer in de basale ganglia of de hersenstam. Deze vorm is verwant met wat vroeger Binswanger-dementie werd genoemd (subcorticale arteriosclerotische encefalopathie).

Een tweede vorm van vasculaire dementie berust op ischemische grotevaatletsels. Soms kan een enkelvoudige beroerte op een strategische locatie, bijvoorbeeld prefrontaal, in de anterieure of dorsomediale thalamus, of in de mediaal temporale cortex, voldoende zijn om cognitieve uitval te veroorzaken met een significant impact op de activiteiten van het dagelijks leven. In andere gevallen zijn er verschillende grotevaatletsels in diverse vasculaire territoria, bijvoorbeeld ten gevolge van cardiale embolen, en is de dementie eerder het gevolg van de accumulatie van letsels dan van één strategisch gelegen letsel.

Sommige patiënten vertonen een lineair progressief ziekteverloop zonder klinisch neurologische afwijkingen, maar hebben bij beeldvorming wel aanzienlijke cerebrovasculaire aantasting, bijvoorbeeld uitgebreide vasculaire aantasting van de witte stof of een corticale ischemie. De aandoening van dergelijke patiënten kan worden beschreven als de ziekte van Alzheimer met geassocieerde vasculaire aantasting, gemengde dementie ('mixed dementia'), mogelijke ziekte van Alzheimer of mogelijke vasculaire dementie. Deze patiënten voldoen niet aan de criteria van vermoedelijke ziekte van Alzheimer of vermoedelijke vasculaire dementie (zie hierna), maar bevinden zich tussen die beide categorieën in. We kunnen 'vermoedelijke Alzheimer' en 'vermoedelijke vasculaire dementie' dan ook beschouwen als twee uiteinden van een continuüm. Soms is het niet mogelijk om patiënten in een of andere categorie onder te brengen. Het is dan klinisch relevanter zich af te vragen in welke mate vasculaire factoren en Alzheimergerelateerde factoren bijdragen tot het dementiesyndroom, in plaats van per se de patiënt exclusief in een van de twee categorieën te willen onderbrengen.

Een wat aparte vorm van vasculaire dementie is het gevolg van hypoperfusie bij ernstig cardiaal falen, bijvoorbeeld wanneer de ejectiefractie van de linkerventrikel minder dan 20% bedraagt en de patiënt zelfs in rust dyspneu vertoont (NYHA stadium III-IV). Ook kan bij een hartstilstand door hypoxie een amnestisch syndroom optreden, omdat sommige delen van de hippocampus hiervoor erg gevoelig zijn. Cognitieve achteruitgang kan eveneens optreden na cardiale chirurgie, bijvoorbeeld klepchirurgie. Bij dergelijke ingrepen kunnen soms luchtembolen optreden. Toch wordt tegenwoordig aangenomen dat de meeste gevallen van cognitieve achteruitgang na cardiale chirurgie eerder een versnelde expressie van al eerder bestaande neurodegeneratieve aantasting betreffen en niet causaal gerelateerd zijn met de ingreep, tenzij MR-beeldvorming ischemische hersenletsels aantoont die met de ingreep verband houden.

20.3 Klinisch diagnostische criteria en differentiële diagnose

Naargelang de criteria die we toepassen, zal de sensitiviteit en specificiteit van een klinische diagnose van vasculaire dementie erg variëren. Volgens retrospectieve, clinicopathologische series in universitaire geheugenklinieken, garanderen de NINDS-AIREN-criteria voor klinisch vermoedelijke vasculaire dementie een hoge specificiteit (0,93) ten koste van de sensitiviteit (0,20). Met andere woorden, als de NINDS-AIREN-criteria worden toegepast, is dus de kans groot dat cerebrovasculaire letsels inderdaad aan de basis liggen van het dementiesyndroom (hoge specificiteit). Anderzijds zullen heel wat patiënten waarbij cerebrovasculaire letsels bijdragen tot het dementiesyndroom, niet aan de criteria van klinisch vermoedelijke vasculaire dementie voldoen (lage sensitiviteit). In dit hoofdstuk hanteren we de NINDS-AIREN-criteria omwille van de hoge specificiteit en omdat deze criteria ook gebruikt werden in klinische trials om de studiepopulatie te definiëren. Door dezelfde criteria ook in de klinische praktijk te hanteren, zorgen we ervoor dat de populatie waar we bepaalde therapieën al dan niet voorstellen, overeenstemt met de populatie uit de trials. Andere criteria voor vasculaire dementie zijn de California criteria, de Hachinski Ischemic Score, DSM-IV- of ICD-10-criteria. De nadruk die gelegd wordt op tijdsverloop, klinisch-neurologische afwijkingen, vasculaire risicofactoren en beeldvorming, varieert naargelang van de criteria.

De NINDS-AIREN-diagnose van klinisch vermoedelijke vasculaire dementie (*probable vascular dementia*, VD) (zie tabel 20.1) berust op een combinatie van criteria:
- cognitieve disfunctie;
- impact op de instrumentele of basisactiviteiten van het dagelijks leven ((I)ADL);
- klinisch-neurologische afwijkingen;
- beeldvorming van de hersenen (zie tabel 20.1).

20.3.1 Geheugenstoornis

Volgens de NINDS-AIREN-criteria dient er een episodisch geheugendeficit aanwezig te zijn en beschadiging van minstens één ander cognitief domein. Dat geldt eigenlijk voor alle dementiesyndromen. Het episodisch geheugen wordt getest door de patiënt nieuwe gegevens te laten inprenten en deze na verloop van tijd opnieuw te laten oproepen. Hierbij zijn verschillende fasen onderscheiden:
- inprenten;
- vasthouden of verstevigen (overeenstemmend met de interval tussen inprenten en uitgesteld oproepen);
- uitgesteld oproepen;
- herkenning.

Bij episodische geheugentests bedraagt de tijdsinterval tussen inprenten en oproepen minstens enkele minuten en wordt er tijdens die interval een andere taak uitgevoerd. De fasen in een geheugentest berusten deels op verschillende neuroanatomische structuren. Bij vasculaire dementie bestaat het episodisch geheugendeficit voornamelijk uit een inprentingstoornis, naast een gestoord uitgesteld oproepen met relatief behoud van herkenning. Bij de ziekte van Alzheimer wordt een patroon van 'versneld vergeten' gezien, dat wil zeggen zowel bij uitgesteld oproepen als herkennen kan de alzheimerpatiënt significant minder items opgeven dan op het einde van de inprenting. Dit onderscheid weerspiegelt het verschil in de betrokken neuroanatomische structuren tussen de ziekte van Alzheimer en vasculaire dementie: hippocampus versus prefrontale disfunctie. Dit klassieke onderscheid in het episodisch geheugenprofiel tussen vasculaire dementie en de ziekte van Alzheimer is geenszins absoluut. Zo is bijvoorbeeld in het beginstadium van Alzheimer de herkenning vaak nog relatief gespaard en kan inprenting in een beginstadium al zijn aangetast.

20.3.2 Andere cognitieve stoornissen

Behalve het episodisch geheugen dient er minstens één ander cognitief domein aangetast te zijn. Welk domein aangetast is, hangt af van de beschadigde anatomische structuren. De cognitieve aantasting bij vasculaire dementie weerspiegelt vaak de prefrontale disfunctie. We vatten het dan ook vaak samen als een 'frontaal netwerksyndroom'. Vaak zijn er moeilijkheden met de cognitieve controle (executieve functies), zoals de mentale flexibiliteit ('set-shifting'), het onderdrukken van een routinerespons, of letterwoordvloeiendheid. Bij vasculaire

Tabel 20.1 NINDS-AIREN-criteria voor klinisch vermoedelijke vasculaire dementie

cognitief en ADL	stoornis van het episodisch geheugen en minstens één ander cognitief domein met impact op de activiteiten van het dagelijks leven
klinisch neurologisch onderzoek	aanwezigheid van focale neurologische tekenen
tijdsverloop	begonnen in aansluiting op een beroerte of fluctuerend of stapsgewijs verloop
beeldvorming	- bilateraal a. cerebri anterior of a. cerebri posterior letsel; - ischemie in de associatiezones of waterscheidingsgebieden; bilateraal thalamisch; bilaterale grotevaatpathologie; - lacunes in de basale ganglia of de frontale witte stof; - meer dan een vierde van het oppervlak van de witte stof aangetast.

ADL: algemene dagelijkse levensverrichtingen.

dementie is in de regel de letterwoordvloeiendheid meer aangetast dan de semantische woordvloeiendheid. Omdat de Mini Mental State Examination (MMSE)-test overwegend het episodisch geheugen test (oriëntatie in ruimte en tijd, uitgesteld oproepen van de drie woordjes) en minder gevoelig is voor prefrontale disfunctie (alleen de seriële 7), zal de MMSE-score bij vasculaire dementie soms relatief hoog zijn, zelfs wanneer er al een belangrijk impact is op het dagelijks functioneren en de sociale interacties.

20.3.3 Psychiatrische symptomen

Persoonlijkheidsverandering

Een belangrijk onderdeel van het ziektebeeld bij vasculaire dementie, dat niet in de NINDS-AIREN-criteria aan bod komt, zijn de persoonlijkheidsveranderingen. Deze hangen ten dele samen met de prefrontale disfunctie en kunnen bestaan uit apathie, onverschilligheid, decorumverlies, agressiviteit en opvliegendheid. Vaak ontbreekt ook het ziekte-inzicht bij de patiënt. In de interactie met de clinicus maken patiënten met vasculaire dementie soms misplaatste grappen ('moria') of becommentariëren ze het onderzoek op een sociaal ongepaste manier. Soms zijn deze persoonlijkheidsveranderingen drastisch en vaak vallen ze voor de partner zwaarder dan de cognitieve moeilijkheden per se. Ook nachtelijke onrust, hallucinaties, of depressieve kenmerken kunnen voorkomen. Wanneer er pseudobulbaire aantasting is, treedt dwanghuilen of dwanglachen op, waarbij het affect niet congruent is met de gemoedsstemming van de patiënt.

Depressie

Depressie bij cerebrovasculaire aantasting dient klinisch te worden onderscheiden van apathie. Depressie verwijst naar de beleving en de gevoelens van de patiënt. Bij depressie is er essentieel steeds een lijdensdruk bij de patiënt zelf. Vasculaire wittestofletsels zijn een voorbeschikkende factor voor zowel depressie als cognitieve achteruitgang. Bij grotevaatletsels is depressie eveneens frequent en geschat wordt dat in de eerste 6 maanden volgend op een beroerte ongeveer 25% van de patiënten depressieve gevoelens ervaart. De lokalisatie van het grotevaatletsel kan ook een rol spelen en bij corticale ischemische letsels is depressie frequenter bij patiënten met letsels van de linker frontale cortex. Patiënten met vasculaire dementie vertonen zeker niet steeds depressieve kenmerken en het tegendeel komt ook voor, vooral euforie die soms in schril contrast staat met het verlies in cognitief functioneren en functioneel niveau.

Apathie

Apathie verwijst naar een gedragsverandering waarbij de patiënt geen initiatief neemt en onverschillig is ten opzichte van gebeurtenissen die hem/haar voorheen wel konden boeien of bezighouden. Als belangrijk onderscheid met depressie ervaart de patiënt zelf het initiatiefverlies niet als problematisch. Voor de zorgverlener is apathie wel vaak een bron van ergernis en frustratie. Soms wordt apathie door de zorgverlener misgeïnterpreteerd als depressie, en des te meer wanneer de patiënt ook extrapiramidale tekenen met hypomimie vertoont.

Emotionele labiliteit

Zowel bij klinisch vermoedelijke ziekte van Alzheimer als bij vasculaire dementie vermeldt de zorgverlener soms prikkelbaarheid, woedebuien en stemmingswisselingen. Een frequente onderliggende reden voor conflict is de confrontatie met het cognitief tekort en de frustratie die hierdoor ontstaat. Het loont daarom de moeite specifiek na te vragen welke omstandigheden de stemmingswisselingen of woedebuien uitlokken en te proberen deze triggers te vermijden.

20.3.4 Zelfredzaamheid

Zoals geldt bij elk dementiesyndroom, vereist de diagnose van vasculaire dementie dat de instrumentele activiteiten van het dagelijks leven (de IADL), of in een verdere fase de basisactiviteiten van het dagelijks leven (de ADL), aangetast zijn. Het is belangrijk om gericht de ADL-activiteiten door te nemen tijdens de anamnese. Qua tafelmanieren vermeldt de partner soms dat de patiënt schrokt zonder tijdig te slikken of met de handen eet in plaats van met bestek. Frequent is er urine- of soms zelfs fecale incontinentie. Wanneer de IADL relatief gespaard is, hanteert men de nieuwere term *vasculaire cognitieve beschadiging zonder dementie* ('vascular cognitive impairment no dementia', VCIND), naar analogie met de term amnestisch 'mild cognitive impairment'.

20.3.5 Klinisch ziekteverloop

Anamnestisch is het voor de NINDS-AIREN-criteria noodzakelijk dat het ziekteverloop stapsgewijs, fluctuerend of subacuut begonnen is. Dit is voornamelijk duidelijk wanneer de cognitieve en ADL-gebreken ontstaan in aansluiting op een beroerte, of wanneer er tijdens het ziekteverloop af en toe subacute verslechtering optreedt, bijvoorbeeld met het ontstaan of de toename van uitvalsverschijnselen. Een progressieve achteruitgang die optreedt na een beroerte kan ook passen bij een diagnose van de ziekte van Alzheimer.

20.3.6 Neurologische symptomen

Een belangrijke component om de ziekte van Alzheimer te onderscheiden van vasculaire dementie is het klinisch neurologisch onderzoek. Volgens de NINDS-AIREN-criteria moeten er per definitie klinisch-neurologische afwijkingen zijn bij vasculaire dementie, in tegenstelling tot de ziekte van Alzheimer waar het klinisch-neurologisch onderzoek geen afwijkingen vertoont. Daarom is het cruciaal om bij elke patiënt met cognitieve klachten een gedetailleerd klinisch onderzoek uit te voeren. De afwijkingen bij vasculaire dementie kunnen variëren van subtiel tot erg opvallend. Het is belangrijk om actief te zoeken naar extrapiramidale symptomen (zoals een wat schuifelende gang, wat verminderde gelaatsmimiek, hypofone dysartrie, decrement bij repetitieve duim-wijsvingeroppositie of tandradrigiditeit bij de test van Froment), of piramidale symptomen (zoals pronatie bij de test van Barré aan één zijde, een teken van Babinski, een wat maaiende gang aan één zijde). Bij sommige, verder gevorderde patiënten springen de afwijkingen meer in het oog, bijvoorbeeld zwakte van de gelaatsspieren door pseudobulbaire aantasting (moeite om lippen opeen te persen, wangen hard op te blazen, ogen hard dicht te knijpen), opvallende piramidale tekenen in de bovenste en onderste ledematen (bijvoorbeeld onuitputbare enkelclonus, hypertonie, verminderde kniebuiging bij het stappen). Indien er anamnestisch aanwijzingen zijn voor slik- of spraakproblemen, is het nuttig om de huig- en farynxreflex te testen. Deze zijn bij vasculaire-dementiepatiënten soms overdreven levendig (bijvoorbeeld kokhalzen bij minste aanraking). Verder is het van belang om de balans te onderzoeken: deze is bij vasculaire dementie vaak vroegtijdig aangetast en verhoogt het valrisico. Posturale reflexen worden getest door een sternaal duwtje te geven en na te gaan of de patiënt het evenwicht kan behouden door contractie van de tibialis anterior. Moet de patiënt een stap achterwaarts zetten om niet te vallen, dan is de posturale controle verminderd. Men kan ook de patiënt vragen om door de knieën te zakken. Hierbij dienen normalerwijs de hielen van de grond te komen. Ook kan men vragen om de romp naar achteren te brengen. De normale reflex bestaat eruit dat de knieën buigen.

20.3.7 Differentiële diagnose

De differentiële diagnose van vasculaire dementie is afhankelijk van het type afwijkingen dat men vindt bij klinisch-neurologisch onderzoek. Bij een piramidale aantasting van de gang dient in sommige gevallen een cervicale spinaalkanaalstenose uitgesloten te worden. Bij extrapiramidale aantasting moet soms gedifferentieerd worden tussen vasculaire dementie en klinisch vermoedelijke DLB of progressieve supranucleaire verlamming. Hierbij zal de beeldvorming vaak nuttige informatie leveren. Bij cognitieve achteruitgang, urine-incontinentie en gangstoornissen dient gedifferentieerd te worden met normale-drukhydrocefalie (NPH). Bij NPH verlaagt de aanwezigheid van vasculaire wittestofletsels aanzienlijk de kans dat een drainage van ventrikels tot beterschap leidt.

Behalve het opsporen van subtiele of minder subtiele klinisch neurologische tekenen dient men tevens algemene cardiovasculaire risicofactoren op te sporen, zoals hypertensie of (orthostatische) hypotensie, hartfalen en boezemfibrilleren.

20.4 Aanvullend onderzoek

Een belangrijk onderdeel van de diagnose van vasculaire dementie zijn de radiologische criteria. In de NINDS-AIREN-criteria worden verschillende types radiologische aantasting opgesomd (figuur 20.1):
- Bij één type bestaat de vasculaire afwijking hoofdzakelijk uit wittestofaantasting die bij consensus minstens een vierde van het totale oppervlak van de witte stof dient te beslaan (figuur 20.1a), of verschillende lacunes in de basale ganglia (figuur 20.1c) of in de frontale witte stof. Bij dit subtype is de vasculaire dementie voornamelijk het gevolg van subcorticale beschadiging. De lacunaire infarcten en wittestofletsels wijzen op wat men noemt 'microangiopathie' (aantasting van arteriolen en capillairen). Bij de interpretatie van de MRI volstaat het niet dat er enkele punctiforme hyperintensiteiten aanwezig zijn in de witte stof: de wittestofletsels dienen uitgebreid te zijn of samenvloeiend.
- Een ander radiologisch subtype berust op herseninfarcten door grotevaataantasting (figuur 20.1b). In sommige gevallen gaat het om een

strategisch gelegen enkelvoudig letsel. Een ischemie van de dorsomediale of de anterieure thalamus kan bijvoorbeeld een amnestisch syndroom veroorzaken met tevens executieve disfunctie en, bij linkszijdige aantasting, afasie. Ook letsels van de mediaal temporale en ventraal occipitale cortex door a. cerebri posterior ischemie kunnen vasculaire dementie veroorzaken. In andere gevallen vinden we verschillende, bilaterale grotevaatinfarcten ('multi-infarctdementie') (figuur 20.1b).

Micro- en macroangiopathie kan beter aangetoond worden met MRI dan met CT. Wanneer een MRI micro- of macroangiopathie toont, kan dit de aandacht voor vasculaire risicocontrole verhogen. Een nuttige MRI-sequentie is ook diffusiegewogen beelden: diffusiegewogen hyperintensiteit wijst op recente ischemische letsels. Een andere MRI-sequentie, de gradiënt-echosequentie (figuur 20.1d), maakt het mogelijk om hemosiderine te detecteren: hemosiderinedeposities kunnen wijzen op subklinische micro- of macrobloedingen, passend bij cerebrale amyloïdangiopathie, dat wil zeggen neerslag van amyloïd in de bloedvatwant.

Bij vasculaire dementie is het, naast beeldvorming van de hersenen, zinvol om het vasculaire risicoprofiel in kaart te brengen: roken, diabetes,

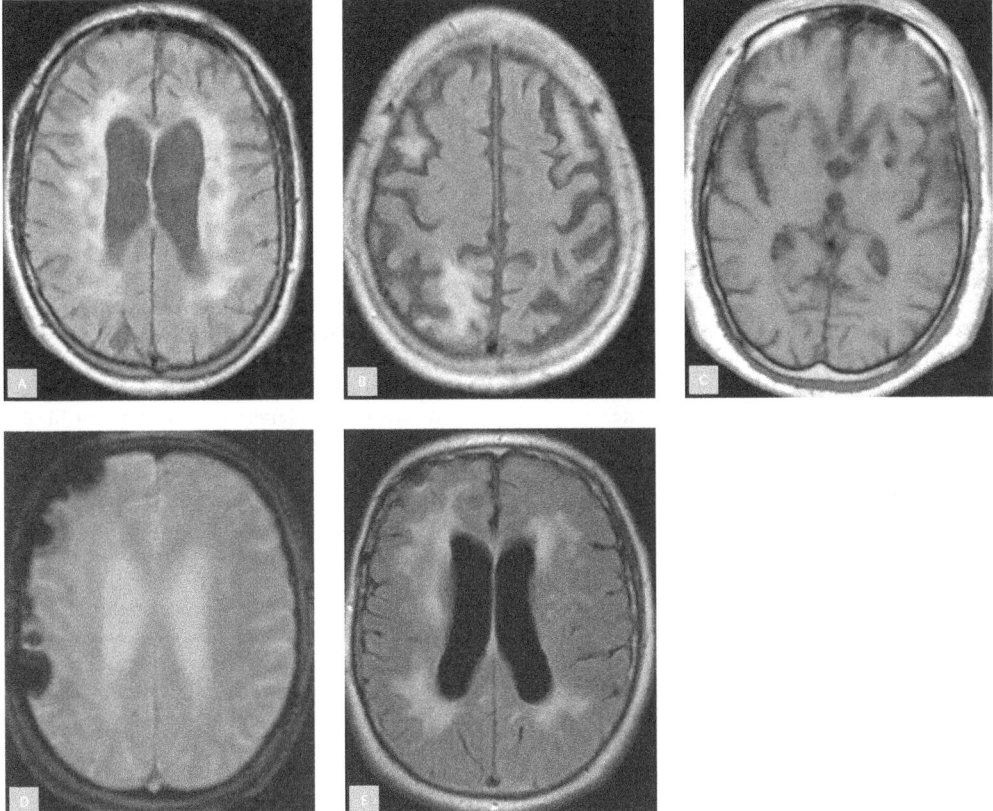

Figuur 20.1
Heterogeniteit van MRI-bevindingen bij vasculaire dementie in vier verschillende gevallen.
a. Subcorticale vasculaire wittestofaantasting door microangiopathie. Fluid-Attenuated Inversion Recovery (FLAIR) sequentie.
b. Bihemisferische ischemische letsels door grotevaatpathologie. FLAIR sequentie.
c. Multiple lacunaire infarcten in de basale ganglia. T1-gewogen sequentie.
d en e. Cerebral amyloid angiopathy, met een combinatie van vasculaire wittestofaantasting en hemosiderinedepositie ten gevolge van macro- en microhemorrhagieën. (d) Gradiënt- en (e) FLAIR-echosequentie.

overgewicht, hypertensie, nierfunctiestoornis en dyslipidemie. Soms is een 24-uursholtermonitoring geïndiceerd om een paroxysmaal boezemfibrilleren te detecteren. Sommige patiënten vertonen reeds op relatief jonge leeftijd (bijvoorbeeld onder 60 jaar) vasculaire dementie met uitgebreide wittestofaantasting, zonder dat vasculaire risicofactoren bekend zijn. Dan kan een 24-uursbloeddrukmeting nuttig zijn om na te gaan of de normale nachtelijke dip in de bloeddruk mogelijks afwezig is. Ook kunnen met fundoscopie, urineonderzoek naar proteïnurie, of echocardiografie de gevolgen van eventuele niet-gekende hypertensie opgespoord worden.

20.5 Neuropathologische veranderingen bij vasculaire dementie

In tegenstelling tot de ziekte van Alzheimer zijn er op dit ogenblik geen consensuscriteria voor een anatoompathologische zekerheidsdiagnose van vasculaire dementie. De afwijkingen die men vindt kunnen bestaan uit ischemische letsels, bijvoorbeeld lacunaire infarcten, hemorragische letsels, of aantasting van de bloedvatwand (bijvoorbeeld atherosclerose, β-amyloïddeposits, lipohyalinose). Wittestofletsels die men ziet op een MRI, kunnen overeenkomen met kleine infarctzones, maar kunnen ook het gevolg zijn van bijvoorbeeld gliose of verwijding van de perivasculaire ruimte.

In een recente community-based prospectieve clinicopathologische studie, de *Rush Memory and Aging Study*, is men bij vijftig patiënten met dementie nagegaan hoeveel gevallen bij post mortem onderzoek amyloïdplaques en neurofibrillaire kluwens (ziekte van Alzheimer pathologie) hadden, en hoeveel er macroscopische infarcten vertoonden. Van deze patiënten vertoonde 30% alleen alzheimerpathologie zonder andere afwijkingen, 12% vertoonde alleen macroscopische infarcten zonder alzheimerpathologie, en 38% vertoonde beide types afwijkingen. Dit bevestigt dat de zuivere ziekte van Alzheimer en zuivere vasculaire dementie als uitersten van een continuüm beschouwd moeten worden en dat gecombineerde pathologie frequent is.

Schematisch zijn er in neuropathologisch opzicht twee verbanden te onderscheiden tussen de ziekte van Alzheimer en vasculaire aantasting.
1 Bij de ziekte van Alzheimer is er niet alleen in het parenchym neerslag van β-amyloïd, maar ook in de bloedvatwand, dat wil zeggen cerebrale amyloïdangiopathie (CAA). De verhouding van neergeslagen amyloïd in de bloedvatwand versus het parenchym, is variabel van patiënt tot patiënt. CAA kan gepaard gaan met microbloedingen in het parenchym of meningeaal, lobaire hematomen, of ischemie.
2 Indien de hersenen neuritische amyloïdplaques bevatten en neurofibrillaire kluwens, is de kans dat deze afwijkingen zich ook klinisch manifesteren veel groter dan wanneer er tegelijkertijd één of meer lacunaire infarcten zijn, bijvoorbeeld in de basale ganglia. In een belangrijke studie uit 1998, de NUN-studie, volgde men longitudinaal een groep kloosterzusters tot het overlijden, waarna hersenautopsie werd verricht. Bij 61 gevallen werd een pathologische zekerheidsdiagnose gesteld van de ziekte van Alzheimer volgens erkende criteria. Van deze 61 gevallen waren er die tevens een of meerdere lacunes vertoonden. Wanneer er tegelijk lacunes aanwezig waren, was de kans dat de persoon tijdens het leven dementie vertoonde 93%. Bij subjecten met eenzelfde graad van alzheimerpathologie maar zonder lacunes, was de kans op klinische expressie van dementie heel wat lager: 57%.

Ook wat betreft risicofactoren is er overlap tussen de ziekte van Alzheimer en cardiovasculaire aandoeningen. Roken, hypertensie, verhoogd LDL en diabetes tijdens het vijfde en zesde levensdecennium, vormen risicofactoren voor het ontwikkelen van de ziekte van Alzheimer op latere leeftijd. Dit zijn tevens risicofactoren voor cardio- en cerebrovasculair lijden en wellicht ook voor het ontwikkelen van vasculaire dementie.

Ook op cellulair-moleculair vlak vertoont de pathogenetische sequentie bij de ziekte van Alzheimer en bij vasculaire dementie een aantal raakpunten, bijvoorbeeld of een beroerte gepaard gaat met een verhoogde expressie van het amyloïdprecursorproteïne en tau, wat ook bij de ziekte van Alzheimer een sleutelrol speelt. Zowel bij een beroerte als bij de ziekte van Alzheimer wordt de inflammatoire cascade geactiveerd.

Het verband tussen een cerebrovasculair accident (CVA) en een daaropvolgend dementie is complex. Een belangrijke risicofactor voor dementie na een CVA is vooraf bestaande cognitieve achteruitgang en de aanwezigheid van vooraf bestaande vasculaire wittestofletsels op een MRI. Ook bij patiënten die vooraf geen cognitieve aantasting vertoonden, verdubbelt een CVA de kans op het ontstaan van dementie over een verloop van gemiddeld zes jaar volgend op het CVA.

Soms zijn ischemische infarcten subklinisch en enkel detecteerbaar aan de hand van beeldvorming, bijvoorbeeld een MRI. Subklinische infarcten verdubbelen eveneens het risico om dementie te ontwikkelen.

20.6 Genetische aspecten

Bij de familiale anamnese bij vasculaire dementie dient men niet enkel te vragen naar vasculaire dementie, maar eveneens naar migraine met aura en cerebrovasculaire accidenten op jonge leeftijd.

Wellicht de meest voorkomende autosomaal-dominante vorm van vasculaire dementie is CADASIL ('cerebral autosomal dominant angiopathy with subcortical infarctions and leucoencephalopathie'). CADASIL wordt veroorzaakt door mutaties in het Notch-3-gen, leidend tot verdikking van de wand van kleinere arteriële vaten door granulaire deposities. Vaak treden de eerste symptomen reeds op in het vierde levensdecennium of vroeger, met bijvoorbeeld beperkte cerebrovasculaire accidenten of migraine met aura.

Een tweede vorm van autosomaal dominante vasculaire dementie wordt veroorzaakt door mutaties van het amyloïd precursor proteïne (APP) onder meer de 'Dutch APP mutation' met cerebrale amyloïd angiopathie tot gevolg. Veelal leiden deze mutaties tot verhoogde aanmaak van APP of een verandering in configuratie van APP.

Er zijn ook X-gebonden vormen van vasculaire dementie, zoals de ziekte van Fabry (een lysosomale stapelingsziekte die een ischemische beroerte op jonge leeftijd bij mannen kan veroorzaken), intense neuropathische pijn (onder meer acraal, cardiaal en renaal lijden), autonome neuropathie en cutane angiokeratomen.

Een diagnose berust op bepaling van alphagalactosidase-activiteit en mutatieanalyse.

Op populatieniveau dragen genetische polymorfismen wellicht bij tot het risico van vasculaire dementie. Bij patiënten met vasculaire dementie is de prevalentie van het APOE-ε4-allel lager dan bij de ziekte van Alzheimer. Bij gemengde dementie ligt de prevalentie van het APOE-ε4-allel ertussenin.

20.7 Farmacotherapie

20.7.1 Cognitief versterkende medicatie

Verschillende fase-III-trials met cholinesterase-inhibitoren bij klinisch vermoedelijke vasculaire dementie (NINDS-AIREN-criteria), hebben een significant effect op de cognitieve tests getoond maar jammer genoeg geen effect op de andere primaire eindpunten, zoals de ADL of de globale beoordelingsschalen (zoals CIBIC-plus). Een effect op de ADL of op globale beoordelingsschalen die de klinische relevantie weergeven van de therapeutische effecten, is een vereiste voor erkenning van deze geneesmiddelen van overheidswege.

Één fase-III-trial (duur 6 maanden) met galantamine bevatte zowel patiënten met vasculaire dementie, als patiënten met ziekte van Alzheimer met geassocieerde cerebrovasculaire aantasting. Bij deze patiënten onderzocht men het effect van galantamine op CIBIC en de ADL als primaire eindpunten. Deze studie toonde een significant gunstig effect op de primaire eindpunten. Ook de secundaire eindpunten, onder meer de Neuropsychiatry Inventory, verschilden significant. Bij een post hoc subgroepanalyse bleek het effect voornamelijk afkomstig te zijn van de patiënten met ziekte van Alzheimer met geassocieerde cerebrovasculaire aantasting.

Eén fase-III-studie bij geïnstitutionaliseerde patiënten met dementie in een matig tot ver gevorderd stadium (MMSE <10) onderzocht het effect van 12 weken behandeling met memantine 10 mg/d. Er waren twee subgroepen: patiënten met ziekte van Alzheimer (n = 79) en patiënten met vasculaire dementie (n = 87). Ook in deze studie was er geen significant effect op de primaire eindpunten voor wat betreft de ADL of op een globale beoordelingsschaal. Twee andere studies onderzochten het effect van memantine bij klinisch vermoedelijke vasculaire dementie in een matig gevorderd stadium. Ook hier bleek dat de cognitieve testscores als primair eindpunt wel significant verschilden tussen de actief behandelde groep en de placebogroep, maar dat het andere primaire eindpunt – de globale beoordelingsschaal (CIBIC-plus) – niet significant verschilde.

Uit de vermelde studies valt te concluderen dat er bij klinisch vermoedelijke vasculaire dementie onvoldoende evidentie is voor het nut van cognitief versterkende medicatie als cholinesterase-inhibitoren of memantine. Op cognitief vlak is er wel statistisch significante beterschap, maar de klinische relevantie van het effect (in termen van ADL of globale beoordeling) is niet aangetoond. Mogelijk is vasculaire dementie als verzamelterm te breed en zou een effect duidelijker zijn als alleen patiënten geselecteerd worden die tot een bepaalde vasculaire dementie subgroep behoren, bijvoorbeeld patiënten met microangiopathie.

Tabel 20.2 Enkele elementen van overlap tussen de ziekte van Alzheimer en vasculaire dementie

klinisch	CVA verhoogt de kans op klinisch vermoedelijke ziekte van Alzheimer in de eerste drie jaren volgend op het CVA; perindopril plus indapamide als secundaire preventie na CVA vermindert de kans op dementie in de eerste drie jaar.
radiologisch	lacunaire infarcten in de basale ganglia verhogen de kans op klinische expressie van alzheimerpathologie.
epidemiologisch	vasculaire risicofactoren op middelbare leeftijd verhogen het risico van klinisch vermoedelijke ziekte van Alzheimer op latere leeftijd.
neuropathologisch	- lacunaire letsels in de basale ganglia verhogen de kans op klinische expressie van onderliggende alzheimerpathologie; - cerebrale amyloïdangiopathie kan gepaard gaan met microscopische of macroscopische bloeding en met vasculaire wittestofletsels; - cholinerge denervatie treedt op zowel bij de ziekte van Alzheimer als bij vasculaire dementie.
genetisch	APOE-ε4-allel vormt een risicofactor voor klinisch vermoedelijke ziekte van Alzheimer en ook, in mindere mate, voor vasculaire dementie.
cellulair biologisch	- beroerte gaat gepaard met verhoogde expressie van tauproteïne en amyloïd precursor proteïne; - zowel beroerte als de ziekte van Alzheimer gaan gepaard met activatie van inflammatoire cascade.

CVA: cerebrovasculair accident; APOE = apolipoproteïne.

20.7.2 Medicatie bij gedragsverandering

Net als bij de ziekte van Alzheimer kunnen bij vasculaire dementie gedragsveranderingen voorkomen. Sommige, zoals apathie, reageren niet op medicatie en zijn ook gedragsmatig erg moeilijk te wijzigen. Bij nachtelijke onrust schrijven we standaard trazodone voor, ook al is dit niet gebaseerd op evidentie. De voornaamste neveneffecten zijn *hangover* tijdens de voormiddag en orthostatische hypotensie.

Bij hallucinaties en agitatie bij vasculaire dementie dient men voorzichtig om te springen met langdurig gebruik van neuroleptica met dopaminereceptorblokkerend effect, zoals risperidon of olanzapine: vaak reduceert dergelijke medicatie de hallucinaties en agitatie, maar ten koste van beperking in mobiliteit en verhoogd valrisico. Schrijft men het toch voor, dan dient de dosis getitreerd te worden in functie van de respons en zo laag mogelijk gehouden te worden. Deze neuroleptica verhogen bovendien het risico van ziekenhuisopname, pneumonie, glucose-intolerantie en cerebrovasculaire aandoeningen. Enkel quetiapine en clozapine hebben geen extrapiramidale neveneffecten, maar in deze patiëntengroep dient men beducht te zijn op orthostatische hypotensie na inname van deze neuroleptica.

Dwanglachen en -huilen reageren soms gunstig op een SSRI, zoals sertraline. Urine-incontinentie wordt doorgaans behandeld met een perifeer anticholinergicum, zoals oxybutinine, maar dat kan de progressie van de functionele stoornissen versterken.

20.8 Preventie en levensstijl

Eén van de voornaamste inzichten uit grootschalige prospectieve epidemiologische studies, is het effect van vasculaire risicofactoren tijdens de vijfde en zesde levensdecennium op het risico van de ziekte van Alzheimer. Op basis van deze epidemiologische studies vermoeden we dat cardiovasculaire risicopreventie mogelijk een vermindering kan teweegbrengen in de kans op de ziekte van Alzheimer, en mogelijk ook op het ontwikkelen van vasculaire cognitieve beschadiging of vasculaire dementie. In de SystEur studie werden 2418 cognitief intacte patiënten (MMSE hoger dan 28/30) boven de 60 jaar, met systolische hypertensie (SBD hoger dan 160) behandeld met antihypertensiva versus placebo. In de actief behandelde groep verslechterden 11 patiënten naar een MMSE-score onder de 23 en in de placebogroep 21 patiënten. Dit significante verschil toont aan dat strikte controle van de bloeddruk een gunstig effect kan hebben in de primaire preventie van cognitieve achteruitgang.

Een secundaire-preventiestudie, de PROGRESS-studie, bevatte 6105 patiënten die 2 weken à 5 jaar voorafgaand aan inclusie een ischemische beroerte of een kortstondige ischemische aanval hadden gehad, ongeacht hun bloeddruk. De patiënten werden gerandomiseerd naar actieve behandeling (perindopril al dan niet met indapamide geassocieerd) of placebo. Het primaire eindpunt was het optreden van een CVA, al dan niet fataal, met als secundair eindpunt onder meer cognitieve achteruitgang of dementie. Na vier jaar was het risico van cognitieve achteruitgang met 45% gedaald ten opzichte van placebo en de kans op dementie met 34%. De risicoreductie was in hoofdzaak te verklaren door een verminderd risico op recidief CVA.

In een andere secundaire-preventiestudie, de PROSPER-studie, werden 5804 patiënten met een cardiovasculaire of perifeer-vasculaire aandoening of beroerte, of een hoge kans hierop (roken, hypertensie, diabetes) tussen 70-82 jaar gerandomiseerd tussen pravastatine 40 mg en placebo. Het primaire eindpunt van deze studie was een gecombineerd eindpunt van overlijden ten gevolge van coronair lijden, niet-fataal myocardinfarct, fataal of niet-fataal CVA. Een tertiair eindpunt was de cognitieve functie, gemeten met een aantal cognitieve tests. Na een duur van 3 tot 4 jaar had pravastatine een gunstig effect op het risico van het primaire eindpunt, voornamelijk door de reductie van coronair lijden. De behandeling had geen effect op cognitieve testscores.

Patiënten met vasculaire cognitieve beschadiging of vasculaire dementie en boezemfibrillen krijgen standaard orale anticoagulatie, tenzij er contra-indicaties zijn. Naar onze mening vormt cognitieve aantasting op zich geen contra-indicatie op voorwaarde dat de medicatie-inname op een betrouwbare manier kan gebeuren en het valrisico beperkt is. Het risico van een cardiale embolie wordt bepaald door de aanwezigheid van boezemfibrillen, in combinatie met een voorgeschiedenis van een CVA, linkerventrikelhypertrofie, diabetes, hypertensie en de leeftijd. Elk bijkomend embolisch CVA kan verdere achteruitgang teweegbrengen.

Literatuur

Black SE. Therapeutic issues in vascular dementia: studies, designs and approaches. Can J Neurol Sci. 2007;34S1:125-30.

Erkinjuntti T, et al. Effect of galantamine in probable vascular dementia and Alzheimer's disease combined with cerebrovascular disease: a randomised trial. Lancet. 2002;359:1283-90.

Hanon O, Forette F. Prevention of dementia: lessons from SYST-EUR and PROGRESS. J Neurol Sci. 2004;226:71-4.

Hofman A, et al. Epidemiology of neurological diseases in elderly people: what did we learn from the Rotterdam study. Lancet Neurol. 2006;5:545-50

Homes, et al. Validity of current clinical criteria for Alzheimer's disease, vascular dementia and dementia with Lewy bodies. Brit J Psychiatr. 1999;174:45-50.

Kalaria RN. Small vessel disease and Alzheimer's dementia: Pathological considerations. Cerebrovasc Dis. 2002;13S2:48-52.

O'Brien J, et al. Vascular cognitive impairment. Lancet Neurol. 2003;2:89-98.

Pohjasvaara, et al. Comparison of different clinical criteria (DSM-III, ADDTC, ICD-10, NINDS-AIREN, DSM-IV) for the diagnosis of vascular dementia. Stroke. 2000;31:2952-7.

Qizilbash N, et al. Evidence-based dementia practice. Blackwell Publishing; 2003.

Roman, et al. Vascular dementia: Diagnostic criteria for research studies. Neurology. 1992;43:250-60.

Snowdon, et al. Brain infarction and the clinical expression of Alzheimer's Disease: The Nun study. JAMA. 1997;277:813-7.

21 Parkinson en Lewy-body-dementie (DLB)

K.L. Leenders

Kernpunten

- De klinische syndromen van het Parkinson Dementie Complex (PDD) en Lewy-body-dementie (DLB) lijken veel op elkaar en zijn doorgaans alleen in het begin van het ziekteproces van elkaar te onderscheiden. De aan PDD en DLB ten grondslag liggende cerebrale pathologie lijkt eveneens sterk op elkaar. PDD en DLB samen worden thans erkend als een relatief vaak voorkomend en belangrijk klinisch probleem.
- Het onderscheid tussen PDD en DLB is meer van belang in het kader van wetenschappelijk onderzoek dan voor de dagelijkse klinische praktijk.
- In vergevorderde stadia kan het onderscheid met Alzheimer – voor zover het de dementie betreft – op klinische gronden moeilijk zijn.
- De inzet van hulponderzoeken moet zorgvuldig geschieden.
- Symptomatische behandelingen kunnen slechts in beperkte mate worden gegeven, maar zijn voor een aantal indicaties effectief. Curatieve behandeling is nog niet mogelijk.

21.1 Inleiding

De diagnose PDD en DLB hangt sterk af van de manier waarop de gegevens zijn verzameld en van de gehanteerde criteria. Omdat de mortaliteit van PDD-patiënten hoog is en veel van deze patiënten geïnstitutionaliseerd zijn, bestaat er waarschijnlijk een onderrepresentatie van deze patiëntengroep in epidemiologische studies. Een 8 jaar durende prospectieve studie vond een 78,2% prevalentie van dementie bij parkinsonpatiënten. Diverse incidentiestudies vonden een consistent hogere incidentie van dementie bij de ziekte van Parkinson: een 4- tot 5-voudige incidentie over een periode van 5 jaar follow-up en een relatief risico van 1,7 over een periode van 2 jaar follow-up.

Hogere leeftijd bij het begin van het parkinsonisme, vroeg ontstaan van hallucinaties en dominantie van het akinesie subtype beïnvloeden de waarschijnlijkheid van het ontstaan van dementie sterk. Etniciteit, geslacht of roken lijken hierop geen invloed te hebben.

DLB vormt misschien wel 20% van alle dementieën, maar de opvattingen hierover kunnen nogal verschillen. Allerlei bronnen van bias spelen hierbij natuurlijk een rol. In grote autopsiestudies worden Lewy-insluitlichaampjes bij 15-25% van de oudere gedementeerde patiënten gevonden. Dit is een veel grotere prevalentie dan die van de ziekte van Parkinson. Ook suggereren de bevindingen dat veel ouderen corticale Lewy-insluitlichaampjes hebben zonder dementie. Er zullen vermoedelijk veel preklinische dementiepatiënten bestaan. Hiermee in overeenstemming is dat klinische studies schattingen suggereren van de prevalentie van DLB van 5,5% hetgeen 2% van alle dementiepatiënten zou zijn. Het begin van DLB manifesteert zich tussen de leeftijd van 53-83 jaar. De mediane leeftijd waarop patiënten met DLB overlijden is 78 jaar, vergeleken met de leeftijd van 84,6 jaar van patiënten met de ziekte van Alzheimer.

Casus

Een 62-jarige man werd poliklinisch gezien wegens verder onderzoek naar aanleiding van een periode van verwardheid tijdens een recente ziekenhuisopname wegens een urologische ingreep. De familie van de patiënt deelde mee dat hij het afgelopen jaar wat vergeetachtig was en taken met een ruimtelijke opgave, zoals het parallel parkeren van zijn auto, niet meer goed kon doen. De klachten waren echter te gering geweest om daarvoor medische hulp in te roepen. Hij was ook langzamer geworden met het lopen. De familie had bijvoorbeeld gemerkt dat hij tijdens een wandeling de rest van de groep niet zo snel kon bijhouden, hetgeen vroeger nooit het geval was.

De hospitalisatie een maand eerder was wegens een transurethrale resectie van de prostaat. De bedoeling was om de ingreep via een dagopname af te handelen, maar toen patiënt uit de narcose ontwaakte was hij geagiteerd, gedesoriënteerd and hallucineerde hij. Er werd haloperidol voorgeschreven, waarna de patiënt een dag zeer somnolent en rigide werd. De familie vertelde dat hij na de ziekenhuisopname geleidelijk aan verbeterde en bijna weer op zijn uitgangsniveau terug zou zijn.

Bij onderzoek leverde de MMSE een score van 25 van 29 op. Hij had moeilijkheden met aandacht en toonde apraxie bij het (na)tekenen. Hij kon geen pentagon natekenen en geen wijzerplaat construeren. Het 'delayed recall' was intact. De patiënt toonde subtiele tekenen van parkinsonisme, vooral hypomimie, zachte stem, een spoor houdingstremor, maar geen rusttremor en bilaterale rigiditeit aan de armen van geringe intensiteit. Het lopen was afwijkend: vertraagd en met verkorte passen, voorover gebogen en verminderde armswing.

De anamnese vermeldde nog dat patiënt tekenen toonde van *Remsleep Behavior Disorder* (RBD) met schreeuwen en intermitterend uitleven van dromen. Dit was al sinds een paar jaar opgemerkt, maar nooit eerder. Deze episodesn van RBD waren in frequentie en ernst toegenomen. Sinds zijn ziekenhuisopname had hij diverse malen visuele hallucinaties gehad die voortduurden ondanks dat zijn algemene toestand verbeterde. Hij zag met name personen, die er niet waren, vooral 's avonds of wanneer hij overdag wakker werd van bijvoorbeeld een middagslaap. Ook had last van visuele mispercepties. Hij zag het bijvoorbeeld buiten regenen terwijl anderen dit niet zagen.

Bij herbeoordeling zes maanden later was er nog steeds sprake van parkinsonisme en toenemende cognitieve achteruitgang. De activiteiten van alledag vormden steeds meer een probleem en er waren nog steeds perioden van hallucinaties, vooral 's avonds. Een MRI-scan van het brein toonde geringe gegeneraliseerde atrofie, maar verder geen andere structurele afwijkingen. Bloedbepalingen inclusief vitamine B12 en schildklierfuncties waren normaal. Een formeel neuropsychologisch onderzoek toonde aanwijzingen voor een geringe dementie met een subcorticaal patroon van defecten, inclusief problemen met executieve functies, aandacht en visuospatiële taken. Het geheugen was relatief intact.

Een diagnose DLB werd gesteld: de cognitieve storingen en het parkinsonisme begon ongeveer in dezelfde periode, er was sprake van dementie met parkinsonisme en veelvuldige hallucinaties met anamnestisch cognitieve fluctuaties. Ondersteunend voor de diagnose waren het ontbreken van andere mogelijke oorzaken, het aanwezig zijn van RBD, overgevoeligheid voor neuroleptica en een neiging tot delier.

De patiënt werd behandeld met een cholinesteraseremmer, waarna zijn cognitieve toestand stabiliseerde en de hallucinaties minder werden. Er was geen antipsychoticum nodig en er waren geen tekenen van depressie. Voor het slapen kreeg hij een lage dosis clonazepam om de RBD te onderdrukken en zijn slaappatroon te verbeteren.

21.2 Kliniek PDD

De ziekte van Parkinson werd in 1817 door James Parkinson voor het eerst goed beschreven. Begrijpelijkerwijs kregen de motorische verschijnselen de volle aandacht, aangezien deze doorgaans ook de dominerende klachten vormen. De cognitieve storingen en dementie, welke eveneens bij de ziekte van Parkinson voorkomen, werden pas systematisch bestudeerd vanaf de jaren zeventig van de twintigste eeuw. In een belangrijke minderheid van de parkinsonpatiënten ontwikkelt zich na jaren van ziekte een dementiesyndroom. Dit wordt doorgaans aangeduid door parkinsondementiecomplex en in het Engels 'dementia associated with Parkinson disease', meestal afgekort als PDD. Recentelijk werden klinische diagnostische criteria in een consensusconferentie door een 'task force' van de Movement Disorders Society vastgelegd. Ook werden praktische richtlijnen voor het stellen van de diagnose gepubliceerd.

Psychometrische tests laten bij bijna alle parkinsonpatiënten ook in de vroege fase van de ziekte afwijkingen zien in vergelijking met leeftijdgematchte gezonde mensen. Dit is vermoedelijk een reflectie van gestoorde functie van de cortico-striato-thalamo-corticale circuits door de ontbrekende of verminderde regulatie van deze circuits op striataal niveau ten gevolge van de veranderde nigrostriatale dopaminerge input. De cognitieve defecten zijn echter doorgaans gering en niet duidelijk definieerbaar in klinisch opzicht. Ook moet worden bedacht dat cognitie en het meten daarvan negatief kan worden beïnvloed door bijvoorbeeld depressie en andere factoren. Spraakproblemen en traagheid in het bewegen kunnen op zich de testresultaten verslechteren. Ook de invloed van dopaminerge medicatie kan aanzienlijk zijn.

Het stellen van de diagnose dementie bij parkinsonpatiënten kan in het begin moeilijk zijn, omdat het beeld zich doorgaans slechts langzaam ontwikkelt. Het begrip dementie wordt vaak in eerste instantie geassocieerd met de corticale vorm van dementie, zoals bij de ziekte van Alzheimer gezien wordt. Bij de ziekte van Alzheimer is het geheugenprobleem (acquisitie van feiten) het vroegste en dominerende probleem, terwijl defecten in de taalbeheersing, rekenen, constructietaken en probleemoplossen zich gaandeweg later voordoen. In PDD en DLB zien wij eerder een patroon dat ook wel met 'subcorticale dementie' wordt aangeduid. Dit concept komt voort uit studies van ziekten als de progressieve supranucleaire parese (PSP) en de ziekte van Huntington, bij welke een ernstige vorm van subcorticale pathologie bestaat. In zekere zin is dit dus ook het geval bij de ziekte van Parkinson. Voor subcorticale vormen van dementie worden de relatief goede geheugenfuncties, duidelijke psychomotorische traagheid en moeilijkheden met taken waarbij abstractie, redeneren en mentale shifts van belang zijn, kenmerkend geacht. De storing van de genoemde cortico-subcortico-corticale circuits, vooral naar de prefrontale cortexgebieden, ligt hieraan vermoedelijk ten grondslag. Het beeld wordt gecompliceerder wanneer bij PDD en DLB ook corticale pathologie optreedt, zoals bij de ziekte van Alzheimer gezien wordt.

Bij de definitie dementie hoort de achteruitgang in de sociale of beroepssfeer. De clinicus moet beoordelen of beperkingen hierin bij parkinsonpatiënten meer worden bepaald door de motorische, door andere fysieke storingen of door de cognitieve problemen of beide. Indien testuitslagen voor het bepalen van de diagnose dementie worden gehanteerd, moeten de cut-offs van die tests kritisch worden beschouwd om een dementie niet abusievelijk te diagnosticeren indien bijvoorbeeld depressie of geringe opleiding meespeelt.

21.3 De meest voorkomende symptomen bij PDD

PDD-patiënten tonen voornamelijk symptomen in de drie domeinen cognitie, beweging en gedrag. Het begin van het dementieproces is sluipend en langzaam progressief, met aanvankelijk vaak tijdelijke episodes van slechtere cognitieve functies. Deze episodes kunnen spontaan optreden of worden geluxeerd door medicatie, infectie, dehydratie en andere gebeurtenissen. Bij DLB hoort de fluctuatie in cognitie als een inherent onderdeel van de diagnose, maar dit komt bij PDD eveneens voor. Bij PDD-patiënten zijn de motorische storingen doorgaans ernstig en de dementie komt pas na vele jaren tot ontwikkeling. Bij DLB zijn de parkinsonistische verschijnselen meestal in geringe mate aanwezig en treden per definitie binnen een jaar rond het begin van de cognitieve problemen op.

Psychiatrische verschijnselen als hallucinaties, wanen, angst en depressies komen bij PDD veel voor. In ernstige situaties ook opwinding en slaapstoornissen. Ofschoon de gedragsafwijkingen door medicatie of comorbiditeit kunnen worden uitgelokt, komen deze ook voor zonder kennelijke uitwendige aanleiding. Vaak leiden dit type storingen tot opnamen in ziekenhuizen en instituten.

Risicofactoren voor dementie bij parkinsonpatiënten zijn hoge leeftijd, start van de ziekte van Parkinson of latere leeftijd (vooral ouder dan 70 jaar) en ernstige motorische afwijkingen.

21.4 Aanvullend onderzoek PDD

21.4.1 Neuropsychologisch onderzoek

In een recent artikel van de *Movement Disorder Society Task Force* worden aanbevelingen gedaan hoe dementie bij parkinsonpatiënten is vast te stellen. Enerzijds wordt een batterij tests voor de dagelijkse praktijk gegeven, anderzijds worden richtlijnen gegeven voor meer researchgerichte situaties.

Voor de diagnose PDD dient de patiënt in de eerste plaats te voldoen aan de criteria voor de diagnose ziekte van Parkinson en deze dient te zijn vastgesteld vóór er sprake was van mogelijk dementie. In ieder geval dient dit langer dan een jaar te zijn, maar in de praktijk komt dat vaak neer op een termijn van langer dan 10 jaar. Daarnaast dient er sprake te zijn van globale cognitieve achteruitgang. De MMSE-test is een eenvoudige schaal om hierover een indruk te krijgen. De score zou minder dan 26 moeten zijn. De MMSE-test is echter relatief weinig sensitief voor executieve functies. Een hoeksteen voor de diagnose dementie is de negatieve invloed van de cognitieve storingen op dagelijks functioneren en de psychosociale situatie. Bij PDD-patiënten moeten er in meerdere cognitieve domeinen afwijkingen zijn opdat er bij voorkeur een bepaald profiel vast te stellen is. In ieder geval moet de aandacht getest worden, bijvoorbeeld met behulp van het opnoemen van de maanden van het jaar in omgekeerde volgorde, of het steeds aftrekken van zevens vanaf 100. De executieve functies kunnen oriënterend worden getest door de verbale fluencytests of door het tekenen van een klok (wijzerplaat met de cijfers en de wijzers op bijvoorbeeld tien over elf). De visuospatiële vaardigheid kan worden getest via de pentagontekening van de MMSE-test. Het geheugen wordt in eerste instantie getoetst door de herinnering van de drie woorden in de MMSE-test.

Ofschoon gedragsmatige verschijnselen niet per se voor de diagnose PDD vereist zijn, komen deze wel vaak voor en kunnen de diagnose ondersteunen. Dit betreft apathie, verminderde stemming, angst, hallucinaties, wanen en overmatige slaperigheid overdag.

21.4.2 Beeldvormend onderzoek

MRI- en CT-scans zijn vooral nuttig voor het uitsluiten van alternatieve diagnoses die met cognitieve stoornissen of gedragsveranderingen gepaard kunnen gaan. Met MR-spectroscopie werd een vermindering van de verhouding lactaat/N-acetyl-aspartaat bij parkinsonpatiënten en met name PDD-patiënten in vergelijking met gezonden gevonden. Dit zou vooral in het occipitale hersengebied aantoonbaar zijn. De bruikbaarheid hiervan zal nog verder moeten worden uitgewerkt.

PET- of SPECT-studies die gebruik maken van dopaminerge tracers die biochemische functies van de nigrostriatale zenuwuiteinden in het striatum meten (zoals de DAT-transporter voor SPECT en de FDopa-tracer voor PET), laten zeer duidelijk zien dat de opname bij de ziekte van Alzheimer normaal is, terwijl bij de ziekte van Parkinson, PDD, DLB en andere parkinsonistische condities (zoals progressieve supranucleaire parese en multipele systeematrofie) deze traceropname altijd pathologisch gereduceerd is. Het is opmerkelijk dat tot op heden deze bevinding slechts als 'suggestive feature' beschouwd wordt, terwijl hiermee het onderscheid tussen DLB en de ziekte van Alzheimer overtuigend kan worden gemaakt, hetgeen in de klinische praktijk eventueel moeilijk kan zijn.

Met de radiotracers fluordeoxyglucose (voor PET) en de cerebrale perfusietracers (SPECT en PET) lijkt het er tot heden op dat er weinig of geen verschillen tussen PDD en DLB zijn wat betreft het patroon van glucosemetabolisme of perfusie. Ook lijken de afwijkingen bij PDD en de ziekte van Alzheimer veel op elkaar, ofschoon bij de laatste de afwijkingen meer uitgesproken zijn dan bij PDD, namelijk een bilaterale (meestal iets asymmetrische) hypoactiviteit in pariëtale en temporale hersenschorsgebieden. In patiënten met gevorderde Alzheimer en PDD wordt dit ook frontaal gezien. De nieuwe tracers die het cholinerge systeem (bijvoorbeeld MP4) of het amyloïd (bijvoorbeeld Pittsburgh compound B, BIP) als doel hebben, moeten hun waarde betreffende differentiatie tussen diverse dementiecondities nog bewijzen. Ook is het de vraag of een maat voor één pathologisch biochemisch systeem in de hersenen voldoende houvast geeft bij de differentiatie van de hier besproken neurodegeneratieve ziektebeelden. Dit ook in het licht van de variabele en heterogene pathologische processen zoals boven geschetst. Er bestaat nog geen radiotracer om de hoeveelheid alfasynucleïne in de hersenen te bepalen.

21.4.3 EEG

Het EEG toont een duidelijk trager basisritme bij patiënten met dementie en zo ook is de relatieve 'alpha-power' bij PDD minder dan bij niet-demente parkinsonpatiënten. Dit zijn echter bevindingen, die bij veel globale neurodegeneratieve hersenziekten gevonden kunnen worden. Het lijkt er niet op dat een EEG, noch 'event related potentials', in de praktijk veel tot de differentiatie tussen de diverse hier behandelde condities zal kunnen bijdragen.

21.4.4 Bloed/liquor

Er zijn op dit moment geen biomarkers in het bloed of in de liquor cerebrospinalis voorhanden om betrouwbaar een diagnose te kunnen stellen. Wel kunnen het bèta-amyloïd en tauproteïne worden bepaald. Voor alfasynucleïne is nog geen goede meetmethode beschikbaar. Dit kan zeer nuttig zijn om de twee grote pathologieën van het neurodegeneratieve proces, namelijk de tauopathieën en de alfasynucleïnopathieën, van elkaar te scheiden. Ook kan dan worden nagegaan in hoeverre beide processen bij één patiënt aanwezig zijn.

21.5 Kliniek DLB

De eerste beschrijving van abnormale depositie van eiwitten in de neuronen bij parkinsonpatiënten, welke later Lewy-insluitlichaampjes ('Lewy bodies') werden genoemd, stamt van Fritz Heinrich Lewy (1885-1950) in een publicatie in 1912. De Lewy-insluitlichaampjes worden bij parkinsonpatiënten vooral gevonden in de pathologisch veranderde dopaminerge substantia nigraneuronen. In 1961 werden bij patiënten met dementie ook Lewy-insluitlichaampjes in de neocortex beschreven. Maar pas toen in het midden van de jaren tachtig immunocytochemische methoden (ubiquitine en later alfasynucleine) beschikbaar kwamen, werd het mogelijk om de corticale Lewy-insluitlichaampjes, die een ander aspect hebben dan de mesencephale insluitlichaampjes, beter te bestuderen.

De naamgeving van deze conditie varieerde vanaf eind jaren tachtig van 'senile dementia of Lewy body type' tot 'Lewy body variant of Alzheimer's disease' en 'diffuse Lewy body disease'. In 1995 vond een consensusconferentie plaats door een internationaal consortium van experts en de naamgeving werd vastgelegd op 'dementia with Lewy bodies' (DLB). In het Nederlands wordt vaak de term 'Lewy-body-dementie' gebruikt. Hier wordt voor het gemak steeds de afkorting DLB gebruikt. Het consortium legde ook richtlijnen voor het stellen van de klinische en pathologische diagnose vast en verfijnde deze richtlijnen in twee verdere bijeenkomsten in 1999 en 2005.

Consensuscriteria voor DLB werden in 1996 voorgesteld en later bijgesteld. Deze richtlijnen vereisen ofwel het begin van de dementie in deze conditie vóór het ontstaan van parkinsonistische symptomen, ofwel het aanwezig zijn van parkinsonistische symptomen maximaal een jaar vóór het begin van de dementie. Deze in de praktijk wat moeilijke regel suggereert al hoezeer DLB eigenlijk een variant van de ziekte van Parkinson is (paragraaf 21.8). Behalve de vereiste 1-jaarregel overlappen de klinische verschijnselen van de dementie bij PDD en DLB sterk. Bij PDD-patiënten is de connectie met de ziekte van Parkinson duidelijk, aangezien deze doorgaans reeds vele jaren bestond. DLB kan met waarschijnlijkheid worden gediagnosticeerd ('probable DLB') indien twee of meer kernsymptomen van de trias parkinsonisme, cognitieve fluctuaties en visuele hallucinaties aanwezig zijn. Mogelijke DLB ('possible DLB') vereist één kernsymptoom. Zie ook de tabel 21.1 uit McKeith en collega's, welke hier gering gemodificeerd wordt gereproduceerd.

21.6 De meest voorkomende symptomen van DLB

De symptomen van DLB ontstaan net als bij PDD geleidelijk en meestal op een leeftijd van 60 tot 80 jaar. DLB komt vaker bij vrouwen voor. De progressie van de ziekte is gestaag, maar kan fluctueren. In het begin van de aandoening zijn taal en geheugen minder duidelijk verslechterd dan bij de ziekte van Alzheimer, maar bestaan er meer beperkingen van visuospatiële vaardigheden, snelheid van cognitieve functies en probleemoplossen. Dit is consistent met een frontosubcorticale functiestoornis.

21.6.1 Motorische verschijnselen

De motorische verschijnselen van parkinsonisme treden bij DLB op in 25-90% van de patiënten. Deze brede range komt vermoedelijk voort uit de verschillen in klinische benadering en vaststelling van parkinsonistische verschijnselen die door de betrokken clinici wordt gehanteerd. De parkinsonistische symptomen bij DLB lijken op die welke bij de 'gewone' parkinsonpatiënt gezien worden, maar zijn milder en doorgaans symmetrisch. Een rusttremor wordt bij DLB slechts bij 10-25% van de patiënten gezien. Studies die de bovengenoemde 1-jaarregel niet toepassen, vinden uiteraard een veel ernstigere mate van parkinsonisme bij de onderzochte patiëntengroep aangezien dan PDD en DLB-patiënten niet echt gescheiden worden.

Tabel 21.1 Herziene criteria voor de klinische diagnose van DLB.

1 Het *centrale kenmerk* (essentieel voor het stellen van de diagnose mogelijke ('possible') of waarschijnlijke ('probable') DLB).

- Dementie is gedefinieerd als een cognitieve achteruitgang van zodanige omvang dat deze met de normale sociale en beroepsmatige functies interfereert. Prominente of persisterende geheugenstoringen hoeven niet noodzakelijkerwijs in de vroege stadia op te treden, maar worden gewoonlijk wel evident met het voortschrijden van de ziekte.
- Tests betreffende aandacht, executieve functies en visuospatiële vaardigheid kunnen met name gestoord zijn.

2 *Kernkenmerken* (twee kernkenmerken zijn voldoende voor de diagnose waarschijnlijke DLB, één is voldoende voor mogelijke DLB):

- fluctuerende cognitie met opmerkelijke variatie in aandacht en alertheid;
- herhaaldelijke visuele hallucinaties, die als karakteristiek hebben dat zij welgevormd en gedetailleerd zijn;
- parkinsonistische kenmerken.

3 *Suggestieve kenmerken* (indien een of meer van deze kenmerken aanwezig, met gelijktijdig een of meer kernkenmerken, kan de diagnose 'waarschijnlijke DLB' worden gesteld; indien geen kernkenmerken aanwezig zijn, is de aanwezigheid van een of meer suggestieve kenmerken voldoende om de diagnose 'mogelijke DLB' te stellen; 'waarschijnlijke DLB' mag niet worden gediagnosticeerd op basis van suggestieve kenmerken alleen):

- remslaapstoornissen (RBD: REM sleep behaviour disorder);
- ernstige gevoeligheid voor neuroleptica;
- lage dopamine transporter uptake in de basale ganglia aangetoond door SPECT- of PET-scans.

4 *Ondersteunende kenmerken* (gewoonlijk aanwezig zonder dat bewezen is dat deze een specifieke waarde voor de diagnose hebben):

- vaak vallen en syncopes;
- onverklaard tijdelijk verlies van het bewustzijn;
- ernstige autonome functiestoornis, bijvoorbeeld orthostatische hypotensie, urine-incontinentie.
- hallucinaties van niet-visuele aard;
- gesystematiseerde wanen;
- depressie;
- relatief intacte mediale temporaalkwabgebieden op de CT/MRI-scan;
- globaal lage hersenperfusiewaarden met gereduceerde occipitaalkwabactiviteit op de SPECT/PET-scan;
- abnormaal lage opname van MIBG-tracer op de SPECT myocardiale scan;
- prominente aanwezigheid van trage golven op het EEG met af en toe in de temporaalkwab scherpe golven.

Een diagnose van DLB is *minder waarschijnlijk*:

- indien cerebrovasculaire afwijkingen aanwezig zijn ofwel als focale neurologische afwijkingen ofwel zichtbaar bij beeldvorming;
- indien andere lichamelijke ziekten, die een voldoende verklaring voor een deel of het geheel van het klinische beeld vormen, aanwezig zijn;
- indien parkinsonisme pas voor het eerst tevoorschijn komt wanneer de dementie in een ernstig stadium verkeert.

De *sequentie in de tijd* van de symptomen:

- De diagnose DLB moet worden gesteld indien de dementie optreedt vóór of tegelijkertijd met parkinsonisme (indien aanwezig). De diagnose parkinsondementiecomplex (PDD) moet worden gesteld indien de dementie optreedt in de context van lang bestaande en ontegenzeggelijke ziekte van Parkinson. In de praktijk moet de term worden gebruikt die het best bij de klinische situatie past en meer algemene termen zoals DLB kunnen hierbij behulpzaam zijn.
- In onderzoeksprojecten moet vaak volgens protocol een onderscheid tussen DLB en PDD worden gemaakt en wordt aanbevolen de 1-jaarregel tussen dementie en parkinsonisme voor DLB aan te houden. Het vasthouden aan andere tijdsintervallen zal verwarring scheppen en vergelijking tussen studies bemoeilijken. Binnen andere onderzoekskaders waarbij bijvoorbeeld klinisch-pathologische gegevens en klinische trials worden ingesloten, kunnen beide klinische fenotypes gezamenlijk beschouwd worden, bijvoorbeeld volgens categorieën als Lewylichaampjes ziekte of alfasynucleïnopathie.

DLB: Lewy-body-dementie; PDD: Parkinson's disease dementia; REM: rapid eye movement; SPECT: single-photon-emission computerized tomography; PET: positron emission tomography; CT: computerized tomography; MRI: magnetic resonance imaging; MIBG: meta-iodobenzylguanidine; EEG: elektro-encefalogram. (Vertaling van: McKeith IG et al. Neurology. 2005;65:1863-72.)

21.6.2 Fluctuaties in het klinische beeld

Fluctuaties in het klinische beeld is een prominent criterium bij het vaststellen van een mogelijke DLB-patiënt. De fluctuaties betreffen een markante variatie in alertheid, cognitieve functies of dagelijks activiteiten. Patiënten kunnen overdag duidelijk slaperigheid tonen, evenals snelle wisselingen in verminderde en normale cognitie. Deze wisselingen kunnen over minuten tot dagen plaatsvinden. Sommige onderzoekers vinden deze fluctuaties in 80% of meer van de DLB-patiënten, terwijl anderen dit moeilijker vinden vast te stellen en lagere percentages rapporteren. Fluctuaties kunnen lastig uit de anamnese te bepalen zijn en zijn misschien beter te beoordelen met behulp van meetschalen. Dit vergt uiteraard veel meer werk. Indien helderheid steeds verminderd en verbetert gedurende dagen, moet ook aan delirium gedacht worden en naar eventuele oorzaken daarvoor gezocht worden (medicatie, infecties en dergelijke).

21.6.3 Visuele hallucinaties

Visuele hallucinaties treden bij 40-75% van de DLB-patiënten op, terwijl bij patiënten met de ziekte van Alzheimer dit in 5-20% het geval is. De hallucinaties kunnen gedurende dagen, weken, maar ook langer bestaan. Evenals in PDD zijn de hallucinaties goed gevormde levendige beelden van mensen en dieren en kunnen ook met felle kleuren en dramatische acties gepaard gaan. In DLB ontstaan de hallucinaties spontaan zonder dat een uitlokkende factor nodig is. Typisch is dat zij vroeg in het ziektebeloop ontstaan en zelfs het eerste verschijnsel van de ziekte kunnen zijn. Een belangrijke aanwijzing kan zijn: het lang blijven bestaan van de hallucinaties. Hallucinaties die plots ontstaan bij oudere mensen in het kader van een delier, medicatie-overdosering, herseninfarct, sensorische deprivatie (zoals blindheid), zijn meestal niet welgevormd.

21.6.4 Overige verschijnselen

Minder vaak voorkomende of minder specifieke verschijnselen kunnen de diagnose ondersteunen, maar zijn niet essentieel voor DLB. Dit omvat herhaaldelijk vallen, syncopes, tijdelijk verlies van het bewustzijn, overgevoeligheid voor neuroleptica, gesystematiseerde wanen, remslaap gedragsafwijkingen ('REM sleep behaviour disorder', RBD) en niet-visuele hallucinaties. Dopaminereceptor blokkerende neuroleptica, ook middelen als risperidon, kunnen leiden tot een aanmerkelijke verslechtering van de beweeglijkheid en cognitie en zelfs tot plotselinge algehele klinische verslechtering en dood.

Indien RBD aanwezig is, uit zich dat bijvoorbeeld in levendige dromen, en de patiënten lijken deze dromen verbaal en fysiek uit te leven (bijvoorbeeld door te schreeuwen, slaan, trappen, kruipen en lopende bewegingen in bed). Indien nodig kan polysomnografie deze episodes documenteren.

Er zijn meerdere studies geweest die de diagnostische accuratesse van de diagnostische criteria toetsten. De meest studies vonden een hoge mate van specificiteit van de criteria, maar een lage sensitiviteit. Dit is niet verwonderlijk gezien de bovengenoemde beschrijvingen van de klinische beelden.

De differentiatie tussen DLB en PPD op klinische gronden zal problematisch blijven, aangezien het verschil is gebaseerd op het nogal willekeurige aspect van het tijdstip waarop respectievelijk de motorische en cognitieve symptomen optreden.

21.7 Aanvullend onderzoek

21.7.1 Neuropsychologisch onderzoek

Zoals bij de beschrijving van het klinisch beeld al naar voren kwam, zullen afwijkingen van de neuropsychologische tests bij DLB in principe vergelijkbaar zijn met die van PDD. Alleen kunnen er opvallende accenten aanwezig zijn die het beeld DLB – in typische vorm – een eigen karakter kunnen geven. Dit betreft voornamelijk de opvallende fluctuaties van de cognitieve defecten. Het onderscheid PDD en DLB berust voornamelijk op het in de tijd dicht bij elkaar liggen van het moment waarop het dementieproces duidelijk wordt en het moment van het verschijnen van parkinsonistische symptomen. Het beeld van parkinsonisme is in zekere zin iets anders dan bij niet-demente parkinsonpatiënten. Ook kunnen de hallucinaties bij DLB versterkt aanwezig zijn.

21.7.2 Beeldvormend onderzoek

Het aanvullend beeldvormend onderzoek bij DLB komt overeen met dat bij PDD, dat is beschreven in paragraaf 21.4.2.

21.8 Neuropathologische veranderingen bij PDD en DLB

Diverse structurele veranderingen in de hersenen van patiënten met de ziekte van Parkinson kunnen met dementie in verband worden gebracht. In wezen kunnen drie categorieën worden onderscheiden:
1 veranderingen beperkt tot de subcorticale structuren;
2 corticale en limbische systeempathologie;
3 co-existerende pathologie, zoals bij de ziekte van Alzheimer gezien wordt.

Verlies van dopaminerge neuronen in de substantia nigra pars compacta, vooral in het ventrolaterale gedeelte, is een kenmerkend fenomeen bij de ziekte van Parkinson. Bij sommige gedementeerde parkinsonpatiënten werden pathologische veranderingen gevonden die zich beperkten tot de substantia nigra, waarbij dan speciaal ook het mediale gedeelte in het proces betrokken was. Hoeveel PDD-patiënten deze mediale substantia nigrapathologie tonen is niet goed bekend. De mediale nigrakern projecteert eerder naar ventrale basale gangliagebieden, welke een speciale relatie met frontale corticale gebieden of het limbische systeem hebben. Andere subcorticale kernen, zoals de noradrenerge neuronen bevattende locus coeruleus en de cholinerge neuronen bevattende nucleus basalis van Meynert, projecteren direct naar veel cortexgebieden en tonen uitgebreide degeneratieve veranderingen bij patiënten met de ziekte van Parkinson. De nucleus basalis kan bij parkinsonpatiënten zelfs ernstiger zijn aangedaan dan bij patiënten met de ziekte van Alzheimer, zonder dat er ook alzheimerpathologie aanwezig is.

Lewy-insluitlichaampjes kunnen ook gevonden worden in intralaminaire en andere kernen van de thalamus bij patiënten met de ziekte van Parkinson en dementie. Deze thalamuskernen vormen een gedeelte van het limbische systeem en hun betrokkenheid bij het degeneratieve proces kan bijdragen tot de cognitieve storingen bij de patiënten met de ziekte van Parkinson.

Co-existerende 'alzheimerpathologie' komt veel voor bij de groep parkinsonpatiënten en kan soms een onafhankelijke diagnose ziekte van Alzheimer nodig maken. Ook als de amyloïdplaques en de hoeveelheid taupathologie minder aanwezig zijn dan vereist voor het stellen van de diagnose ziekte van Alheimer, kunnen deze laesies vermoedelijk toch bijdragen tot het klinische dementiële beeld.

Lewy-insluitlichaampjes bestaan uit het eiwit alfasynucleïne en diverse andere stoffen, zoals het ubiquitine, neurofilamentproteïne en alfa-B-crystalline. De vondst van Lewy-insluitlichaampjes in een groter gebied van de hersenen dan het mesencephalon, namelijk de cortex en het limbische systeem, blijkt een van de meest markante fenomenen te zijn bij PDD en DLB. Immunohistochemiekleuring met antilichamen tegen alfasynucleïne is het meest sensitief voor het visualiseren van Lewy-insluitlichaampjes en Lewy-neurieten. DLB-patiënten tonen naast de corticale Lewy-insluitlichaampjes ook neuronaal celverlies, cholinerge defecten, alzheimerpathologie en vasculaire pathologie. Sommige patiënten met DLB hebben een dusdanige hoeveelheid hippocampale en neocorticale amyloïdplaques dat aan de criteria van de ziekte van Alzheimer wordt voldaan. Dit wordt ook wel de 'Lewy body variant' van de ziekte van Alzheimer genoemd, terwijl de term 'diffuse Lewy body' ziekte gereserveerd wordt voor de patiënten met hersenstam- en corticale Lewy-insluitlichaampjes zonder veel alzheimerpathologie.

In ieder geval wordt aangenomen dat er een interactie bestaat tussen deze twee pathologische processen. Echter DLB-patiënten met veel hallucinaties toonden minder taukluwens dan patiënten met de ziekte van Alzheimer. De dichtheid van corticale Lewy-insluitlichaampjes verschilt niet tussen patiënten met PDD en DLB, terwijl de patiënten met hallucinaties mogelijk een grotere dichtheid hebben in de temporaalkwabben.

Bovenstaande illustreert maar al te goed hoe complex de verhoudingen op neuropathologisch terrein binnen deze groepen neurodegeneratieve hersenaandoeningen zijn en dat er op voorhand geen één-op één-relatie tussen de pathologie en het klinische beeld bestaat. Waaraan kan worden vastgehouden is dat alle vormen van parkinsonisme met of zonder dementie waarbij Lewy-insluitlichaampjes een rol spelen, tot het complex van aandoeningen horen die worden samengevat met de term 'Lewy body disease'. De termen DLB, PDD en andere bovengenoemde termen zijn dan condities met speciale kenmerken.

21.9 Genetische aspecten

De oorzakelijke mechanismen die leiden tot de neuronale degeneratie zoals die optreedt bij PDD en DLB zijn niet bekend. Dit geldt overigens voor de meeste andere ziektebeelden in deze categorie van hersenziekten. Genetische predispositie speelt zeker een rol, maar daarnaast zullen toxische of andere omgevingsinvloeden vermoedelijk eveneens van belang zijn. In een beperkt aantal families kan de ziekte van Parkinson en ook PDD en DLB worden overgeërfd. Bijvoorbeeld extra kopieën van het alfasynucleïnegen op chromosoom 4 kan leiden tot PD of PDD en DLB. Ook bij volledige penetrantie van een autosomale genmutatie verschillen de klinische fenotypes vaak. Misschien dat dit veroorzaakt wordt door een 'dosis'-effect. Aangezien de basis pathogenetische mechanismen bij familiaire en sporadisch voorkomende 'parkinsonistische' ziekten vaak identiek lijken, is het denkbaar dat de fundamentele pathogenese van Lewy-insluitlichaampjes bij PDD en DLB berust op de genetische afwijking van het alfasynucleïnegen. In ieder geval vormen de pathologisch veranderde al-fasynucleïne-eiwitten de belangrijkste bouwsteen van de aggregaties van filamenten in de samenstelling van Lewy-insluitlichaampjes en Lewyneurieten. Deze Lewy-pathologie komt in vele hersengebieden van PD, PDD en DLB-patiënten voor (zie onder). Vandaar dat de term alfasynucleopathie als pathogenetische categorie zijn intrede heeft gedaan.

Dominant overerfbare vormen van de ziekte van Alzheimer (mutaties in het amyloïd-precursorproteïne of preseniline-I-gen) kunnen vaak gepaard gaan met Lewy-insluitlichaampjespathologie, hetgeen suggereert dat genetische afwijkingen die niet met alfasynucleïne samenhangen eveneens ophoping van dat eiwit kunnen provoceren. Ook de hersenen van patiënten met het syndroom van Down bevatten vaak Lewy-insluitlichaampjes. Bij patiënten met DLB komt het slechts zelden voor dat een mutatie van het alfasynucleïnegen wordt gevonden.

Mutaties van het LRRK2-gen ('leucine-rich repeat kinase 2') welke tot een genetisch veroorzaakte ziekte van Parkinson (soms mét dementie) kunnen leiden, kan gepaard gaan met ofwel alfasynucleïne, tauproteïne of ubiquitine pathologie (met of zonder Lewy-insluitlichaampjes). Dit suggereert dat genetische oorzaken van abnormale eiwitstofwisseling of andere soorten van cellulaire schade een reeks van verschillende eiwitaggregaties tot gevolg kan hebben, en versterkt de behoefte om in het gehele genoom te zoeken naar alle mogelijke genen die bij PDD en DLB een risicofactor vormen ('susceptibility genes').

Overigens is het niet altijd zo dat dementie in combinatie met parkinsonisme pathologie van het alfasynucleïne-eiwit betekent. Mutaties van het tauproteïnegen op chromosoom 17 kunnen ook tot de klinische fenotypes PDD en DLB leiden, maar de betrokken patiënten hebben geen Lewy-insluitlichaampjes en tonen ook klinische en neuropsychologische kenmerken die van PDD en DLB verschillen.

De frequentie van het apolipoproteïne (APOE)-ε4-allel dat een risicofactor voor de ziekte van Alzheimer vormt, is significant hoger in PDD in vergelijking met parkinsonpatiënten zonder dementie of gezonde mensen. Het is ook verhoogd in DLB-patiënten die bij autopsie een belangrijke component alzheimerpathologie toonden, maar niet bij patiënten met 'pure' DLB.

21.10 Behandeling

Er is geen behandeling beschikbaar die de ziekte van Parkinson kan genezen of het verdere beloop kan vertragen. Dit geldt ook voor PDD en DLB. Wel is het mogelijk om een aantal symptomen te verlichten.

21.10.1 Algemeen

Het is van groot belang om aan de patiënt en zijn omgeving de nodige informatie te verschaffen. Ook zal adequate hulp moeten worden georganiseerd opdat de patiënt zo lang mogelijk in zijn eigen omgeving kan blijven functioneren. Hierbij is regelmatige activiteit van grote waarde. Dit onderwerp komt in hoofdstuk 11 in een ander kader uitvoeriger ter sprake, maar geldt ook voor patiënten met PDD en DLB.

21.10.2 Motorfunctie

Bij PDD kunnen de motorische problemen dusdanig ernstig zijn, dat de motoriek met medicatie zal moeten worden ondersteund. Doorgaans zal dit een vorm van levodopasubstitutie zijn. Aangezien PDD-patiënten reeds met deze medicatie vertrouwd zijn vóórdat de dementie tot ontwikkeling kwam, zal aan de motoriek reeds de nodige aandacht zijn besteed. Vaak is het juist zo dat in het kader van de dementie bijvoorbeeld hallucinaties optreden die door dopaminerge medicatie kunnen worden verergerd. In dat geval zal deze medicatie moeten worden verminderd. Wanneer de patiënt meerdere middelen nam, zullen eerst de medicamenten moeten worden verminderd of gestaakt die het meest hallucinogeen zijn. Dit betreft in eerste instantie de anticholinerge middelen. Maar ook amantadine en de dopamineagonisten moeten doorgaans worden gereduceerd of gestopt. De vraag is dan in hoeverre de motorische verschijnselen in ernst zullen toenemen. Niet altijd zal een goede balans kunnen worden gevonden. In dat geval zullen extra middelen moeten worden gegeven die de hallucinaties of verwardheid doen verminderen (zie beneden) en waarbij de hoeveelheid dopaminerge stimulatie op een redelijk peil kan worden gehandhaafd. Vaak kan bij goede observatie en overleg tussen alle betrokkenen (patiënt, familie, verpleging, thuiszorg) uiteindelijk een min of meer acceptabele situatie worden bereikt. Het spreekt vanzelf dat dit veel tijd en inspanning kost en soms wordt ondanks alle inspanning geen goed resultaat bereikt. Een uitkomst is eventueel ook een kortdurende klinische observatie op een Parkinsonafdeling, waarbij snel de nodige aanpassingen kunnen worden gerealiseerd en waarbij de geboden structuur voor de patiënt een verbetering kan betekenen.

De problematiek zal nog gecompliceerder zijn als er tevens sterke dagschommelingen zijn in de vorm van ofwel dyskinesieën enerzijds ofwel perioden van akinesie en stijfheid anderzijds, het zogenaamde 'on-off'-verschijnsel. In zo'n situatie zal klinische opname op een gespecialiseerde afdeling wenselijk zijn. Er is ook bericht dat dyskinesieën bij demente parkinsonpatiënten minder vaak zouden voorkomen, terwijl misschien de dystone reactie naar aanleiding van levodopastimulatie juist méér bij mentaal gedeterioreerde parkinsonpatiënten zou voorkomen.

Er zijn aanwijzingen dat de axiale symptomen bij de ziekte van Parkinson niet of minder goed op levodopasubstitutie reageren dan de extremiteiten. Bij PDD zijn deze axiale symptomen juist wat meer geprononceerd aanwezig in vergelijking met niet-demente parkinsonpatiënten. Deze axiale symptomen worden vaak aangeduid met 'Postural Instability Gait Disorder' (PIGD)- symptomen. De respons op levodopasubstitutie echter verschilde niet duidelijk indien patiënten met de ziekte van Parkinson, PDD en DLB direct worden vergeleken.

Stereotactische neurochirurgische behandelingen, zoals elektrode-implantatie in de globus pallidus of de subthalamische kern, zijn bij dementie gecontraïndiceerd. Chronische subcutane apomorfine toediening per pomp of continue dopatoediening via een jejunale PEG-sonde werkt bij deze groep patiënten doorgaans evenmin positief. Deze behandeling zou wellicht te overwegen zijn indien de motorische schommelingen sterk op de voorgrond staan en de dementie nog niet zo uitgesproken is.

21.10.3 Psychische symptomen

Stemmingsstoornissen komen regelmatig bij parkinsonpatiënten voor en kunnen medicamenteuze behandeling noodzakelijk maken. Antidepressiva kunnen geïndiceerd zijn bij een depressie in engere zin, niet bij de mildere vormen van stemmingsstoornissen. Tricyclische antidepressiva zijn voor wat betreft de Parkinsonsympomen gunstiger dan SSRI, maar hebben als nadeel anticholinerge bijwerkingen en eventueel orthostatische hypotensie. Aan de andere kant kan juist het sedatieve effect van de tricyclische antidepressiva bij geagiteerde depressie nuttig zijn en ook het slapen verbeteren.

Als alternatief kunnen ook selectieve serotonine

reuptake inhibitoren (SSRI) worden gebruikt. Het is niet bij voorbaat duidelijk welk middel het beste resultaat bij een individuele patiënt zal hebben. Ook andere behandelvormen van stemmingsstoornissen, zoals steun, psycho-educatie en gesprekstherapie kunnen hierbij bijzonder nuttig zijn.

Er is geen eenvoudig antwoord te geven op de vraag hoe symptomen als wanen, hallucinaties, opwinding, angst, en slapeloosheid bij deze patiënten het beste moeten worden behandeld (zie voor een overzicht hoofdstuk 11). Ook niet-medicamenteuze interventies kunnen hierbij behulpzaam zijn (zie hoofdstuk 10).

Antipsychotica zijn in het bijzonder geïndiceerd bij psychotische verschijnselen als wanen en hallucinaties, maar hebben in de regel een negatief effect op de motorische symptomen bij PDD of DLB. Hoewel alle atypische antipsychotica claimen minder extrapiramidale bijwerkingen te hebben, kan alleen van clozapine gesteld worden dat dit echt zo is. Het beïnvloedt de psychose, zoals hallucinaties, bij een parkinsonpatiënt doorgaans goed zonder noemenswaardig effect op het parkinsonisme. Wel moet voorzichtig met de dosering begonnen worden (bijvoorbeeld aanvankelijk alleen een vierde tablet van 25 mg) aangezien de parkinsonpatiënten met overmatige sedatie of hypotensie kunnen reageren. Een enkele keer kan clozapine door enige anticholinerge werking een verwardheidstoestand induceren of kunnen cognitieve functies verslechteren. Ook dient het bloed te worden gecontroleerd op leukopenie en trombocytopenie. Steeds zal men bedacht moeten zijn op ernstige overgevoeligheidsreacties bij gebruik van alle antipsychotica. Volgens een studie zou dit bij 40% van de PDD-patiënten en 53% van de DLB-patiënten kunnen voorkomen. Het gaat om een acute verslechtering van het klinisch toestandsbeeld met sedatie verwardheid, immobiliteit en verhoogde mortaliteit.

21.10.4 Cognitie

Bij PDD en DLB zijn er ernstige corticale cholinerge defecten die doorgaans ernstiger zijn dan bij de ziekte van Alzheimer. Gedurende de laatste jaren zijn de cholinesteraseremmers (rivastigmine, galantamine en donepezil) sterk in de belangstelling gekomen. Aanvankelijk werden deze middelen ontwikkeld om de cognitie, vooral het geheugen, bij patiënten met de ziekte van Alzheimer te verbeteren. Dit kan inderdaad bij een beperkte groep patiënten een gering positief effect hebben (zie hoofdstuk 18), maar al gauw domineert toch weer het voortschrijdende degeneratieve proces.

Aan de andere kant zijn deze middelen van grote waarde gebleken bij de behandeling van hallucinaties en cognitieve fluctuaties bij PDD en DLB. De cognitieve fluctuaties, apathie, aandacht en visuele hallucinaties verbeterden significant, meestal zonder duidelijke verslechtering van de extrapiramidale symptomen. Bij 10% van de PDD-patiënten vererderde de tremor, maar de UPDRS-motor-schaal veranderde niet. Aan de andere kant blijft de mogelijkheid bestaan dat de perifere cholinerge werkingen juist bij parkinsonpatiënten meer klachten over orthostatische hypotensie en diarree teweegbrengen. Naast de meer gebruikelijke gastro-intestinale klachten kunnen cholinesteraseremmers ook hypersalivatie, lacrimatie en mictieklachten veroorzaken. Cholinesteraseremmers dienen niet plotseling te worden gestaakt wegens mogelijk acute verslechtering van de cognitie. Tot nu toe werd er geen verschil in reactie op de cholinesteraseremmers tussen PPD en DLB-patiënten vastgesteld. Ook zijn er nauwelijks verschillen in effectiviteit in een retrospectieve vergelijking van donepezil, rivastigmine en galantamine in een totaal van 106 patiënten met DLB gevonden.

Literatuur

Aarsland D, Andersen K, Larsen JP, et al. Prevalence and characteristics of dementia in Parkinson disease: an 8-year prospective study. Arch Neurol. 2003;60(3):387-92.

Aarsland D, Perry R, Larsen JP, et al. Neuroleptic sensitivity in Parkinson's disease and parkinsonian dementias. J Clin Psychiatry. 2005;66(5):633-7.

Bhasin M, Rowan E, Edwards K, et al. Cholinesterase inhibitors in dementia with Lewy bodies: a comparative analysis. Int J Geriatr Psychiatry. 2007;22(9): 890-5.

Dubois B, Burn D, Goetz C, et al. Diagnostic procedures for Parkinson's disease dementia: recommendations from the movement disorder society task force. Mov Disord. 2007;22(16):2314-24.

Emre M, Aarsland D, Albanese A, et al. Rivastigmine for dementia associated with Parkinson's disease. N Engl J Med. 2004;351(24):2509-18.

Emre M, Aarsland D, Brown R, et al. Clinical diagnostic criteria for dementia associated with Parkinson's disease. Mov Disord. 2007;22(12):1689-707. Quiz 1837.

Jellinger KA, Seppi K, Wenning GK, et al. Impact of coexistent Alzheimer pathology on the natural history of Parkinson's disease. J Neural Transm. 2002; 109(3):329-39.

Lippa CF, Duda JE, Grossman M, et al. DLB and PDD

boundary issues: diagnosis, treatment, molecular pathology, and biomarkers. Neurology. 2007;68(11): 812-9.

McKeith I, Mintzer J, Aarsland D, et al. International Psychogeriatric Association Expert Meeting on DLB. Dementia with Lewy bodies. Lancet Neurol. 2004;3(1):19-28.

McKeith IG, Dickson DW, Lowe J, et al. Consortium on DLB. Diagnosis and management of dementia with Lewy bodies: third report of the DLB Consortium. Neurology. 2005;65(12):1863-72.

McKeith IG, Galasko D, Kosaka K, et al. Consensus guidelines for the clinical and pathologic diagnosis of dementia with Lewy bodies (DLB): report of the consortium on DLB international workshop. Neurology. 1996;47(5):1113-24.

McKeith IG. Dementia with Lewy bodies. Br J Psychiatry. 2002;180:144-7.

Mikhno A, Devanand D, Pelton G, et al. Voxel-based analysis of 11C-PIB scans for diagnosing Alzheimer's disease. J Nucl Med. 2008;49(8):1262-9.

Mosconi L, Tsui WH, Herholz K, et al. Multicenter standardized 18F-FDG PET diagnosis of mild cognitive impairment, Alzheimer's disease, and other dementias. J Nucl Med. 2008;49(3):390-8.

Nishioka K, Hayashi S, Farrer MJ, et al. Clinical heterogeneity of alpha-synuclein gene duplication in Parkinson's disease. Ann Neurol. 2006;59(2):298-309.

Williams MM, Xiong C, Morris JC, et al. Survival and mortality differences between dementia with Lewy bodies vs Alzheimer disease. Neurology. 2006;67(11): 1935-41.

Zarranz JJ, Alegre J, Gómez-Esteban JC, et al. The new mutation, E46K, of alpha-synuclein causes Parkinson and Lewy body dementia. Ann Neurol. 2004;55(2):164-73.

22 Alcoholgerelateerde cognitieve stoornissen

P. Jue, T. Schilt

Kernpunten

- Overmatig alcoholgebruik kan leiden tot ernstige cognitieve stoornissen en cerebrale atrofie.
- De cognitieve stoornissen bij overmatig alcoholgebruik zijn vaak multifactorieel bepaald.
- Het bestaan van een 'alcoholgerelateerde dementie' is discutabel, omdat niet duidelijk is of de dementie puur door het toxische effect van alcohol ontstaat.
- Na volledig staken van het alcoholgebruik kan, mogelijk zelfs nog tot na een jaar, herstel optreden van cognitieve stoornissen en cerebrale atrofie.
- Bij patiënten die verdacht worden van overmatig alcoholgebruik is thiaminesuppletie het advies, ongeacht de thiaminespiegel in het serum.

22.1 Inleiding

Eén op de tien Nederlanders drinkt geregeld alcohol. Met geregeld alcoholgebruik wordt bedoeld dat er meer dan 21 glazen per week worden genuttigd door mannen en meer dan 14 glazen per week door vrouwen. Ongeveer 11% van de bevolking boven de leeftijd van 12 jaar wordt gedefinieerd als een zwaar alcoholgebruiker (minstens 1 dag per week 6 of meer glazen alcohol). Het betreft 4,5 keer zo vaak mannen als vrouwen. Alcoholmisbruik of -afhankelijkheid komt voor bij ongeveer 800.000 mensen in de leeftijd van 18 tot 65 jaar. Hieronder vallen 260.000 zware drinkers, van wie ongeveer 3% een korsakovsyndroom ontwikkelt. Over alcoholmisbruik en -afhankelijkheid bij ouderen zijn geen betrouwbare cijfers bekend.

Casus

Een 82-jarige man, voorheen vicepresident van de rechtbank, met in de voorgeschiedenis een heupprothese na een val en hypertensie, wordt vanwege geheugenstoornissen verwezen naar de geheugenpolikliniek. Zelf heeft hij geen klachten. Zijn dochter vertelt dat zijn geheugen sinds een jaar achteruitgaat, dat hij steeds minder initiatieven neemt en minder belangstelling heeft voor zijn omgeving. Een jaar geleden maakte hij nog reizen naar het buitenland en ging hij nog alleen met zijn boot zeilen. Bij cognitieve screening blijkt hij voornamelijk kortetermijngeheugenstoornissen en executieve functiestoornissen te hebben. Hij is niet somber. Op het bijhouden van de boekhouding na functioneert hij zelfstandig. Hij is weduwnaar en woont alleen. Hij gebruikt dagelijks 5 tot 6 eenheden alcohol. Als medicatie gebruikt hij hydrochloorthiazide 25 mg. Op de MMSE haalt hij een score van 19 uit 30 items. Een MRI-hersenen laat enige corticale atrofie, hippocampus atrofie graad 2 en licht verwijde ventrikels zien.

Na uitleg is hij gemotiveerd zijn alcoholgebruik terug te brengen tot 1 eenheid per dag.

Als hij een halfjaar later terugkomt, vertelt hij dat het hem gelukt is zijn alcoholgebruik te reduceren tot 1 eenheid per dag. Hij vindt zelf nog steeds dat er niet veel aan de hand is en dat er niets veranderd is in zijn functioneren. De familie bevestigt de reductie in het alcoholgebruik en vindt dat zijn geheugen en algehele functioneren vooruit zijn gegaan. Op de MMSE behaalt hij nu een score van 23 uit 30 items.

Besloten wordt verder herstel af te wachten en hem een halfjaar later terug te zien.

22.2 Kliniek

Schade aan het zenuwstelsel die optreedt ten gevolge van alcoholgebruik is vrijwel altijd multifactorieel bepaald. Waarschijnlijk spelen directe toxiciteit van alcohol, elektrolytschommelingen (calciuminstroom in neuronen en toename van het serumnatrium) en vitaminetekorten, voornamelijk thiamine (vitamine B1) tekort, een belangrijke rol. Cognitieve stoornissen kunnen het gevolg zijn. Het onderscheid tussen cognitieve stoornissen veroorzaakt door alcohol en cognitieve stoornissen die niet door alcohol veroorzaakt worden kan moeilijk zijn in verband met een grote overlap in symptomen. Verschillende ziektebeelden kunnen het gevolg zijn van alcoholgebruik. Een gemengde sensorische en motorische polyneuropathie kan optreden, meestal aan de benen. Dit kan gepaard gaan met branderigheid, pijn en hyperesthesie, maar kan ook asymptomatisch zijn. Verder is het optreden van ataxie mogelijk. Andere verschijnselen kunnen onder andere zijn gastritis, pancreatitis, levercirrose (al dan niet met ascites en oesofagusvarices) en elektrolytenstoornissen.

Bij leverfalen kan een hepatisch coma of een encefalopathie ontstaan door een verhoogde spiegel van ammoniak in het bloed. Thiaminetekort kan leiden tot een lactaatacidose. Dit kan verklaard worden door het feit dat thiamine een co-enzym is in het glucosemetabolisme. Overmatig alcoholgebruik gaat vaak samen met traumatisch hoofdletsel. Ook kunnen black-outs, hypertensie, diabetes, onthoudingsinsulten en chronisch obstructieve pulmonitis voorkomen. Depressieve symptomen, maar ook angstklachten, komen veel voor bij chronisch alcoholgebruik. Ongeveer 3% van de chronisch alcoholisten ontwikkelt hallucinaties.

22.3 De effecten van chronisch alcoholgebruik

22.3.1 Cognitie

Langdurig overmatig alcoholgebruik kan leiden tot cognitieve stoornissen die geleidelijk ontstaan. Een inname van meer dan 21 glazen per week zou een risicofactor zijn voor het ontwikkelen van cognitieve stoornissen. Deze stoornissen kunnen ruim voor het verschijnen van alcoholgerelateerde neurologische aandoeningen voorkomen. Door het sluipende begin van de cognitieve stoornissen worden problemen vaak laat opgemerkt. Overmatig alcoholgebruik kan leiden tot problemen in executieve functies: het denkproces verloopt minder flexibel, de aandacht kan niet goed worden verdeeld en het vermogen problemen op te lossen en abstract te redeneren is zwak. Ook worden vaak geheugenproblemen gezien: het leren van nieuwe informatie verloopt moeizaam en het op een later tijdstip ophalen van de informatie uit het geheugen lukt vaak niet. Meestal wordt informatie na oefening wel opgeslagen in het geheugen, wat blijkt uit een goede herkenning. Sommige studies laten alleen problemen zien in het visuele geheugen, maar latere studies tonen aan dat ook het geheugen voor verbale informatie verminderd is. Daarnaast komen stoornissen voor in visuele perceptie, visuospatieel inzicht en complexe perceptueel motorische integratie, die deels worden toegeschreven aan executieve disfuncties. Een verminderde fijnmotorische vaardigheid komt voor, maar hierbij speelt waarschijnlijk ook perifere neuropathie een rol. Er zijn aanwijzingen dat ook de sociale cognitie beïnvloed wordt door overmatig alcoholgebruik. Dit uit zich in het misinterpreteren van gezichtsuitdrukkingen en het minder goed begrijpen en uiten van humor. Alcoholgerelateerde cognitieve stoornissen blijken onafhankelijk van depressiviteit en angst te bestaan.

Er wordt gesuggereerd dat drinken op hogere leeftijd leidt tot ernstigere stoornissen, omdat het oudere brein kwetsbaarder is voor toxische invloeden. Inderdaad wordt er bij beeldvorming bij overmatig alcoholgebruikers ernstigere cerebrale en cerebellaire schade gevonden met het toenemen van de leeftijd. Ook zouden op hogere leeftijd de motorische en sensorische functies gevoeliger worden voor de negatieve invloed van alcohol. Het is daarentegen nooit duidelijk aangetoond dat ook alcoholgerelateerde cognitieve stoornissen ernstiger worden naarmate de leeftijd stijgt. Wetenschappelijk onderzoek naar de effecten van alcohol bij 65-plussers is echter schaars. Op dit moment zijn er geen studies naar de relatie tussen leeftijd en alcoholgerelateerde cognitieve stoornissen bij deze groep patiënten bekend.

De cognitieve stoornissen kunnen deels verdwijnen na een abstinentieperiode van enkele weken tot een jaar. Sommige studies laten zelfs na een abstinentieperiode van vijf of meer jaren nog verbetering in cognitief functioneren zien. Er zijn aanwijzingen dat bepaalde motorische, ruimtelijke en geheugenstoornissen kunnen persisteren na lange tijd van abstinentie. De mate waarin er herstel optreedt, zou onder meer samenhangen met leeftijd. Een hogere leeftijd verkleint de kans op volledig herstel.

22.3.2 Alcoholgerelateerde dementie

In de literatuur is discussie over het wel of niet bestaan van een dementie die puur door de toxische invloed van alcohol veroorzaakt wordt. Uit neuropathologisch onderzoek bij patiënten die de diagnose 'alcoholic dementia' hadden gekregen, bleek dat de cognitieve stoornissen in geen enkel geval volledig konden worden toegeschreven aan toxische effecten van alcohol. In alle gevallen was sprake van secundaire pathologie, al dan niet gerelateerd aan alcoholgebruik. Het is moeilijk om in vivo primair door alcohol veroorzaakte hersenschade te onderscheiden van schade door alcoholgerelateerde factoren als vitaminedeficiëntie, schedeltrauma, ondervoeding, leveraandoening en hypoglykemie. Vooralsnog wordt in de concept CBO-richtlijnen gesteld dat de term 'alcoholische dementie' niet gerechtvaardigd is. Vanwege gebrek aan consensus over de criteria voor een alcoholische dementie lopen de resultaten van prevalentiestudies nogal uiteen. De geschatte prevalentie varieert van 10-25% van alle dementieën. Oslin en collega's kozen voor de term 'alcoholgerelateerde dementie' in plaats van 'alcoholic dementia', waarbij zij zich buiten de discussie wilden houden of het om primair of secundair door alcohol veroorzaakte pathologie gaat. Zij pleitten voor eenduidige criteria die de bestaande classificatie 'persisterende dementie door alcohol' volgens DSM-IV verder moesten specificeren. Volgens DSM-IV moet er sprake zijn van een dementie die een duidelijke relatie heeft met alcoholgebruik. Deze classificatie is afhankelijk van het oordeel van de beoordelaar. Op dit moment zijn er geen specifiekere criteria voor handen dan die van Oslin en collega's (zie tabel 22.1), maar het blijft de vraag of 'alcoholgerelateerde dementie' een apart syndroom is, of dat het in wezen om een ander dementiesyndroom of het korsakovsyndroom gaat.

22.3.3 Wernicke-encefalopathie

De symptomen die passen bij een klassieke wernicke-encefalopathie zijn het acuut ontstaan van oogbewegingsstoornissen, loopstoornissen en psychische stoornissen. De oogbewegingsstoornissen kunnen bestaan uit oogspierpareses of nystagmus. De loopstoornis betreft een ernstige ataxie. De psychische stoornissen kunnen bestaan uit verwardheid en sufheid. De klassieke trias passend bij de wernicke-encefalopathie komt echter weinig voor. Zo bleek uit een neuropathologische studie dat slechts 16% van de patiënten die bij postmortaal onderzoek afwijkingen in de hersenen hadden, passend bij een doorgemaakte wernicke-encefalopathie, eerder de klassieke trias van symptomen had.

De ziekte wordt veroorzaakt door een ernstig tekort aan thiamine in de hersenen en is potentieel levensbedreigend. Het tekort aan thiamine ontstaat onder andere door insufficiënte voeding en een ernstig gestoorde resorptie van thiamine in de dunne darm ten gevolge van het alcoholgebruik. De prognose wordt vooral bepaald door de snelheid waarmee het thiaminetekort wordt opgeheven. Vaak ontstaat na een doorgemaakte wernicke-encefalopathie een korsakovsyndroom als resttoestand.

22.3.4 Korsakovsyndroom

De door alcohol en/of slechte voeding veroorzaakte thiaminetekort kan leiden tot het korsakovsyndroom, dat in de helft van de gevallen voorafgegaan wordt door een wernicke-encefalopathie. Dit korsakovsyndroom ontstaat acuut en wordt gekenmerkt door een ernstige geheugenstoornis. In DSM-IV wordt het korsakovsyndroom geclassificeerd als 'persisterende amnesie door alcohol'. De geheugenstoornis betreft het geheugen voor feiten en gebeurtenissen (declaratief geheugen) en bestaat voor alle modaliteiten. Er is zowel sprake van retrograde amnesie (voor informatie uit de periode vóór het ontstaan van het syndroom) als anterograde amnesie (voor het leren van nieuwe informatie). Bij de retrograde amnesie is sprake van een temporele gradiënt: herinneringen uit het recente verleden worden vergeten en herinneringen voor informatie uit het verre verleden zijn relatief ge-

Tabel 22.3 Classificatie alcoholgerelateerde dementie volgens Oslin en collega's

I waarschijnlijke alcoholgerelateerde dementie

A vereist:

1 klinische diagnose dementie minstens 60 dagen na laatste drankgebruik;
2 mannen ≥35E en vrouwen ≥28E alcohol per week voor een periode van minimaal 5 jaar; deze periode mag niet verder dan 3 jaar van het ontstaan van de dementie af liggen.

B ondersteunend:

1 alcoholgerelateerde aandoening van lever, alvleesklier, maag/darm, hart/vaten, nieren;
2 alcoholgerelateerde ataxie of perifere sensorische polyneuropathie;
3 na >60 dagen abstinentie stabilisatie of verbetering cognitieve stoornissen;
4 na >60 dagen abstinentie vermindering verwijde ventrikels en sulci bij beeldvorming hersenen;
5 cerebellaire atrofie, vooral vermis.

C minder waarschijnlijk voor ARD:

1 taalstoornis, vooral in benoemen;
2 focale neurologische stoornissen (behalve ataxie en perifere sensorische polyneuropathie);
3 (sub)corticale infarcten, subduraal hematoom, of andere focale hersenpathologie;
4 verhoogde Hachinski Ischemia Scale score.

D geen invloed op de classificatie hebben:

1 corticale atrofie;
2 periventriculaire of diepe wittestofafwijkingen bij afwezigheid van focale infarcten;
3 apolipoproteïne (APOE)-ε4-allel.

II mogelijke alcoholgerelateerde dementie

1 klinische diagnose dementie minstens 60 dagen na laatste drankgebruik;
2 mannen ≥35E en vrouwen ≥28E alcohol per week voor een periode van minimaal 5 jaar, maar deze periode was >3 jaar geleden (maar <10 jaar) voor het ontstaan van cognitieve stoornissen;
3 óf: mannen tussen de 21-34 glazen en vrouwen tussen de 14-28 glazen alcohol per week voor een periode van minimaal 5 jaar; deze periode moet binnen 3 jaar voor het ontstaan van cognitieve stoornissen hebben plaatsgevonden.

III alcohol als bijdragende factor bij de ontwikkeling van een dementie

ARD: alcoholgerelateerde dementie; APOE: apolipoproteïne-genotype.

---

spaard. De typische korsakovpatiënt leeft in een tijdszone van ongeveer vijf minuten. De ernstige geheugenstoornissen kunnen leiden tot fouten in oriëntatie. Zowel het actieve leren en het opdiepen als het herkennen zijn gestoord, hoewel er aanwijzingen zijn dat na veel herhalingen toch consolidatie kan plaatsvinden. Het impliciete geheugen is relatief intact: patiënten zijn wel in staat te leren, maar zonder zich daar bewust van te zijn. Patiënten die lijden aan het korsakovsyndroom confabuleren vaak en maken fouten in het plaatsen van herinneringen op een tijdas. Ze kunnen bijvoorbeeld beweren in militaire dienst te zijn geweest vóórdat zij naar school gingen, of beweren dat ze gisteravond bij vrienden waren, terwijl ze hun huis niet uit zijn geweest. Bij deze patiënten komen ook geregeld executieve functiestoornissen voor, bijvoorbeeld in het oplossen van problemen en het vermogen te leren van fouten. Het intellectuele functioneren is over het algemeen relatief intact. Afhankelijk van de gekozen criteria kan het korsakovsyndroom worden beschouwd als een dementiesyndroom. Het beeld is echter stationair of gedeeltelijk reversibel, in tegenstelling tot de progressieve achteruitgang zoals die bij Alzheimer of frontotemporale dementie gezien wordt.

In gedrag komen passiviteit, desinteresse, gebrek aan inzicht, initiatiefloosheid en prikkelbaarheid voor. Zo kunnen korsakovpatiënten vertellen dat ze allerlei plannen gaan uitvoeren, zoals weer aan het werk gaan of reizen, maar in de praktijk wordt het initiatief niet genomen. Patiënten leven in het hier en nu; afhankelijk van de omgevingsprikkels is de stemming op dat moment opgewekt of geprikkeld.

22.3.5 Alcoholonttrekkingsdelier

Plotselinge onttrekking van chronisch alcoholgebruik kan gepaard gaan met acute verwardheid en motorische onrust. Een van de mogelijke oorzaken hiervan is een toename van functionele NMDA-receptoren, naast een plotse verlaging van remmende systemen, zoals de receptoren van de neurotransmitter GABA. Dit geeft een sterke activatie van het sympathische zenuwstelsel. Verschijnselen die kunnen optreden zijn slaapstoornissen, hyperactiviteit, angst, tremor, temperatuursverhoging, tachycardie, hypertensie, zweten, misselijkheid, insulten en auditieve en visuele hallucinaties. In de praktijk kan het onderscheid met het delier door andere oorzaken moeilijk te maken zijn.

22.3.6 Overig

Pellagra is een ziektebeeld dat veroorzaakt wordt door een tekort aan nicotinezuur (vitamine B3). Het wordt gekenmerkt door dermatitis, diarree en cognitieve stoornissen. Onbehandeld kan het leiden tot de dood. Het kan bij alcoholisten optreden door insufficiënte voeding.

Marchiafava Bignami is een zeldzame maar ernstige complicatie van chronisch alcoholisme. Het ziektebeeld wordt gekenmerkt door ernstige cognitieve stoornissen in meerdere domeinen, en necrose en demyelinisatie van het corpus callosum. De pathogenese is niet opgehelderd.

22.4 Aanvullend onderzoek

Bij alle ziektebeelden moeten een goede anamnese, heteroanamnese en een gedegen lichamelijk onderzoek worden verricht. Routine laboratoriumonderzoek van ten minste een bloedbeeld, nierfunctie, elektrolyten en leverenzymen, vitamine B1 en foliumzuur moet worden uitgevoerd. Bij verdenking op een wernicke-encefalopathie of een gestoord bewustzijn moet het ammoniak en een arteriële bloedgas bepaald worden.

22.4.1 Neuropsychologisch onderzoek

Om zicht te krijgen op de bovengenoemde alcoholgerelateerde cognitieve stoornissen wordt neuropsychologisch onderzoek aanbevolen. Onderzoek terwijl het alcoholgebruik persisteert of vlak na het staken van alcoholgebruik heeft alleen zin als het doel is inzicht te krijgen in de actuele cognitieve vermogens van de patiënt, maar draagt niet bij aan de differentiële diagnostiek. Om directe toxische effecten van alcohol uit te sluiten moeten minimaal 4 weken van abstinentie in acht worden genomen. Verbetering van het cognitieve functioneren kan evenwel nog na meerdere jaren van abstinentie optreden.

22.4.2 Magnetic Resonance Imaging (MRI)

Afwijkingen die gevonden kunnen worden bij MRI-onderzoek van de hersenen hebben een lage specificiteit voor alcoholgerelateerde cognitieve stoornissen. Voor het aantonen van cognitieve stoornissen door alcoholgebruik heeft de MRI een te lage sensitiviteit.

MRI-onderzoek kan bij mensen met overmatig alcoholgebruik cerebrale atrofie (voornamelijk frontaal) aantonen. Bij patiënten met alcoholafhankelijkheid die recent gestopt zijn met drinken is bij MRI-onderzoek van de hersenen afname van volume van de grijze stof (frontaalkwab, insula, hippocampus, thalamus en cerebellum) en witte stof (hersenstam) te zien. Deze afname correleert met de afname van executieve functies. Ook is er een relatie tussen cerebrale atrofie op latere leeftijd en de leeftijd waarop voor het eerst alcohol wordt genuttigd. Zo is te zien dat het drinken op jonge leeftijd gepaard gaat met verlies van volume van de grijze stof van het cerebellum, de pons en frontaalkwabben op latere leeftijd. Een andere studie laat bij alcoholisten verwijding van de laterale en vierde ventrikel zien bij alcoholgebruik. Deze afwijkingen zijn gecorreleerd aan respectievelijk geheugenstoornissen en ataxie.

Aanvullende diagnostiek om een wernicke-encefalopathie aan te tonen of uit te sluiten is niet voor handen. Wel kunnen bij MRI-onderzoek van de hersenen afwijkingen gevonden worden in de corpora mammilaria, verhoogde signaalactiviteit in de mediale thalami en rond de aquaductus cerebri. Ook bij het syndroom van korsakov is geen aanvullende diagnostiek voorhanden die de diag-

Tabel 22.2 Alcoholgerelateerde cognitieve stoornissen

	cognitieve stoornissen bij overmatig alcoholgebruik	korsakovsyndroom
beloop	geleidelijk begin; stabilisatie of herstel na staken alcohol	acuut begin; stabilisatie en gering herstel (nooit volledig) na staken alcohol en thiaminesuppletie
oriëntatie	intact	vaak gestoord
aandacht, tempo	meestal intact; langzamer op perceptueel motorische taken	vaak intacte aandachtspanne en werkgeheugen
geheugen	mogelijk lichte geheugenproblemen; vooral inprenten en opdiepen, maar normale herkenning	ernstig gestoord; retrograde en anterograde amnesie; alle modaliteiten; confabulaties; interferentie; gebeurtenissen niet kunnen plaatsen op een tijdsas
executieve functies	gestoord; responsinhibitie, mentale flexibiliteit	gestoord, maar niet op voorgrond; onder andere probleem oplossen
taal en rekenen	relatief intact	relatief intact
visuospatiële/-perceptuele functies	mogelijk gestoord onder andere als gevolg van zwakke visuoperceptuele organisatie	mogelijk gestoord door zwakke visuoperceptuele organisatie
intellectuele functies	intact	intact
psychiatrische symptomen	mild depressieve en/of angstklachten	passiviteit, emotionele vervlakking

nose kan aantonen of uitsluiten. Wel kan bij MRI-onderzoek een verwijde derde ventrikel worden gevonden maar deze bevinding is niet specifiek. De literatuur is niet eenduidig over het bestaan van een relatie tussen geheugenstoornissen en hippocampusatrofie. De cerebrale atrofie is (deels) reversibel na het volledig staken van alcoholgebruik. Na een jaar kan nog verbetering optreden.

22.5 Differentiële diagnose

Alcoholgerelateerde cognitieve stoornissen, alcoholgerelateerde dementie en het korsakovsyndroom moeten worden onderscheiden van andere vormen van dementie. De belangrijkste worden hier besproken, te weten: frontotemporale dementie, ziekte van Alzheimer en vasculaire dementie.

In het algemeen is het zo dat alcoholgerelateerde cognitieve stoornissen kunnen verminderen na het staken van het alcoholgebruik, in tegenstelling tot de meeste andere vormen van dementie.

22.5.1 Frontotemporale dementie (FTD)

FTD kenmerkt zich door het geleidelijk ontstaan van veranderingen in gedrag en persoonlijkheid. Omdat bij alcoholmisbruik ook sprake kan zijn van gedragsveranderingen die geleidelijk ontstaan en er bij MRI ook frontale atrofie kan worden gezien, is het onderscheid met frontotemporale dementie soms lastig. Het is belangrijk altijd het alcoholgebruik goed uit te vragen wanneer iemand wordt aangemeld met gedragsveranderingen. Geheugenstoornissen ontbreken in een vroeg stadium van FTD, terwijl deze bij overmatig alcoholgebruik vaak voorkomen. Ook zijn visuospatiële stoornissen bij FTD niet zo gebruikelijk als bij overmatig alcoholgebruik. Taalstoornissen kunnen zich bij FTD juist wel voordoen (Primair Progressieve Afasie of Semantische Dementie), maar worden bij overmatig alcoholgebruik zelden gezien.

22.5.2 Ziekte van Alzheimer

Bij de ziekte van Alzheimer zijn de geheugenstoornissen meer uitgesproken dan bij alcoholgerelateerde cognitieve stoornissen. Ook worden bij de ziekte van Alzheimer vaak woordvindstoornissen gezien, terwijl overmatig alcoholgebruik niet per se leidt tot stoornissen in de woordvinding. Het korsakovsyndroom, waarbij geheugenstoornissen een hoofdkenmerk zijn, onderscheidt zich van de ziekte van Alzheimer door het acute begin en het ontbreken van corticale stoornissen, zoals apraxie of afasie. Het contrast tussen wat mensen zich nog herinneren van vroeger en wat ze weten van het heden is groter bij korsakovpatiënten dan bij alzheimerpatiënten (steilere temporele gradiënt). Bepaling van de tau/Abèta42-ratio in de liquor kan behulpzaam zijn bij de differentiële diagnose tussen alcoholgerelateerde cognitieve stoornissen en de ziekte van Alzheimer. Deze bepaling heeft voor deze vraagstelling een specificiteit van 100% en een sensitiviteit van 97%.

22.5.3 Vasculaire dementie

Het klinische beeld van een alcoholgerelateerde dementie kan erg lijken op vasculair bepaalde dementie, waarbij sprake is van lacunaire infarcten en ischemische wittestofafwijkingen. De mentale traagheid die bij vasculaire wittestofschade gezien kan worden, is echter geen typisch kenmerk van alcoholgerelateerde cognitieve stoornissen. Omdat patiënten met overmatig alcoholgebruik taken vertraagd uit kunnen voeren als gevolg van bijvoorbeeld neuropathie of verminderde perceptuele motorische integratie, kan het onderscheid met vasculaire dementie soms lastig zijn. Kennis over de voorgeschiedenis (drankgebruik, vasculaire risicofactoren, beloop) is belangrijk voor de differentiële diagnostiek.

22.6 Neuropathologie bij alcoholgerelateerde cognitieve stoornissen

Neuropathologische studies laten afname van het gewicht van de hersenen zien bij alcoholisten. Dit is voornamelijk te wijten aan afname van het volume van de witte stof, in het bijzonder in de prefrontale cortex. De afname is sterker bij patiënten die lijden aan wernicke-encefalopathie of het korsakovsyndroom, dan bij alcoholisten zonder complicaties. Verder is er bij alcoholisten een downregulatie gevonden van myeline geassocieerde genen die waarschijnlijk reversibel is. Hoewel het volume van de grijze stof niet duidelijk verandert, is op microscopisch niveau wel degelijk schade waarneembaar. Zo is er een selectief verlies van neuronen zichtbaar in de frontale associatiecortex.

22.7 Genetische aspecten

Een populatiestudie laat zien dat de aanwezigheid van het APOE-ε4-allel het risico op dementie bij matig en ernstig alcoholgebruik verhoogt (OR 3,6). Een mogelijke verklaring hiervoor zou kunnen zijn dat dragers van het APOE-ε4-allel minder effectieve neurale herstelmechanismen hebben en hierdoor meer schade door alcohol oplopen. Op het ontstaan van cognitieve stoornissen bij alcoholonttrekking heeft het APOE-ε4-genotype geen invloed.

22.8 Behandeling

De behandeling van bovenstaande ziektebeelden bestaat ongeacht de thiaminespiegel in het serum, in alle gevallen uit suppletie van thiamine en staken van het overmatige alcoholgebruik.

Bij een wernicke-encefalopathie of een verdenking daarop bestaat de behandeling uit driemaal daags thiamine 500 mg intraveneus (in 100 ml NaCl 0,9%, langzaam in laten lopen) of intramusculair gedurende 3 dagen. Daarnaast wordt gestart met vitamine B-complex forte, oraal 3 keer daags 1 tablet, en vitamine C 500 mg, oraal eenmaal daags 1 tablet. De behandeling dient bij de eerste verdenking onmiddellijk te worden gestart. Toediening van glucose moet tot het eerste halfuur na infusie van de thiamine worden uitgesteld om te voorkomen dat de beperkt beschikbare hoeveelheid thiamine in het lichaam verbruikt wordt. Bij verhoogd risico op een wernicke-encefalopathie (alcoholisten die zichzelf verwaarlozen) wordt gestart met thiamine 250 mg intraveneus of intramusculair eenmaal daags gedurende 3 tot 5 dagen. Verder wordt gestart met vitamine B-complex forte, oraal eenmaal daags 1 tablet en vitamine C 500 mg, oraal eenmaal daags 1 tablet.

Bij het alcoholonttrekkingsdelier bestaat de behandeling naast thiaminesuppletie uit toediening van haloperidol en benzodiazepinen. Omdat het alcoholonttrekkingsdelier in de praktijk moeilijk te onderscheiden is van andere typen delier, wordt geadviseerd het te behandelen als ieder ander delier. Gebruik van haloperidol kan de drempel voor het ontstaan van alcoholonttrekkingsinsulten verlagen. Motorische en autonome verschijnselen van de alcoholonthouding moeten behandeld worden met langwerkende benzodiazepinen.

Bij het korsakovsyndroom wordt een vorm van therapie toegepast die 'foutloos leren' wordt genoemd. De gedachte achter deze therapievorm is dat het impliciete leervermogen relatief intact is. Dit maakt het mogelijk om op impliciete wijze bepaalde vaardigheden aan te leren. Er zijn aanwijzingen dat het leren van fouten bij mensen met ernstige stoornissen in het expliciete geheugen minder effectief is.

22.9 Preventie en levensstijl

Er zijn aanwijzingen dat het gebruik van één eenheid alcohol per dag het risico op cognitieve achteruitgang verlaagt. De verrichte studies hebben echter te veel methodologische beperkingen om een causale relatie aan te tonen. Het is goed mogelijk dat beperkt alcoholgebruik gepaard gaat met gunstige sociale en leefstijlfactoren. Overmatig alcoholgebruik moet vermeden worden ter preventie van alcoholgerelateerde cognitieve stoornissen. Hoewel thiamine goedkoop en gemakkelijk te krijgen is, blijkt het vaak een grote opgave probleemdrinkers te motiveren om het dagelijks in te nemen. Ter preventie van wernicke-encefalopathie en het korsakovsyndroom zou iedere alcoholist dagelijks 100 mg thiamine moeten gebruiken.

Literatuur

Anttila T, Helkala EL, Viitanen M, et al. Alcohol drinking in middle age and subsequent risk of mild cognitive impairment and dementia in old age: a prospective population based study. BMJ. 2004; 329(7465):539.

Evans DA, Bienias JL. Alcohol consumption and cognition. N Engl J Med. 2005;352(3):289-90.

Fein G, Torres J, Price LJ, et al. Cognitive performance in long-term abstinent alcoholic individuals. Alcohol Clin Exp Res. 2006;30(9):1538-44.

Ganguli M, Vander BJ, Saxton JA, et al. Alcohol consumption and cognitive function in late life: a longitudinal community study. Neurology. 2005; 65(8):1210-7.

Grant I. Alcohol and the brain: neuropsychological correlates. J Consult Clin Psychol. 1987;55(3):310-24.

Gupta S, Warner J. Alcohol-related dementia: a 21st-century silent epidemic? Br J Psychiatry. 2008;193(5): 351-3.

Harper C, Dixon G, Sheedy D, et al. Neuropathological alterations in alcoholic brains. Studies arising from the New South Wales Tissue Resource Centre. Prog Neuropsychopharmacol Biol Psychiatry. 2003; 27(6):951-61.

Harper CG, Giles M, Finlay-Jones R. Clinical signs in the Wernicke-Korsakoff complex: a retrospective analysis of 131 cases diagnosed at necropsy. J Neurol Neurosurg Psychiatry. 1986;49(4):341-5.

Hulse GK, Lautenschlager NT, Tait RJ, et al. Dementia associated with alcohol and other drug use 2. Int Psychogeriatr. 2005;17 Suppl 1:S109-27.

Joyce EM, Robbins TW. Frontal lobe function in Korsakoff and non-Korsakoff alcoholics: planning and spatial working memory 1. Neuropsychologia. 1991;29(8):709-23.

Kapaki E, Liappas I, Paraskevas GP, et al. The diagnostic value of tau protein, beta-amyloid (1-42) and their ratio for the discrimination of alcohol-related cognitive disorders from Alzheimer's disease in the early stages. Int J Geriatr Psychiatry. 2005;20(8): 722-9.

Kohler CG, Ances BM, Coleman AR, et al. Marchiafava-Bignami disease: literature review and case report. Neuropsychiatry Neuropsychol Behav Neurol. 2000;13(1):67-76.

Kopelman MD. The Korsakoff syndrome. Br J Psychiatry. 1995;166(2):154-73.

Krabbendam L, Visser PJ, Derix MM, et al. Normal cognitive performance in patients with chronic alcoholism in contrast to patients with Korsakoff's syndrome. J Neuropsychiatry Clin Neurosci. 2000; 12(1):44-50.

Oslin D, Atkinson RM, Smith DM, et al. Alcohol related dementia: proposed clinical criteria. Int J Geriatr Psychiatry. 1998;13(4):203-12.

Parsons OA. Neurocognitive deficits in alcoholics and social drinkers: a continuum? Alcohol Clin Exp Res. 1998;22(4):954-61.

Pfefferbaum A, Lim KO, Zipursky RB, et al. Brain gray and white matter volume loss accelerates with aging in chronic alcoholics: a quantitative MRI study. Alcohol Clin Exp Res. 1992;16(6):1078-89.

Rourke SB, Løberg T. The neurobehavioral correlates of alcoholism. In: Grant I, Adams KM, editors. Neuropsychological assessment of neuropsychiatric disorder. New York: Oxford University Press; 1996.

Saxton J, Munro CA, Butters MA, et al. Alcohol, dementia, and Alzheimer's disease: comparison of neuropsychological profiles 12. J Geriatr Psychiatry Neurol. 2000;13(3):141-9.

Scroop R, Sage MR, Voyvodic F, et al. Radiographic imaging procedures in the diagnosis of the major central neuropathological consequences of alcohol abuse. Australas Radiol. 2002;46(2):146-53.

Victor M. Alcoholic dementia 25. Can J Neurol Sci. 1994;21(2):88-99.

23 Ziekte van Huntington

H.P.H. Kremer

Kernpunten

- De ziekte van Huntington is een autosomaal dominante erfelijke hersenaandoening met zogenaamde complete penetrantie.
- De aandoening wordt veroorzaakt door een geëxpandeerde *trinucleotide repeat* (CAG-repeat) in het huntingtine-gen op de korte arm van chromosoom 4.
- De klinische verschijnselen zijn te rangschikken als stemmings- en gedragsproblemen, motorische (extrapiramidale) problemen en cognitieve achteruitgang.
- De diagnose kan met 100% zekerheid worden vastgesteld of worden uitgesloten met behulp van DNA-diagnostiek.
- Er bestaat geen behandeling die de progressieve neurodegeneratie kan stoppen; wel zijn er medicamenteuze behandelmogelijkheden voor symptomen zoals stemmingsstoornissen, gedragsproblemen en onwillekeurige bewegingen.

23.1 Inleiding

In 1872, op 22-jarige leeftijd, beschreef George Huntington, net als zijn grootvader en zijn vader huisarts op Long Island, New York, de ziekte die later naar hem genoemd zou worden. Het artikel in de *Medical and Surgical Reporter* was slechts een van de twee artikelen die hij in zijn carrière zou schrijven. Maar het bevatte alle klinische informatie die wij tegenwoordig als kenmerkend beschouwen voor de aandoening. Na de beschrijving van wat wij tegenwoordig de chorea van Sydenham noemen, schrijft George Huntington over de families die hij kent:

The hereditary chorea, as I shall call it, is confined to certain and fortunately a few families, and has been transmitted to them, an heirloom from generations away back in the dim past. It is spoken of by those in whose veins the seeds of the disease are known to exist, with a kind of horror, and not at all alluded to except through dire necessity, when it is mentioned as 'that disorder.' It is attended generally by all the symptoms of common chorea, only in an aggravated degree, hardly ever manifesting itself until adult or middle life, and then coming on gradually but surely, increasing by degrees, and often occupying years in its development, until the hapless sufferer is but a quivering wreck of his former self. It is as common and is indeed, I believe, more common among men than women, while I am not aware that season or complexion has any influence in the matter. There are three marked peculiarities in this disease: 1. Its hereditary nature. 2. A tendency to insanity and suicide. 3. Its manifesting itself as a grave disease only in adult life.

Casus

Een 41-jarige man, met als beroep uitvoerder bij een grote bouwfirma, heeft sinds ongeveer twee jaar problemen op zijn werk. Hij werkt minder accuraat, vergeet af en toe afspraken, en is soms kort aangebonden tegen klanten en andere medewerkers. Hij vertelt het werk 'niet meer georganiseerd te krijgen'. Er dreigt zelfs ontslag.

Ook thuis gaat het niet goed: hij maakt regelmatig ruzie met zijn vrouw en zijn drie adolescente kinderen, is snel geïrriteerd waarbij hij in woede kan uitbarsten om niks, en doet minder dan vroeger. In het verleden was hij actief in het verenigingsleven, kluste graag in huis en hield zich uitgebreid bezig met de tuin. Maar de laatste jaren komt hij tot niets meer. Het is verder opvallend dat hij onhandiger geworden is: bij het uitruimen van de afwasmachine laat hij nogal eens servies uit zijn handen vallen, en kleine reparatiewerkzaamheden lukken niet goed.

De huisarts meent dat hij overspannen is, maar vindt wel dat zijn bewegingen 'anders' zijn dan vroeger. Het beeld doet denken aan wat hij in het verleden bij de moeder van de man gezien heeft. Deze moeder is indertijd in een psychiatrisch ziekenhuis opgenomen, waarbij tevens gedacht werd aan de ziekte van Parkinson, omdat zij wat overbeweeglijk was. Daarom stuurt de huisarts de man naar de neuroloog.

Deze vindt bij zijn onderzoek lichte, maar wel evidente choreatische bewegingen van handen en voeten, en chorea in het gelaat. Voorts valt een vertraagd mentaal tempo op, met stoornissen in een woordgeneratietaak (zo snel mogelijk tien dierennamen opnoemen) en problemen bij de proef van Luria. De psychiater, die de man eveneens ziet, vindt dat er tekenen zijn van een depressie.

Besloten wordt tot DNA-onderzoek. De patiënt en zijn familie worden doorverwezen naar de klinisch geneticus. Op basis van dit DNA-onderzoek wordt de diagnose 'ziekte van Huntington' gesteld. De gehele familie wordt vervolgens gecounseld aangaande de erfelijke aspecten van de aandoening. Uiteindelijk besluit een van de kinderen om een voorspellende DNA-test te ondergaan.

23.2 Kliniek

De ziekte van Huntington wordt beschouwd als een zeldzame aandoening: de geschatte prevalentie in de meeste westerse landen bedraagt 5-10/100.000. Waarschijnlijk ligt de feitelijke prevalentie eerder rond de 10/100.000. In Nederland lijden naar schatting 1500 patiënten aan de aandoening. Het aantal vooralsnog asymptomatische gendragers (dat ooit in het leven de ziekte zal krijgen) moet drie- tot vijfmaal zo groot zijn. Er bestaan opmerkelijke etnische verschillen. Zo is de aandoening zeer zeldzaam in Japan en Finland. Zeer hoge prevalenties worden gevonden in Venezuela, rond het Maracaibo meer. Dit wordt veroorzaakt door de aanwezigheid van zogenaamde founders met heel grote families. En ook in Nederland zijn gebieden bekend waar de aanwezigheid van één of enkele families met veel aangedane leden leidt tot een hoge regionale prevalentie.

De klinische karakteristieken van de aandoening werden feitelijk al door George Huntington samengevat: een erfelijke (zie paragraaf 23.3) aandoening met motorische verschijnselen, psychiatrische problemen en gedragsveranderingen, en cognitieve stoornissen.

23.3 De meest voorkomende symptomen bij de ziekte van Huntington

23.3.1 Motorische verschijnselen

Hoewel chorea de meest karakteristieke en ook meest specifieke manifestatie van de aandoening is, kunnen er veel meer verschillende bewegingsstoornissen bij voorkomen: bradykinesie en hypokinesie, rigiditeit, dystonie, myoclonus en tremor. Het woord chorea komt van het Griekse 'χορεία', dat 'dans' betekent. Een klassieke definitie van chorea is: 'A state of excessive, spontaneous movements, irregularly timed, randomly distributed and abrupt. Severity may vary from restlessness with mild, intermittent exaggeration of gesture and expression, fidgeting movements of the hands, unstable, dance-like gait to a continuous flow of disabling, violent movements'. De ernst van de choreatische bewegingen kan van patiënt tot patiënt, maar ook bij één patiënt zeer wisselend zijn. Hoewel chorea in het vroegere beloop van de ziekte heel geleidelijk aan toeneemt, neemt het juist weer af in latere stadia. In die fase treden hypokinesie, rigiditeit en dystonie veel meer op de voorgrond.

Bij naar schatting 80-90% van de patiënten is

chorea de eerste bewegingsstoornis als uiting van de ziekte. In ongeveer 10% van de gevallen zijn hypokinesie en rigiditeit initiële manifestaties – een presentatie die bekend staat als de *Westphalvariant*. Vooral bij juveniele patiënten bij wie de ziekte voor het twintigste levensjaar begint (ongeveer 10% van alle gevallen) zijn hypokinesie en rigiditeit initiële verschijnselen. Ook tremor en myoclonieën worden dan nogal eens gevonden. Subtiele tekenen van dystonie worden feitelijk in alle stadia van de ziekten gevonden, maar dystonie wordt vooral evident in de late stadia.

Een belangrijk verschijnsel is onhandigheid ('clumsiness'). Dit wordt bij klinisch onderzoek gevonden en vermeld door de patiënt zelf. Daarnaast treden problemen op met lopen en de balans. Bij neurologisch onderzoek worden oogbewegingsstoornissen, dysartrie en dysfagie (articulatie- en slikproblemen), en vaak ook levendige reflexen gezien. De motorische stoornis is dan ook zeer complex.

23.3.2 Psychiatrische problemen en gedragsveranderingen

Psychiatrische problemen zijn zeer karakteristiek voor de ziekte. De ziekte van Huntington is feitelijk het meest duidelijke voorbeeld van een autosomaal dominante psychiatrische aandoening. Stemmingsstoornissen komen zeer veel voor: zowel tot vele jaren voorafgaand aan de ziekte, als gedurende alle ziektestadia: vroeg, midden en laat. Geschat is dat de *life time prevalence* van *major depressive disorder* als gedefinieerd in de DSM-III, bij patiënten ongeveer 33% bedraagt. Waarschijnlijk is het nuttiger om slechts naar symptomen te kijken. Dan blijken verschijnselen als depressiviteit in strikte zin (gevoelens van somberheid en uitzichtloosheid), angst, prikkelbaarheid ('irritabiliteit') en apathie voor te komen bij tot 50% van de patiënten. Vooral het uiteenrafelen van deze verschillende manifestaties lijkt van belang voor het beleid bij patiënten. Zo helpen antidepressiva mogelijk wel bij de depressiviteit in strikte zin, mogelijk ook bij irritabiliteit, maar niet bij apathie.

Opmerkelijk is dat de stemmingsstoornissen niet lineair toenemen tijdens het beloop van de ziekte, maar nogal kunnen fluctueren, vooral depressiviteit en irritabiliteit. Apathie, waarvoor een goed neurobiologische correlaat bekend is, neemt daarentegen geleidelijk aan toe in de loop van de ziekte. Manische verschijnselen in de zin van hyperactiviteit en ongeremdheid op allerlei gebied is, anders dan is gesuggereerd, waarschijnlijk slechts zeldzaam. Ook obsessief-compulsieve verschijnselen komen veel voor. Zo werden in één studie bij gendragers die nog zonder motorische afwijkingen waren ('presymptomatisch') bij 7% dwanggedachten en bij 3,5% dwanghandelingen gevonden; bij mensen in een gevorderd stadium van de ziekte was dat respectievelijk 24% en 12%. De combinatie van irritabiliteit en stoornissen in de impulscontrole kan leiden tot heftige, vaak volstrekt onverwachte en explosieve uitbarstingen van boosheid, soms zelfs tot agressiviteit. Dit is voor partners en familieleden een van de moeilijkste aspecten van de ziekte; zulke uitbarstingen kunnen leiden tot het opbreken van relaties. Verder leidt depressiviteit, in combinatie met stoornissen in de impulscontrole, tot een verhoogd risico van suïcide. De incidentie van suïcide bij Huntingtonpatiënten ligt significant hoger dan bij de algemene bevolking: geschat is dat 4-8% van de patiënten uiteindelijk zelfmoord pleegt, vooral de groep van oudere patiënten. Psychotische verschijnselen als hallucinaties en wanen worden zelden gezien. Als ze voorkomen is dat vooral in de late stadia van de ziekte. Alleen paranoïde wanen komen nogal eens voor. Goede studies over de prevalentie van deze psychotische verschijnselen ontbreken overigens. Verder is misbruik van middelen een probleem dat waarschijnlijk relatief vaak voorkomt. Vooral over alcoholmisbruik zijn gegevens beschikbaar, maar het meest opvallende middel dat misbruikt wordt is nicotine: patiënten met de ziekte van Huntington lijken opmerkelijk vaak te roken. Ten slotte moeten seksuele problemen genoemd worden. George Huntington zelf becommentarieerde de overmatige seksuele belangstelling van twee mannelijke patiënten, en er is vaker beweerd dat Huntingtonpatiënten hyperseksueel kunnen zijn. Maar de feitelijke situatie is dat vooral hyposeksualiteit, libidoverlies en relatieproblemen (met als gevolg verminderde seksualiteit) door patiënten en hun partners als problemen ervaren worden.

23.3.3 Cognitieve stoornissen

De cognitieve problemen bij Huntingtonpatiënten betreffen vooral executieve stoornissen: moeite met plannen, organiseren en monitoren van gedrag; moeite met mentale flexibiliteit ('set shifting'); vertraging in de psychomotoriek; problemen met concentreren. Er zijn aanwijzingen dat er stoornissen in het procedureel geheugen voorkomen, zowel voor wat betreft motorische als niet-motorische taken. Maar, anders dan bij bijvoorbeeld de ziekte van Alzheimer, zijn (corticale) taken zoals declaratief geheugen, taal of visuospatiële vaardigheden niet gestoord. Hoewel patiënten en hun familieleden vaak klagen over geheugenproblemen betreft dat meestal concentratieproblemen die interfereren met het opslaan van relevante informatie. Verder worden, heel geleidelijk aan in de loop van de ziekte, initiatiefverlies en apathie duidelijk. Een en ander past bij disfunctie van fronto-striatale circuits, hetgeen volledig compatibel is met de bevindingen bij neuropathologisch onderzoek (zie paragraaf 23.6). Door de genoemde, vooral frontale, problemen zullen er secundaire stoornissen optreden in allerhande dagelijkse taken, maar ook in neuropsychologische tests die claimen complexe mentale functies te testen, zoals bijvoorbeeld complexe taaltests.

23.3.4 Ziektebeloop

De variatie in de leeftijd waarop de ziekte begint is groot: er is een patiënt beschreven van 2 jaar oud, maar er zijn ook patiënten bekend bij wie de ziekte pas na het 80e levensjaar begonnen is. De internationale consensus is dat het begin van de ziekte pas met zekerheid vastgesteld kan worden als er specifieke motorische afwijkingen gezien worden, vooral chorea of parkinsonisme. Maar heel vaak treden er al psychiatrische en cognitieve verschijnselen op ruim voordat de motorische afwijkingen manifest worden. Een beginleeftijd tussen het twintigste en 45e levensjaar is gebruikelijk, maar bij naar schatting een derde van de patiënten begint de aandoening na het zestigste levensjaar, en bij 10% vóór het twintigste levensjaar.

Bij de juveniele vorm, met begin voor het 20e levensjaar, staan hypokinesie, rigiditeit en dystonie het meest op de voorgrond. Chorea is dan vaak nauwelijks aanwezig. Wel zijn er al vroeg ernstige cognitieve problemen die zich primair als schoolproblemen kunnen manifesteren. Bij 50% van deze juveniele patiënten treedt epilepsie op. Bij patiënten met begin op latere leeftijd daarentegen, na het 55 jaar, staat de chorea op de voorgrond en komen cognitieve problemen vaak pas later in de ziekte tot uiting. De gemiddelde ziekteduur, vanaf de eerste motorische verschijnselen tot aan het overlijden, bedraagt ongeveer 15 jaar, maar de variatie is ook weer groot: patiënten met een ziekteduur tot 40 jaar zijn beschreven.

23.4 Moleculaire en klinische genetica

De ziekte van Huntington is een autosomaal dominant overervende aandoening met complete penetrantie. Dat wil zeggen dat een individu met de mutatie de ziekte ook onvermijdelijk zal krijgen in de loop van het leven. Het gen, huntingtine genaamd, is gelokaliseerd op de korte arm van chromosoom 4 en bevat een zogenaamde *trinucleotide repeat* (CAG-repeat) in exon 1. Deze repeat is zeer polymorf: in de allelen in de bevolking worden lengtes tussen de 9 en 29 repeats gevonden. Wanneer er 36 of meer repeats aanwezig zijn zullen er in de loop van het leven verschijnselen van de ziekte gaan optreden. De eerder genoemde grote variatie in beginleeftijd kan ook verklaard worden door de kwantitatieve aard van de mutatie: de regel is hoe meer repeats, hoe eerder de ziekte begint. Ongeveer 70% van deze totale variatie wordt verklaard door dit aantal repeats.

Een ander fenomeen wordt nu ook begrepen: anticipatie, het verschijnsel dat een dominant-erfelijke ziekte in successievelijke generaties eerder begint. Anticipatie treedt soms op in Huntington-families, vooral wanneer een kind het gen via de aangedane vader overerft. In deze families blijkt de CAG-repeat soms langer te worden tijdens de meiose. Wanneer een kind een repeat krijgt die langer is dan de repeat van de aangedane vader, zal ook de beginleeftijd bij het kind vroeger liggen. Anticipatie treedt vrijwel nooit op wanneer het gen van de moeder afkomstig is. Meiotische verlenging van de repeat treedt al op bij lengtes van 30 repeats. Hierdoor worden ook zogenaamde geïsoleerde, sporadische gevallen verklaard. Vrijwel altijd gaat het dan om patiënten met een vader die tussen de 30 en 36 repeats had. Deze vader had nog geen verschijnselen, maar wanneer door meiotische instabiliteit bij de vader de doorgegeven repeat 36 of meer gaat bedragen, zal het kind ooit ziekteverschijnselen krijgen. Juveniele patiënten, die de langste repeats laten zien, hebben vrijwel altijd een aangedane vader.

23.5 Diagnostiek en de differentiële diagnose

Met het bekend worden van de verlengde CAG-repeat als oorzakelijke mutatie voor de ziekte van Huntington werd het stellen van de diagnose zeer eenvoudig: middels een zogenaamde PCR kan de lengte van de repeat bepaald worden. De sensitiviteit en de specificiteit van deze test bedragen bijna 100%. Wanneer het klinische beeld duidelijk is en er motorische verschijnselen zijn, is deze moleculaire test feitelijk een diagnostische test. De nodige omzichtigheid moet echter in acht genomen te worden wanneer er geen klinische verschijnselen zijn, of alleen non-specifieke psychiatrische of cognitieve problemen zoals stemmingsstoornissen of concentratieproblemen. In dat geval betekent een DNA-test een zogenaamde presymptomatische test. Internationaal is afgesproken om presymptomatische tests aan te bieden met de nodige omzichtigheid en voorzorgsmaatregelen: een 'slechte' uitslag betekent immers niet dat het individu aan de ziekte lijdt, maar dat hij of zij de ziekte in de toekomst zal krijgen. Dergelijke voorkennis kan potentieel extra psychologische problemen met zich meebrengen. De keuze wel of niet presymptomatisch testen is geen medische keuze, maar de beslissing van een autonoom en goed geïnformeerd individu. Wanneer deze regel in acht wordt genomen en de presymptomatische test adequaat psychologisch begeleid wordt, zijn aan het verkrijgen van een 'slechte' testuitslag op langere termijn waarschijnlijk geen negatieve psychologische gevolgen verbonden.

DNA-diagnostiek is ook beschikbaar voor prenataal testen. Dit wordt alleen aangeboden en uitgevoerd als de zwangerschap wordt afgebroken in geval van een verlengde CAG-repeat bij de foetus. Zo wordt voorkomen dat bij voldragen van de zwangerschap het volwassen individu niet meer kan kiezen of hij of zij zich wil laten testen.

Andere diagnostiek, zoals een MRI-scan of een neuropsychologische test, is zelden noodzakelijk om tot de diagnose 'ziekte van Huntington' te komen. Wel kan bijvoorbeeld neuropsychologisch onderzoek zinvol zijn om de aard en de ernst van de ervaren cognitieve problemen te objectiveren en te meten.

Soms worden patiënten gezien met een klinisch beeld dat erg lijkt op de ziekte van Huntington, maar bij wie geen verlengde CAG-repeat in het huntingtine-gen gevonden wordt. Dit worden fenokopieën genoemd. Wanneer er in de familie een soortgelijke aandoening lijkt voor te komen moet gedacht worden aan mutaties in het prion-proteïne-gen (Huntington Disease-like, HDL1), junctophilin-3 (HDL2), HDL3, SCA17 (HDL4), Dentato-Rubro-Pallido-Luysian Atrophy (DRPLA), choreo-acanthocytose, benigne hereditaire chorea, pantotheen-kinase geassocieerde neurodegeneratie, ferritinopathieën en de ziekte van Wilson. Maar in de meeste gevallen blijft de onderliggende mutatie onduidelijk. Bij niet-erfelijke aandoeningen kan gedacht worden aan effecten van medicatie, zoals tardieve dyskinesia, levodopa-geïnduceerde dyskinesia bij de ziekte van Parkinson, chorea gravidarum, of SLE.

Ten slotte doet zich wel eens een situatie voor dat een patiënt zich primair presenteert met een psychiatrisch toestandsbeeld terwijl de bewegingen of de hypokinesie en rigiditeit pas jaren later komen. Vaak worden deze motorische manifestaties dan toegeschreven aan eventueel gebruikte neuroleptica. Heel vaak biedt dan de familieanamnese de belangrijkste aanwijzing voor de feitelijke diagnose. Een gedegen familieanamnese is dus een belangrijke stap in de klinische evaluatie van patiënten met een beeld dat lijkt op de ziekte van Huntington.

23.6 Neurobiologie en neuropathologie

De geschetste klinische verschijnselen worden veroorzaakt door geleidelijke degeneratie van neuronen in het neostriatum (de nucleus caudatus en het putamen) en de cortex. Vooral de zogenaamde *medium sized spiny neurons* in het neostriatum zijn aangedaan: projectieneuronen naar de globus pallidus pars externa en interna. Hierdoor worden belangrijke *loops* die de cortex, de basale ganglia, de thalamus en weer de cortex met elkaar verbinden verstoord, en gaan motorische, cognitieve en emotionele neuronale circuits disfunctioneren.

De oorzaak van deze neuronale degeneratie is vooralsnog onbekend, maar moet gevonden worden in veranderde eigenschappen van het gemuteerde eiwit huntingtine dat in neuronen tot expressie komt, naast het wilde type huntingtine. Blijkbaar heeft dit gemuteerde huntingtine toxische eigenschappen. De in het gen verlengde CAG-repeat wordt in het eiwit vertaald als een abnormaal lange polyglutamineketen (CAG codeert voor het aminozuur glutamine). Het gemuteerde huntingtine wordt waarschijnlijk abnormaal gekliefd door specifieke proteolytische enzymen, bijvoorbeeld uit de apoptose cascade. De fragmenten met daarin de abnormaal lange polyglutamineketen worden getransporteerd naar de kern waar zij neerslaan in onoplosbare aggregaten. De vraag is of deze aggregaten zelf toxisch zijn, of dat zij juist een poging van de cel zijn om de toxische oplosbare fragmenten te neutraliseren. De meeste experimentele gegevens lijken vooral de tweede hypothese te ondersteunen. Momenteel is nog onduidelijk waarom de abnormaal gekliefde fragmenten uiteindelijk resulteren in een, over vele jaren langzaam progressieve, neuronale celdood in specifieke hersengebieden en types neuronen. In het cytoplasma en in de neurieten worden eveneens aggregaten met polyglutamine gevonden, maar ook hier is onduidelijk welk nadeel aangedane neuronen hiervan ondervinden.

23.7 Farmacotherapie

Hoewel de uiteindelijke wetenschappelijke uitdaging is om een geneesmiddel te vinden dat neuroprotectief werkt, is dat doel nog steeds niet bereikt. Op dit moment zijn er slechts geneesmiddelen beschikbaar die in symptomatische effecten resulteren op de bewegingen, de stemmingsstoornissen of de gedragsproblemen.

Er zijn al grote trials uitgevoerd met potentiële geneesmiddelen die neuroprotectief zouden kunnen werken: remacemide, co-enzym Q en riluzole. Hoewel deze trials geen effect lieten zien van de geteste middelen, tonen zij wel aan dat de gebruikte klinische evaluatie-instrumenten en de gehanteerde methoden ziekteprogressie betrouwbaar kunnen vaststellen. Zulke trials zijn in staat om antwoorden te geven op wetenschappelijke vragen.

Symptomatische therapie is gelukkig vaak wel effectief. Zo is het mogelijk om met neuroleptica en verwante middelen choreatische bewegingen te onderdrukken. Opmerkelijk is wel dat er slechts weinig neuroleptica voor deze indicatie in gecontroleerde trials onderzocht zijn. Er is echter goede *evidence* dat tetrabenazine de ernst van de chorea kan verminderen. Voor tiapride zijn gegevens van matige kwaliteit beschikbaar en er is enige *evidence* voor chorea-onderdrukkende effecten van haloperidol, fluphenazine en olanzapine. In de praktijk worden middelen als tiapride, pimozide en haloperidol nogal eens gebruikt. Ook amantadine is wel aanbevolen. Hoewel deze middelen de chorea verminderen, moet beseft worden dat de patiënten over het algemeen functioneel niet verbeteren; balansproblemen en slikstoornissen kunnen zelfs toenemen. De regel is dan ook: zo weinig mogelijk medicatie tegen chorea.

Stemmingsstoornissen en depressiviteit daarentegen dienen waarschijnlijk wel rigoureus behandeld te worden. Hiervoor worden in het algemeen gebruikelijke antidepressiva, vooral SSRI's, gebruikt. Ook voor deze indicatie zijn opmerkelijk weinig trials ter ondersteuning verricht. Toch worden middelen als paroxetine, mirtazapine en amitryptiline veel gebruikt. En bij angst en agitatie zijn benzodiazepines waarschijnlijk de eerste keuze.

Wanneer er sprake is van irritabiliteit en agressiviteit kan, behalve een SSRI, een neurolepticum overwogen worden. Een middel als sulpiride is goedkoop en lijkt weinig bijwerkingen te hebben, maar de ervaringen met dit middel berustend slechts op *expert opinion*. Er bestaat enige *evidence* voor het gebruik van olanzapine, haloperidol, en buspirone.

Hoewel antiparkinsongeneesmiddelen als levodopa en pramipexol gebruikt zijn bij hypokinesie en rigiditeit, bijvoorbeeld bij juveniele patiënten, lijkt het effect van deze middelen voor deze indicatie vrijwel non-existent.

Voorts kunnen fysiotherapeutische, logopedische en ergotherapeutische ondersteuning van belang zijn om de symptomen te verlichten en de patiënt te ondersteunen in zijn dagelijks leven.

23.8 Preventie en lifestyle

Behalve de lengte van de CAG-repeat zijn er momenteel geen andere, niet-genetische factoren bekend die de beginleeftijd van de ziekte modificeren of die het beloop van de ziekte kunnen beïnvloeden. Dat betekent dat er ook geen lifestyle-adviezen mogelijk zijn om de progressie van de ziekte te vertragen.

Literatuur

Barbeau A, Duvoisin RC, Gerstenbrand F, Lakke JP, Marsden CD, Stern G. Classification of extrapyramidal disorders. Proposal for an international classification and glossary of terms. J Neurol Sci. 1981; 51(2):311-27.

Beglinger LJ, Langbehn DR, Duff K, Stierman L, Black DW, Nehl C et al. Probability of obsessive and compulsive symptoms in Huntington's disease. Biol Psychiatry. 2007;61(3):415-8.

Bonelli RM, Wenning GK. Pharmacological management of Huntington's disease: an evidence-based review. Curr Pharm Des. 2006;12(21):2701-20.

Craufurd D, Thompson JC, Snowden JS. Behavioral changes in Huntington Disease. Neuropsychiatry Neuropsychol Behav Neurol. 2001;14(4):219-26.

Deroover J, Baro F, Bourguignon RP, Smets P. Tiapride versus placebo: a double-blind comparative study in the management of Huntington's chorea. Curr Med Res Opin. 1984;9(5):329-38.

Ehret JC, Day PS, Wiegand R, Wojcieszek J, Chambers RA. Huntington disease as a dual diagnosis disorder: data from the National Research Roster for Huntington disease patients and families. Drug Alcohol Depend. 2007;86(2-3):283-6.

Farrer LA. Suicide and attempted suicide in Huntington disease: implications for preclinical testing of persons at risk. Am J Med Genet. 1986;24(2): 305-11.

Folstein SE, Folstein MF. Psychiatric features of

Huntington's disease: recent approaches and findings. Psychiatr Dev. 1983;1(2):193-205.

Huntington Study Group. A randomized, placebo-controlled trial of coenzyme Q10 and remacemide in Huntington's disease. Neurology. 2001;57(3):397-404.

Kremer B, Goldberg P, Andrew SE, Theilmann J, Telenius H, Zeisler J et al. A worldwide study of the Huntington's disease mutation. The sensitivity and specificity of measuring CAG repeats. N Engl J Med. 1994;330(20):1401-6.

Landwehrmeyer GB, Dubois B, de Yebenes JG, Kremer B, Gaus W, Kraus PH et al. Riluzole in Huntington's disease: a 3-year, randomized controlled study. Ann Neurol. 2007;62(3):262-72.

Naarding P, Kremer HP, Zitman FG. Huntington's disease: a review of the literature on prevalence and treatment of neuropsychiatric phenomena. Eur Psychiatry. 2001;16(8):439-45.

Schoenfeld M, Myers RH, Cupples LA, Berkman B, Sax DS, Clark E. Increased rate of suicide among patients with Huntington's disease. J Neurol Neurosurg Psychiatry. 1984;47(12):1283-7.

Tetrabenazine as antichorea therapy in Huntington disease: a randomized controlled trial. Neurology. 2006;66(3):366-72.

The Huntington's Disease Collaborative Research Group. A novel gene containing a trinucleotide repeat that is expanded and unstable on Huntington's disease chromosomes. Cell. 1993;72(6):971-83.

Wiggins S, Green T, Adam S, Hayden MR. A long term (ca 5 years) prospective assessment of psychological consequences of predictive testing for Huntington disease (HD). Am J Hum Genet. 1996;59(4):A7.

Wild EJ, Tabrizi SJ. Huntington's disease phenocopy syndromes. Curr Opin Neurol. 2007;20(6):681-7.

24 Ziekte van Creutzfeldt-Jakob

W.A. van Gool

Kernpunten

- De ziekte van Creutzfeldt-Jakob is een snel en onveranderlijk fataal verlopende neurodegeneratieve aandoening.
- De ziekte van Creutzfeldt-Jakob is zeldzaam: in Nederland doen zich circa twintig nieuwe ziektegevallen per jaar voor.
- De pathogenese van prionziekten is buitenissig, met sporadische, infectieuze en erfelijke varianten.
- Naast het klinische beeld met een aantal specifieke kenmerken, zijn EEG-, MR- en liquoronderzoek waardevol bij het stellen van de diagnose ziekte van Creutzfeldt-Jakob.
- Bij beantwoording van vragen van familie en verpleging over de kans op overdracht is het raadzaam kennis te nemen van landelijke richtlijnen van de Werkgroep Infectiepreventie (WIP).

24.1 Inleiding

In 1921, op 36-jarige leeftijd, publiceerde de neuroloog Hans Gerhard Creutzfeldt over een door hem gevonden bijzondere afwijking. Omdat een soortgelijk geval door Alfons Maria Jakob ook al was beschreven, werd de ziekte naar beiden genoemd, 'Creutzfeldt-Jakob disease' (CJD).

De eerste patiënt die door Creutzfeldt werd beschreven was Bertha E., een 23-jarige non. Zij weigerde het kloostervoedsel, verwaarloosde zichzelf en dacht door de duivel bezeten te zijn. Kort daarop raakte ze in coma en overleed.

Casus

Een zestigjarige advocaat vertelt dat het lopen sinds drie maanden niet goed gaat. Hij neigt voortdurend naar rechts; zijn benen doen niet meer wat hij wil. Bij een val tijdens het golfen brak hij onlangs zijn pols, waardoor hij deze hobby heeft moeten opgeven. Hij is sinds zijn scheiding alleenstaand, hij gebruikt geen geneesmiddelen, hij rookt niet en drinkt twee glazen whisky per dag.

Bij neurologisch onderzoek moet patiënt bij het testen van de koorddansersgang eerst even oefenen, maar daarna loopt hij vlot. De houdingsreflexen zijn licht gestoord en hij loopt wat wijdbeens met een verminderde armzwaai. De tonus is beiderzijds licht verhoogd. Het verdere neurologische onderzoek is zonder afwijkingen. Op een MRI van de hersenen komen geen afwijkingen aan het licht.

Bij een controlebezoek enkele weken later vertelt de patiënt dat de problemen bij het lopen toenemen. Zijn dochter, een logopediste, bezoekt haar vader nu vaker om hem te helpen bij de huishouding. Zij vertelt dat de controle over zijn stem afneemt.

De patiënt wordt twee maanden na het eerste onderzoek opnieuw onderzocht en behalve de eerder beschreven afwijkingen is er nu duidelijk sprake van een verhoogde tonus, met een tandradfenomeen. Er wordt geconcludeerd dat er sprake is van een hypokinetisch syndroom, zonder tremor en hij krijgt als symptomatische therapie een recept voor een levodopapreparaat in geleidelijk opklimmende dosering. Vijf maanden na het begin van zijn klachten bezoekt hij wederom de polikliniek, nu in een rolstoel. In verband met de ernstige functionele achteruitgang wordt besloten tot klinische observatie.

De patiënt is normaal georiënteerd en er zijn geen geheugenstoornissen. Het taalbegrip en de taalproductie zijn normaal, maar hij spreekt dysartrisch. Bij onderzoek van de oogbewegingen zijn de saccaden traag. De sensibiliteit en reflexen zijn zonder afwijkingen, de coördinatie is licht atactisch. Er zijn geen paresen, de tonus is normaal. De patiënt kan nauwelijks los staan. Hij kan met veel moeite enkele schuifelende pasjes maken. Tijdens de opname gaat de patiënt verder achteruit en na een week worden actiemyocloniën opgemerkt. Op een nieuwe MRI van de hersenen wordt een verhoogde signaalintensiteit gezien beiderzijds in de basale kernen. Het celgetal en totaaleiwit in de liquor cerebrospinalis zijn normaal, maar de liquor blijkt immunoreactief met antilichamen tegen 14-3-3 eiwit. Een EEG laat een licht vertraagd achtergrondpatroon zien, zonder specifieke afwijkingen. Na sequentieanalyse van het prionengen blijkt de patiënt homozygoot (methionine/methionine) te zijn op codon 129.

Op grond van deze bevindingen wordt de diagnose 'ziekte van Creutzfeldt-Jakob' gesteld. Deze diagnose wordt met de patiënt en zijn twee dochters besproken. De motorische en cognitieve functies van patiënt verslechteren en hij wordt overgeplaatst naar een hospice waar hij elf maanden na het begin van de klachten overlijdt. Bij postmortaal neuropathologisch onderzoek wordt de diagnose ziekte van Creutzfeldt-Jakob bevestigd.

24.2 Kliniek

Bij een snel progressieve dementie, zeker wanneer er ook sprake is van myoclonus of ataxie, moet de diagnose ziekte van Creutzfeldt-Jakob worden overwogen. Zelden (minder dan 10% van de gevallen) overleeft een patiënt langer dan een jaar na het begin van de symptomen. De mediane overleving bedraagt zes maanden. Vaak (20-30%) overlijden patiënten enkele weken tot maanden na het begin van de klachten. Evenals bij de diagnostiek van andere vormen van dementie is de heteroanamnese belangrijk, in dit geval vooral als instrument voor een goede schatting van de mate van progressie. Aanwijzingen dat de symptomen langer dan acht á twaalf maanden bestaan, pleiten sterk tegen de diagnose ziekte van Creutzfeldt-Jakob, maar sluiten deze aandoening niet met zekerheid uit. Er is een kleine subgroep patiënten met de ziekte van Creutzfeldt-Jakob (5-10%) met een sluipend begin en een veel langer ziektebeloop van twee tot vijf jaar.

24.3 De meest voorkomende symptomen bij de ziekte van Creutzfeldt-Jakob

Vaak (25%) worden de eerste daadwerkelijke functiestoornissen (bijvoorbeeld ataxie) voorafgegaan door een prodromale fase van enkele weken waarin de patiënten klagen over lusteloosheid, angst, slapeloosheid, vage pijn, verminderde eetlust of gewichtsverlies. Bij de eerste ziekteverschijnselen kunnen drie patronen worden onderscheiden, alle optredend bij ongeveer een derde van de patiënten.
1 Bij presentatie kunnen niet-cognitieve symptomen op de voorgrond staan, zoals diplopie, ataxie of loopstoornissen.
2 Er kan vanaf het begin sprake zijn van veranderingen in het cognitieve functioneren of van psychiatrische symptomen (zie verder).
3 Er kan vanaf het begin sprake zijn van een combinatie van mentale veranderingen en andere neurologische symptomen.

24.3.1 Psychiatrische symptomen

Bij de mentale veranderingen staan bij de helft van de patiënten psychiatrische symptomen op de voorgrond. Dit wordt onder andere geïllustreerd door Bertha E., de eerste patiënt die Creutzfeldt in 1920 beschreef, die zichzelf verwaarloosde en dacht dat ze door de duivel bezeten was. In het verleden werd op grond van de waarschijnlijkheidsdiagnose schizofrenie zelfs elektroshocktherapie toegepast voordat de diagnose ziekte van Creutzfeldt-Jakob werd gesteld. Soms wordt in verband met vroege symptomen, zoals zelfverwaarlozing, apathie of depressie, in eerste instantie een behandeling met antidepressiva gestart. Agitatie, wanen of hallucinaties als eerste verschijnsel leiden vanzelfsprekend eerder tot verwijzing naar een psychiater dan naar een neuroloog. Toch zal, als de beginsymptomen aanvankelijk als functioneel-psychiatrisch worden geïnterpreteerd, in de loop van enkele weken de organische achtergrond snel duidelijk worden door het ontstaan van andere verschijnselen. Zo verslechterde ook de toestand van Bertha E. volgens de beschrijving van Creutzfeldt snel. Zij raakte in coma en overleed enkele maanden na het begin van haar symptomen.

24.3.2 Fysieke problemen

Een globale ernstige dementie wordt voorafgegaan door geïsoleerde corticale functiestoornissen, zoals afasie, apraxie, agrafie, agnosie en neglect.

Stoornissen in de motoriek komen voor op grond van:
- extrapiramidale verschijnselen, zoals rigiditeit, tremor en dystonie;
- piramidale afwijkingen, zoals spasticiteit en parese;
- cerebellaire verschijnselen, zoals dysartrie en ataxie.

Myoclonus, vaak toenemend onder invloed van externe stimuli, komt met het voortschrijden van de ziekte in toenemende frequentie voor.

Visusafwijkingen kunnen betrekking hebben op dubbelzien, veranderde waarneming van kleuren, gezichtsvelddefecten, wazig zien, metamorfopsie en corticale blindheid.

Ten slotte zijn ook sensibele stoornissen, hersenzenuwuitval en slaapstoornissen bij de ziekte van Creutzfeldt-Jakob beschreven. Uiteindelijk treedt een akinetisch-mutistisch toestandsbeeld op.

24.3.3 Therapeutische maatregelen

Er zijn geen specifieke therapeutische maatregelen. Voor slikstoornissen kan, afhankelijk van de wens van de patiënt en familie, een voedingssonde worden overwogen. Myoclonieën kan men proberen te verminderen door toediening van valproaat of clonazepam, waarbij clonazepam sedatie als nadeel heeft.

24.3.4 Frequentie van voorkomen

Gegevens over de frequentie waarin de verschillende symptomen voorkomen zijn bij zeldzame ziekten als de ziekte van Creutzfeldt-Jakob vaak gebaseerd op relatief kleine patiëntenseries, waarbij vastgelegd is welk percentage patiënten in de loop van de ziekte ooit een bepaald symptoom heeft vertoond. Het 'symptomenprofiel' wat op die manier ontstaat is meestal niet representatief voor de verschijnselen die patiënten in het begin van de ziekte vertonen. De frequentieverdelingen van beginsymptomen en symptomen die zich cumulatief in de loop van de ziekte voordoen, zoals weergegeven in figuur 24.1, illustreren dit principe. Bij de vergelijking van het ziektebeeld van een individuele patiënt met het 'klassieke' klinische beeld, moet dus rekening worden gehouden met het stadium van de ziekte waarin de betreffende patiënt verkeert.

24.4 Varianten van de ziekte van Creutzfeldt-Jakob

Het klinische beeld van de ziekte van Creutzfeldt-Jakob is gebaseerd op de symptomen bij de sporadische Creutzfeldt-Jakob, maar afhankelijk van de oorzaak van prionziekten kunnen variaties in het klinisch beeld optreden.

24.4.1 BSE/ziekte van Creutzfeldt-Jakob

In Engeland zijn tot op heden circa 160 patiënten bekend, waarbij een oorzakelijk verband met de in dat land veelvoorkomende *bovine spongiform encephalopathy* (BSE) zeer aannemelijk is. Deze nieuwe variant van de ziekte van Creutzfeldt-Jakob komt voor bij een populatie die met een gemiddelde leeftijd van ongeveer 30 jaar veel jonger is dan patiënten met sporadische vormen van de ziekte van Creutzfeldt-Jakob (65 jaar) en de gemiddelde ziekteduur is met 15 maanden bijna 3 keer zo lang. Het ziektebeeld werd in 1996 voor het eerst beschreven en veroorzaakte wereldwijd grote consternatie. Een epidemie met tienduizenden patiënten werd gevreesd, maar in de jaren 2005-2007 waren er jaarlijks 5 patiënten met de ziekte van Creutzfeldt-Jakob, veel minder dan volgens veel prognoses werd gevreesd. Tezamen met het karakteristieke neuropathologische beeld, zijn vooral de jeugdige beginleeftijd en de lange ziekteduur opvallend. Het is nog steeds niet duidelijk of ook de rest van het klinische beeld zo specifiek is. Patiënten met de ziekte van Creutzfeldt-Jakob

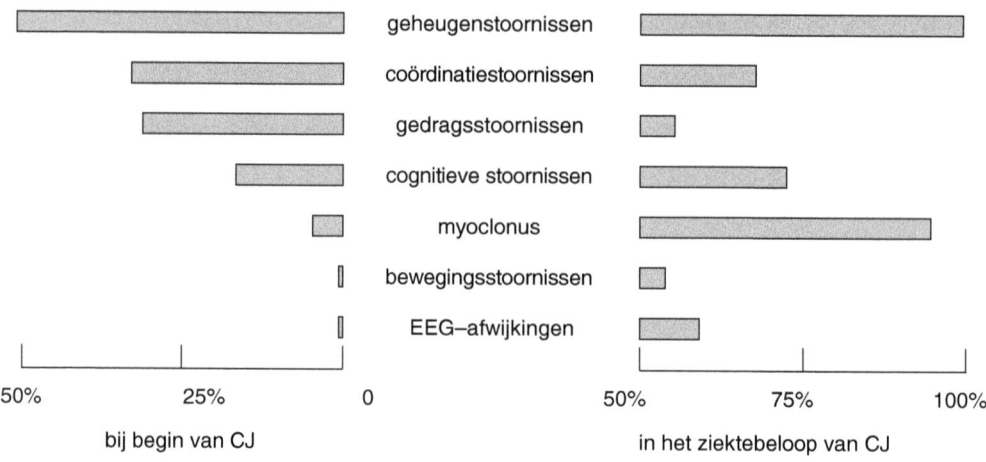

Figuur 24.1
Frequentieverdelingen van beginsymptomen en symptomen die zich cumulatief in de loop van de ziekte voordoen.

CJ: ziekte van Creutzfeldt-Jacob. De beginsymptomen zijn in volgorde van afnemende frequentie gerangschikt. Het 'symptoomprofiel' bij het begin van de ziekte van Creutzfeldt-Jakob verschilt van het beeld dat in de loop van de ziekte ontstaat. Coördinatiestoornissen bijvoorbeeld zijn in het begin het op één na meest voorkomende symptoom, terwijl later myoclonieën en cognitieve stoornissen meer op de voorgrond staan.

worden in het begin van de ziekte frequent naar een psychiater verwezen met depressieve of psychotische verschijnselen, die echter ook bij sporadische vormen van de ziekte van Creutzfeldt-Jakob niet zeldzaam zijn. Bovendien is deze populatie jonger, hetgeen verwijzing naar een psychiater meer voor de hand liggend maakt. Voorts komen klachten over pijnlijke tintelingen in het begin van de ziekte wat vaker voor. Een goede vergelijking tussen simultaan bestudeerde series patiënten met de ziekte van Creutzfeldt-Jakob en 'klassieke' Creutzfeldt-Jakob is tot op heden nooit gemaakt. Het is daardoor onduidelijk in hoeverre de genoemde kenmerken daadwerkelijk bruikbaar zijn voor de differentiële diagnostiek.

24.4.2 Erfelijke vormen van prionziekten

Bij erfelijke vormen van prionziekten vertoont het klinische beeld soms sterke overeenkomst met sporadische Creutzfeldt-Jakob, maar meestal is er sprake van een langzamer progressief beloop. Soms staan andere verschijnselen dan dementie op de voorgrond, zoals bij het Gerstmann-Sträussler-Scheinkersyndroom (GSS) dat vooral gekarakteriseerd wordt door ataxie. Patiënten met het erfelijke Fatale Familiaire Insomnie (FFI) lijden aan slapeloosheid, naast cognitieve, endocriene en autonome stoornissen. Er zijn ook families beschreven waarbij patiënten zich presenteerden met een spastische parese. Erfelijke vormen van prionziekten zijn extreem zeldzaam (1 per 10 miljoen per jaar). FFI bijvoorbeeld is nog nooit in Nederland beschreven, terwijl er in ons land vooralsnog slechts vier families bekend zijn waarbij sprake is van GSS of Creutzfeldt-Jakob.

24.4.3 Iatrogene Creutzfeldt-Jakob

Iatrogene Creutzfeldt-Jakob kan ontstaan door overdracht van abnormaal prioneiwit via stereotactische elektroden of via postmortaal verkregen humaan hypofysair groeihormoon, cornea of dura mater. Cerebellaire symptomen (ataxie en dysartrie) staan bij iatrogene Creutzfeldt-Jakob sterk op de voorgrond. Cognitieve stoornissen treden pas later in het ziektebeloop op. Overdracht via corneaweefsel en elektroden is wereldwijd in totaal slechts viermaal beschreven. Creutzfeldt-Jakob na gebruik van humaan groeihormoon is tot op heden bij circa honderd patiënten aannemelijk gemaakt (één patiënt in Nederland), gemiddeld dertien jaar na het gebruik van het geïnfecteerde materiaal. Inmiddels wordt uitsluitend met behulp van recombinante technieken geproduceerd groeihormoon gebruikt. Creutzfeldt-Jakob na implantatie van dura mater bij neurochirurgische ingrepen is wereldwijd bij circa 80 patiënten beschreven (2 Nederlandse patiënten tot op heden). Incubatietijden variëren van 1,5 tot 10 jaar.

24.4.4 Kuru

Kuru in Papua Nieuw Guinea is geassocieerd met kannibalistische rouwritualen. Daarbij werd uit respect voor de overledene vooral door vrouwen en kinderen hersenweefsel gegeten. Het is onduidelijk of de ziekteoverdracht daadwerkelijk toegeschreven moet worden aan consumptie van hersenweefsel of bijvoorbeeld aan infectie tijdens de bereiding van het materiaal. Hersenweefsel werd met de hand in bamboecilinders geschept. Tijdens deze bereiding kan, behalve via de orale route, ook overdracht hebben plaatsgevonden via dermale of conjunctivale overdracht. Bij kuru worden cognitieve stoornissen voorafgegaan door ataxie, dysartrie en diplopie. In een later stadium ontstaat er emotionele labiliteit met soms oncontroleerbare lachbuien. Patiënten overlijden gemiddeld een jaar na het begin van de verschijnselen. De ziekte komt niet voor bij personen die werden geboren na het staken van bovenbeschreven rouwritualen in 1956. Nog steeds zijn er echter wel incidenteel nieuwe ziektegevallen onder personen die ruim 40 jaar geleden als kind blootgesteld zijn geweest aan het prion-agens.

24.5 Aanvullend onderzoek

Hematologisch of bloedchemisch routineonderzoek brengt bij Creutzfeldt-Jakob geen relevante afwijkingen aan het licht, evenmin bij vele andere neurodegeneratieve ziekten. Hetzelfde geldt voor onderzoek van het celaantal, de eiwitconcentratie en IgG-index van de liquor cerebrospinalis. Het aantal cellen is nooit verhoogd. Het totale liquoreiwit is meestal normaal, soms licht verhoogd, maar bijna nooit (minder dan 5%) hoger dan één gram per liter. Gezien de presentatie met snel in ernst toenemende neurologische verschijnselen, zal bij de meeste patiënten een lumbale punctie worden verricht. Als daarbij een celreactie of een extreem hoog eiwit wordt gevonden, dan kan de diagnose ziekte van Creutzfeldt-Jakob in principe worden verworpen.

24.5.1 14-3-3-test

Bij een normaal celaantal en een eiwitconcentratie lager dan één gram per liter, terwijl ook het overige aanvullend onderzoek geen goede andere verklaring geeft voor de symptomen, is bepaling van het 14-3-3-eiwit nuttig voor de diagnostiek van de ziekte van Creutzfeldt-Jakob, maar ook liquorconcentraties van andere hersenspecifieke eiwitten (tau, NSE, S100) zijn sterk afwijkend. Voor zover bekend is er geen directe relatie tussen het prion-en het 14-3-3-eiwit. Het 14-3-3-eiwit is een normaal cellulair eiwit dat in allerlei weefsels tot expressie komt, maar normaal in slechts zeer lage, nauwelijks aantoonbare concentraties in de liquor aanwezig is. Bij snel progressieve, massale neuronale schade zoals bij de ziekte van Creutzfeldt-Jakob, is het normale evenwicht tussen aanbod en klaring van dit eiwit in de liquor blijkbaar verstoord. Bij patiënten met de ziekte van Creutzfeldt-Jakob is in 95% van de gevallen (sensitiviteit) het 14-3-3-eiwit met een 'Western blot' in de liquor aantoonbaar. In patiëntengroepen met andere aandoeningen is dit bij slechts 5% het geval (foutpositieve fractie), als een meningo-encefalitis, recent herseninfarct of een hersentumor met het overige aanvullend onderzoek is uitgesloten. Bij een a priori kans van 30% op de ziekte van Creutzfeldt-Jakob in een populatie met snel progressieve cognitieve stoornissen, al of niet gecombineerd met andere neurologische symptomen, stijgt de kans op Creutzfeldt-Jakob tot ongeveer 90% bij een positieve 14-3-3-test en daalt zij naar ongeveer 1% bij een negatief testresultaat. De sensitiviteit van de 14-3-3-test is bij de ziekte van Creutzfeldt-Jakob en erfelijke vormen van prionziekte beduidend lager, waarschijnlijk samenhangend met een trager ziektebeloop als uiting van een minder snel voortschrijdend neuronenverlies.

24.5.2 EEG

Voor de introductie van de 14-3-3-test op liquor, nam het EEG van oudsher een belangrijke plaats in bij de diagnostiek van de ziekte van Creutzfeldt-Jakob, vooral omdat al het overige hulponderzoek dat indertijd beschikbaar was geen diagnostische informatie opleverde. De precieze diagnostische waarde van de periodieke, trifasische complexen bij een vertraagd achtergrondpatroon op het EEG is echter nooit goed onderzocht. Cohort-onderzoeken maken echter wel duidelijk dat de sensitiviteit beperkt is tot ongeveer 60% en op grond van incidentele meldingen is eveneens duidelijk dat de genoemde afwijkingen in het EEG niet specifiek zijn voor de ziekte van Creutzfeldt-Jakob. Groot voordeel van EEG-onderzoek is dat het weinig invasief is. Bij de ziekte van Creutzfeldt-Jakob is het EEG wel vaak vertraagd maar ontbreken de trifasische complexen. De kans op het vinden van EEG-afwijkingen die de diagnose Creutzfeldt-Jakob steunen, neemt toe met het voortschrijden van de ziekte; het verdient daarom aanbeveling om bij blijvende diagnostische twijfel het EEG periodiek te herhalen.

24.5.3 CT, SPECT en MR

Afwijkingen op computertomografie (CT) van de hersenen zijn niet specifiek (atrofie) en dragen daardoor niet bij aan de diagnose. Hetzelfde geldt voor de afwijkingen die bij single photon emission computerized tomography (SPECT) zijn beschreven. De betekenis van afwijkingen bij magnetische resonantie (MR) onderzoek van de hersenen is, voor zover onderzocht, vergelijkbaar met die van het EEG. De sensitiviteit is beperkt en de specificiteit is vooralsnog onduidelijk, maar ook dit onderzoek leent zich zonder veel problemen voor herhaling. Op T2-gewogen MR-afbeeldingen kan diffuus verhoogde signaalintensiteit worden gevonden in de basale kernen, thalamus en de neocortex. Vergelijkbare afwijkingen in de basale kernen kunnen ook voorkomen bij bijvoorbeeld de ziekte van Leigh, de ziekte van Wilson, en hepatische encefalopathie, maar in die gevallen zijn er op T1-gewogen opnamen verminderde signaalintensiteiten in de betreffende gebieden. Bovendien zijn deze ziekten met eenvoudig laboratoriumonderzoek uit te sluiten. Mogelijk zijn de afwijkingen in de basale kernen, thalamus en neocortex met diffusie-gewogen MR-opnamen al in een eerder stadium detecteerbaar. Volgens recente gegevens komen afwijkingen in het pulvinar van de thalamus bij 80% van de patiënten met de ziekte van Creutzfeldt-Jakob voor.

24.5.4 Biopt

Bij proefdieren is abnormaal prioneiwit in lymforeticulair weefsel aantoonbaar. Dit heeft onderzoek naar prioneiwit in biopsiemateriaal van tonsillen bij patiënten gestimuleerd. Alleen bij patiënten met de ziekte van Creutzfeldt-Jakob werd in tonsillen immunoreactiviteit gevonden met antilichamen gericht tegen het prioneiwit. Bij sporadische Creutzfeldt-Jakob is dit niet het geval en zijn dergelijke biopten niet zinvol.

24.5.5 Antilichamen

Sinds enkele jaren zijn er voor neuropathologisch onderzoek antilichamen beschikbaar die niet reageren met normaal prioneiwit, maar wel met de pathologisch veranderde vorm zoals die bij de ziekte van Creutzfeldt-Jakob in de hersenen voorkomt.

24.6 Neurobiologie/neuropathologie

Prioneiwit is een lichaamseigen product dat vooral in zenuwweefsel voorkomt. Normaal prioneiwit kan een verandering van vorm ondergaan, waardoor pathologisch prioneiwit ontstaat dat resistent is tegen ontsmettingsprocedures. Pathologisch prioneiwit kan de ziekte overdragen en de neurotoxiciteit van prionen (afgeleid van '*pro*teinaceous *in*fectious particles') hangt samen met deze veranderingen in ruimtelijke structuur.

Men neemt aan dat de pathologische vorm van prioneiwit soms bij toeval ontstaat, hetgeen de zeer lage frequentie (0,5-1 per miljoen per jaar) van sporadische Creutzfeldt-Jakob verklaart. Als bijvoorbeeld door implantatie van geïnfecteerde dura mater, of door infusie van geïnfecteerd groeihormoon, pathologisch prioneiwit in contact komt met het normaal prioneiwit in de hersenen, kan een cascade in gang gezet worden die leidt tot ophoping van een pathologische vorm en uiteindelijk tot een iatrogene variant van de ziekte van Creutzfeldt-Jakob.

24.6.1 Kuru en de ziekte van Creutzfeldt-Jakob

Bij kuru en de ziekte van Creutzfeldt-Jakob neemt men aan dat de ziekte toegeschreven moet worden aan ingestie van respectievelijk humaan pathologisch veranderd prioneiwit of het prioneiwit afkomstig van runderen. Vermoedelijk speelt ruimtelijke interactie tussen het normale en het pathologische prioneiwit hierbij een rol.

24.6.2 Erfelijke vormen van prionziekten

Erfelijke vormen van prionziekten worden veroorzaakt door mutaties in het priongen op chromosoom 20. Bij dragers van de mutatie in dergelijke families is door de veranderde aminozuursamenstelling van het prioneiwit de drempel voor conversie dermate verlaagd, dat er pathologisch prioneiwit in de hersenen ontstaat.

24.6.3 Bèta-vouwbladstructuur

Analoog aan het ziekteproces bij de ziekte van Alzheimer, ontstaan er bij prionziekten extracellulaire afzettingen van abnormale eiwitfibrillen in een zogenaamde bèta-vouwbladstructuur, in dit geval bestaande uit prioneiwit. Deze aggregaten veroorzaken sponsachtige veranderingen in hersenweefsel. Met ook astrocytaire gliose.

24.7 Genetische aspecten

Het normale priongen kent in de algemene bevolking een variatie op positie 129, waar het codeert voor ofwel het aminozuur methionine (M) ofwel valine (V). Dit codon-129-polymorfisme heeft geen directe ziekteverwekkende invloed, maar beïnvloedt waarschijnlijk wel de gevoeligheid voor prionziekten. In de bevolking wordt M/M bij 37% gevonden, V/V bij 12% en is ongeveer 50% heterozygoot (M/V). In populaties van patiënten met de ziekte van Creutzfeldt-Jakob is echter slechts 16% heterozygoot en 84% homozygoot. Men veronderstelt dat dit samenhangt met het feit dat ruimtelijke interacties tussen prioneiwitten een belangrijke rol spelen bij de pathogenese: bij homozygoten zijn de PrP-peptiden identiek en dat zou het ontstaan van prionziekten kunnen vergemakkelijken. Deze veronderstelling wordt gesteund door het feit dat alle Engelse patiënten met de ziekte van Creutzfeldt-Jakob tot nu toe homozygoot zijn voor M op codon 129, dat bij iatrogene Creutzfeldt-Jakob homozygoten oververtegenwoordigd zijn, en dat homozygote sporadische patiënten met Creutzfeldt-Jakob een sneller ziektebeloop kennen.

In Nederland zijn vijf stambomen bekend met families met een autosomaal dominante vorm van prionziekte. In deze gevallen is er sprake van ofwel een puntmutatie ofwel een insertie in het priongen. Dit biedt in principe aanknopingspunten voor preklinische diagnostiek bij gezonde familieleden. Het zal evident zijn dat daartoe niet lichtvaardig overgegaan dient te worden, maar in enkele gevallen is dit, met goede klinisch genetische begeleiding, wel gedaan.

24.8 Farmacotherapie

Onderzoek naar medicamenteuze beïnvloeding van het beloop van prionziekten staat nog in de kinderschoenen. In theorie en in vitro zijn er vele manieren waarop de confirmatieveranderingen van het prioneiwit kunnen worden beïnvloed; vooralsnog hebben deze benaderingswijzen niet geleid tot een therapie die in klinisch opzicht effectief is. Klinische trials met quinacrine (USA) en pentosan polysulfaat (UK) zijn gaande.

Specifieke klachten kan men symptomatisch proberen te behandelen. Myoclonieën kan men proberen te verminderen door toediening van valproaat of clonazepam, waarbij clonazepam sedatie als nadeel heeft. Voor slikstoornissen kan, afhankelijk van de wens van de patiënt en zijn familie, een voedingssonde worden overwogen.

24.9 Preventie

De combinatie van het snelle, onvermijdelijk fatale beloop van de ziekte van Creutzfeldt-Jakob en het buitenissige, deels infectieuze karakter van prionen, veroorzaakt na het stellen van de diagnose vaak onzekerheid over mogelijke besmettelijkheid voor familie en andere betrokkenen. Bij de verzorging van patiënten met de ziekte van Creutzfeldt-Jakob en bij direct lichamelijk contact bestaat er geen gevaar voor overdracht. Creutzfeldt-Jakob is niet overdraagbaar via speeksel, traanvocht, urine of feces. Liquor bevat echter wel infectieus materiaal en van bloed is dit aannemelijk. Gebruikelijke voorzorgsmaatregelen, zoals het dragen van handschoenen en het vermijden van contact met punctienaalden, worden geacht voldoende veiligheid te garanderen. Gebruikte materialen (naalden, gaasjes, buisjes) moeten behandeld worden zoals ander besmettelijk ziekenhuisafval: verzamelen in speciale containers om later te worden verbrand (zie de landelijke richtlijnen van de Werkgroep Infectiepreventie, www.wip.nl). Bij heelkundige ingrepen en obducties worden in die richtlijnen extra voorzorgen geadviseerd.

Literatuur

Collinge J, Whitfield J, McKintosh E, et al. Kuru in the 21st century–an acquired human prion disease with very long incubation periods. Lancet. 2006; 367:2068-74.

Collins SJ, Lawson VA, Masters CL. Transmissible spongiform encephalopathies. Lancet. 2004;363: 51-61.

Glatzel M, Stoeck K, Seeger H, et al. Human prion diseases: molecular and clinical aspects. Arch Neurol. 2005;62:545-52.

Korth C, Peters PJ. Emerging pharmacotherapies for Creutzfeldt-Jakob disease. Arch Neurol. 2006;63: 497-501.

Mendonca RA, Martins G, Lugokenski R, Rossi MD. Subacute spongiform encephalopathies. Top Magn Reson Imaging. 2005;16:213-9.

Pocchiari M, Puopolo M, Croes EA, et al. Predictors of survival in sporadic Creutzfeldt-Jakob disease and other human transmissible spongiform encephalopathies. Brain. 2004;127:2348-59.

Summers DM, Collie DA, Zeidler M et al. The pulvinar sign in variant Creutzfeldt-Jakob disease. Arch Neurol. 2004;61:446-7.

25 Progressieve supranucleaire verlamming

W.Z. Chiu, A.J.W. Boon, J.C. van Swieten

Kernpunten

- Progressieve supranucleaire verlamming wordt klinisch gekenmerkt door een loop- en balansstoornis waardoor patiënten frequent vallen en oogbewegingsstoornissen, dysartrie, dysfagie en cognitieve stoornissen optreden.
- Progressieve supranucleaire verlamming wordt in het algemeen als een sporadische aandoening beschouwd. Maar recentelijk is familiaire aggregatie bij een klein deel van de patiënten aangetoond. Het is daarom altijd zinvol te vragen naar het voorkomen van parkinsonisme of dementie bij eerste- en tweedegraads familieleden.
- Op de MRI-scan kan als ondersteunende bevinding atrofie van het mesencephalon ('kolibri'-teken) gevonden worden en op de IBZM-SPECT-scan een verminderde opname van het radioactief gelabeld materiaal in de basale kernen, echter doorgaans pas in een gevorderd stadium.
- Er is voor progressieve supranucleaire verlamming geen effectieve behandeling beschikbaar die de progressie van de ziekte kan vertragen of tegenhouden. Het beleid is gericht op symptoombestrijding.
- Slechts bij een kwart van de patiënten met progressieve supranucleaire verlamming wordt direct de juiste diagnose gesteld. De ziekte van Parkinson en dementie zijn de meest gestelde foutieve diagnosen in het begin van de ziekte.

25.1 Inleiding

In 1964 introduceerden Steele, Richardson en Olszewski de term Progressieve Supranucleaire Palsy (PSP) ofwel Progressieve Supranucleaire Verlamming. Zij beschreven negen patiënten met een verticale blikparese, pseudobulbaire verlamming, axiale dystonie en dementie. Het begin van de ziekte verliep geleidelijk. Bij neuropathologisch onderzoek werden neuronenverlies, gliose en 'neurofibrillary tangles' in de basale ganglia, de hersenstam en het cerebellum gezien.

Er zijn internationale consensuscriteria opgesteld om de nauwkeurigheid van de klinische diagnose te verbeteren. Er is veel onderzoek verricht, gericht op verschillen in beeldvorming en liquoranalyse tussen progressieve supranucleaire verlamming en gerelateerde aandoeningen, zoals de ziekte van Parkinson, multisysteematrofie (MSA), en corticobasale degeneratie (CBD). Ondanks deze ontwikkelingen heeft de beschrijving van Steele en collega's niets aan waarde verloren.

Casus

Een 63-jarige man kreeg geleidelijk problemen in de vorm van vallen tijdens het fietsen. Bij het autorijden neigde hij naar links en nam de bochten te ruim. Daarnaast werd het handschrift kleiner. Een jaar later viel het de familie op dat hij minder aandachtig, langzamer in het bewegen en trager tijdens gesprekken was. De patiënt veranderde van een levendige man in iemand die alles over zich heen liet komen en nergens meer interesse voor had. Het geheugen bleef goed over de jaren. Het vallen begon frequenter voor te komen, ook tijdens het lopen. Hierbij was hij niet duizelig en voelde het niet aankomen. De spraak werd zachter en de patiënt klaagde over stijfheid. Bij het eerste bezoek aan een neuroloog op 65-jarige leeftijd werden tekenen van parkinsonisme, maar geen afwijkingen van de oogbewegingen gevonden. De CT-scan van de hersenen was normaal. Wegens parkinsonisme werd de patiënt op proef behandeld met Sinemet, echter zonder effect. Ruim een jaar later werden tijdens een controle trage verticale saccaden gezien. De DAT- en IBZM-SPECT-scan waren beide afwijkend.

Wij zagen de patiënt voor het eerst op 67-jarige leeftijd. Bij onderzoek had hij een maskergelaat. De spraak was nauwelijks te verstaan. Er was een complete verticale blikverlamming. De bewegingen in horizontaal vlak waren traag en niet vloeiend. De snout- en palmomentaalreflex waren positief en de masseterreflex was verhoogd. Er was geen tremor. De tonus aan de armen was verhoogd, met een tandradfenomeen beiderzijds. Ook was er axiaal een forse rigiditeit. De spierrekkings- en voetzoolreflexen waren normaal. De patiënt kon niet meer zelfstandig staan. Op de Mini Mental State Examination scoorde hij 28/30 punten en op de Frontal Assesment Battery 8/18 punten. Er was een 'applause sign' bij de klaptest.

Wegens toegenomen zorgbehoefte werd de patiënt een halfjaar later opgenomen in het verpleeghuis. Hij had veel last van sputum, dat zeer moeilijk kon worden opgehoest en weggeslikt. Een maand later ontwikkelde hij een pneumonie. Hij ging langzaam achteruit en is overleden. De diagnose werd post mortem bevestigd.

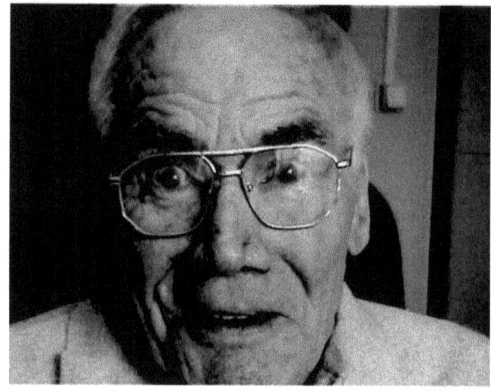

Figuur 25.1
De zogenaamde verbaasde blik bij PSP.

25.2 Kliniek

Progressieve supranucleaire verlamming (PSP) is een van de meest voorkomende oorzaken van atypische parkinsonismen. De prevalentie van PSP wordt geschat op 5 per 100.000, wat ongeveer 5% van alle parkinsonismen vertegenwoordigt. De incidentie van PSP neemt toe met de leeftijd. Mannen en vrouwen lijken even vaak aangedaan. Een oorzakelijke omgevingsfactor is tot op heden niet gevonden. Opmerkelijk is een cluster van atypisch parkinsonisme op Guadeloupe, dat sterke gelijkenissen vertoont met PSP en mogelijk veroorzaakt wordt door neurotoxische alkaloïden in lokale vruchten en kruidenthee.

25.2.1 Motorische verschijnselen

De symptomen beginnen geleidelijk, doorgaans tussen het 50e en het 70e levensjaar. Meestal is een balansstoornis met vallen het eerste symptoom. De diagnose is niet moeilijk te stellen als andere typische symptomen aanwezig zijn, zoals een verticale supranucleaire blikverlamming en een verbaasde blik (figuur 25.1).

Patiënten presenteren zich echter vaak met atypische symptomen, wat het stellen van de diagnose in de beginfase van de ziekte lastig maakt.

Internationale consensuscriteria zijn voorhanden en maken onderscheid tussen mogelijke, waarschijnlijke en zekere PSP (zie tabel 25.1). Voor zekere PSP is neuropathologische bevestiging vereist. Deze criteria richten zich op twee belangrijke symptomen van de ziekte: een vroeg in het ziektebeeld optredende balansstoornis met vallen en een verticale supranucleaire blikverlamming. Het val-

Tabel 25.1	Internationale consensuscriteria voor PSP
mogelijke PSP	- geleidelijke progressieve aandoening met een beginleeftijd van 40 jaar en ouder; - vertraagde verticale saccaden en houdingsinstabiliteit met vallen in het eerste jaar van de ziekte, of een verticale blikparese; - geen aanwijzingen voor andere aandoeningen die bovenstaande kenmerken kunnen verklaren.
waarschijnlijke PSP	- geleidelijke progressieve aandoening met een beginleeftijd van 40 jaar of ouder; - verticale blikparese en houdingsinstabiliteit met vallen in het eerste jaar van de ziekte; - geen aanwijzingen voor andere aandoeningen die bovenstaande kenmerken kunnen verklaren.
zekere PSP	- 'mogelijke' PSP of 'waarschijnlijke' PSP met neuropathologische bevestiging.
ondersteunende criteria	- symmetrische akinesie of rigiditeit, proximaal meer dan distaal; - abnormale stand van de nek, vooral retrocollis; - geringe of afwezige respons op behandeling met levodopa (L-dopa); - vroegtijdige dysfagie en dysartrie; - vroegtijdig begin van cognitieve achteruitgang met minstens twee van de volgende kenmerken: apathie, achteruitgang in abstract denken, afgenomen verbale capaciteit (*verbal fluency*), utilisatie- of imitatiegedrag, frontale symptomen.

PSP: progressieve supranucleaire parese.

len gebeurt doorgaans plots, zonder aankondiging en vaak achterover. Patiënten corrigeren zich niet tijdens het vallen, wat kan leiden tot ernstige verwondingen. De frequentie kan oplopen tot meerdere keren per dag. In de beginfase kunnen andere motorische symptomen ontbreken.

25.2.2 Verticale blikverlamming

Een verticale blikverlamming komt gemiddeld voor na 3 tot 4 jaar. Het onderzoek van de gladde volgbewegingen kan dan ook normaal zijn in het begin van de ziekte. Echter de snelle saccaden zijn vaak eerder gestoord en kunnen vroeg in het ziekteverloop wel afwijkingen vertonen. De saccaden kunnen hypometrisch en vertraagd zijn wanneer gevraagd wordt op commando snel van het ene stationaire punt naar het andere te kijken. Wazig zien, lichtintolerantie, of dubbelzien kan aanleiding zijn voor een initiële verwijzing naar een oogarts.

25.2.3 Spraak- en slikstoornissen

De dysartrie neemt tijdens het beloop van de ziekte geleidelijk in ernst toe. Bij een deel van de patiënten is er sprake van een onduidelijke en trage spraak met een spastisch karakter, wat uiteindelijk kan leiden tot een complete anartrie. Andere patiënten ontwikkelen een hypofone, monotone dysartrie, zoals gezien kan worden bij de ziekte van Parkinson. De latentietijd tot het begin van dysartrie en dysfagie is bij PSP-patiënten kort (respectievelijk 2 en 3,2 jaar) en verschilt duidelijk met de ziekte van Parkinson (respectievelijk 7 en 10,8 jaar). Het verslikken gebeurt in eerste instantie bij drinken en later ook bij vast voedsel. Wanneer zich een ernstige dysfagie ontwikkelt, kan plaatsing van een PEG-katheter noodzakelijk zijn.

25.2.4 Spierstoornissen

Dystone kenmerken ontwikkelen zich frequent, waaronder blefarospasme, axiale dystonie en een retrocollis. Er wordt verondersteld dat focale dystonie van gezichtsspieren de oorzaak is van de gefixeerde gezichtsuitdrukking bij PSP-patiënten. Dit wordt het 'procerus'-teken genoemd. Tremor wordt in enkele gevallen gezien, maar doorgaans niet de klassieke 'geldtel'-tremor die typisch is voor de ziekte van Parkinson. Cognitieve achteruitgang en persoonlijkheidverandering treden meestal in het beloop van de ziekte op, maar kunnen in sommige gevallen aan de motorische verschijnselen voorafgaan.

25.2.5 Fenotypen

Een grote serie onderzoeken met pathologisch bevestigde PSP-patiënten stelde twee klinische fenotypen vast:
- typische PSP met vallen, blikverlamming en cognitieve disfunctie, zoals oorspronkelijk beschreven door Steele en collega's;
- een asymmetrisch begin, tremor, levodoparespons en een langere ziekteduur. De klinische diagnose van deze tweede groep was de ziekte van Parkinson, zelfs bij het laatste neurologisch bezoek voor het overlijden.

25.3 Diagnostiek en differentiële diagnose

De ziekte van Parkinson, MSA, CBD, frontotemporale dementie (FTD), Lewy-body-dementie (DLB) en cerebrovasculaire ziekte kunnen een op PSP gelijkend fenotype hebben. Een opwaartse verticale blikverlamming wordt in enkele gevallen gevonden bij andere neurodegeneratieve aandoeningen of zelfs bij gezonde ouderen. Derhalve is de veronderstelling dat een neerwaartse blikverlamming specifieker is voor PSP. Hoewel atypische parkinsonismen veel overlap vertonen, zijn er enkele klinische kenmerken die kunnen helpen differentiëren. De aanwezigheid van asymmetrisch parkinsonisme, ernstige apraxie en 'alien limb'-fenomeen is karakteristiek voor CBD, terwijl vroegtijdig en ernstig autonoom disfunctioneren en cerebellaire symptomen meestal worden gezien bij patiënten met MSA. Bij FTD staan gedragsveranderingen op de voorgrond en als er zich al parkinsonisme ontwikkelt, is het meestal in gevorderde stadia van de ziekte. Het cognitieve verval bij DLB heeft een fluctuerend karakter met frequent visuele hallucinaties. Als er op de MRI vasculaire laesies in de basale ganglia, thalamus en mesencephalon worden gezien, kan de diagnose 'vasculaire PSP' worden overwogen.

25.4 Aanvullend onderzoek

MRI-onderzoek van de hersenen kan atrofie van het mesencephalon laten zien. Atrofie van het mesencephalon toont op sagittale coupes een karak-

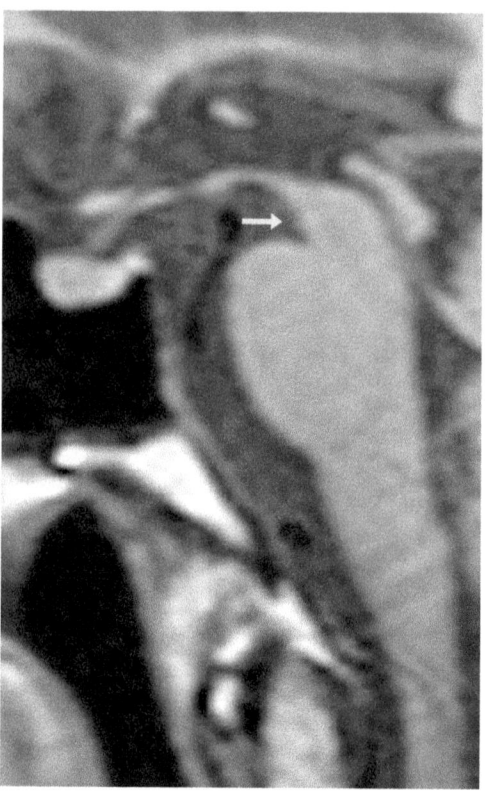

Figuur 25.2
Midsagittale T1-gewogen MRI-afbeelding met het 'pinguïn'- of 'kolibrie'-teken.

teristiek beeld, genaamd het 'pinguïn'- of 'kolibrie'-teken (figuur 25.2 en 25.3). De sensitiviteit van atrofie van het mesencephalon vroeg in het beloop van de ziekte is echter onbekend, omdat de meeste patiënten die zijn onderzocht in een later stadium van de ziekte verkeerden. Enkele studies toonden overlap aan van mesencephalonatrofie tussen parkinsonismesyndromen, wat het gebruik in de alledaagse praktijk moeilijk maakt. Voor het onderscheid met de ziekte van Parkinson kan mogelijk een diffusiegewogen MRI zinvol zijn, aangezien een verhoogde diffusiecoëfficiënt in het putamen bij PSP-patiënten is gevonden. Studies met een groter aantal patiënten vroeg in het ziektebeloop zijn echter noodzakelijk om de werkelijke diagnostische waarde hiervan te bepalen. Bij PSP, maar ook bij de ziekte van Parkinson en MSA, kan een verminderde binding van de presynaptische dopaminetransporter (DAT) worden gevonden. Hierdoor is dit weinig behulpzaam in het onderling onderscheiden van de aandoeningen. Een verlaagde binding op een IBZM-SPECT-scan, wat een degeneratie van postsynaptische D2-receptoren weerspiegelt, kan vooral in de beginfase waardevol zijn bij het onderscheid met de ziekte van Parkinson, ofschoon een normale IBZM-scan een PSP niet uitsluit. Hypometabolisme van de mediofrontale regio op een FDG-PET-scan zou PSP van de ziekte van Parkinson, MSA en CBD kunnen differentiëren, maar de series tot nu toe zijn te klein om definitieve conclusies te trekken. Liquoranalyse heeft tot op heden nog geen bruikbare biomarkers opgeleverd.

25.4.1 Neuropsychologie

Een subcorticale dementie met mentale traagheid is karakteristiek voor PSP. De ernst van de cognitieve stoornis kan echter variëren tussen PSP-patiënten. Apathie, initiatiefverlies en mentale traagheid worden regelmatig gezien en zijn waarschijnlijk het gevolg van een disfunctie van de orbito- en mediofrontale circuits. De emotionele uiting kan veranderen, variërend van 'emotionele incontinentie' tot emotionele afstomping. Bij de meerderheid ontwikkelt zich een executieve disfunctie met verminderde verbale *fluency*, verstoord abstract denken, moeite met plannen en *set shifting*. Statistische analyse van klinische symptomen in de eerste 2 jaar in een groep van 150 PSP-patiënten heeft aangetoond dat er een frontale presentatie met een cluster van cognitieve disfunctie en gedragsveranderingen bij ongeveer 20% van de patiënten bestaat.

De Frontal Assessment Battery (FAB), een korte test om het disexecutief syndroom te beoordelen, kan behulpzaam zijn. Een waarde van onder de 15, wijzend op een hoog vermoeden van betrokkenheid van de frontaalkwab, komt veelvuldig voor bij PSP-patiënten. Vooral de verbale *fluency* is aangedaan bij PSP-patiënten. De Mini Mental State Examination (MMSE) is over het algemeen slechts mild afwijkend met een gemiddelde score van 24. Een andere differentiërende test is de klaptest, die de motorische controle beoordeelt. Patiënten worden gevraagd de onderzoeker na te doen en zo snel mogelijk driemaal in hun handen te klappen. PSP-patiënten hebben de neiging om vaker dan drie keer te klappen en kunnen in sommige gevallen niet stoppen ('applause sign'). Dit weerspiegelt de combinatie van frontale disfunctie (motorische planning) en pathologie van de basale ganglia (onvermogen om een automatische activiteit te stoppen).

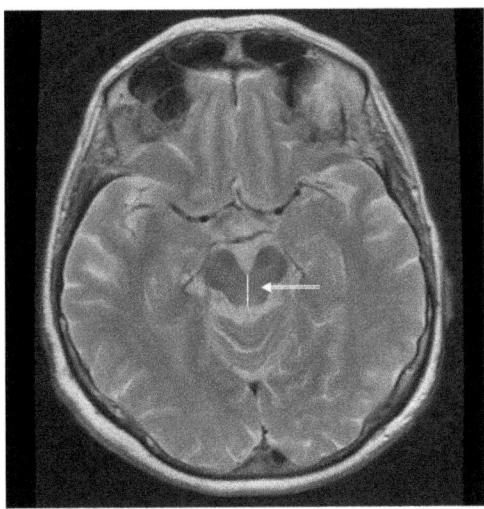

Figuur 25.3
Axiale T2-gewogen MRI-afbeelding van het mesencephalon met een diameter van 12,1 mm.

25.5 Neuropathologische veranderingen bij PSP

PSP wordt gezien als een 'tauopathie', gekarakteriseerd door aggregaten van gehyperfosforyleerd tauproteïne. Tauproteïne bindt zich aan microtubulen die belangrijk zijn voor de stabiliteit van het neuronale cytoskelet. Andere tauopathieën zijn CBD, FTD met taupathologie met of zonder tau-mutaties en de ziekte van Alzheimer.

Macroscopisch onderzoek van de hersenen bij PSP-patiënten vertoont doorgaans atrofie van het mesencephalon en depigmentatie van de substantia nigra en in een enkel geval tevens milde atrofie van de frontaalkwabben. Neuronenverlies, gliose, neurofibrillaire tangles (NFT's), *coiled bodies* (CB's) en *neuropil threads* (NT's) worden gezien in de basale ganglia en hersenstam bij microscopisch onderzoek. De aanwezigheid van taupositieve *tufted astrocyten* wordt beschouwd als zeer specifiek voor PSP (figuur 25.4 en 25.5). De neocortex, in het bijzonder de motorische cortex, is in sommige gevallen betrokken en de ernst ervan wordt geassocieerd met de cognitieve stoornis. Het ruggenmerg is nog niet routinematig bij PSP onderzocht.

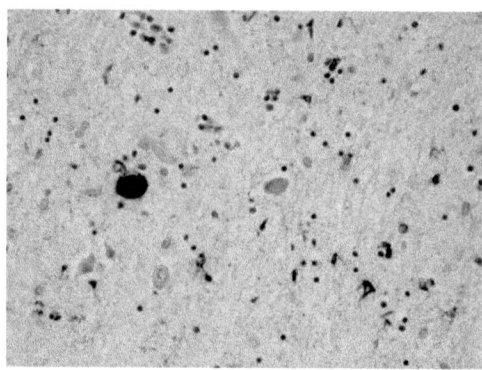

Figuur 25.4
Rondvormige neurofibrillaire tangle.

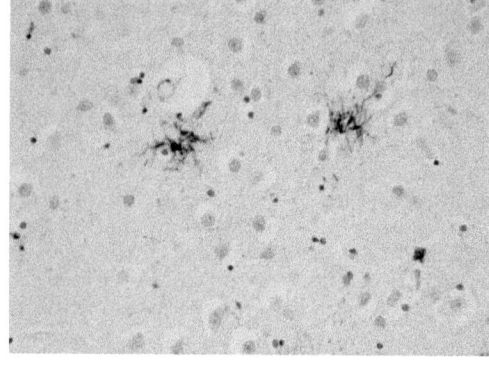

Figuur 25.5
Zogenaamde tufted astrocyten (spinvormige structuren).

25.6 Genetische aspecten

De tau-aggregaten in PSP-hersenen zijn waarschijnlijk van etiologisch belang. PSP is in sterke mate geassocieerd met een specifiek haplotype (aangeduid als H1) rond het tau-gen. PSP- (en ook CBD-) patiënten vertonen significant vaker het H1 haplotype en het H1/H1 genotype. Dit haplotype en genotype kunnen derhalve als risicofactoren voor PSP worden beschouwd. Een van de hypothesen is dat het H2 haplotype mogelijk beschermt tegen het ontstaan van de ziekte. Om andere loci van het betrokken genoom te identificeren, is er recentelijk een genoomwijde associatiestudie uitgevoerd. Ofschoon PSP in het algemeen als een sporadische aandoening wordt beschouwd, is een familiaire vorm de laatste jaren in diverse studies gerapporteerd. Een recente *case control* studie laat een verhoogde kans op parkinsonisme bij eerstegraads familieleden zien, waaronder in ongeveer 7% met een autosomaal dominant overervingpatroon. Eerder zijn reeds enkele families met PSP als gevolg van mutaties in het *MAPT*-gen beschreven.

25.7 Prognose en beleid

PSP is een invaliderende aandoening met een gemiddelde periode van vijf jaar tussen ziekteaanvang en het rolstoelafhankelijke stadium. De spraak wordt na gemiddeld zes jaar onverstaanbaar. Het vroegtijdig voorkomen van pseudobulbaire problemen, vallen, dubbelzien en hogere leeftijd bij de ziekteaanvang hebben een verhoogd mortaliteitsrisico. Tot op heden is er voor PSP geen effectieve behandeling beschikbaar die de progressie van de ziekte kan vertragen of tegenhouden. Het beleid is tot nu toe vooral gericht op symptoombestrijding. Zeer recentelijk is een hooggevende gerandomiseerde klinische trial met Co-enzym Q10 gepubliceerd door Stamelou en collega's. Co-enzym Q10 lijkt op korte termijn klinisch een milde verbetering te geven en de cerebrale energiehuishouding te verbeteren. Er zal echter meer onderzoek gedaan moeten worden om deze resultaten te bevestigen en het langetermijneffect in kaart te brengen. Levodopa laat een bescheiden en geleidelijke respons bij een kwart van de patiënten zien. Toch kan het voorschrijven van levodopa in een vroeg stadium van nut zijn, zowel therapeutisch gezien, als zeker ook vanuit een diagnostisch oogpunt. Amitriptyline kan een gunstig effect hebben op motorische en pseudobulbaire symptomen, zoals slikstoornissen, dwanglachen en dwanghuilen. Bij hogere doseringen (boven 50 mg/dag) is alertheid voor het optreden van bijwerkingen geboden. Ernstige dystonie kan worden behandeld met injecties met botulinetoxine. Vooral langdurige behandeling van blefarospasme met botulinetoxine is bewezen effectief. Er is tevens een gunstig effect gemeld bij retrocollis en orofaciale dystonie. Fysio- of oefentherapie kan in combinatie met loophulpmiddelen, zoals een verzwaarde wandelstok of rollator, nuttig zijn ter verbetering van de loop- en balansstoornis. Ook het dragen van schoeisel met hakken kan soms het achterovervallen voorkomen. Logopedie kan zinvol zijn bij dysartrie en dysfagie. In een later stadium kan plaatsing van een PEG-katheter noodzakelijk zijn. Faciliteiten rond het huis zijn doorgaans noodzakelijk, zodat patiënten zo lang mogelijk bij hun verwanten kunnen verblijven.

Omdat de ziekte progressief en invaliderend is, is de belasting voor verzorgenden aanzienlijk. Adequaat vervolgen vanaf het begin van de ziekte is derhalve belangrijk. In Nederland richt de Parkinson Vereniging zich ook op mensen met PSP en hun naasten, onder andere door het geven van voorlichting.

Ondanks het feit dat er veel inzicht is verkregen in verschillende aspecten van de ziekte, is er dus nog geen behandeling voor de ziekte. Verder onderzoek is dan ook noodzakelijk om het pathofysiologische proces van deze ernstige ziekte verder te belichten. Met deze kennis zou de ontwikkeling van therapeutische interventies mogelijk kunnen worden.

Literatuur

Donker Kaat L, Boon AJW, Azmani A, et al. Familial aggregation of parkinsonism in Progressive supranuclear palsy Neurology. Accepted for publication.

Donker Kaat L, Boon AJ, Kamphorst W, et al. Frontal presentation in progressive supranuclear palsy. Neurology. 2007;69(8):723-9.

Litvan I, Agid Y, Calne D, et al. Clinical research criteria for the diagnosis of progressive supranuclear palsy (Steele-Richardson-Olszewski syndrome): report of the NINDS-SPSP international workshop. Neurology. 1996;47(1):1-9.

Litvan I, Hauw JJ, Bartko JJ, et al. Validity and reliability of the preliminary NINDS neuropathologic criteria for progressive supranuclear palsy and related disorders. J Neuropathol Exp Neurol. 1996;55(1):97-105.

Rizzo G, Martinelli P, Manners D, et al. Diffusion-weighted brain imaging study of patients with clinical diagnosis of corticobasal degeneration, progressive supranuclear palsy and Parkinson's disease. Brain. 2008;131:2690-700.

Schrag A, Ben-Shlomo Y, Quinn NP. Prevalence of progressive supranuclear palsy and multiple system atrophy: a cross-sectional study. Lancet. 1999;354(9192):1771-5.

Stamelou M, Reuss A, Pilatus U, et al. Short-term effects of coenzyme Q10 in progressive supranuclear palsy: a randomized, placebo-controlled trial. Mov Disord 2008;23(7):942-9.

Steele JC, Richardson JC, Olszewski J. Progressive supranuclear palsy. A heterogeneous degeneration involving the brain stem, basal ganglia and cerebellum with vertical gaze and pseudobulbar palsy, nuchal dystonia and dementia. Arch Neurol. 1964;10:333-59.

Williams DR, de Silva R, Paviour DC, et al. Characteristics of two distinct clinical phenotypes in pathologically proven progressive supranuclear palsy: Richardson's syndrome and PSP-parkinsonism. Brain 2005;128(Pt 6):1247-58.

26 Corticobasale degeneratie

J.J. de Vries, K.L. Leenders

Kernpunten

- Corticobasale degeneratie is een zeldzame neurodegeneratieve aandoening gekenmerkt door een opmerkelijk asymmetrisch akinetisch-rigide syndroom met hogere corticale functiestoornissen (bijvoorbeeld apraxie, dysfasie, agrafesthesie).
- Verschillende nosologische entiteiten kunnen aanleiding geven tot een corticobasaal syndroom.
- Opvallend asymmetrische cerebrale atrofie en hypometabolisme contralateraal aan de klinisch meest aangedane zijde en asymmetrische vertraging van het EEG-patroon kan de diagnose ondersteunen.
- Een curatieve behandeling ontbreekt en ook effectieve, symptomatische behandelingen zijn niet of nauwelijks voor CBD voorhanden.

26.1 Inleiding

Corticobasale degeneratie (CBD) is een zeldzame neurodegeneratieve aandoening waarbij zowel cerebrale cortices als basale ganglia zijn aangedaan. Van oudsher wordt CBD binnen het kader van de parkinsonistische beelden als een aparte nosologische entiteit beschouwd. De heterogene presentatie, vooral in de beginstadia, de overlap met andere neurodegeneratieve aandoeningen als progressieve supranucleaire blikverlamming (PSP) of de ziekte van Pick en de daarbij behorende pathofysiologische mechanismen, doen de vraag rijzen of er niet eerder sprake zou kunnen zijn van een 'corticobasaal syndroom' (CBS).

Sinds de eerste beschrijving van het syndroom door Rebeiz en collega's in de jaren zestig van de vorige eeuw zijn er vele studies gedaan naar de klinische presentatie, pathologie en diagnostiek. Tot op dit moment zijn er geen echter geen goede epidemiologische gegevens voor CBD voorhanden. Een databasestudie van een Italiaanse bewegingsstoornissenkliniek toont een frequentie van 0,4% (30/7500 patiënten). Mannen zijn mogelijk iets meer aangedaan dan vrouwen, hoewel anderen tegenovergestelde resultaten vinden. De incidentie is geschat op <1 per 100.000 per jaar.

De (typische) klinische verschijnselen, aanvullende diagnostiek, pathofysiologie, differentiële diagnose en behandeling zullen achtereenvolgens in dit hoofdstuk worden besproken.

Casus

Een 72-jarige man meldt zich voor het eerst op de polikliniek neurologie met spraakproblemen. Hierbij is hij niet langer in staat om zijn gedachten op vloeiende wijze uit te spreken. Gaandeweg blijkt de spraakstoornis progressief, waarbij ook het begrip vermindert en hij niet langer in staat is te schrijven omdat de rechterarm 'onhandig' zou zijn. Deze onhandigheid

beperkt zich niet tot de arm, maar zit ook in de benen en leidt tot een vreemde loopstoornis. Bij onderzoek wordt vervolgens gevonden:
- expressieve afasie (soms ook receptief);
- onvermogen blik gericht op een punt te houden;
- levitatie van de rechterarm bij lopen;
- gestoorde corticale sensibiliteit (cijferschrijven);
- constructieve en ideomotorische apraxie (de patiënt steekt de vinger in de keel als hij 'tandenpoetsen' moet uitbeelden);
- gestoord lichaamsschema.

Beeldvormend en nucleair geneeskundig onderzoek bevestigen de klinische diagnose corticobasale degeneratie: er is unilateraal hemisferale atrofie, hypometabolisme van de frontoparietale cortex en striatum contralateraal aan de klinisch meest aangedane zijde.

26.2 Kliniek

Een voor CBD klassieke, klinische presentatie is een langzaam progressief en opmerkelijk asymmetrisch akinetisch-rigide en dystoon beeld, bij een persoon van gemiddeld 60 jaar met hogere cerebrale functiestoornissen. CBD debuteert echter niet altijd met een progressief parkinsonisme, maar kan ook beginnen met een spraak- of gedragsstoornis.

26.2.1 Bewegingsstoornissen

De meest voorkomende bewegingsstoornissen zijn akinesie, rigiditeit, posturele instabiliteit, dystonie, corticale myoclonus en een posturele/intentie tremor. In een grote serie klinisch gediagnosticeerde CBD-patiënten werden de volgende symptomen gevonden: parkinsonisme (100%), hogere corticale functiestoornissen (93%), apraxie (82%), loopstoornis (80%), dystonie (71%), tremor (55%), myoclonus (55%), 'alien limb' (42%). De laatstgenoemde spreekt tot de verbeelding doordat doorgaans een arm spontaan omhoog zweeft ('levitation') of meer gedifferentieerde bewegingen vertoont, zoals het ongewild grijpen van een voorbijganger. Patiënten zijn zich helemaal niet bewust van deze bewegingen. In volledige verbazing kan de beweging worden onderdrukt of in bedwang worden gehouden door op de ledemaat te gaan zitten. Een dergelijk typische presentatie wordt niet altijd of pas laat in het ziektebeloop gevonden. Het 'alien limb'-fenomeen kan worden gezien als een zuiver motorisch dan wel sensorisch verschijnsel, welke niet eerder bij een andere vorm van parkinsonisme is beschreven. Het fenomeen wordt afwisselend gedomineerd door dispraktische eigenschappen of door frontaalkwabdisfunctie.

26.2.2 Hogere cerebrale functiestoornissen

Hogere cerebrale functiestoornissen zijn onder andere corticale sensibele stoornissen, dementie, apraxie, frontale ontremming en dysfasie. De meeste CBD-patiënten zijn zich niet bewust van afwijkingen in de sensoriek of hebben slechts een 'vreemd doof' gevoel in het aangedane ledemaat. Bij het neurologisch onderzoek worden doorgaans bij testen van de elementaire sensibiliteit (aanrakings- en pijnzin) geen afwijkingen gevonden. Er is wel een duidelijk verminderde bewegingszin, tweepuntsdiscriminatie, stereognosis, grafesthesie (cijferschrijven) en aanwijzingen voor tactiele extinctie. Net als het 'alien limb'-fenomeen worden deze corticaal sensibele stoornissen niet bij de ziekte van Parkinson of PSP gezien.

26.2.3 Apraxie

Een ander belangrijk en vaak vroeg in de ziekte optredend symptoom is apraxie. Dit betreft dan zowel ideationele (het uitvoeren van een sequentiële taak) als ideomotorische apraxie (het op commando uitvoeren van een beweging). Afhankelijk van de onderliggende etiologie is ideomotorische apraxie bij CBD-patiënten gemakkelijk te testen door te vragen te hoesten of te salueren. Bij vroegtijdig ontstane dysfasie, is er meer moeite om op commando te hoesten dan te salueren.
Het is opvallend dat veel van de hogere corticale functiestoornissen terug te voeren zijn op een stoornis van de pariëtale dan wel laterofrontale cortex. Vanuit dezelfde regio kunnen de bij CBD-patiënten gevonden oculomotorische stoornissen ook worden verklaard. In het begin zijn patiënten verminderd in staat om op commando te blikken (frontaal blikcentrum), zowel in het horizontale als verticale vlak, en later is er ook een probleem met volgen (pariëtaal oogcentrum). Ook in een vroeg stadium kunnen oogvolgbewegingsstoornissen met een optokinetische nystagmustrommel worden aangetoond.

Om de diagnose CBD te faciliteren hebben Boeve en collega's klinische criteria voorgesteld (zie tabel 26.2). Ook met deze criteria wordt een beperkte accuratesse bereikt. In een klinisch-pathologische

Tabel 26.1 Klinische kenmerken van Corticobasale degeneratie

bewegingsstoornissen	hogere cerebrale functiestoornissen	andere kenmerken
parkinsonisme - bradykinesie - rigiditeit - posturele instabiliteit	corticale sensibele stoornis - astereognosie - agrafesthesie	oogbewegingsstoornissen - supranucleaire blikverlamming - 'pursuit'
dystonie	dementie	focale reflexmyoclonus
tremor - actie - houding	apraxie - ideomotor - ideationeel	piramidale stoornissen - hyperreflexie - babinskisymptoom
orobuccale dyskinesieën	frontale ontremming	dysfagie
'alien limb'-fenomeen	dysfasie - niet-vloeiend (broca-afasie)	

Tabel 26.2 Criteria voor de diagnose corticobasaal syndroom volgens Boeve en collega's

vereiste kenmerken	- geleidelijk begin en progressief beloop
	- geen aantoonbare oorzaak (bijvoorbeeld tumor of infarct)
	- corticale disfunctie zich uitend in ten minste een van de volgende kenmerken:
	  • asymmetrische ideomotore apraxie;
	  • 'alien limb' fenomeen;
	  • corticaal sensibele stoornis;
	  • visueel of sensibel hemineglect;
	  • constructionele apraxie;
	  • focale of asymmetrische myoclonus;
	  • apractische spraak of niet-vloeiende afasie.
	- extrapiramidale disfunctie zich uitend in ten minste een van de volgende symptomen:
	  • focale of asymmetrische rigiditeit zonder een duidelijke en voortdurende L-doparespons;
	  • focale of asymmetrische dystonie.

ondersteunende kenmerken	- focale of gelateraliseerde cognitieve disfunctie met relatieve sparing van het geheugen; - focale of asymmetrische atrofie op CT of MRI van het cerebrum, met een typische voorkeur voor de pariëtofrontale cortex; - focale of asymmeterische hypoperfusie op SPECT of PET van het cerebrum maximaal in de pariëtofrontale cortex, basale ganglia en thalamus.

CT: computerized tomography; MRI: magnetic resonance imaging; SPECT: single photon emission; PET: positron emission tomography.

Tabel 26.3	Aanwijzingen voor de praktijk

- er bestaat weinig klinische twijfel bij een patiënt van 60 jaar of ouder met een apert asymmetrisch akinetisch rigidesyndroom, corticale sensibele stoornis (astereognosie/agrafesthesie), apraxie en een alien-limbfenomeen;
- in het beginstadium van de ziekte is de differentiële diagnose met andere neurodegeneratieve aandoeningen lastig, waarbij een FDG-PET, EEG en liquoronderzoek met een behoorlijke accuratesse onderscheid kunnen aanbrengen;
- bij gevorderde ziekte kan een MRI-cerebrum asymmetrische atrofie van de hemisfeer contralateraal aan de klinisch meest aangedane lichaamshelft worden gevonden.

FDG-PET: fluorodeoxy-glucose positron emission tomography; EEG: elektro-encefalogram; MRI: magnetic resonance imaging.

studie van Josephs en collega's is onlangs aangetoond dat patiënten met een klinische diagnose CBD vaak (50%) een ander pathologische diagnose blijken te hebben.

26.3 Diagnostiek en differentiële diagnose

Verschillende nosologische entiteiten kunnen leiden tot het CBS. Afhankelijk van het presenterende symptoom of symptoomcomplex is er een differentiële diagnose op te maken. Bij op de voorgrond staand parkinsonisme kan er gedacht worden aan idiopathisch of secundair parkinsonisme. De grootste differentieeldiagnostische moeilijkheden ontstaan met PSP. Bij op de voorgrond staande oculomotorische stoornissen in combinatie met balansproblemen, vallen en een symmetrische bradykinetisch rigidesyndroom, zal de diagnose PSP eerder worden gesteld. Bij differentieeldiagnostische twijfel kan aanvullend onderzoek in de vorm van FDG-PET, EEG (Focal Sharp Waves), en mogelijk ook liquoronderzoek (tau > 180 pg/ml) helpen.

Indien frontaalcognitieve verschijnselen in het begin meer op de voorgrond blijken te staan, kan gedacht worden aan frontotemporale dementie, frontaalkwabdementie of primair progressieve afasie. Ook hier kan FDG-PET een mogelijk uitkomst bieden om de differentiële diagnoses te verengen (zie tabel 26.3).

26.4 Aanvullend onderzoek

Alleen postmortaal onderzoek kan in combinatie met de klinische kenmerken een definitieve diagnose CBD leveren. Er zijn geen pathognomische biomarkers voor CBD. Aanvullend onderzoek in de vorm van beeldvorming of klinische neurofysiologie kan tijdens het leven enige ondersteuning bieden.

26.4.1 Beeldvormend onderzoek

Met de komst van 'computerized tomography' (CT) en 'magnetic resonance imaging' (MRI) is aangetoond dat er bij het vorderen van het ziekteproces een asymmetrische verdeling van cerebrale atrofie ontstaat. Deze asymmetrie wordt bij circa 50-80% van de CBD-patiënten gevonden en is vooral in het posterieure deel van de frontaal cortex en pariëtaal cortex duidelijk aanwezig in de hersenhelft contralateraal aan de klinisch meest aangedane lichaamshelft. Tegelijkertijd kunnen ook meer subcorticale afwijkingen in de witte stof worden gezien.

26.4.2 Nucleair geneeskundig onderzoek

In het beginstadium van de aandoening bestaat er veel differentieeldiagnostische twijfel met andere neurodegeneratieve aandoeningen, zoals progressieve supranucleaire blikverlamming (PSP), de ziekte van Parkinson en multisysteematrofie (MSA). Eerder dan er structurele afwijkingen aan het brein worden gevonden kan middels PET of SPECT enige twijfel worden weggenomen. Verschillende studies hebben een asymmetrisch hypometabolisme van de hemisfeer contralateraal aan de meest aangedane lichaamshelft aangetoond (zie figuur 26.1). De aangedane hemisfeer toont vooral in het striatum en pariëtale cortex een verminderd metabolisme. Bij PSP is er vooral sprake van een bilateraal mediofrontaal en anterior striataal hypometabolisme. Recent is in een groot cohort van patiënten met een bewegingsstoornis de meerwaarde van fluorodeoxy-glucose (FDG) PET bij de initiële diagnose van bewegingsstoornissen aangetoond. Circa 90,9% van de middels FDG-PET aangetoond CBD-patroon bleek bij klinisch vervolg twee jaar later ook daadwerkelijk een passend klinisch profiel te ontwikkelen.

26.4.3 Klinische neurofysiologie

Het elektro-encefalogram (EEG) bij CBD kan in het begin normaal zijn, maar zal in de loop van de ziekte gegeneraliseerde of soms asymmetrische vertraging laten zien, vooral aan de zijde contralateraal van de klinisch meest aangedane zijde. In vergelijking met andere neurodegeneratieve aandoeningen zijn dit vrij aspecifieke bevindingen. Focal Slow Waves vooral frontaal en pariëtaal gelokaliseerd, kunnen bij diagnostische twijfel tussen CBD en PSP met een positief voorspellende waarde van 80,0% en negatief voorspellende waarde van 85,7% van meerwaarde zijn.

Somatosensorische evoked potentials hebben tegengestelde resultaten gevonden in absolute en interpieklatenties. De in de literatuur veelbesproken 'giant' N20 wordt zelden gevonden. Het aantonen van een verlengde N13-N20 interpieklatentie kan wel faciliteren bij het maken van een onderscheid tussen CBD en PSP18.

26.4.4 Neuropsychologie

Systematisch neuropsychologisch onderzoek naar de afwijkingen bij CBD is niet vaak verricht. Pillon en collega's hebben aangetoond dat er vooral stoornissen in aandacht/concentratie, executieve functies, verbale 'fluency', praxis, taal en visuospatiële functies bestaan. Dit profiel vertoont grote gelijkenis met dat bij PSP-patiënten. De CBD-patiënt is echter duidelijk meer apraktisch en heeft meer moeite met het programmeren van zijn bewegingen.

26.4.5 Psychiatrische verschijnselen

Psychiatrische kenmerken als depressie, apathie en frontale ontremmingsverschijnselen (bijvoorbeeld

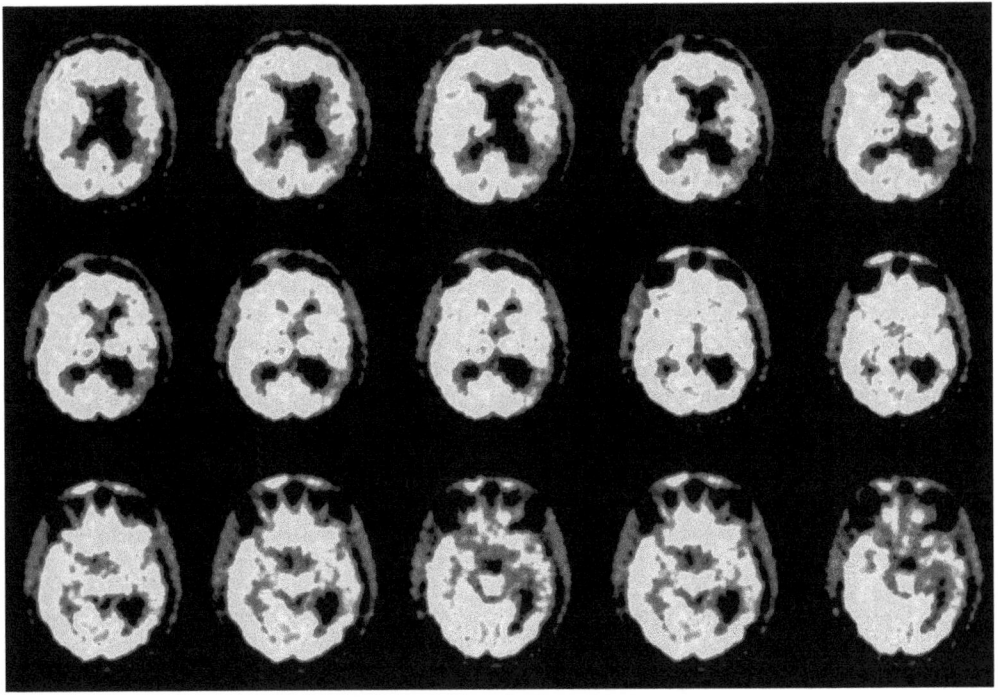

Figuur 26.1
FDG-PET van het cerebrum met opvallend asymmetrisch hypometabolisme van de linker laterofrontale, pariëtale en temporale cortex, evenals een hypometabolisme van het linker striatum en thalamus bij een patiënt met CBD en dominerend rechtszijdige klachten.

agitatie) komen voor bij 87% van de CBD-patiënten. De combinatie van depressie en agitatie in afwezigheid van apathie, differentieert met een redelijke accuratesse (88%) CBD van PSP. Vooral apathie wordt eerder bij PSP- dan CBD-patiënten gevonden. Visuele hallucinaties of psychoses in engere zin zijn niet eerder beschreven en indien aanwezig dienen deze ter differentiëring met bijvoorbeeld parkinsondementie of diffuse Lewy-body-dementie.

26.4.6 Overige

De liquor cerebrospinalis toont bij CBD-patiënten een verhoogd tauproteïne. Het is een aspecifieke bevinding, omdat dit ook bij andere neurodegeneratieve aandoeningen en vooral bij andere tauopathieën kan worden gevonden. Een verhoogd tauproteïne (cut-off van 180 pg/ml; >180 suggestief voor CBD en <180 suggestief voor PSP) kan wel faciliteren bij het differentiëren tussen CBD en PSP. De toekomst zal moeten uitwijzen of een verhoogd tauproteïne in combinatie met een normaal 'neurofilament heavy-chain' NfHMSI35 een nauwkeuriger onderscheid kan maken.

26.5 Neuropathologie bij CBD

De oorzaak van CBD als separate entiteit is niet bekend. Anderzijds kan het corticobasale syndroom veroorzaakt worden door verschillende andere nosologische entiteiten, zoals frontotemporale dementie (FTD), primair progressieve afasie (PPA) en de ziekte van Alzheimer.

Macroscopisch staan de frontopariëtale corticale atrofie, vooral in de perirolandische gebieden, en de degeneratie van de substantia nigra bij CBD voorop. Hierbij correleert de corticale atrofie bijna altijd met de lateralisatie van de klinische symptomen. Op hersenstamniveau kan er atrofie van de tractus corticospinalis worden gevonden. Betrokkenheid van de temporale cortex wordt vaker gezien bij andere onderliggende aandoeningen als FTD, PPA en Alzheimer.

Microscopisch is er naast algemeen neuronverlies en gliosis nog een ander opvallend fenomeen, namelijk gezwollen ballonvormige achromatische neuronen in vooral de diepere lagen (in de laminae III en V) van de gedegenereerde frontopariëtale cortex. Deze achromatische neuronen zijn de meest typische cellulaire afwijkingen bij CBD. Bovendien bestaan er net zoveel andere pathologische afwijkingen als er onderliggende nosologische entiteiten zijn, die tot het corticobasale syndroom kunnen leiden.

CBD behoort tot de zogenaamde tauopathieën, waarbij afwijkingen in het tauproteïne op basis van genmutaties een belangrijke rol spelen. Het samenspel van tauproteïne en ubiquitine is belangrijk voor een goed functionerend cytoskelet. Het afwijkende tauproteïne zal uiteindelijk tot afwijkende eiwitdegradatie en tot pathologische ophoping van niet-verwerkbaar materiaal (zoals inclusielichaampjes) leiden. Deze prominente tau-pathologie, associatie met het H1-tau-haplotype, de aanwezigheid van een 'four-repeat' tau-isoform en overlappende klinische kenmerken, zijn aanwijzingen voor gedeelde pathofysiologie bij CBD en PSP. Dit wordt verder ondersteund door het gegeven dat bij obductie 50% van de klinisch gediagnosticeerde CBD-patiënten een uiteindelijke diagnose PSP krijgen.

In 2002 zijn bovenvermelde neuropathologische kenmerken opnieuw onderzocht en samengevat. Hieruit zijn pathologische criteria voor CBD gepostuleerd, namelijk aanwezigheid van corticale en striatale taupositieve neuronale en gliale laesies (vooral astrocytaire plaques en 'thread-like' laesies) met focaal neuronaal celverlies in de cortex en substantia nigra.

26.6 Behandeling

26.6.1 Medicamenteus

Een curatieve behandeling ontbreekt en ook effectieve symptomatische behandelingen zijn niet of nauwelijks voor CBD voorhanden. Vooral voor de corticale disfuncties bestaan er geen effectieve therapeutische mogelijkheden.

In de beperkte literatuur over therapeutische mogelijkheden is het parkinsonisme het meest beschreven. Kompoliti en collega's hebben in 33 van de 128 CBD-patiënten (26%) een levodopa respons geconstateerd. De klinische relevantie van deze respons is zeer beperkt en er is een klein risico van door levodopa-geïnduceerde dyskinesieën.

Andere symptomen, zoals myoclonus en depressie kunnen met respectievelijk clonazepam en antidepressiva worden behandeld. Van het gebruik van benzodiazepinen bij CBD is een verbetering van parkinsonisme en dystonie beschreven.

26.6.2 Ondersteunend en palliatief

Belangrijker dan de medicamenteuze opties zijn de ondersteunende en palliatieve therapieën, zoals het gebruik van een rollator/rolstoel bij loop- en balansstoornissen, logopedie voor spraak- en slikstoornissen, artificiële tranen voor conjunctivitis door verminderde oogknipperfrequentie, anticholinergica òf focale radiotherapie voor sialorroe, en multidisciplinaire transmurale zorg voor patiënt en familie.

26.7 Prognose

CBD is een langzaam progressieve aandoening met een mediane overleving van 7,9 jaar (met een spreiding van 2,5 tot 12,5 jaar) na de eerste klinische presentatie van de aandoening. Het eerste bezoek aan de neuroloog is meestal 3 jaar na de eerste klinische symptomen, waardoor bij het stellen van de diagnose de mediane overleving circa 5 jaar bedraagt. Een aspiratiepneumonie is de meest frequente oorzaak van overlijden.

Literatuur

Ay H, Buonanno FS, Price BH, et al. Sensory alien hand syndrome: case report and review of the literature. J Neurol Neurosurg Psychiatry. 1998;65(3): 366-9.

Blin J, Vidailhet MJ, Pillon B, et al. Corticobasal degeneration: decreased and asymmetrical glucose consumption as studied with PET. Mov Disord. 1992;7(4):348-54.

Boeve BF, Lang AE, Litvan I. Corticobasal degeneration and its relationship to progressive supranuclear palsy and frontotemporal dementia. Ann Neurol. 2003;54 Suppl 5:S15-9.

Boxer AL, Geschwind MD, Belfor N, et al. Patterns of Brain Atrophy That Differentiate Corticobasal Degeneration Syndrome From Progressive Supranuclear Palsy. Arch Neurol. 2006;63(1):81-6.

Brettschneider J, Petzold A, Sussmuth SD, et al. Neurofilament heavy-chain NfH(SMI35) in cerebrospinal fluid supports the differential diagnosis of Parkinsonian syndromes. Mov Disord. 2006;21(12): 2224-7.

Dickson DW, Bergeron C, Chin SS, et al. Office of Rare Diseases neuropathologic criteria for corticobasal degeneration. J Neuropathol Exp Neurol. 2002; 61(11):935-46.

Doi T, Iwasa K, Makifuchi T, et al. White matter hyperintensities on MRI in a patient with corticobasal degeneration. Acta Neurol Scand. 1999;99(3): 199-201.

Eckert T, Barnes A, Dhawan V, et al. FDG PET in the differential diagnosis of parkinsonian disorders. NeuroImage. 2005;26(3):912-21.

Houlden H, Baker M, Morris HR, et al. Corticobasal degeneration and progressive supranuclear palsy share a common tau haplotype. Neurology. 2001; 56(12):1702-6.

Josephs KA, Whitwell JL, Dickson DW, et al. Voxel-based morphometry in autopsy proven PSP and CBD. Neurobiology of Aging. 2008;29(2):280-9.

Kompoliti K, Goetz CG, Boeve BF, et al. Clinical presentation and pharmacological therapy in corticobasal degeneration. Arch Neurol. 1998;55(7):957-61.

Koyama M, Yagishita A, Nakata Y, et al. Imaging of corticobasal degeneration syndrome. Neuroradiology. 2007;49(11):905-12.

Litvan I, Cummings JL, Mega M. Neuropsychiatric features of corticobasal degeneration. J Neurol Neurosurg Psychiatry. 1998;65(5):717-21.

Monza D, Ciano C, Scaioli V, et al. Neurophysiological features in relation to clinical signs in clinically diagnosed corticobasal degeneration. Neurol Sci. 2003;24(1):16-23.

Nagahama Y, Fukuyama H, Turjanski N, et al. Cerebral glucose metabolism in corticobasal degeneration: comparison with progressive supranuclear palsy and normal controls. Mov Disord. 1997;12(5): 691-6.

Okuda B, Tachibana H, Takeda M, et al. Asymmetric changes in somatosensory evoked potentials correlate with limb apraxia in corticobasal degeneration. Acta Neurol Scand. 1998;97(6):409-12.

Pezzoli G, Canesi M, Galli C. An overview of parkinsonian syndromes: data from the literature and from an Italian data-base. Sleep Med. 2004;5(2): 181-7.

Pillon B, Blin J, Vidailhet M, et al. The neuropsychological pattern of corticobasal degeneration: comparison with progressive supranuclear palsy and Alzheimer's disease. Neurology. 1995;45(8):1477-83.

Rebeiz JJ, Kolodny EH, Richardson EP, Jr. Corticodentatonigral degeneration with neuronal achromasia. Arch Neurol. 1968;18(1):20-33.

Schneider JA, Watts RL, Gearing M, et al. Corticobasal degeneration: neuropathologic and clinical heterogeneity. Neurology. 1997;48(4):959-69.

Takeda M, Tachibana H, Okuda B, et al. Electrophysiological comparison between corticobasal degeneration and progressive supranuclear palsy. Clin Neurol Neurosurg. 1998;100(2):94-8.

Taniwaki T, Yamada T, Yoshida T, et al. Heterogeneity of glucose metabolism in corticobasal degeneration. J Neurol Sci. 1998;161(1):70-6.

Tashiro K, Ogata K, Goto Y, et al. EEG findings in early-stage corticobasal degeneration and progressive supranuclear palsy: a retrospective study and literature review. Clin Neurophysiol. 2006;117(10): 2236-42.

Togaski DM, Tanner CM. Epidemiologic aspects. In: Litvan I, Goetz C, Lang AE, editors. Corticobasal degeneration and related disorders. London: Lippincott Williams and Wilkins;. 2000. pp. 53-60.

Urakami K, Wada K, Arai H, et al. Diagnostic significance of tau protein in cerebrospinal fluid from patients with corticobasal degeneration or progressive supranuclear palsy. J Neurol Sci. 2001;183(1): 95-8.

Wenning GK, Litvan I, Jankovic J, et al. Natural history and survival of 14 patients with corticobasal degeneration confirmed at postmortem examination. J Neurol Neurosurg Psychiatry. 1998;64(2): 84-9.

Register

14-3-3-test	265	Alzheimer Disease Assessment Scale-cognitieve sectie (ADAS-cog)	61
15-woordentest	35	Alzheimer, ziekte van	38, 45
A	206	–, agnosie	200
aandacht		–, alcoholgebruik	249
–, selectief	36	–, apraxie	200
–, volgehouden	36	–, bloedonderzoek	202
aandachtsfunctie	30	–, CT	203
aandachtsstoornissen	30	–, farmacologie	208
ABC-model	141	–, geheugenstoornis	200
a-bèta	205	–, genetisch aspect	207
abstractievermogen	32	–, gerstmannsyndroom	200
additionele diagnostiek	116	–, klassiek	198
ADL, beoordelingsschaal	65	–, liquor cerebrospinalis	202
advance care planning	164, 170	–, macroscopie	203
afasie, primair progressief	39	–, MCI	192
afzondering	183	–, microscopie	203
agitatie	145	–, MRI	202
–, overige middelen	147	–, neuropsychiatrie	201
agressie	145	–, neuropsychologie	201
–, antipsychoticum	145	–, pathogenese	206
–, overige middelen	147	–, PET	203
alcoholgebruik	135	–, preseniel	198
–, behandeling	249	–, preventie	208
–, cognitieve stoornis	244	–, prosopagnosie	200
–, dementie	245	–, seniele variant	198
–, frontotemporale dementie	248	–, somatiek	201
–, genetisch aspect	249	–, taalstoornis	200
–, MRI	247	–, tongapraxie	200
–, neuropathologie	249	–, uitvoerende functiestoornis	201
–, neuropsychologisch onderzoek	247	–, visuele agnosie	200
–, preventie	250	Alzheimercafé	157
–, vasculaire dementie	249	amnestische MCI	189
–, ziekte van Alzheimer	249	amyloïd precursor proteïne (APP)	206, 227
alcoholgerelateerde dementie	245	anamnese	26, 34
alcoholic dementia	245	angst	148
alcoholonttrekkingsdelier	247	anti-amyloïd behandeling	129
alfasynucleïnegen, mutatie	239	anticipatie	256
alfatocoferol	130	antilichaam Creutzfeldt-Jakob	266
alien limb	278	antioxidantia	130
Alzheimer	8, 197	antiparkinsongeneesmiddelen	258
		antipsychoticum	

–, agressie	145	–, mentorschap	177
–, verontrustende gegevens	146	beslissingsbekwaamheid	164
–, werkzaamheid	146	beslisvaardigheid	164
apathie	148, 223	bèta-amyloïd	205
Apathie Evaluation Scale (AES)	64	bèta-amyloïd precursor-gen (APP)	207
Apathy Scale (AS)	64	bèta-vouwbladstructuur	266
APOE-gen	208	bewegingsstoornis, corticobasale degeneratie	278
apraxie	31		
–, corticobasale degeneratie	278	Binswanger-dementie	221
aromatherapie	140	biomarker	10
ataxie	262	biopt Creutzfeldt-Jakob	266
atrofie, posterieure corticale	39	bloedonderzoek, parkinsondementie	235
autonomie	162	BOLD-effect	45
–, respect voor	163	bovine spongiform encephalopathy (BSE)	263
		BSE, zie bovine spongiform encephalopathy	
Balint, syndroom van	29, 31		
bed-side-test	30	CAA, zie congofiele cerebrale angiopathie	
beeldvormend onderzoek		CADASIL, zie subcortical infarctions and leucoencephalopathie	
–, corticobasale degeneratie	280		
–, frontotemporale dementie	215	CAG-repeat	256
–, parkinsondementie	234	Cambridge Examination for Mental Disorders, Revised (CAMCOG-R)	61
–, vasculaire dementie	225		
behandeling		casemanagementprogramma	107
–, alcoholgebruik	249	casemanager	110
–, alfatocoferol	130	CBD, zie corticobasale degeneratie	
–, anti-amyloïd	129	CBO-richtlijn	107
–, antioxidantia	130	cerebellair verschijnsel	263
–, cholinesterase-inhibitor	130	cerebrale veroudering	8
–, cholinesteraseremmer	130	ChE-I, zie cholinesterase-inhibitor	
–, donepezil	130	cholinesterase-inhibitor (ChE-I)	130
–, ethische aspecten	132	cholinesteraseremmer	116, 130
–, galantamine	130	circumlocutie	31
–, immunisatietherapie	129	Clinical Dementia Rating Scale (CDR)	62
–, indicatie	133	CLSM-zorg	120
–, Lewy-body-dementie	240	CMAI, zie Cohen-Mansfield Agitation Inventory	
–, memantine	131		
–, patiënt en familie	132	codon-129-polymorfisme	267
–, preventief	134	cognitieve functie	
–, rivastigmine	130	–, aandacht	36
–, selegeline	130	–, betrouwbaarheid tests	36
–, tacrine	130	–, concentratie	36
belevingsgerichte oriëntatie	163	–, executieve functies	36
belevingsgerichte zorg	139	–, geheugen	35
belevingsperspectief	163	–, taal	35
beoordelingsschaal		–, visueel-constructief	36
–, ADL	65	–, visueel-ruimtelijk	36
–, delier	63	cognitieve functiestoornis, typering	37
–, IADL	65	Cognitieve screeningstest (CST)	60
–, Likert-type	62	cognitieve stimulatie	140
–, visueel analoge schaal (VAS)	62	cognitieve stoornis	
–, zelfbeoordeling	62	–, alcoholgebruik	244
beschermingsbewind	177	–, zonder dementie	28
beschermingsmaatregel	176	cognitieve therapie, MCI	195
–, beschermingsbewind	177	cognitieve training	135
–, curatele	176		

Cohen-Mansfield Agitation Inventory		de-institutionalisering	125
(CMAI)	64	delier	28, 123
communicatieve ethiek	163	–, beoordelingsschaal	63
compulsief gedrag	148	Dementia Quality of Life instrument (DQoL)	65
computertomografie (CT)	43, 266	dementie	7
confabuleren	246	–, alcoholgerelateerde	245
congofiele cerebrale angiopathie (CAA)	206	–, definitie	7
consensuscriterium, progressieve supranu-		–, demografische factor	16
cleaire verlamming	270	–, diagnose	10
Cornell Scale for Depression in Dementia		–, ernstige	27
(CSDD)	64	–, frontotemporale	38, 55
corticaal sensibele stoornissen	278	–, genetische factor	16
corticale functiestoornis	263	–, incidentie	14
corticobasale degeneratie	40, 50	–, kosten	20
–, apraxie	278	–, lichte	27
–, beeldvormend onderzoek	280	–, lifetimerisico	15
–, bewegingsstoornis	278	–, mantelzorg	138
–, farmacotherapie	282	–, matig ernstige	27
–, functiestoornis	278	–, mengbeeld	14
–, klinische neurofysiologie	281	–, multi-infarct	40
–, neuropathologie	282	–, neurodegeneratieve aandoening	37
–, neuropsychologie	281	–, omgevingsfactor	17
–, nucleair geneeskundig onderzoek	280	–, Parkinson	39
–, palliatieve therapie	282	–, post-stroke	40
–, postmortaal onderzoek	280	–, risicofactor	15
–, prognose	283	–, semantische	39
–, psychiatrisch verschijnsel	281	–, seniele	8
corticobasale degeneratie (CBD)	40, 50	–, strategisch infarct	40
Creutzfeldt-Jakob		–, subcorticaal ischemisch vasculair	40
–, 14-3-3-test	265	–, subtypen	13
–, antilichaam	266	–, terminale aandoening	162
–, biopt	266	–, vasculair	40
–, CT	266	–, vasculaire	47, 55
–, EEG	56, 265	–, verlies van zelfbepaling	161
–, farmacotherapie	267	–, verpleeghuis	121
–, fysieke problemen	263	–, verwachte groei	20
–, genetisch aspect	267	–, wilsbekwaam	161
–, iatrogeen	264	–, wilsonbekwaam	162
–, MR	266	dementie-decompensatie	124
–, preventie	267	dementiesyndroom	29, 38
–, psychiatrisch symptoom	262	–, differentiële diagnose	27
–, SPECT	266	–, incidentie	11
–, symptoomfrequentie	263	–, klinisch onderzoek	29
–, therapie	263	–, lichamelijk onderzoek	32
–, visusafwijking	263	dementiezorg	11
–, ziekteverschijnsel	262	demografische factor dementie	16
CSDD, zie Cornell Scale for Depression in		depressie	148, 223
Dementia		–, geheugenklachten	28
CST, zie cognitieve screeningstest		–, primair	28
CT, zie computertomography		Depressielijst	64
curatele	176	depressieve dementie	28
		diabetes mellitus	134
declaratief geheugen	245	diagnose dementie	10
decubitus	122	diagnose per exclusionem	201
definitie MCI	189		

Diagnostic and statistical manual of mental disorders 4th edition text revised (DSM-IV-TR)	10	ernstige dementie	27
		ERP, zie event-related potential	
		Ervaren Druk door Informele Zorg (EDIZ)	65
diagnostiek		ethiek	
–, additioneel	116	–, communicatief	163
–, etiologisch	116	–, interactioneel	163
–, inclusief	201	etiologische diagnose	116
–, nosologisch	25	euthanasie	
–, syndromaal	25, 116	–, gezamenlijkheid	170
differentiële diagnose dementiesyndroom	27	–, moreel bezwaar	169
differentiële diagnose vasculaire dementie	224	–, samenspraak	170
disease management program (DMP)	107	–, zorgvuldigheidsvoorwaarde	169
diseasemanagement	107	euthanasieverklaring	169
DLB, zie Lewy-body-dementie		event-related potential (ERP)	57
DMP, zie disease management program		evoked potential (EP)	57
DNA-diagnostiek	216	excess disability	163
donepezil	130	executieve functie	31
Down, syndroom van	20	expertteam	111
DQoL, zie Dementia Quality of Life instrument		extramurale verpleeghuiszorg	125
		extrapiramidaal symptoom	224
DSM-IV-TR	10	extrapiramidaal verschijnsel	263
dwangbehandeling	183		
dwanghuilen	148	FAB, zie Frontal Assessment Battery	
dyade patiënt-mantelzorger	141	Fabry, ziekte van	227
dysartrie	271	farmacotherapie	
		–, corticobasale degeneratie	282
EDIZ, zie Ervaren Druk door Informele Zorg		–, Creutzfeldt-Jakob	267
EEG	53	–, frontotemporale dementie	217
–, antidepressiva	57	–, MCI	193
–, antipsychotica	57	–, vasculaire dementie	227
–, beperking	53	–, ziekte van Alzheimer	208
–, corticobasale degeneratie	56	–, ziekte van Huntington	258
–, Creutzfeldt-Jakob	265	FAST, zie Functional Assessment Staging	
–, delier	57	Fatale Familiaire Insomnie (FFI)	264
–, epilepsie	57	fenokopie	257
–, frontotemporale dementie	55	fenotype	272
–, indicatie	54	FFI, zie Fatale Familiaire Insomnie	
–, Lewy-body-dementie (DLB)	56	fixatie	123
–, parkinsondementie	55, 234	fMRI	45
–, progressieve supranucleaire parese	56	focale neuropsychologische stoornis	29
–, toxische encefalopathie	57	fonologische fluency	35
–, vasculaire dementie	55	fragmentatie gezondheidszorg	108
–, voordeel	53	Frontal Assessment Battery (FAB)	61, 273
–, ziekte van Alzheimer	54	frontotemporale dementie (FTD)	38
–, ziekte van Creutzfeldt-Jakob	56	–, alcoholgebruik	248
–, ziekte van Huntington	56	–, apathie	213
eetstoornis	148	–, beeldvormend onderzoek	215
elektro-encefalogram (EEG)	53, 190	–, EEG	55
emotionele labiliteit	148, 223	–, emotionele onverschilligheid	213
EP, zie evoked potential (EP)		–, farmacotherapie	217
episodisch geheugen	31	–, genetische aspecten	216
episodische geheugentest	222	–, heteroanamnese	212
erfelijke vorm prionziekte	264, 266	–, immuunhistochemie	216
ERGO-onderzoek	15	–, impulsiviteit	213
ergotherapie	141	–, initiatiefverlies	213

–, liquoronderzoek	216	–, monogenetisch	16
–, neurofysiologisch onderzoek	215	–, susceptibiliteitgen	17
–, neuropathologisch onderzoek	216	gen-gen-interactie	20
–, neuropsychologisch onderzoek	214	genome wide association (GWA)	17
–, obsessief-compulsief gedrag	213	gen-omgevingsinteractie	20
–, ontremd gedrag	213	Geriatric Depression Scale (GDS)	64
–, preventie	217	Gerstmann, syndroom van	31
–, spraakprobleem	213	Gerstmann-Sträussler-Scheinkersyndroom	
–, taalprobleem	213	(GSS)	264
–, ziekte-inzicht	212	gezondheidszorg, fragmentatie	108
frontotemporale lobaire degeneratie	47	Ginkgo-extract	194
FTD, zie frontotemporale dementie		GIP, zie Gedragsobservatieschaal voor de	
functiestoornis, corticobasale degeneratie	278	Intramurale Psychogeriatrie	
Functional Assessment Staging (FAST)	63	Global Deterioration Scale (GDS)	63, 121
functionele kernspintomografie (fMRI)	45	GSS, zie Gerstmann-Sträussler-Scheinkersyn-	
fysieke problemen Creutzfeldt-Jakob	263	droom	
		GWA, zie genome wide association	
galantamine	130		
GDS, zie Geriatric Depression Scale		hallucinatie	147
Gedragsobservatieschaal voor de Intramurale		head turning sign	30
Psychogeriatrie (GIP)	63	hersenen, pathologisch proces	9
gedragsprobleem		hersenpathologie	7
–, beloop	144	hersenreserve	9
–, farmacologie	144	heteroanamnese	26
–, medicatie off label	144	–, frontotemporale dementie	212
–, probleemanalyse	145	–, MCI	189
–, psychosociale factor	144	hubmodel	106
–, terminologie	143	huisarts	105
–, voorkomen	144	–, mantelzorger	106
gedragstherapie	141	–, multidisciplinaire aanpak	106
gedragsverandering, ziekte van Huntington	255	–, poortwachter	117
geheugenklachten bij depressie	28	Huntington, ziekte van	
geheugenpolikliniek		–, cognitieve stoornis	255
–, additionele diagnostiek	116	–, EEG	56
–, diagnose	116	–, executieve stoornis	255
–, etiologische diagnose	116	–, farmacotherapie	258
–, farmacologie	116	–, gedragsverandering	255
–, non-farmacologie	116	–, genetisch aspect	256
–, onderzoek	116	–, juveniele vorm	256
–, ontwikkeling	114	–, motorisch verschijnsel	254
–, procedure	114	–, neuropathologie	257
–, verwijzing	117	–, obsessief-compulsieve verschijnselen	255
genetisch aspect		–, PCR	256
–, alcoholgebruik	249	–, preventie	258
–, Creutzfeldt-Jakob	267	–, psychiatrisch probleem	255
–, frontotemporale dementie	216	–, stemmingsstoornis	255
–, Lewy-body-dementie	239	–, suïcide	255
–, MCI	191	–, ziektebeloop	256
–, parkinsondementie	239, 240	hyperfagie	122
–, progressieve supranucleaire verlam-		hyperlipidemie	135
ming	274	hypertensie	134
–, vasculaire dementie	227	hypoperfusie	221
–, ziekte van Alzheimer	207		
–, ziekte van Huntington	256	IADL, beoordelingsschaal	65
genetische factor dementie		iatrogene Creutzfeldt-Jakob	264

immunisatietherapie	129
–, Bapineuzumab	130
immunohistochemie, frontotemporale dementie	216
incidentie dementiesyndroom	11
inclusieve diagnostiek	201
Informant Questionnaire on Cognitive Decline in the Elderly (IQCODE)	63
informed consent	162
intakefase	114
integratie van zorg	108
interactionele ethiek	163
intercurrente morbiditeit	122
intermitterend breinfalen bij dementie	124
interventie	
–, aromatherapie	140
–, cognitieve stimulatie	140
–, ergotherapie	141
–, gedragstherapie	141
–, lichttherapie	140
–, mantelzorger	140
–, muziektherapie	139
–, psychomotorische therapie	140
–, reminiscentietherapie	139
–, snoezelen	139
interventiekeuze	
–, hulpverlener	138
–, sociale context	138
IQCODE, zie Informant Questionnaire on Cognitive Decline in the Elderly	
ischemische grotevaatletsels	221
ketenmodel	106
klaptest	273
klinisch onderzoek dementiesyndroom	29
korsakovsyndroom	245
kuru	265
kwaliteit van leven	171
laboratoriumonderzoek, MCI	190
letselpreventie	123
levensverlenging	172
leverfalen	244
levitation	278
Lewy-body-dementie (DLB)	40, 48
–, behandeling	240
–, cognitie	241
–, consensuscriterium	235
–, EEG	56
–, fluctuatie klinisch beeld	237
–, genetisch aspect	239
–, motorisch verschijnsel	235
–, neuropathologische verandering	238
–, neuropsychologisch onderzoek	238
–, visuele hallucinatie	237
Lewy-insluitlichaampjes	235
Lewy-pathologie	239
lichaamsbeweging	135
lichamelijk onderzoek	32
lichte dementie	27
lichttherapie	140
Likert-type, beoordelingsschaal	62
liquoronderzoek, parkinsondementie	235
LRRK2-gen, mutatie	239
lumbaalpunctie	191
magnetic resonance imaging (MRI)	44
–, alcoholgebruik	247
–, progressieve supranucleaire verlamming	272
magnetische resonantie (MR)	266
magneto-encefalografie (MEC)	57
mantelzorger	140
–, ABC-model	141
–, competentie	141
–, counseling	158
–, draagkracht	107
–, draaglast	107
–, elektronische ondersteuning	158
–, huisarts	106
–, ondersteuningsproject	107
–, psycho-educatie	157
–, psychotherapie	158
–, voorlichting	156
Marchiafava Bignami	247
matig ernstige dementie	27
MCI, zie mild cognitive impairment	
MEC, zie magneto-encefalografie	
medicatie	
–, ethische aspecten	132
–, off label	144
memantine	131
mentorschap	177, 178
metabolisme PET-scan	191
middelen en maatregelen	183
mild cognitive impairment	
–, amnestisch	189
–, cognitieve therapie	195
–, definitie	189
–, diagnose	192
–, farmacotherapie	193
–, genetisch aspect	191
–, heteroanamnese	189
–, laboratoriumonderzoek	190
–, neuropsychologisch onderzoek	190
–, non-amnestisch	189
–, oorzaak	191
–, prevalentie	189
–, preventie	193
–, psychiatrisch symptoom	189

–, reversibiliteit	189	non-interferentie	162
–, ziekte van Alzheimer	192	noötropicum	194
–, ziekteverloop	189	normaal prioneiwit	266
mild cognitive impairment (MCI)	38, 132	normaal priongen	267
Mini Mental State Examination (MMSE)	60	normale veroudering	38
Montreal Cognitive Assessment (MoCA)	61	normatief ethisch vraagstuk	164
morele verantwoordelijkheid	169	nosologische benadering	10
motorisch verschijnsel		nosologische diagnostiek	10, 25
–, progressieve supranucleaire verlamming	270	NPO, zie neuropsychologisch onderzoek	33
–, ziekte van Huntington	254	observatie	30
motorisch voorhoornlijden	214	–, non-verbaal gedrag	34
MRI, zie magnetic resonance imaging		–, verbaal gedrag	34
MSA, zie multisysteematrofie		obstructief slaapapnoesyndroom (OSAS)	54
multidisciplinaire aanpak, huisarts	106	off label medicatie	144
multi-infarct dementie	40	omgevingsfactor dementie	
multimorbiditeit	11, 108	–, alcohol	19
multisysteematrofie (MSA)	40, 50	–, antioxidant	19
muziektherapie	139	–, cerebrale vaatschade	18
myoclonus	262	–, cholesterol	18
		–, diabetes	18
neglect	31	–, fysieke activiteit	19
neuritische plaque	205	–, homocysteïne	18
neuroimaging	190	–, hormonen	18
neuronale degeneratie	257	–, hypertensie	17
neuropathologie		–, medicatie	19
–, alcoholgebruik	249	–, mentale activiteit	19
–, corticobasale degeneratie	282	–, NSAID	19
–, frontotemporale dementie	216	–, obesitas	18
–, Lewy-body-dementie	238	–, roken	18
–, parkinsondementie	238	–, sociale activiteit	19
–, progressieve supranucleaire verlamming	273	–, statine	19
–, vasculaire dementie	226	omgevingsinterventie	124
–, ziekte van Huntington	257	ondervoeding	122
Neuropsychiatric Inventory (NIP)	63	onderzoek cognitief domein	30
neuropsychiatrische symptomen	124	onderzoek mentale status	29
neuropsychologie		on-off-verschijnsel	240
–, corticobasale degeneratie	281	ontremming	149
–, progressieve supranucleaire verlamming	273	opnameduur verpleeghuis	120
neuropsychologisch onderzoek (NPO)	33	ouderdomsvergeetachtigheid	27
–, alcoholgebruik	247	overgewicht	134
–, frontotemporale dementie	214	PACSLAC-D	123
–, indicatie	40	palliatief zorgconcept	170
–, Lewy-body-dementie	238	parafasie, semantisch	31
–, MCI	190	Parkinson	232
–, parkinsondementie	234	parkinsondementie	50
niet-inmenging	162	–, beeldvormend onderzoek	234
NINDS-AIREN-criteria	221, 224	–, bloedonderzoek	235
NINDS-AIREN-diagnose	222	–, cognitie	241
NIP, zie Neuropsychiatric Imaging		–, EEG	55, 234
non cancer palliative care	170	–, genetisch aspect	239, 240
non-amnestische MCI	189	–, liquoronderzoek	235
non-farmacologische interventie	124	–, motorfunctie	240
		–, neuropathologische verandering	238

–, neuropsychologisch onderzoek	234	primair progressieve afasie (PPA)	39
–, psychiatrisch verschijnsel	233	primaire depressie	28
–, psychische symptomen	240	primitieve reflex	32
–, risicofactor	233	prioneiwit	266
parkinsondementiecomplex	233	–, BSE	266
parkinsonisme	39	–, kuru	266
Parkinson-plus syndroom	40	–, normaal	266
pathologisch prioneiwit	266	–, pathologisch	266
pathologisch proces in hersenen	9	priongen, normaal	267
pathoplastisch effect	30	prionziekte	
PCA, zie posterieure corticale atrofie		–, bèta-vouwbladstructuur	266
pellagra	247	–, erfelijke vorm	264, 266
perfusie SPECT-scan	191	privacy, schending	164
periodic lateralized epileptiform discharges (PLED's)	56	procerus-teken	271
		progressieve supranucleaire verlamming	
periodic short-interval diffuse discharges (PSIDD's)	56	–, consensuscriterium	270
		–, fenotype	272
perseveratie	32	–, genetisch aspect	274
persoonlijk gemachtigde	181	–, klaptest	273
persoonlijkheidsverandering	223	–, motorisch verschijnsel	270
PET, zie positron emission tomography		–, MRI	272
PET-scan	191	–, neuropathologie	273
piramidaal symptoom	224	–, neuropsychologie	273
piramidale afwijking	263	–, prognose	274
plaque, neuritisch	205	–, spierstoornis	271
PLED's, zie periodic lateralized epileptiform discharges		progressive non-fluent aphasia (PNFA)	214
		pseudodementie	28
PNFA, zie progressive non-fluent aphasia		PSIDD's, zie periodic short-interval diffuse discharges	
poortwachter, huisarts	117	psychiatrisch symptoom	
positron emission tomography (PET)	45	–, Creutzfeldt-Jakob	262
posterieure corticale atrofie (PCA)	39	–, MCI	189
post-stroke dementie	40	psychometrisch testonderzoek	34
PPA, zie primair progressieve afasie		–, betrouwbaarheid	34
praxis	31	–, stoorfactoren	34
predementie	26	–, testuitslag	34
prenataal testen	257	–, validiteit	34
presymptomatische test	257	psychometrische eisen	34
prevalentie, MCI	189	psychomotorische therapie	140
preventie	134		
–, alcoholgebruik	135, 250	reminiscentietherapie	139
–, cognitieve training	135	respijtzorg	158
–, Creutzfeldt-Jakob	267	response shift	168
–, diabetes mellitus	134	retrograde amnesie	245
–, frontotemporale dementie	217	Revised Memory and Behavioural Problems Checklist (RMBPC)	64
–, hyperlipidemie	135		
–, hypertensie	134	rivastigmine	130
–, lichaamsbeweging	135	roken	135
–, MCI	193		
–, overgewicht	134	Schedule for the Evaluation of Individual Quality of Life (SEIQoL)	65
–, roken	135		
–, vasculaire dementie	228	schriftelijke wilsverklaring	167, 182
–, voeding	135	selectieve aandacht	36
–, ziekte van Alzheimer	208	selegeline	130
–, ziekte van Huntington	258	semantisch geheugen	31
prikkelbaarheid	148		

semantische dementie	39, 214	–, neuropathologie	226
semantische fluency	35	–, preventie	228
semantische parafasie	31	–, psychiatrisch symptoom	223
semantische-associatietest	36	–, radiologische aantasting	224
seniele dementie	8	–, risicoprofiel	225
Seven Minute Screen (7MS)	60	verhoogde afleidbaarheid	30
Severe Impairment Battery (SIB)	61	vermaatschappelijking van zorg	125
shared decision-making	163, 167	vermaatschappelijking van zorg, verpleeghuiszorg	125
simultaanagnosie	31		
single photon emission computerized tomography (SPECT)	45, 266	verouderingshypothese	8
		verpleeghuis	
slaapstoornis	148	–, delier	122
slikproblemen	122	–, materiële omgeving	125
snoezelen	139	–, opnameduur	120
SPECT, zie single photon emission computerized tomography		–, restinstituut	126
		–, zorgproblemen	121
strategisch infarct dementie	40	verpleeghuisgeneeskunde	120
subcortical infarctions and leucoencephalopathie (CADASIL)	47, 227	vertegenwoordiger, benoeming	180
		verticale blikverlamming	271
subcorticale dementie	233	vignetmethode	166
subcorticale ischemische vasculaire dementie	40	visueel analoge schaal (VAS)	62
		visuele agnosie	31
sundowning fenomeen	123	visuele extinctie	31
symptomatische therapie	258	visuospatiële functie	31
symptoomfrequentie Creutzfeldt-Jakob	263	visusafwijking Creutzfeldt-Jakob	263
syndromale benadering	9	voeding	135
syndromale diagnose	116	volgehouden aandacht	36
syndromale diagnostiek	10, 25	vraaggestuurde zorg	125
syndroom van Balint	29, 31		
syndroom van Down	20	waan	147
syndroom van Gerstmann	31	webmodel	106
		weigeringsverklaring	168
tacrine	130	wernicke-encefalopathie	245
tangles	206	Wet bopz	182
tauproteïne	206	wettelijk vertegenwoordiger	180
trinucleotide repeat	256	WGBO	181
		–, schriftelijke wilsverklaring	182
uitvoerende functie	31	–, uitzondering	182
		–, vier soorten vertegenwoordigers	182
valincidenten	123	wijkmeldpunt	110
vallen		wilsbekwaam	164
–, extrinsieke risicofactoren	123	wilsbekwaamheid	
–, intrinsieke risicofactoren	123	–, beoordelen	166
valpreventie	123	–, criterium	165
VAS, zie visueel analoge schaal		–, risicoafhankelijkheid	165
vasculaire dementie	40, 47	wilsonbekwaam	175
–, alcoholgebruik	249	–, vaststelling	176
–, beeldvormend onderzoek	225	–, vertegenwoordiger	167
–, differentiële diagnose	224	–, volledig	167
–, EEG	55	wilsverklaring	
–, farmacotherapie	227	–, dilemma	168
–, geheugenstoornis	222	–, negatief	168
–, genetische aspecten	227	–, positief	168
–, klinisch verloop	223	–, schriftelijk	167
–, neurologisch symptoom	224		

zaakwaarneming	181	zelfredzaamheid	223
zelfbeoordelingsschaal	62	ziekte-inzicht	163
zelfbinding	169	ziekteverschijnsel Creutzfeldt-Jakob	262
zelfpaternalisme	169	zorgbehoefte	29

GPSR Compliance
The European Union's (EU) General Product Safety Regulation (GPSR) is a set of rules that requires consumer products to be safe and our obligations to ensure this.

If you have any concerns about our products, you can contact us on

ProductSafety@springernature.com

In case Publisher is established outside the EU, the EU authorized representative is:

Springer Nature Customer Service Center GmbH
Europaplatz 3
69115 Heidelberg, Germany

www.ingramcontent.com/pod-product-compliance
Ingram Content Group UK Ltd.
Pitfield, Milton Keynes, MK11 3LW, UK
UKHW050410240426
12048UKWH00020B/1446